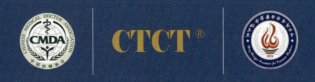

中国医师协会系列培训教材

多发伤病例精选

主 编　张连阳　胡培阳

副主编　李占飞　陈昕昳　李　阳　朱长举

人民卫生出版社
·北京·

图书在版编目（CIP）数据

多发伤病例精选/张连阳，胡培阳主编. —北京：
人民卫生出版社，2020.9
ISBN 978-7-117-30380-4

Ⅰ.①多… Ⅱ.①张…②胡… Ⅲ.①多发伤-案例
Ⅳ.①D919.4

中国版本图书馆 CIP 数据核字（2020）第 163458 号

人卫智网	www.ipmph.com	医学教育、学术、考试、健康，购书智慧智能综合服务平台
人卫官网	www.pmph.com	人卫官方资讯发布平台

多发伤病例精选

Duofashang Bingli Jingxuan

主　　编：张连阳　胡培阳
出版发行：人民卫生出版社（中继线 010-59780011）
地　　址：北京市朝阳区潘家园南里 19 号
邮　　编：100021
E - mail：pmph @ pmph.com
购书热线：010-59787592　010-59787584　010-65264830
印　　刷：北京华联印刷有限公司
经　　销：新华书店
开　　本：787×1092　1/16　　印张：47
字　　数：1173 千字
版　　次：2020 年 9 月第 1 版
印　　次：2020 年 10 月第 1 次印刷
标准书号：ISBN 978-7-117-30380-4
定　　价：319.00 元

打击盗版举报电话：010-59787491　E - mail：WQ @ pmph.com
质量问题联系电话：010-59787234　E - mail：zhiliang @ pmph.com

编　者（按姓氏汉语拼音排序）

艾　涛　重庆市急救医疗中心

安黔洪　贵州省德江县人民医院

卞阳阳　海南医学院第一附属医院

步　涨　苏州大学附属第一医院

曹志刚　三峡大学附属仁和医院

陈品华　福建省立医院

陈文瑶　三峡大学附属仁和医院

陈雄辉　苏州大学附属第一医院

丁　翔　浙江省天台县人民医院

段伟生　晋城大医院

樊敬文　香港大学深圳医院

郭玲玲　中国人民解放军北部战区总医院

黄志远　中国人民解放军北部战区总医院

洪　凌　浙江省人民医院

贾全章　海南医学院第一附属医院

郎良军　浙江省余姚市人民医院

李　贺　安徽医科大学第二附属医院

李善平　三峡大学附属仁和医院

丽　生　福建省立医院

林爱玲　中国香港大学深圳医院

林　曦　重庆市急救医疗中心

刘　川　浙江省余姚市人民医院

刘　冬　中国人民解放军陆军特色医学中心

刘力畅　香港大学深圳医院

刘中辉　香港大学深圳医院

刘照华　香港大学深圳医院

马宏飞　新疆医科大学第一附属医院

庞建良　浙江省天台县人民医院

秦桂玲　贵州医科大学附属医院

石维一　香港大学深圳医院

孙远松　安徽医科大学第二附属医院

谭　浩　中国人民解放军陆军特色医学中心

谭嘉鑫　中国人民解放军陆军特色医学中心

唐　昊　中国人民解放军陆军特色医学中心

王建柏　重庆市急救医疗中心

王　楠　郑州大学第一医院

王　攀　重庆市急救医疗中心

王　韬　中国人民解放军陆军特色医学中心

王振昊　海南医学院第一附属医院

夏　飞　贵州医科大学附属医院

熊建斌　贵州医科大学附属医院

杨　俊　重庆市急救医疗中心

杨　鹏　苏州大学附属第一医院

尹　欣　浙江省天台县人民医院

袁　伟　海南医学院第一附属医院

张有斌　苏州大学附属第一医院

张正超　福建省立医院

张作洪　香港大学深圳医院

周晟昂　浙江省人民医院

朱　蕾　三峡大学附属仁和医院

朱运龙　浙江省立同德医院

邹　蕾　中国人民解放军北部战区总医院

主编助理

陈雄焕　浙江省天台县人民医院

李　璇　中国人民解放军陆军特色医学中心

张丽丽　浙江省天台县人民医院

　　本书分为损伤部位、致伤机制、并发症和创伤救治新技术等 9 篇,共有 115 个多发伤病例(包括数例非多发伤,但极具借鉴价值的严重创伤),着重介绍各类多发伤患者在不同等级医院、不同救治模式下的临床经过,从多个角度呈现多发伤救治过程,如初次评估、二次评估中生命支持、外科处置、影像评估等的策略和技术,系统阐述各类创伤并发症的发现、分析、处理和结局,并提供救治现场及手术、术后康复等图片,以直观、清晰地呈现病例。本书由 34 位专家针对救治过程的关键点进行评价,以启发各级医院创伤中心人员正确救治多发伤患者和构建创伤中心运行模式。为方便读者的阅读习惯,所有病例采用统一的格式,按导读、病例简介、诊断(采用中华医学会创伤学分会推荐的多发伤病例诊断标准,均予 ISS 评分)、预后随访、经验与体会、专家点评等依次展开。

　　本书可供从事创伤救治的临床医师、医学院校高年级本科生、研究生及急诊危重症救治相关人员查阅参考。

张连阳

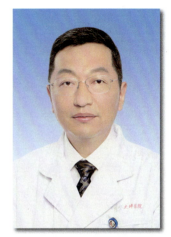

中国人民解放军陆军特色医学中心(陆军军医大学大坪医院)创伤外科主任,教授、主任医师、博士生导师。

学术任职:中国医师协会创伤外科医师分会会长;中华医学会灾难医学分会副主任委员,中华医学会创伤学分会常委、创伤急救与多发伤学组主任委员。《创伤外科杂志》主编,《中华创伤杂志》、*Chin J Traumatology*、《解放军医学杂志》《解放军医药杂志》《伤残杂志》副总编或副主编,《中华消化外科》《中华实验外科杂志》《灾害医学与救援(电子版)》等10余种杂志常务编委或编委。

专业特长:长期从事创伤外科及普通外科医疗、教学、科研工作,擅长多发伤紧急救治和损害控制外科技术,腹部战创伤及其并发症救治等。主要研究方向为创伤、休克及手术后腹腔间隙综合征和肠道功能损害的防治研究、严重多发伤救治中损害控制策略和关键技术的研究。

学术成就:近年来承担国家科技惠民计划、国家重点基础研究发展计划(973计划)等国家级课题7项,承担全军后勤科研计划重点项目、全军十一五面上项目等军队课题6项,总经费2 000余万元。以第一或通信作者共发表科技论文200余篇,其中SCI收录20余篇。主编或主译专著11部,副主编、参编专著28部。获国家科技进步二等奖、重庆市科技进步一等奖、重庆市自然科学一等奖等科研成果11项。

个人荣誉:2006年第10届重庆青年五四奖章,2007年中国人民解放军总后勤部优秀教师,2008年中国人民解放军院校育才奖银奖,2010年裘法祖普通外科医学青年基金奖,2015年王正国创伤医学奖——突出贡献奖,2018年重庆市医学领军人才(急诊医学),2019年重庆市学术技术带头人(急诊医学),第三届国之名医·优秀风范(创伤学)。

主编简介

胡培阳

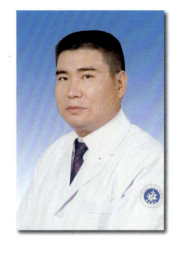

　　浙江省天台县创伤中心主任、天台县120医疗急救指挥中心主任，天台县人民医院副院长兼创伤外科主任，浙江中医药大学兼职教授、主任医师、台州市创伤名医工作室领衔人、浙江省台州市重点学科（创伤外科）带头人。

　　学术任职：中国中西医结合学会灾害医学专业委员会常委，中国研究型医院学会卫生应急学专业委员会常委，中国医师协会创伤外科医师分会委员，中国医师协会创伤外科医师分会老年创伤副主委，中国创伤救治培训专家委员会委员，浙江省医师协会创伤外科医师分会副会长，浙江省中西医结合学会周围血管疾病专业委员会委员，浙江省医学会创伤医学分会常委，浙江省医学会急诊医学分会委员，浙江省医学会急诊医学分会创伤分会副主任委员，浙江省台州市创伤医学分会主任委员，浙江省台州市院前急救分会副主任委员，《中华创伤杂志》审稿专家。

　　专业特长：从事创伤外科及外科急危重症救治临床一线工作25年，担任实体化创伤中心首席医师、主任16年，为集急危重救治技能、大外科手术技能、DSA栓塞止血技能于一身的创伤救治专家。擅长多发伤、复合伤、疑难脏器损伤的救治与血管介入手术，尤其是血流动力学不稳定骨盆骨折与腹腔间隙综合征的救治。

　　学术成就：被聘为浙江省创伤救治巡讲专家，中国创伤救治培训（CTCT）讲师，近五年每年受邀到全国各地作专题讲座及培训20余次，屡获浙江省医学会急诊分会创伤公益巡讲杰出贡献奖。2018年度浙江省台州市重点技术创新团队（中国县域创伤救治体系——天台模式创新团队）骨干成员。

　　主攻方向：严重创伤与外科急危重症救治。主持/参与国家级及省市级课题12项，参与制定国内创伤相关的专家共识、应用指南12项；撰写论文30余篇，其中收录SCI 4篇；参译、参编《外科学》《灾害事故卫生应急救援与处置》《中国创伤救治培训》等书籍；获实用新型专利1项。

　　个人荣誉：2016年浙江省五一劳动奖章，2016年浙江省优秀共产党员，2019年中国卫生应急医学突出贡献奖，2019年全国五一劳动奖章，2019年王正国创伤医学奖——优秀医师奖，2019年被评为浙江省台州市第八届拔尖人才。领衔的天台县人民医院创伤中心被中国创伤救治联盟授予"中国县市级创伤救治中心建设示范基地"称号。

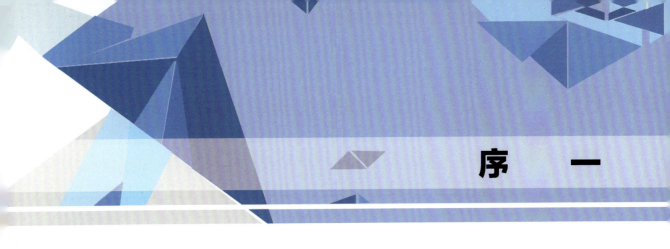

序 一

随着我国经济建设的高速发展和社会进步，尤其是医学科学技术的进步，有些疾病已得到有效控制，但创伤却没有明显减少，甚至有增无减，已经成为青壮年人群主要的死亡原因之一。即使是医学和科学技术水平高度发展的今天，多发伤救治在国内外仍然是严峻考验挑战，多发伤累及多脏器、多体腔，生理功能紊乱或濒临失代偿，可能存在大出血和重度污染，没有充足的时间评估和诊断病情等；另一方面，创伤累及组织、脏器，"从头到脚"，但医学多数学科分科越来越细，创伤救治时常需要其他专科会诊支持，从而导致时效性差、对非本科损伤重视不够等弊端，不能满足严重创伤救治"黄金时间内给予确定性处置"的要求，这种情况在我国越是高级别的医院越明显。

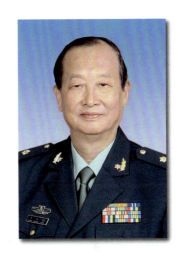

普及多发伤救治和严重创伤救治中损害控制的新理论、新技术对提高我国多发伤乃至严重创伤的临床救治水平具有重要意义，也有助于理解创伤中心建设中的各种困难和寻找解决的方法。有鉴于此，中国医师协会启动了中国创伤救治培训（China Trauma Care Training，CTCT）培训项目，短短4年时间，CTCT完成了100余期，这是非常了不起的成绩。这对提高我国基层创伤救治水平起到了非常重要的作用。在编写《中国创伤救治培训》的基础上，人民卫生出版社和中国医师协会再次合作，出版《多发伤病例精选》，该书的出版更加丰富了我国创伤救治的经验和成就，是一部值得推荐的专著。两位主编是我国创伤外科杰出的中青年专家，21个创伤中心的115个病例，来自全国的多位点评专家，这些都确保了病例的多样性和普遍性。衷心希望我国有更多的青年学者关注创伤临床救治，投身创伤中心建设事业，以进一步提高我国的创伤救治水平。希望该书的出版对于我国多发伤救治水平的提高起到积极的推动作用。

中国工程院院士
陆军军医大学教授、博导
中国医师协会创伤外科医师分会名誉会长
二〇一九年八月

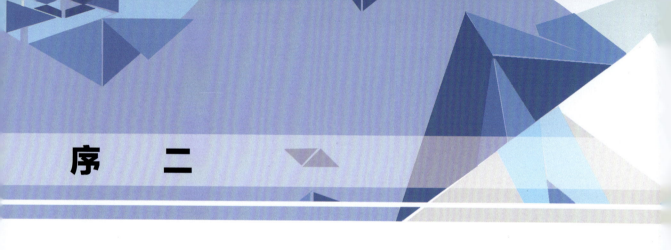

序 二

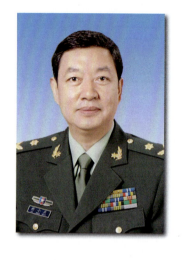

　　2015年5月在中国医师协会第一届创伤外科医师年会期间，我与中国医师协会领导讨论建立适合我国的、自主知识产权的培训项目，4年来，很高兴看到"中国创伤救治培训"（China trauma care training，CTCT）已经成为我国创伤救治培训的第一品牌，今天也很高兴应邀为第二部CTCT系列培训教材《多发伤病例精选》作序。

　　随着社会发展和科学技术进步，创伤发生率不降反升，且高能量创伤愈加常见。有鉴于此，国家卫生健康委员会于2018年6月21日发布了《关于进一步提升创伤救治能力的通知》（国卫办医函〔2018〕477号），从而开启了我国创伤中心建设的新局面。创伤中心建设和创伤人才培养都聚焦在对多发伤的救治上，我国亟待有更多的从不同角度阐述多发伤基础与临床进展的专著、教材。在此背景下，中国医师协会、中国医师协会创伤外科医师分会和人民卫生出版社决定出版《多发伤病例精选》一书。

　　本书以115个多发伤病例为引导，从救治链条（院前、急诊、重症、手术等）、损伤类型（骨盆伤、胸伤、腹伤、颅脑伤、四肢伤等）、救治技术（气道控制、体腔减压、紧急手术、腔镜及介入手术等）等多个方面阐述多发伤救治中的初次评估、二次评估中的生命支持、外科处置、影像评估等决策和技能，系统阐述并发症的发现、分析、决策、处理和结局。本书的特点是病例来源遍布国内14个省的21个创伤中心，包括沿海发达地区，也有中西部的欠发达地区，这些病例有的是各地在创伤中心建设前的艰难尝试，有的是创伤中心建设中的初步效果，可以视为我国创伤中心建设发展历史上的一份宝贵的原始记录。在此基础上还特别邀请了多位创伤救治经验丰富的专家点评，凝练知识点。相信这种用心良苦的设计，会有助于启发各级医院创伤中心人员正确救治多发伤患者。

　　由于各医院和学员地域、经济、医疗、教育、文化等差异较大，可以预期在创伤中心建设中会存在各种困难，希望本书的出版对于我国多发伤救治水平的提高，为创伤中心建设等起到积极的推动作用。

中国工程院院士

中国人民解放军总医院教授、博士生导师

中国医师协会创伤外科医师分会名誉会长

二〇一九年八月

前　言

　　本书成稿于我国广泛建设创伤中心之际,期望能客观反映我国过去一个阶段,各地、各医院严重创伤救治的现状,帮助在创伤中心建设中,从临床病例救治的角度提供创伤救治流程、模式乃至技术的借鉴。书中呈现的多发伤病例,有的是各地在创伤中心建设前的艰难尝试,有的是创伤中心建设中的初步效果,不能以现在、全球或理想的结局来衡量、评价,也不能作为具体多发伤等严重创伤救治正确或错误的评判。

　　本书的重点是还原多发伤等严重创伤在紧急救治阶段原发创伤和并发症的诊治过程,通过一个个生动、具体病例呈现严重多发伤诊治经历,展示创伤救治流程、病情观察、实验室检查和影像学检查解读等。通过多位专家点评,探讨这些严重创伤患者救治中可以商榷的地方、可能提升的空间,特别是损害控制策略和技术的应用,以努力缩短此类创伤的住院时间、降低救治费用和提高诊治质量,为最终实现"损害控制"与"快速康复"的平衡提供借鉴。

　　本书的特点是,115 个病例来源遍布国内 14 个省的 21 个创伤中心,包括沿海发达地区,也有中西部的欠发达地区。另外特别邀请了来自国内 23 家创伤中心的 34 位活跃于创伤救治一线的专家,紧扣该病例的救治过程,对初次评估和二次评估、临床决策、紧急手术、重症治疗和结局等方面进行评价,画龙点睛,拨云见日。

　　为尽可能提高本书质量,在撰写前,在贵州省兴义市人民医院召开了编写启动会。同时,按照人民卫生出版社要求,细致、全面的编写本书。本书依据中华医学会创伤学分会创伤急救与多发伤学组发布的"多发伤病历与诊断:专家共识意见(2013 版)",未来还需与ICD 和 DRG 保持一致和兼容。另一方面,多发伤 AIS/ISS 评分并非易事,本书 115 例多发伤的 AIS/ISS 虽经编者反复推敲、斟酌,但也只能作为各位同道应用的参考。因参编人员较多,时间仓促,水平有限,难免存在疏漏之处,敬请广大读者、同行予以指正,以期再版更正。

二〇一九年八月十七日于天台

第 1 篇

颅脑损伤为主的多发伤

第1章

合并重型颅脑损伤的多发伤

【导读】

颅脑损伤的发生概率占全身损伤的 10%~15%,颅脑损伤概率逐年增加,已成为青壮年致死的首位原因,其中重型颅脑损伤致死率更高,死亡率在 17.6%~41.7% 之间,是创伤救治的重点。颅脑损伤的治疗可分为三个阶段:急性期(伤后1周内)、过渡期(伤后1~3周),康复期(3周至半年)。能否早期得到规范化救治是提高患者生存率,降低患者致死致残率的关键[1,2]。本例因特重型颅脑损伤、多脏器损伤入院,从入院到送入手术室耗时不足1小时,历经两次开颅血肿清除术,术后并发肺部感染,颅内感染等并发症,经多学科会诊及治疗后现已能生活自理并回到了工作岗位上。

【病例简介】

患者男,34岁,已婚。

因"车祸致神志不清1小时"于8月26日20:05入院。

患者于 19:05 发生车祸,由路人拨打 120 急救电话。120 接到电话后5分钟赶到现场,院前医生初步评估后电话告知接诊医生,随即启动应急响应,通知神经外科、普外等相关科室做好准备,20:05 患者由 120 送入院,入院查体:P 123 次/min,BP 100/50mmHg,神志不清,呼之不应,烦躁不安,GCS5 分,右耳可见活动性出血,双侧瞳孔不等大不等圆,右侧直径约7mm,对光反射消失,左侧约4mm,对光反射迟钝,余查体不合作。

经快速评估后积极与家属沟通,签署知情同意书,告病危,紧急气管插管,行呼吸机辅助通气,颈托外固定、骨盆外固定、留置导尿、开通两路静脉通道、给予补液、止血、心血管活性药物静脉泵注等对症支持治疗,动态监测血常规、凝血功能、肝肾功能、尿量等。20:15 急诊行 CT 检查:头部、颈部、胸部、腹部(图 1-1~图 1-2)。

与此同时,请院内多学科会诊,依据 CT、B 超检查结果及化验回示,初步诊断:多发伤:特重型颅脑损伤、脑疝、失血性休克、肺挫伤、肾包膜下血肿等。

请神经外科、胸外科、普外科、ICU 多学科会诊后建议急诊行右侧开颅血肿清除+去骨瓣减压+颅内压探头置入术,遂于 20:35 急送手术室(图 1-3)。21:00 手术开始,术中见硬膜呈紫蓝色,张力高,剪开硬膜后清除膜下血肿约 60ml,脑张力仍高,膨出骨窗外,见脑表面多处挫裂伤,皮质血管破裂出血,术中出血 1 000ml。术后行颅内压探头监测,给予抗感染、降颅压、营养神经等对症治疗。术后第2天复查头颅 CT 提示后颅巨大硬膜外血肿(图 1-4),遂再次行开颅血肿清除术。第二次术后第二天复查 CT 提示血肿清除满意,入 ICU 继续观察治疗。

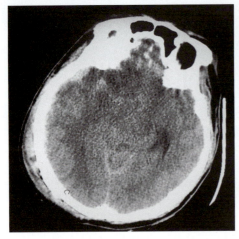

图 1-1　头颅 CT

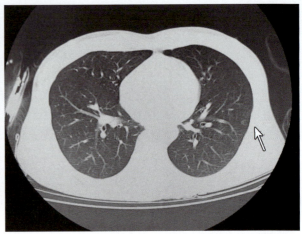

图 1-2　胸部 CT

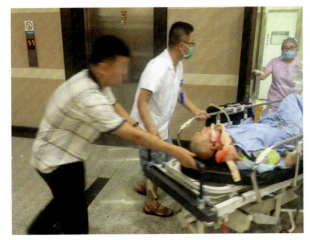

图 1-3　急送手术室

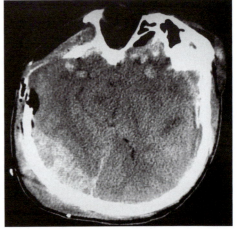

图 1-4　头颅 CT

提示后颅巨大硬膜外血肿

　　ICU 治疗期间继续维持高渗,给予预防性应用抗生素,但患者仍然出现肺部感染,颅内感染等并发症,遂升级抗生素使用,并行腰大池引流,定期培养脑脊液,并以此为依据调整抗生素使用。在积极降颅压的基础上加强营养神经等治疗,早期开始针灸康复治疗,适当延长患者家属探视和交流时间,半个月后患者顺利清醒并脱机拔管。经过半年康复锻炼,现患者生活能够自理并已回归工作岗位。

【诊断】

1. 多发伤(ISS 35)
  1.1　特重型颅脑损伤
    1.1.1　创伤性硬膜下血肿(AIS 4)
    1.1.2　创伤性蛛网膜下腔出血(AIS 3)
    1.1.3　颅底骨折(AIS 3)
    1.1.4　脑疝(AIS 4)

　　1.2　钝性胸部伤
　　　　　肺挫伤（AIS 3）
　　1.3　钝性腹部伤
　　　　　肾包膜下血肿（AIS 2）
　2. 损伤并发症
　　失血性休克
　　$ISS = 4^2 + 3^2 + (2+1)^2 = 35$

【预后及随访】

　　患者术后安返 ICU，ICU 治疗期间出现肺部感染，颅内感染等并发症，给予抗感染等对症支持治疗。术后出现脑水肿明显加重，在积极脱水降颅压的基础上给予营养神经、康复锻炼等后续治疗，患者顺利清醒并脱机拔管。现患者生活能够自理并已回归工作岗位。

【经验与体会】

　　急性颅脑损伤患者伤后救治时间越早，预后越好，最佳救治时间是伤后 1 小时内，这段时间被称为"黄金时间"[2]。影响颅脑损伤患者预后的因素有：①原发性颅脑损伤的严重程度；②患者伤后病情发生的进展速度；③脑干是否受压及受压程度、时间；④患者年龄及是否有高血压、糖尿病等基础疾病；⑤是否合并多发伤、复合伤；⑥手术方式和手术技术；⑦术后综合监护治疗等情况。而原发性脑损伤程度和患者年龄、基础疾病等因素是医生所不能控制的，这就使得救治时间和手术方式成为影响预后的重要因素。创伤性颅内血肿在脑疝发生的 1 小时内进行手术清除血肿和去骨瓣减压等常能使患者得到良好的效果；超过 1 小时，死亡率明显升高[3]。

【专家点评】

　　颅脑损伤是临床常见的创伤类型，其中重型颅脑损伤是最危险的，病死率高达 30%～50%，需及时救治。美国重型颅脑损伤指南第 4 版认为重型颅脑损伤的治疗包括去骨瓣减压、预防性低温治疗、脑脊液引流及感染预防等。本例在伤后 1 小时内采用去骨瓣减压及颅内血肿清除的手术方法，取得了较好的疗效。

　　国际通用的诊断标准认为 GCS（Glasgow 昏迷评分）3～8 分为重型，而我国的诊断标准是：相当于广泛的脑挫裂伤，脑干损伤或急性颅内血肿；深昏迷或昏迷在 12 小时以上，或出现再次昏迷；有明显神经系统病理体征，如瘫痪、脑疝综合征、去大脑强直症等；有明显的体温、脉搏、呼吸和血压的变化。本例患者 GCS5 分，有广泛的急性颅内出血，呼吸、血压明显变化，有脑疝表现，符合重型颅脑损伤的诊断标准。

　　本例患者术后置入了颅内压探头以监测颅内压，应该根据颅内压监测的结果来调整术后复查的时间。如果术中监测的颅内压较高，下手术台即应该复查 CT 查看颅内是否有新发的血肿；术后根据颅内压监测结果及时复查头颅 CT，避免不必要的搬动。本例患者经及时复查头颅 CT 发现新发的颅内血肿，并及时手术治疗，但没有说明颅内压探头的作用。

　　术后肺部感染及颅内感染是颅脑损伤患者最常见的并发症。本例患者在 ICU 救治期间两种并发症都出现。对于肺部感染，建议早期气管切开以减少机械通气时间，减少呼吸机相关性肺炎。同时加强护理，注意翻身拍背等。如已发生感染，则需根据细菌培养及药物敏感实验来选择合适的抗菌药物。预防颅内感染需注意术中无菌操作,如发生颅内感染,可行腰大池引流。脑脊液引流术既可帮助治疗颅内感染,又可降低颅内压。

本例患者不是单纯的重型颅脑损伤,受伤后经神经外科、胸外科、普外科及ICU多学科会诊(multiple disciplinary team,MDT)方才施行手术治疗,取得满意效果,体现了MDT的重要性。建立以创伤救治为核心的多学科联合诊疗模式是各级创伤中心建设的基本要求,利用不同学科的专家相互交叉、渗透、整合的特点,充分发挥学科间的优势互补作用,解决了单一学科难以解决的问题,在自身技术全面提升的同时,有效提高了严重创伤患者的救治率。

损害控制性外科最早应用于普外科,并逐渐应用于其他外科专业,包括神经外科。重型颅脑损伤往往合并其他多部位损伤而出现失血性休克,运用损害控制性外科理论及时给予救治,同时强调多学科的协调,可以有效提高抢救的成功率。

(徐峰　主任医师　苏州大学附属第一医院
Email:sz_xf@suda.edu.cn)

【参考文献】

[1] 高亮.美国第四版《重型颅脑损伤救治指南》解读[J].中华神经创伤外科电子杂志,2017,3(6):321-324.

[2] 冯华,李飞,朱刚,等.重视损伤控制理论在重型颅脑损伤患者救治中的应用[J].中华创伤杂志,2010,10:865-867.

[3] 张连阳.努力提高多发伤救治速度[J].中华创伤杂志,2007,4:241-243.

第2章

会呼吸的痛

【导读】

近年来,颌面、颈部创伤患者发生气道损伤的比例呈增加趋势,严重气道损伤患者死亡率较高。颌面、颈部创伤患者救治的关键环节之一就是气道管理,二者虽然受伤部位不同,但在气道管理上往往有着共同的特点。患者受伤前即使不存在解剖及生理上的困难气道特征,但创伤可能造成病理上的困难气道(如气道解剖形态的改变),或因忌惮严重的继发损伤(如截瘫)而不能很好地暴露声门,造成实际意义上的困难气道。本病例伤者颌面部毁损严重,局部解剖关系不清晰,给气道管理造成了极大的困难,得益于在急诊第一时间行经皮气管旋切术,保证气道及时开放,为进一步手术治疗赢得了宝贵的时间。

【病例简介】

患者女,26岁,已婚。

因"头面部撞击伤后昏迷1小时"于11月19日18:34转入急诊医学部。患者于1小时前乘坐汽车(位于副驾驶座位)在高速公路发生交通意外,头面部被金属护栏断端迎面撞击,导致患者面部及眼部开放性毁损伤,创面出血约1 500ml。左眼球脱出,眼周及颌面部解剖关系不清晰,无法辨认。伤后即出现意识恍惚、躁动不安,无呕吐,无二便失禁。

入科查体:T 38.4℃,P 128次/min,R 28次/min,BP 84/57mmHg,SpO_2 82%。神志恍惚,呼之不应,全身多处皮肤挫伤,左侧颌面部(包括鼻、唇、眼眶)皮肤、肌肉及骨组织毁损严重,解剖关系不清晰,出血创面纱布填塞覆盖,左眼球脱出眼眶(图2-1)。听诊双肺呼吸音粗,可闻及散在湿啰音。HR 128次/min,律齐,未闻及病理性杂音。胸腹部未见开放伤,盆腔及双下肢未见淤血及畸形,未见骨擦音及骨擦感。

辅助检查:

11月19日CT:双侧颌面骨多发粉碎性骨折;鼻窦、鼻腔积血;颈6~7棘突骨折;双肺炎症;气管切开插管(图2-2~图2-5)。

实验室检查:

血气分析:pH7.32、PCO_2 34mmHg、PO_2 49mmHg、Lac 4.6mmol/L、BE −3.8mmol/L。

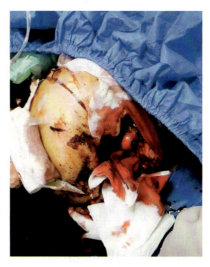

图2-1 面部伤口

创伤救治技能培训,使主治医生在第一时间成功地完成经皮气管旋切术,为患者的后续治疗赢得了宝贵的时间并提供了可靠的保障。

颌面颈部创伤患者气道管理存在多种技术方式,常见插管技术有以下几类:直视下经口气管插管、直视下经鼻气管插管、纤维支气管镜引导下经鼻气管插管、颏下插管及气管切开术等。不同插管方式各有优缺点。对于需要进行颌面部骨折修复和固定的患者来说,尽管存在多种可行的气管内插管方式,但其选择更多依赖患者自身状况、医师水平和可利用设备。如无特殊禁忌应避免妨碍手术操作。下颌骨、颧骨弓骨折、口腔严重损伤或气管导管在口腔内不易固定的患者(颅底骨折除外),宜选择经鼻气管插管。颅底、眼眶鼻部、上颌骨、上颌窦手术宜选择经口气管插管。严重的颌面部毁损伤,没有条件行经口鼻气管插管患者同时患者存在严重低氧血症甚至呼吸衰竭、存在气道堵塞导致窒息风险极高的患者应立即行气管切开术开放气道[1-3]。

【专家点评】

随着社会发展和科技进步,创伤发病率呈逐年上升的趋势,是40岁以下人群的首位死因,被称为"发达社会疾病"。颌面颈部是人体暴露部位,且难于防护,不论是平时还是战时,都易于损伤,有文献报道口腔颌面部创伤占全身伤的11%~34%。平时以交通伤为主,据统计,在各类交通事故中,颌面部损伤率高达60%。颌面部由于其特殊的解剖生理特点,决定了其损伤和救治的特殊性。既涉及早期生命的抢救,又涵盖后期功能和外形的修复重建。严重颌面部损伤如不能得到及时、正确的专科治疗,容易遗留永久性残疾和心理损害,需要多学科参与、多层次救治,对时间性和专科性都有很高的要求。急性上呼吸道梗阻和大出血是颌面部损伤直接死亡的两个主要原因,每位临床医师都需要重点检查口腔、鼻腔,及早发现、及时处理。该病例为颌面部创伤的急救提供了宝贵的经验,值得我们学习。

1. 及早建立气道　颌面部是呼吸道起始端,血供丰富,一旦发生严重创伤,因血凝块等异物、血肿形成、组织肿胀等原因,极易发生上呼吸道梗阻,特别是对意识障碍患者,还存在误吸等风险,是颌面部损伤直接导致死亡最主要的原因。该病例在院内急救时已经出现呼吸困难,结合受伤部位、伤情,已经发生上呼吸道梗阻或潜在风险极大,所以及时进行了气管切开和通气,氧饱和度立即得到改善,为后续的检查和治疗提供了基础和保证。在处理颌面部损伤时要警惕颈椎损伤,该病例在院前急救就进行了颈托固定,避免了院内急救时行气管切开的二次损伤,值得我们学习。

2. 及时纠正休克　颌面部血供极其丰富,同侧、对侧和颅内外存在多个交通支和侧支循环,有别于身体其他部位,损伤后极易出血导致休克。该患者是全面部开放性损伤,范围广,伤后出现心率加快、血压下降,出血量约1 500ml,已经出现休克,该病例及时进行了纠正,待全身情况稳定后再进行后续的检查、诊断和治疗,体现了创伤急救"抢救-诊断-治疗"的正确救治程序,避免了颠倒抢救与诊断关系的"诊断-治疗"常规错误。由于颌面部毗邻颅脑,在抢救颌面部创伤所致的休克时,特别是患者意识障碍时,我们还应警惕有无颅脑的合并伤,在来不及进行颅脑CT等辅助检查时,一般我们可以通过观察患者意识的变化、瞳孔等临床表现进行综合判断。

3. 及时手术　我国幅员辽阔、基础设施落后以及创伤发生不可预测、创伤损害的急诊特点,决定了至少90%伤员只能就近首诊。又由于地区间发展不平衡、缺乏专科医生健全的培训制度和准入制度,导致90%以上的专科医生集中在大城市的专科医院和超大型三甲医院内。两个"90%"导致了大量颌面部外伤伤员在首诊过程中只能得到简单的、甚至是不恰当的专科治疗；加上我们对"先救命、后治伤；先全身、后局部"理念的过度强调，在生命体征平稳、全身创伤处理后再处理颌面部创伤，这样极易延缓颌面部伤情，造成完全可以避免的外形和功能的永久性伤害和心理障碍，这也是目前我国创伤救治医疗管理之现状：患者先到哪里就先治哪里，缺乏统一协调总体急救和多学科协作依序救治规范。该患者在全身情况稳定后，进行了多学科的会诊并对颌面部软硬组织损伤进行了及时的处理。

（何海涛 副主任医师 中国人民解放军陆军特色医学中心
Email：jack_paul223@sina.com）

【参考文献】

［1］ BELL RB. The role of oral and maxillofacial surgery in the trauma care center［J］. J Oral Maxillofac Surg,2007,65:2544-2553.

［2］ 张益.我国口腔颌面创伤外科发展的思考和建议［J］.中华口腔医学杂志,2008,4(3):641-644.

［3］ 李祖兵,张益,刘彦普,等.口腔颌面创伤外科学［M］.北京:人民卫生出版社,2011.

第3章

创伤性迟发性颅内出血的临床观察

【导读】

多发伤救治是最容易发生医疗纠纷的,而纠纷又容易发生在隐匿性损伤,特别是容易发生在漏诊、误诊的情况下,如迟发性颅内出血等。

【病例简介】

患者男,28岁。

主诉:车祸伤致全身多处疼痛2小时于11月20日03:56急诊入院。

2小时前患者因饮酒后坐车,发生车祸,车子发生侧翻,致头部、颈部、胸部受伤,伤后出现头部、颈部、胸部疼痛。伤后无昏迷,无肢体活动障碍及感觉麻木,无畏寒、发热,无呕吐,无心慌、胸痛、胸闷、气促及呼吸困难,无口干、口渴及大汗淋漓,无逆行性遗忘、抽搐,无大小便失禁。伤后在院外未予特殊处理,由120急诊送入急诊科,急诊行"头部、颈椎、胸部、腹部CT检查"示:肝脏密度减低;颈椎、颅脑、胸部及肝、胆、脾、胰、双肾CT平扫下未见明显外伤性征象(图3-1)。急诊以"多发伤(车祸伤):①颅脑损伤;②胸部损伤:肺挫伤?"进行留院观察。

11月20日02:40患者影像学检查颅内无挫伤及出血,肺部有少许渗出。结合患者情况,入院时诊断:多发伤(车祸伤):①颅脑损伤;②胸部损伤:肺挫伤?入院后在急诊留观察,予醒酒、脑细胞保护、监测生命体征及神志瞳孔变化等治疗。

因该患者有饮酒史,且为醉酒状态,在乘车过程中发生车祸侧翻下山坡,患者伤后处于嗜睡状态,体型较胖,查体不合作。入院后测生命征:T 36.8℃,P 98次/min,R 20次/min,BP 106/70mmHg。GCS评分12分(睁眼4分,言语3分,运动5分),头颅五官无畸形,皮肤无擦伤,周围组织稍肿胀,压痛明显,未扪及明显凹陷性骨折感。左侧瞳孔直径约3.0mm,右侧瞳孔直径约2.0mm,对光反射迟钝。无眼、耳、口、鼻漏。口鼻可闻及大量酒精味,颈软,气管居中,压痛,活动无明显受限。胸部无皮肤擦伤,挤压征阴性,周围软组织稍肿胀,压痛明显,未扪及骨擦感。双肺呼吸音清,未闻及明显干湿性啰音。心率98次/min,律齐,各瓣膜听诊区未闻及病理性杂音。余查未见明显异常(表3-1)。

11月20日16:05,患者在临床观察中出现烦躁状,一直处于嗜睡状,紧急复查头胸部CT检查(图3-2、图3-3):颅内出血,肺部少量渗出。

11月20日17:10,转重症监护室进一步生命支持治疗,在ICU监护治疗,予吸氧、保持呼吸道通畅、止血、保护脑细胞等治疗,监护治疗7天,复查头胸部CT,出血无增多,临床观察神志清楚,对答切题。

11月27日10:58转入神经外科继续康复治疗。

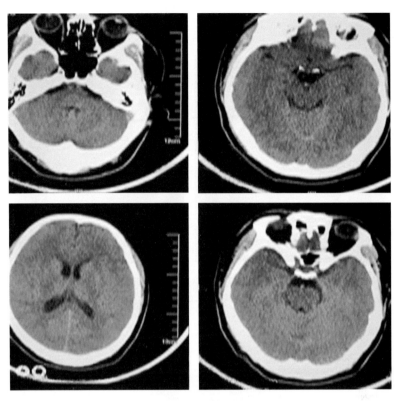

图 3-1　入院时头部 CT
影像评估未见出血征象

表 3-1　创伤评估表

姓名:余某,性别:男,年龄:28 岁,入院日期:11 月 20 日
初步诊断:多发伤(车祸伤):①颅脑损伤;②胸部损伤:肺挫伤? ③多处软组织损伤

	评估项目	评估时间		
		2018. 11. 20　02:40		
1	C(心脏)	CT 检查未见异常		
2	R(呼吸)	CT 检查未见异常		
3	A(腹部)	CT 检查未见异常		
4	S(脊髓、脊柱)	CT 检查未见异常		
5	H(头颅)	嗜睡状,GCS 评分 12 分 CT 检查未见异常		
6	P(骨盆)	体格检查未见异常		
7	L(四肢)	体格检查未见异常		
8	A(动脉)	体格检查未见异常		
9	N(神经)	体格检查未见异常		

备注:患者轻度昏迷

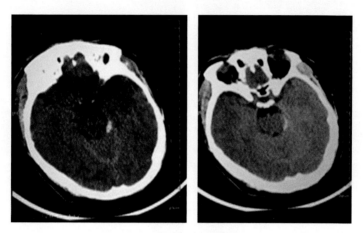

图 3-2   入院 12 小时复查头部 CT
影像评估见出血征象

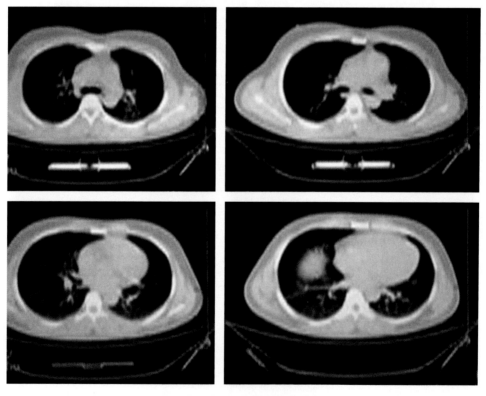

图 3-3   入院 12 小时复查胸部 CT
影像评估见胸腔少量渗出液

12 月 9 日 9:29 患者出院。

【诊断】

1. 多发伤(车祸伤)(ISS 25)
   1.1　颅脑损伤
      1.1.1　脑挫伤(AIS 4)
      1.1.2　蛛网下腔出血(AIS 3)
      1.1.3　左侧动眼神经损伤(AIS 2)
   1.2　颌面部损伤
      1.2.1　面部皮肤组织挫伤(AIS 1)
   1.3　胸部损伤
      1.3.1　肺挫伤(AIS 3)
      1.3.2　胸部软组织挫伤(AIS 1)
2. 损伤并发症
   2.1　肺部感染
$ISS = 4^2 + 3^2 = 25$

【预后及随访】

出院后 1 周回访、半月回访,患者诉时而出现头痛,但无恶心及呕吐。

【预后及随访】

患者在 ICU 监护治疗 8 天,病情平稳,临床观察无出血加重。转到神经外科予康复治疗 13 天,左眼瞳孔较右侧为大,直径约 4.0mm,对光反射差,经请眼科医生会诊后考虑左侧动眼神经损伤。

【经验与体会】

颅脑损伤后机体在自我保护作用下将产生各类诸如皮质类激素和儿茶酚胺等神经递质,并向周围释放,这些被释放出的神经递质会加速血小板凝集。同时,人体脑组织受损后启动外源性凝血途径,凝血因子与血小板会被大量消耗,使损伤后的颅内血液呈高凝状态。而脑组织内纤溶酶原将结合纤维蛋白并产生极高的敏感性,启动溶血系统,从而造成迟发性出血[1]。

创伤性迟发性颅内出血是指颅脑外伤后首次 CT 检查未发现颅内血肿,临床观察期、在术后或康复期内经 CT 检查发现血肿,属于各种颅脑外伤中常见的现象。该例患者在首次评估时,受患者醉酒影响,认为患者是醉酒,实际首次评估患者颅脑是有损伤的。多发伤救治是最容易发生医疗纠纷的,而纠纷又容易发生在隐匿性损伤患者中,如本例患者,往往在门急诊就诊后容易放回家,或拒绝住院,对于此类患者,特别是没有第三方责任事故的患者,一定要进行留院观察,临床上通过对神经系统症状和体征改变的密切观察,特别是患者意识状态的观察,对外伤性迟发性颅内出血的诊断有一定的提示作用[1]。在胸腹部损伤的患者,仍要高度防治胸腹腔的迟发性出血,因为也有报道创伤性迟发性胸腹腔出血死亡的案例,而引发了医疗纠纷,甚至发生医疗事故。

伤后 24、48、72 小时是否进行 CT 检查,一定要根据患者病情变化和细心观察,才决定是否需要复查CT,而不是到了24、48、72小时才进行CT的复查。

除了创伤致颅内出血外,有的患者可能偶发凝血功能异常,在一些长期服用抗凝剂的患者,也可致外伤性颅内迟发性出血的发生,临床上要高度重视。如有患者因冠心病长期服用阿司匹林,外伤后致颅内迟发性出血。因迟发性出血有可能与凝血功能失衡相关[2]。

该例患者在初次评估中似乎病情并不重,但临床医生仍对其进行细心的留院观察,在留院观察过程中发现患者神志改变并非是饮酒造成,在24小时内紧急对其进行头胸部CT复查,及时发现颅内出血、脑挫伤。立即采取紧急救治措施,并收住ICU进行重点监测治疗。在日常诊疗中,如果不细心诊疗,经第一次CT检查并未发现重要致命性损伤,患者有可能被家属接出院,等待家属发现患者病情加重时,可能就耽误诊治时间了,也会造成医疗纠纷及医疗事故的发生。创伤类疾病都在急诊就诊,希望通过本例患者发生迟发性颅内出血引起大家高度重视,特别是没有第三方责任的创伤患者。

【专家点评】

迟发性创伤性脑出血指伤后第一次CT等检查未发现脑内血肿,经过一段时间(数小时、数日或更久)后发现了脑内血肿,或在原无血肿的部位出现了新的血肿。发生时间一般在伤后3~7小时,伤后72小时内为发病高峰。受伤原因及致伤方式绝大部分为交通车祸所致颅脑外伤,多见于枕部着力致伤者,减速性头部外伤致对冲伤是迟发性创伤性脑内出血的主要原因。本例患者因醉酒状态影响了查体的合作性和准确性、结合最初的头颅CT表现、属于典型的迟发性颅内出血疾病。

该类患者伤后大多有原发昏迷史,脑损伤不一定很重;伤后昏迷无改善或意识障碍进行性加重,或意识障碍一度好转后又恶化是本病的主要临床特点。逐渐发生局限性神经症状,同时可出现颅内压增高的症状与体征,如剧烈头痛、频繁呕吐及血压增高、脉搏缓慢等。

辅助检查在临床中是医务人员行医疗活动、获得有关资料的方法之一,但是不能过度依赖于这种方式,尤其在急诊的诊疗过程中,动态的观察整体病情变化才能让患者转危为安。

颅内出血作为颅脑损伤中比较常见的继发性病变,可发生于颅脑各部位,有的甚至可以聚集起来形成为巨大血肿,使颅内发生占位改变、颅内压明显升高,进而导致脑组织受压、脑疝形成[4]。该案例,伤者头部直接损伤较轻微,伤后检查时头部外表无明显外伤痕迹,颅脑损伤的临床症状及体征亦不明显,进行CT等影像学检查也经常为阴性结果,所以很容易导致临床及伤者本人的忽视。通过此类患者的诊疗警醒我们临床工作的细致的重要性。

(郁毅刚　主任医师　厦门大学附属东南医院)
Email:102180994@qq.com)

【参考文献】

[1] 韩向阳,屈晓威.颅脑外伤迟发颅内出血与凝血异常的临床分析[J].延安大学学报,2016,14(3):25-27.

[2] 朱杨挺,韩璐明.外伤性迟发性颅内血肿的临床特征及相关因素分析[J].中国基层医药,2015,22(9):1411-1412.

[3] 袁阳,王慧星,周海旭,等.颅脑外伤后迟发性颅内出血与凝血机制异常的关系研究[J].血栓与止血杂志,2018,24(2):214-216.

[4] 祝家镇,张其英,吴家驭,等.法医病理学[M].北京:人民卫生出版社,1999:128-132.

第4章

货车撞击致颅脑损伤合并严重多发伤

【导读】

当今社会现代化建设的蓬勃发展,各种交通伤、工伤等事故与日俱增,其中颅脑损伤合并严重多发伤在平时或战时都较为常见。与单一伤比较,颅脑损伤合并严重多发伤的死亡率及伤残率数量极高,据统计其死亡率大约在30%~50%,后期死亡率高达60%~90%。而且诊治过程中容易出现各种严重并发症,如重症肺炎、消化道出血、DIC、多脏器功能不全、呼吸窘迫综合征等并发症,有效、积极预防治疗相关并发症可大大提高救治成功率。

【病例简介】

患者男,51岁。

因货车撞击致全身多处疼痛、出血伴淡漠1小时于11月18日19:30急诊入院。

患者11月18日18:00左右被货车撞击,伤后额部及左侧胸部、下肢着力,当即出现额部、右下肢皮破流血,头部、胸部及腹部均疼痛明显,伴面色苍白、精神萎靡,小便未解,由120急送当地医院,行头胸CT检查后转诊入院。

入科查体:T 36℃,P 110次/min,R 20次/min,BP 78/50mmHg,SpO₂ 95%。淡漠,痛苦表情,呻吟,应答切题,查体配合,双侧眼睑青紫肿胀,睁眼困难,睑结膜苍白,双侧瞳孔不等大,右侧直径约3mm,左侧约5mm,对光反射灵敏,额部见12cm深及额骨裂伤,口鼻腔见血迹。胸廓挤压征阳性,左侧胸壁可触及捻发感,左肺呼吸音弱。腹肌稍紧张,全腹压痛、反跳痛。留置导尿,尿液呈血性。阴囊见裂伤,局部渗血。右膝部屈曲状,余肢体自主活动。

入科后立即予包扎止血,深静脉置管,补液(0.9%氯化钠注射液500ml、乳酸钠林格注射液500ml、聚明胶肽注射液1 000ml)扩容等治疗。

20:10输注红细胞悬液600ml,新鲜冰冻血浆400ml。

20:52生命体征平稳(P 114次/min,R 21次/min,BP 96/58mmHg)后行CT检查:双侧额叶、右颞叶挫伤,双侧额骨、左侧颞骨粉碎性骨折,颅面骨多发骨折,全组鼻窦及双侧鼻腔积血,左额顶部皮下血肿。两下肺挫伤,左侧液气胸,纵隔气肿,左侧少量胸腔积液,双侧多发肋骨骨折。腹腔积血,腰1~3左侧横突骨折,考虑腰4左侧横突骨折,骨盆未见明显骨折,右股骨内髁、右胫骨内侧平台后缘骨折。多学科会诊后收入神经外科。

11月19日Hb 61g/L、FIB 1.05g/L、PT 19.1秒、APTT 46.6秒,输注悬浮红细胞1 200ml、冷沉淀10U、新鲜冰冻血浆180ml、血小板10U。00:10左颞部急性硬膜外血肿钻颅穿刺引流;00:30~02:10行左侧开胸探查止血术+左侧肋骨骨折内固定术。

11月20日Hb 70g/L、FIB 1.15g/L、PT 20.1秒、APTT 47.2秒,输注悬浮红细胞400ml、

冰冻血浆 360ml,床边胸片(图 4-1)提示肺部感染加重,予以停头孢唑林钠,改头孢哌酮钠舒巴坦钠+左氧氟沙星氯化钠抗感染。

11 月 22 日继续纠正贫血及凝血功能异常,输注悬浮红细胞 300ml、新鲜冰冻血浆 190ml。17:16 出现呼吸心搏骤停,经心肺复苏后于 17:21 恢复自主心跳;17:38 再次出现心搏停止,再次复苏后于 17:56 恢复自主心跳后,深昏迷。20:19 置入临时心脏起搏器。

1 月 23 日输注红细胞悬液 800ml、新鲜冰冻血浆 490ml。神志清楚,遵嘱动作。尿量减少,复查肾功能提示肌酐明显升高(图 4-2),出现急性肾功能损伤,转入 EICU 行连续性肾脏替代治疗(CRRT)治疗(图 4-3)。

11 月 30 日,尿量维持在 2 000ml 左右,停止CRRT 治疗。

12 月 8 日,体温正常、复查胸片(图 4-4)提示感染控制,予停抗感染治疗。

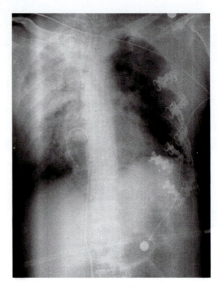

图 4-1　绿色通道术后胸片

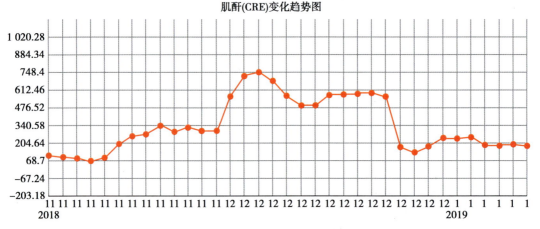

图 4-2　住院期间肌酐变化趋势图

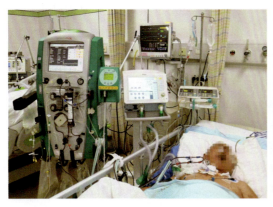

图 4-3　床边 CRRT

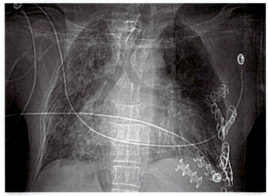

图 4-4　胸片
提示:感染较前控制

12 月 11 日,感染控制、尿量维持 2 000ml,病情稳定转入心胸外科。

12 月 19 日,复查床边胸片(图 4-5)提示肺部感染加重,肌酐居高不下,尿量减少至 150~450ml/d,转入 ICU。

12 月 20 日,继续 CRRT 治疗。肺部感染较前进展,胸腔积液培养出屎肠球菌,痰培养出鲍曼不动杆菌复合体/溶血不动杆菌,查真菌(1.3)-β-D 葡萄糖(G 试验)123pg/ml 阳性,曲霉菌半乳甘露聚糖检测(GM 试验)0.26μg/L 阴性,痰涂片找到 G⁺染色阳性球菌,予以美罗培南抗 G⁻菌,利奈唑胺抗 G⁺菌,氟康唑抗真菌。

12 月 26 日,复查胸片(图 4-6)提示肺部感染好转,抗真菌治疗 1 周,停氟康唑,停美罗培南改头孢哌酮钠舒巴坦钠,继续利奈唑胺抗感染。监测尿量 1 500~2 000ml,停止 CRRT 治疗。

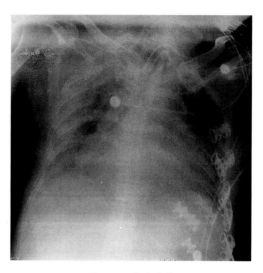

图 4-5　床边胸片
提示:肺部感染加重

1 月 1 日,再次痰培养均找到鲍曼不动杆菌复合体/溶血不动杆菌、全耐药,复查胸片(图 4-7)肺部感染再次加重,肺部感染治疗效果欠佳,予以加用替加环素,继续联合头孢哌酮钠舒巴坦钠+利奈唑胺抗感染。

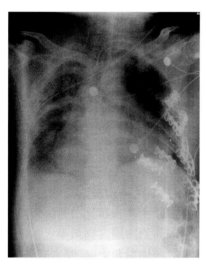

图 4-6　胸片
提示:联合抗真菌治疗 1 周后肺部感染好转

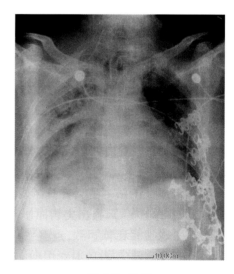

图 4-7　胸片
提示:肺部感染再次加重

1 月 3 日,床边彩超提示心包大量积液,胸腹腔中等量积液,行彩超引导下心包穿刺引流、右侧胸腔闭式引流、盆腔穿刺引流。

1 月 9 日,复查胸片肺部感染控制效果良好,撤离呼吸机,神志清楚,遵嘱动作,病情稳定转入心胸外科。

加强管理,减少呼吸机相关性肺炎的发生率,具体如下:①床头抬高30°,头偏向一侧可减少鼻腔分泌物及胃内容物反流、误吸。②正确有效的口腔护理能够降低 VAP 发生率。③机械通气患者发生应激性溃疡风险增加,有效抑酸可减慢胃内革兰阴性杆菌增殖速度,从而减少呼吸机相关性肺炎发生的风险。④定期检查、评估气管导管球囊压力,可减少反流。⑤接触患者前后严格进行手卫生,在诊疗、护理过程中,加强医护人员无菌操作意识,防止患者进一步感染。⑥呼吸管路污染也是导致呼吸机相关性肺炎的危险因素,需要定时清理呼吸机管道中的冷凝水、及时吸取痰液及分泌物。⑦根据药敏试验结果选择抗菌药物,避免滥用抗菌药物。⑧痰液中有大量病原菌,规范吸痰操作,加强痰液清理,减少痰液在呼吸道的停留时间,可降低患者进一步感染的风险。⑨肠内营养在一定程度上可抑制细菌增殖,减少胃肠道菌群移位[3]。

　　该患者颅脑创伤合并严重多发伤,诊疗过程尿量减少,肌酐升高,合并急性肾衰竭,进而出现严重代谢紊乱、酸碱失衡。CRRT 可控制液体平衡、纠正电解质酸碱平衡以及氮质血症等,当前已大量应用在严重创伤、感染、中毒、重症胰腺炎以及多器官功能障碍综合征(MODS)等重症患者治疗中。治疗时机上,目前认为早接受 CRRT 的疗效优于晚接受治疗,而采用尿量和/或肌酐作为指标决定 RRT 时机究竟孰优孰劣,尚无定论;治疗模式上,连续性肾脏替代治疗(CRRT)和间歇性肾脏替代治疗(IRRT)在对急性肾衰竭(ARF)重症患者死亡率影响方面无显著差异,但 CRRT 在肾功能恢复率、稳定血流动力学和清除过多体液方面的疗效优于 IRRT;治疗剂量上,接受≥35ml/(kg·h)的持续静脉-静脉血液滤过(CVVH)治疗剂量可以降低去甲肾上腺素的用量,也更容易维持平均动脉压在目标水平[4]。

(胡平　主任医师　重庆市急救医疗中心

Email:huping88506@aliyun.com)

【参考文献】

[1] 李志彬,吴耀建,林建聪.限制性液体复苏在脑损伤并失血性休克治疗中的应用[J].临床军医杂志,2013,41(8):877-878.

[2] 乔着意,韩鹃,王兴志,等.3%和7.5%高渗盐水治疗创伤失血性休克的临床研究[J].中华急诊医学杂志,2014,23(5):496-500.

[3] CHEN MM,LIU YN,CAO Y,et al. Risk factors and prognosis of septic acute kidney injury:a clinical analysis[J]. Chin J Pract Intern Med,2012,32(7):537-539.

[4] 杨帆,白祥军,唐朝晖,等.4519例多发伤院内救治分析[J].中国医学科学院学报,2007,29(4):471-477.

第5章

高处坠落致多发伤

【导读】

多发伤是指机体在机械致伤因素作用下,2个或2个以上解剖部位遭受损伤,其中一处损伤即使单独存在也可危及生命或肢体。多发伤具有伤情严重、复杂、变化快、抵抗力低容易感染等特点,死亡率或致残率极高。本病例采用先维持生命体征,再行肢体功能康复方案,应用损伤控制性复苏,CRRT,呼吸机等治疗,成功救治了高处坠落导致多发伤。

【病例简介】

患者男,17岁。

因"高处(约5层楼)坠落致神志不清30分钟"于6月5日12:45入科。

患者于入院前30分钟从高处坠落(约5层楼高),落地后即出现神志不清,伴面色苍白、呼吸急促,无呕血,无肢体抽搐等。由120急送入院。

入院查体:P 132次/min,R 32次/min,BP 76/42mmHg SpO$_2$ 92%,神志浅昏迷,查体欠配合,双侧瞳孔等圆等大,直径约3mm,对光反射稍迟钝,右侧颌面部可见挫伤痕,局部肿胀、渗血,胸廓未见明显畸形,未触及骨擦感,呼吸急促,右侧呼吸音减弱,左侧呼吸音粗,HR 132次/min,心脏各瓣膜未闻及明显杂音,腹软,移动性浊音阴性,骨盆挤压征阳性,右小腿畸形,可触及骨擦感,余肢体未见明显畸形。入急诊科后,立即予吸氧、心电监护、右小腿夹板外固定、骨盆床单包裹固定骨盆、左上肢开通静脉输液及右锁骨下深静脉置管、补液(平衡液1 000ml+聚明肽 500ml)、抑酸保护胃黏膜,静注止血药(白眉蝮蛇凝血酶)、备血、去甲肾上腺素升压(去甲肾上腺素 18mg+葡萄糖注射液 41ml 静脉泵入,根据血压调节剂量)等处理。

13:30,输血红细胞悬浮液 600ml,血浆 400ml。

14:00,行床边 X线片(图 5-1、图 5-2)提示:骨盆多发骨折,右侧骶髂关节脱位,耻联合分离,右胫腓骨中下段物碎性骨折。床边腹部彩超提示:脂肪肝、右肾下极低回声包块。血常规提示:白细胞 26.58×10^9/L,中性粒细胞比例 71.4%,红细胞 4.89×10^{12}/L,血红蛋白 140g/L,血细胞比容 0.422,血小板总数 364×10^9/L。凝血5项正常范围内。肝肾功能:尿素4.32mmol/L,肌酐:127.7μmol/L,白蛋白 35.6g/L,丙氨酸氨基转移酶 165U/L,天门冬氨酸氨基转移酶 149U/L。

14:20,维持血压稳定后,完善 CT 检查提示右侧额叶可疑挫伤(图 5-3~图 5-5),建议 SWI 检查,右侧眼眶内侧壁及前颅底骨折,建议三维重建。右侧鼻窦积液、右侧眶周软组织肿胀;颈椎(C$_2$~C$_7$)未见明显骨折;两肺挫伤;右侧气胸;双侧肋骨可见双边影,建议三维重建。全腹部脏器未见明显挫伤。腰1、4、5右侧横突骨折;右侧髂骨、右侧耻骨上下肢粉碎性

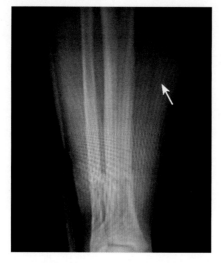

图 5-1 入院床边 X 线片

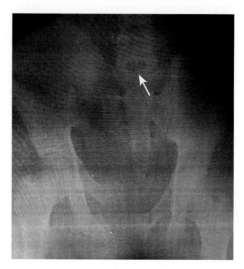

图 5-2 入院床边 X 线片

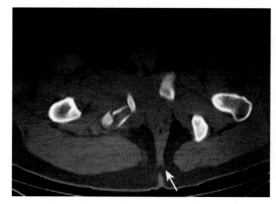

图 5-3 维持血压稳定后 CT

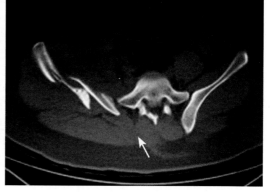

图 5-4 维持血压稳定后 CT

骨折,右侧骶髂关节及耻骨联合分离,周围软组织肿,后尿道受压,建议进一步检查。

15:00,急诊行右侧胸腔闭式引流,右侧跟骨牵引等后收入 ICU。

16:15,患者持续性呼吸急促,查 R 45 次/min,HR 158 次/min,SpO₂ 86%,BP 90/56mmHg,

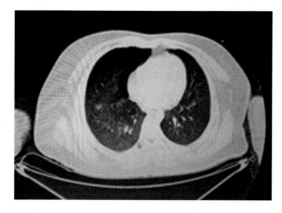

图 5-5 维持血压稳定后 CT

丙泊酚镇静下行纤支镜下经鼻气管插管连接呼吸机辅助呼吸、头孢哌酮舒巴坦抗感染、去甲肾上腺素升压、补充白蛋白、抑制胃酸分泌预防应激性胃溃疡、保肝、镇痛等处理。

16:20,复查 WBC 3.25×10^{12}/L,Hb 95g/L,HCT 0.274,继续备血。

16:30,行床边骨盆骨折外固定架固定术。

19:10,输血红细胞悬液 600ml,新鲜冰冻血浆 180ml,普通冰冻血浆 190ml。

6 月 6 日 03:00,复查血常规 WBC 3.03×10^{12}/L,Hb 89g/L,HCT 0.248,PLT 136×10^9/L。输血红细胞悬液 300ml。

16:00,复查血常规 WBC 2.91×10^{12}/L,Hb 86g/L,HCT 0.238,PLT 99×10^9/L。输血红细胞悬液 600ml,新鲜冰冻血浆 340ml。

6 月 7 日 12:00,复查尿素 13.4mmol/L,肌酐:704.5μmol/L,肌酸激酶 37 227.9U/L,考虑创伤性横纹肌溶解,左股骨深静脉置管后,行连续性肾脏替代治疗(CRRT),采用枸橼酸钠抗凝方式。

6 月 8 日 10:40,RT 机滤器出现凝血,静脉压及跨膜压升高,机器无法继续运行,予更换滤器后,11:45 继续行连续性肾脏替代治疗(CRRT)。

16:00,复查血常规 WBC 2.72×10^{12}/L,Hb 81g/L,HCT 0.228,PLT 73×10^9/L。输血红细胞悬液 300ml。

6 月 10 日 17:40,CRRT 结束治疗。复查尿素 14.57mmol/L,肌酐 141.2μmol/L,肌酸激酶 12 473.5U/L,考虑指标有所下降,暂停 CRRT,继续监测。

6 月 11 日,停止使用镇静药,患者神志转清,呼唤睁眼,部分遵嘱动作。复查 CT 提示:考虑右侧额叶及左侧顶叶少许挫伤,蛛网膜下腔出血,建议 SWI 检查;右侧眼眶内侧壁及前颅底骨折,建议三维重建,右侧鼻窦积液,右侧眶周软组织肿胀;两肺挫伤较前进展,右侧气胸较前明显减少,双侧胸腔新增少量积液;部分肋骨可见双边影,建议三维重建;右肾挫伤并包膜下血肿形成,不除外肝脏、左肾挫伤,建议增强扫描;腹腔少量积气、积液(血),右侧腰大肌、髂腰肌、竖脊肌挫伤;腰 1、4、5 右侧横突骨折右侧髂骨、右侧耻骨上下肢粉碎性骨折;右侧骶髂关节及耻骨联合分离;周围软组织肿胀,后尿道受压,建议进一步检查,除外损伤。

6 月 13 日,间断使用呼吸机辅助呼吸,行脱机训练。

6 月 14 日,停用呼吸机,顺利拔除气管插管。

6 月 17 日,由 ICU 转入骨科病区。

7 月 17 日,行右小腿扩创+环形外固定架固定术。

7 月 23 日,伤口分泌物培养提示:金黄色葡萄球菌,根据药敏试验,调整万古霉素抗感染治疗继续伤口换药。

9 月 12 日,伤口恢复尚可,出院。

【诊断】

1. 高处坠落致多发伤(ISS 54)
　1.1　颅脑损伤
　　1.1.1　外伤性蛛网膜下腔出血(AIS 3)
　　1.1.2　左侧枕部硬膜下血肿(AIS 3)
　1.2　颌面部损伤
　　1.2.1　右侧眼眶内侧壁、眶下壁及前颅底骨折(AIS 3)
　　1.2.2　右视神经损伤(AIS 2)
　1.3　胸部钝性损伤
　　1.3.1　双肺挫伤(AIS 3)
　　1.3.2　右侧气胸(AIS 3)

      1.4　腹部钝性伤

         1.4.1　肝挫伤(AIS 2)

         1.4.2　双肾挫伤并包膜下血肿(AIS 2)

         1.4.3　腹腔积血(AIS 2)

         1.4.4　腰1~5右侧横突骨折(AIS 2)

      1.5　骨盆骨折(AIS 5)

         1.5.1　右侧髂骨粉碎性骨折(AIS 4)

         1.5.2　右侧耻骨上下肢粉碎性骨折(AIS 4)

         1.5.3　右例骶髂关节脱位(AIS 4)

         1.5.4　耻骨联合分离(AIS 4)

         1.5.5　左侧髂骨骨折(AIS 2)

      1.6　四肢损伤

         1.6.1　右胫腓骨下段开放性粉碎性骨折(AIS 2)

         1.6.2　左跟骨骨折(AIS 2)

         1.6.3　右距骨及足舟骨撕脱骨折(AIS 2)

  2. 损伤并发症

      2.1　失血性休克

      2.2　急性呼吸窘迫综合征(ARDS)

      2.3　急性肾功能损伤

      2.4　横纹肌溶解

$ISS = 3^2 + 3^2 + (5+1)^2 = 54$

【预后及随访】

ICU 12天,住院97天。

半年后步行来院复查,恢复好。

【经验与体会】

1. 由于多发伤具有伤情严重、病情复杂,需要反复综合评估,根据先处理后诊断、边处理边诊断原则。优先处理致死性损伤,如通气障碍,循环障碍。并在生命体征尚稳定的情况下,对患者进行较全面的检查和诊断,不遗漏重要伤情。

2. 在血流动力学不稳定下的多发伤,早期处理不稳定骨盆骨折的选择至关重要。骨盆骨折多为直接暴力撞击、挤压骨盆或从高处坠落冲撞所致。多发伤中有骨盆骨折者为20%,机动车创伤中有骨盆骨折者为25%~84.5%。骨盆骨折是机动车事故死亡的三大原因之一,仅次于颅脑伤和胸部损伤。损伤后的早期死亡主要是由于大量出血、休克、多器官功能衰竭与感染等所致。在严重的骨盆创伤的救治中,防止危及生命的出血和及时诊断治疗合并伤,是降低病死率的关键。通过对骨盆骨折类型判断,早期采用如骨盆外固定架固定、纱布填塞以及介入栓塞,能够减少骨盆出血,对维持生命体征稳定至关重要。注意控制性液体复苏,既保证各器官脏器的有效灌注,又避免输液过量引起肺水肿、脑水肿和 ARDS。

3. 多发伤救治需要贯穿全过程。早期主要是抢救生命,中期是预防感染和多器官功能衰竭,后期是矫正和治疗各种后遗症和矫形。在抢救生命的同时,积极保全患者的肢体功能。

【专家点评】

本例 ISS 达 5 分,患者 97 天出院;创伤性失血性休克,涉及头部、胸部、腹部、骨盆、四肢等多部位的损伤。损伤部位广,伤情重。该类患者早期选择正确的处理方式极为重要。据统计,战时多发伤的发生率为 4.8%～18%,又是甚至高达 70%。平时多发伤由车祸、爆炸、高处坠落、塌方等所致。据美国 1 000 次汽车撞车事故的 1 678 例伤员统计,多发伤占 65%。一组高空坠落伤统计,凡从 5 楼坠下的伤员全部为多发伤,各部分创伤的发生率以头部、四肢最高,其次为胸部、腹部损伤。

1. 多发伤早期有效的控制性复苏能提高失血性休克救治的成功率。多发伤常累及多系统及器官,具有较高的死亡率,且并发症多,处理困难。由于病情复杂,内环境出现严重紊乱,抑制免疫功能,患者易出现 MODS。严重者甚至会出现多器功能衰竭,危及者生命。因此,发生创伤后,尽早给予救护措施,控制各种原发性损伤,及时补液输血,帮助患者度过急性反应期,保持机体内环境稳定,对提高救治成功率、降低并发症都有重要意义[1]。

2. 不稳定骨盆骨折主要是外力因素导致,包括车祸、坠落等,多伴有膀胱、尿道、直肠等部位多发伤,严重情况下还会导致盆内器官受损。不定骨盆骨折合发多发伤时,在全身炎症的影响下,患者有明显的低体温以及凝血功能障碍等表现,另外创伤导致的大量出血,诱发失血性休克,直接危及生命安全。损伤控制外科技术是一种易操作便捷、合理的急救方法。主要用于大量失血、多发伤、严重创伤患者的救治,遵循的原则为早期简化手术,通过简单可行的办法控制出血及感染,暂不做重建手术。损伤控制理念要有 3 个阶段:第一个阶段重点关注患者的生命体征,挽救患者生命,维持患者组织的正常灌注,维持足够的血氧饱和度以及血容量,使患者能够正常呼吸以及维持机体血液循环;控制住患者的出血症状后,尽量减少再次创伤,彻底清理伤口及创面,避免出现感染,对骨折进行有效的临时固定,能最大限度提高患者的生存率。第二个阶段主要进行创伤复苏、及时为患者补充液体,纠正低体温、酸中毒及凝血功能障碍等、使患者的生理机能尽快恢复至正常状态。第三个阶段,待患者的生命体征稳定后,完善术前准备,尽快进行骨盆及四肢骨折的有效内固定手术。本病例早期采用有效的控制性复苏,减少出血,避免继发性损伤,整体优势显著,为后期进一步治疗赢得宝贵时间[2]。

3. 连续性肾脏替代治疗(CRRT)在严重创伤导致急性肾功能损伤的作用日益重要。连续性肾脏替代治疗方法是一种连续性血液净化方式,主要通过清除患者体内内毒素及炎症介质、调节免疫状态等,对创伤致急性肾损伤、水电解质及酸碱等紊乱,具有良好的治疗效果[3]。本例患者在伤后 2 天,出现急性肾功能损害,及时行连续性肾脏替代治疗,清除内毒素,避免了肾不可逆损伤。

(王振昊　彭磊　主任医师　海南医学院第一附属医院

Email:15607662705. 163. com)

【参考文献】

[1] 倪华彦.急诊外科多发伤救治过程中损伤控制外科技术的临床应用效果观察[J].中国实用医药,2018,2(4):61-62.

［2］林伟民,许胜贵,苏郁,等.损伤控制理念在不稳定骨盆骨折合并四肢骨折治疗中的应用[J].中国骨与关节损伤杂志,2018,1(4):376-377.

［3］周华虹,胡靓.连续性肾替代治疗对严重创伤后急性肾损伤患者生命体征、凝血功能及炎症介质的影响[J].浙江创伤外科,2016,1(3):514-515.

第6章
树干砸伤致重度颅脑损伤及腰椎爆裂性骨折

【导读】

重型颅脑外伤合并严重的腰椎骨折,并有明显的椎管压迫征象,腰椎手术的时机把握非常重要。早期手术可显著缩短患者住院时间、患者住 ICU 时间和机械通气时间,并有利于降低肺部并发症。患者病情不稳定时不宜过早手术,但过晚手术给患者的护理带来一定的困难,并有可能因腰椎骨折出现新的神经功能障碍。本例患者重型颅脑损伤术后合并肺部感染,持续发热,术后第九天行腰椎手术,术后恢复良好,未出现严重的神经功能障碍。

【病例简介】

患者男,27 岁。

因"台风期间外出被树干砸伤头部及腰背部半小时"于 9 月 16 日 15:05 入院。

患者半小时前被树干砸伤头部及腰背部,伤后昏迷约 5 分钟,清醒后感头痛及腰背部疼痛,四肢可活动,无大小便失禁,来急诊室后,患者逐渐出现烦躁不安和意识障碍,行气管插管。

入院查体:气管插管状态,GCS 评分 E1/VT/M4,瞳孔不等大,左侧约 4.0mm,右侧约 2.0mm,对光反射迟钝,颈软,四肢肌力检查无法配合。

颅脑 CT 扫描(图 6-1、图 6-2):左侧额颞顶部巨大硬膜外血肿,左侧额颞部颅骨骨折。腰椎 CT 扫描(图 6-3):腰 2 椎体骨折,腰 4 椎体爆裂性骨折。

在急诊室,脊柱外科医生会诊,考虑到患者颅脑损伤严重,且有脑疝形成,暂缓行腰椎手术,遂启动绿色通道进入手术室,急诊在全麻下行左侧额颞顶叶硬膜外血肿清除术+去骨瓣减压术,清除硬膜外血肿约 80ml,出血来源于脑膜中动脉及上矢状窦,出血凶险,曾一度出现休克,整个手术过程中出血约 2 500ml,输红细胞悬液 8U,新鲜冰冻血浆 600ml,术中放置颅内压监护仪探头,术毕患者瞳孔等大等圆,带气管插管进入 ICU。

在 ICU,患者颈部颈托固定,腰部腰带固定,轴线翻身护理。术后 5 小时复查颅脑 CT(图 6-4)见硬膜外血肿已清除,中线居中,无迟发性颅内血肿。术后前三天,患者处于镇静状态,术后第四天停用镇静药,GCS 评分 E2/VT/M6,行腰椎 MR 扫描(图 6-5、图 6-6),见腰 4 椎体骨折,椎管严重受压。此时,患者反复发热,痰培养提示:铜绿假单胞菌+流感嗜血杆菌,给予特治星行抗感染治疗。9 月 25 日,痰液减少,体温基本正常,神志清楚,GCS 评分 E4/VT/M6,遂在全麻下行腰椎骨折切开复位内固定术+气管切开术,术中 C 臂拍片(图 6-7)。

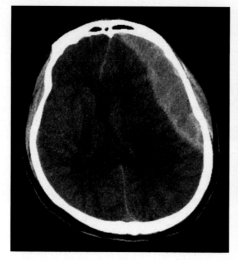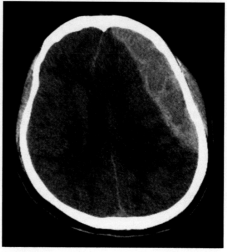

图 6-1   颅脑 CT 扫描

见左侧额颞顶部巨大硬膜外血肿

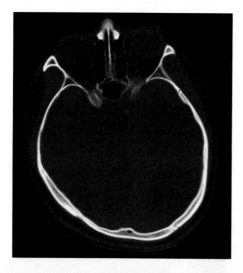

图 6-2   颅脑 CT（骨窗）

见左侧额颞部颅骨骨折

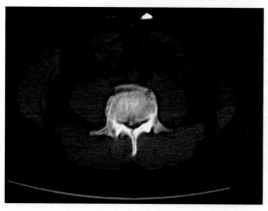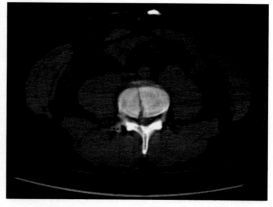

图 6-3   腰椎 CT 扫描

腰 2 椎体骨折，腰 4 椎体爆裂性骨折

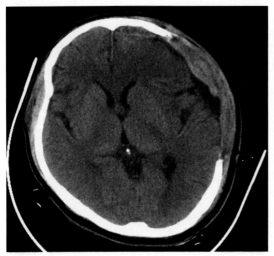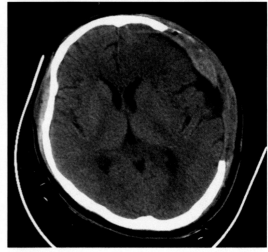

图 6-4　术后颅脑 CT 扫描

见硬膜外血肿已清除

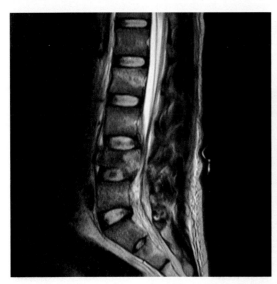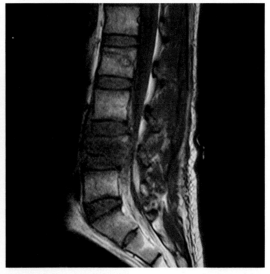

图 6-5　腰椎 MR 矢状位

见腰 4 椎体骨折，椎管严重受压

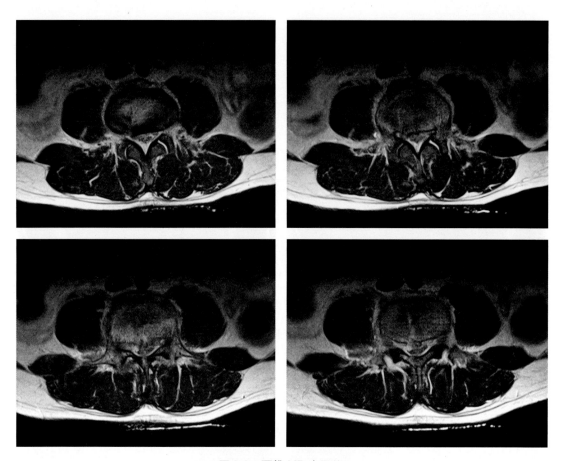

图 6-6　腰椎 MR 水平位

见腰 4 椎体骨折,椎管严重受压

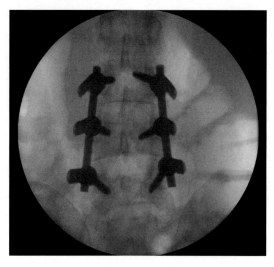

图 6-7　腰椎骨折内固定术中 C 臂拍片

　　9 月 28 日,患者体温正常,胸片提示肺部感染控制,停用抗生素,9 月 29 日转入神经外科。此时患者神志清楚,左下肢肌张力高,行康复治疗,并定制下肢支具防止足下垂。10 月 15 日,拔除气管套管,10 月 22 日出院,出院时,患者一般情况好,神志清楚,无发热,左下肢肌张力略高。

【诊断】

1. 重物砸伤致多发伤(ISS 25)
    1.1　重型闭合性颅脑损伤
        1.1.1　左侧颞叶钩回疝(AIS 4)
        1.1.2　左侧额颞顶叶硬膜外血肿(AIS 4)
        1.1.3　外伤性蛛网膜下腔出血(AIS 3)
        1.1.4　左侧额颞部颅骨骨折(AIS 3)
    1.2　颈椎损伤
        1.2.1　颈 7~胸 1 椎体滑脱(AIS 3)
    1.3　腹部损伤
        1.3.1　腰 2 椎体骨折(AIS 2)
        1.3.2　腰 4 椎体爆裂性骨折(AIS 3)
2. 损伤并发症
    2.1　失血性休克(中度)
    2.2　肺部感染

ISS = $4^2+3^2=25$

【预后及随访】

1. ICU 15 天,住院 36 天。
2. 患者出院时一般情况好,神志清楚,言语正常,左下肢肌张力略高,四肢肌力 5 级。
3. 2 个月后来院复诊,神志清楚,言语正常,左下肢肌张力恢复正常,四肢肌力 5 级,正常行走。
4. 术后 5 个月,患者步行来院复诊,并再次住院行颅骨修补术(图 6-8)。

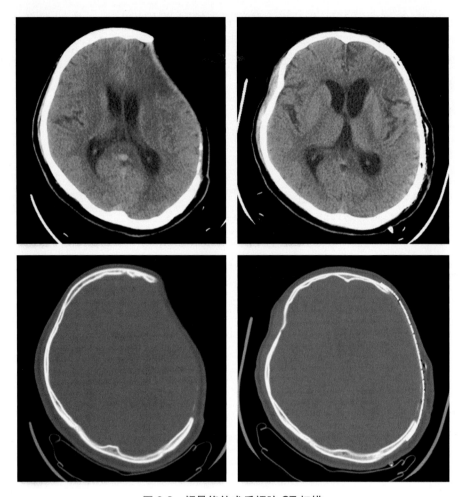

图 6-8　颅骨修补术后颅脑 CT 扫描

【经验与体会】

　　多发伤的抢救,首先救治的是危及生命的问题,如休克、脑疝等,在此前提下,还应考虑因多发伤可能导致的神经功能障碍,如脊柱脊髓损伤等,尽早手术有利于神经功能的康复,因此,后者的手术时机的把握非常重要[1-3]。Konieczny 等[4]认为,尽管一些报告指出,对于多发伤患者,胸椎创伤早期手术具有优势,但应谨慎选择患者。根据他们的前瞻性研究的结果,对伴有严重胸部创伤和低血红蛋白水平的患者进行胸椎创伤早期手术可能会造成不良临床结果的风险。

　　此例患者,单纯从病史和诊断上看,颅脑外伤开颅手术后立即行腰椎骨折复位内固定术应该更有利于患者神经功能的康复,但患者术前已有脑疝形成,术中出血较多,曾一度出现休克,从患者生命安全考虑,应暂缓腰椎手术。

　　脊柱损伤患者术后的护理非常重要,颈托固定、腰带固定、轴线翻身,不得加重患者神经功能损伤,患者病情稳定后,尽早行骨折复位内固定术。

【专家点评】

　　多发伤的急救原则:面对大量伤情复杂且严重的伤员,首先要采取急救措施,有多发伤时要先抢救危及生命的损伤,包括大出血、呼吸道梗阻、心搏骤停、张力性气胸、腹部实质性脏器出血、脑疝等。在救治中坚持"危重者优先、救命第一"的原则。

多发伤患者常有两个或两个以上部位需要手术处理,手术是抢救成功的关键。应该紧急组成抢救组,根据各部位创伤对患者生命威胁的程度决定手术的顺序:①颅脑创伤需手术处理,并伴有胸腹内脏伤者,分组同时进行。②胸腹联合伤,可同台分组行剖胸、剖腹术;多数情况下,胸腔无大出血,但有肺组织挫裂伤及漏气,应作胸腔闭式引流,再行剖腹探查术。③有四肢开放性骨折时,在剖腹、剖胸手术结束时进行清创术、固定术;闭合性骨折可择期处理[5]。

急性硬膜外血肿手术指征:①急性硬膜外血肿>30ml,颞部>20ml,需立刻开颅手术清除血肿;②急性硬膜外血肿<30ml,颞部<20ml,最大厚度<15mm,中线移位<5mm,GCS>8 分,没有脑局灶损害症状和体征的患者可保守治疗,但必须住院严密观察病情变化,行头部 CT 动态观察血肿变化。一旦出现临床意识改变、高颅压症状、甚至瞳孔变化或 CT 血肿增大,都应该立刻行开颅血肿清除手术。手术方法:按照血肿部位采取相应区域骨瓣开颅,清除血肿和彻底止血,骨窗缘悬吊硬脑膜,骨瓣原位复位固定。但对于巨大硬膜外血肿、中线移位明显、瞳孔散大的患者,可采用去骨瓣减压和硬脑膜减张缝合技术,避免手术后大面积脑梗死造成的继发性高颅压和脑疝,再次行去骨瓣减压手术[6]。本例患者重型颅脑外伤,有明确手术指征,必须急诊行脑血肿清除术+去骨瓣减压术,患者术中出血较多,病情危重,暂不宜行腰椎手术。

目前,对于多发伤患者骨折的治疗如何选择最佳的治疗类型和时间,仍然难以确定。严重创伤患者骨折确定性手术时机的选择常规条件是:氧运输正常、血流动力学状态稳定、酸中毒纠正、出血已经控制、无危及生命的其他因素,上述指标绝大多数在 2~3 天即能恢复,只能说明患者病情平稳,最新研究发现 C 反应蛋白(CRP)、肌酸激酶(CK)、肌酸激酶同工酶(CKMB)活性、血糖(GLU)等指标可以反映了患者生理潜能的恢复。仅把常规条件作为严重多发伤患者骨折确定性手术的时机选择指标是不够的,故 CPR、CK、CKMB、GLU 等指标持续下降或接近正常值对严重创伤患者骨折确定性手术时机的选择有着极其重要的参考价值[7]。

本例患者合并严重的腰椎骨折,并有明显的椎管压迫征象,腰椎手术的时机把握非常重要。患者病情不稳定时不宜过早手术,如果过早手术会对机体造成二次打击,突破患者生理极限,引发严重的生理功能紊乱,使患者的生理功能发生不可逆损害,危及生命;但过晚手术给患者的护理带来一定的困难,并有可能因腰椎骨折出现新的神经功能障碍。医生选择在颅脑术后第九天行腰椎手术,此时患者痰液少,体温基本正常,神志清楚,病情稳定,手术时机选择恰当,术后患者恢复良好。

(徐峰　主任医师　苏州大学附属第一医院

Email:sz_xf@suda.edu.cn)

【参考文献】

[1] CARREON LY,DIMAR JR. Early versus late stabilization of spine injuries:a systematic review[J]. Spine (Phila Pa 1976),2011,36(11):E727-E733.

[2] DIMAR JR,CARREON LY,RIINA J,et al. Early versus late stabilization of the spine in the polytrauma patient[J]. Spine (Phila Pa 1976),2010,35(21 Suppl):S187-S192.

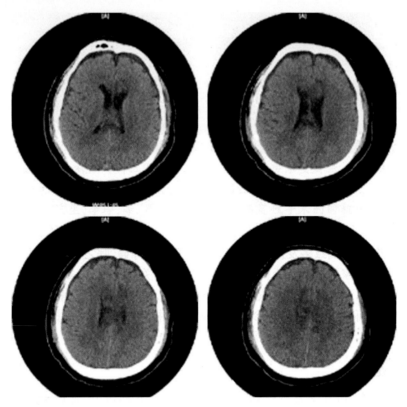

图 7-1   头颅 CT

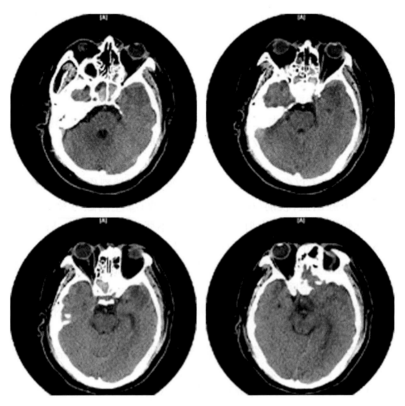

图 7-2   头颅 CT

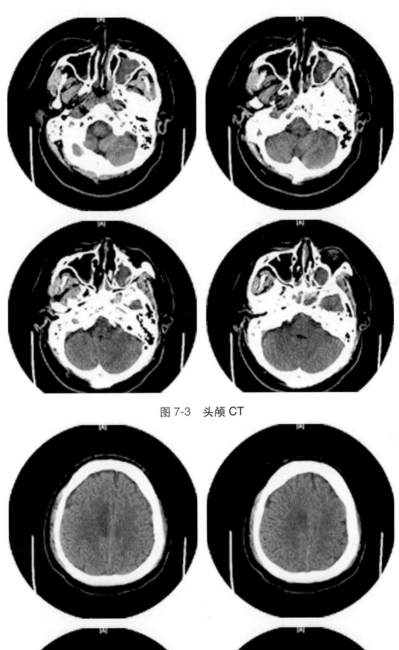

图 7-3　头颅 CT

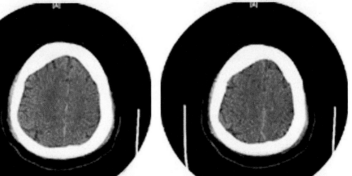

图 7-4　头颅 CT

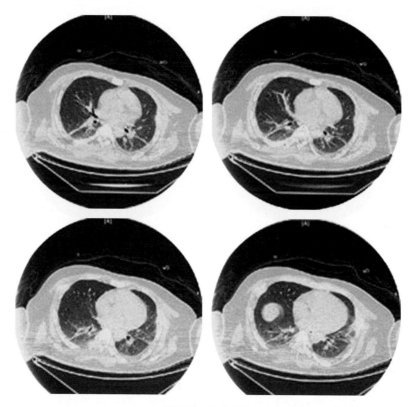

图 7-5   复查 CT

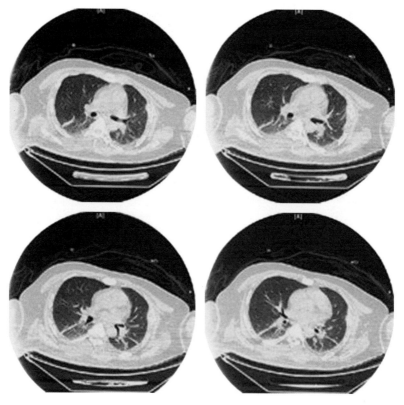

图 7-6   复查 CT

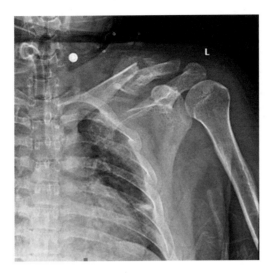

图 7-7　复查 CT

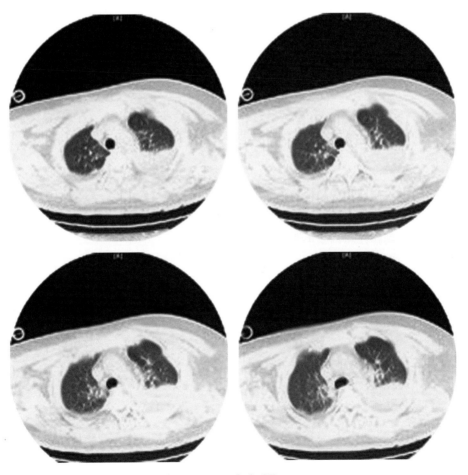

图 7-8　复查 CT

【诊治过程】

患者入院后由多科室会诊(神经外科、创伤科、急诊外科、重症医学科)。神经外科:患者目前无明显颅内高压表现,颅内积血有自行吸收可能,无须急诊手术,现呼吸状况较差、氧饱和度不稳定可入住重症观察,期间复查头胸部CT,据病区变化调整治疗方案。创伤科:患者骨折断端稳定,据患者目前情况暂不考虑手术,可暂给予外固定。重症医学科:患者暂不考虑给予手术治疗,由神经外科收入重症医学科-创伤病区,积极复查CT查看患者颅内积血量及湿肺情况变化。

考虑患者脑外伤后神志浅昏迷,烦躁,氧饱和处于较低水平(60%~80%),给予患者镇静后气管插管连接呼吸机辅助呼吸,患者电解质异常,炎症因子升高,给予止血、抑酸、补液、维持内环境、脱水、预防脑血管痉挛、抗凝等对症治疗,维持患者生命体征稳定,并给予万古霉素1 000mg Q12h、亚胺培南1g Q8h联合抗感染治疗,避免湿肺、颅内血肿及其他创面的感染加重病情,患者营养风险评分大于3分,请营养科会诊给予静脉营养。考虑患者可能需较长时间呼吸机辅助呼吸,给予气管切开并连接呼吸机。经治疗后患者感染趋于控制抗生素降级为头孢哌酮钠舒巴坦钠3g Q8h。治疗期间多次复查CT证实颅内积血吸收,湿肺未进展并逐渐控制,解除镇静药物,患者神志从入院时的浅昏迷转昏睡,拔除呼吸机,气管切开处给予面罩吸氧,患者氧饱和度稳定在95%以上,多次复查炎症因子及血常规未提示感染后停用抗生素,患者病情稳定后转回神经外科继续观察,数日后出院。

治疗期间多次请创伤科、整形科会诊,收住科室神经外科三病区共同参与,见患者颅内血肿逐渐吸收,骨折稳定,多处创面愈合可仅需换药治疗,无急诊手术指征。

【诊断】

1. 多发伤(ISS 22)
   1.1　钝性颅脑伤
   　　1.1.1　双侧颞尖部脑挫裂伤(AIS 3)
   　　1.1.2　创伤性左侧颞尖部硬膜外血肿(AIS 3)
   　　1.1.3　创伤性蛛网膜下腔出血(AIS 3)
   1.2　钝性面部伤
   　　1.2.1　左侧颧弓(AIS 2)
   　　1.2.2　左侧颞骨骨折(AIS 2)
   1.3　钝性胸部伤
   　　1.3.1　左侧第1~7肋、右侧第3~5肋骨骨折(AIS 3)
   　　1.3.2　创伤性湿肺
   1.4　闭合性四肢伤
   　　1.4.1　左侧锁骨骨折(AIS 2)
   　　1.4.2　左侧肩胛骨骨折(AIS 2)
   ISS = $3^2 + 2^2 + 3^2 = 22$

【预后及随访】

出院建议:锁骨骨折及肩胛骨骨折可暂时固定择期处理,左侧足背部皮肤裂伤需换药随访观察周围皮肤血运及愈合情况,待患者神志进一步恢复后观察右足足趾活动判断足背创面是否存在肌腱损伤。

本例患者重症入住时间总计 35 天,神经外科普通病房入住时间 8 天,出院时神志清,精神状态尚可双肺呼吸音清,可进行简单的活动,并自行下床。出院后 1 个月随访,见头部创面恢复良好,足背部皮肤裂伤已愈合结痂,未触及波动感,皮肤表面无发黑坏死,无红肿热痛,言语对答正确,轻微活动受限。

【经验与体会】

本例患者因车祸引起了神经、呼吸、运动等多系统损伤,完全符合我国对多发伤的定义,而多发伤是一种变化复杂的动态损伤,初期检查得出的结论可能是不全面的,必须进行动态观察。而多发伤往往伤情辅助,救治过程中需遵从多发伤的救治原则,优先处理呼吸循环问题生命体征稳定后对损伤器官的处理:①颅脑损伤:要注意防止脑水肿,限制输液量,有颅内血肿者及早手术清除。②胸部损伤:呼吸机正压通气,有血气胸者行胸腔闭式引流;心脏损伤者应及时手术修补。③腹部损伤:根据受伤脏器进行处理,必要时行剖腹探查。④四肢、骨盆和脊柱脊髓损伤:及早清创和固定骨折,合并有血管、神经和盆腔内脏器损伤时,及早手术治疗。手术顺序主要根据受伤器官的严重性和重要性决定,一般按紧急、急性、择期的顺序进行。本例患者由多科室参与诊治,对脑外伤及骨折做出准确评估后暂未行手术治疗,而是优先转入重症医学科处理创伤后的湿肺,并在治疗过程中动态复查了颅内及肺部情况,符合治疗原则,而患者病情上也可通过复查 CT 看出,虽未行手术治疗,颅脑外伤情况也逐渐稳定,血肿吸收,最终达到病情好转出院,并于院外随访。

【专家点评】

多发伤患者救治涉及急救、手术、重症管理、康复等多个环节,需要多个学科的系统联动,多发伤并颅脑损伤是临床较难处理问题之一。手术时机尤其重要,主要遵循先呼吸,循环功能,先解除压迫,先止血的原则。

从这例成功的救治病例中早期通过动态复查头颅 CT 了解颅内血肿变化,通过镇静镇痛使患者度过高颅压阶段。伤后出现肺部感染、肺水肿情况,并且肺部感染也是颅脑创伤后常见并发症之一(应激性溃疡、深静脉血栓、营养障碍)[1],更需要重症医学团队精细管理,早期预判,积极干预治疗。本例患者创伤性湿肺通过加强抗感染、吸氧、镇痛等治疗,炎症得到控制,水肿减退。而相对稳定的锁骨骨折及肩胛骨骨折待后期进行处理治疗。作者很好把握了多发伤的救治原则,多学科协力合作为患者救治提供积极作用,最终患者预后良好。

患者创伤后颅内压增高,采取了镇静、镇痛,气管插管/切开改善通气,达到降低颅内压,避免血肿清除/去骨瓣减压带来并发症,获得"不战而屈人之兵"的良好效果。但规范化治疗问题仍需得到重视。考虑患者伤后意识障碍,出现脑挫裂伤,硬膜外血肿,蛛网膜下腔出血,按照 2011 中国颅脑创伤颅内压监测专家共识推荐行颅内压(intracranial pressure,ICP)监测。ICP 监测提供的不仅仅是 ICP 值,可以在 ICP 监测的基础上,结合体温、有创动脉血压(ABP)以及脑电图(EEG)的监测,启动颅内高压分层管理[2](包括基础、渗透、二线治疗方案),以期达到颅内压控制目标或者不至于发展为脑疝被迫行手术治疗,提高颅脑创伤治疗效果。

创伤性湿肺是胸部损伤一种综合病变,包括肺的充血、间质水肿、出血及实变等。主要因肺循环障碍,缺氧,颅脑损伤等导致,本例患者经综合治疗得到有效控制。目前针对创伤性湿肺主要维持呼吸和循环功能,呼吸支持纠正低氧,伴有低血容量休克者仍需补充血容量,但补液速度不宜过快,保证血容量及稳定血压前提下适当保持负平衡,并提倡激素治疗[3],必要时纤支镜灌洗对肺部感染控制有益。

本例救治成功另一关键点是重视伤后营养障碍的发生,早期进行营养支持。本例患者经营养科会诊给予静脉营养。建议在排除腹部空腔脏器损伤、应激性溃疡、急性胃损伤(AGI)等诊断,可考虑早期(48 小时之后)行肠内营养,其优势包括滋养肠道维护肠屏障,减少肠源性感染;促进肠道功能恢复;促进营养物质代谢[4,5]。肠内营养不能达到患者营养需求或禁忌考虑肠外营养补充或全肠外营养支持,推荐将营养管放入小肠进行肠内营养支持,可迅速达到充分营养需求量,且患者耐受好,提升氮潴留,降低感染发生率,缩短住院时间。

总之,多发伤救治一体化应当是我们日常工作中反复实践的常规,而以颅脑损伤为主的多发伤治疗是一项系统工程,同道们任重而道远。

(陈鹏　主任医师　重庆市急救医疗中心
Email:chenpengpph@163.com)

【参考文献】

[1] KESINGER MR,KUMAR RG,WAGNER AK,et al. Hospital-acquired pneumonia is an independent predictor of poor global outcome in severe traumatic brain injury up to 5 years after discharge[J]. The Journal of Trauma and Acute Care Surgery,2015,78:396-402.

[2] YUAN Q,WU X,YU J,et al. Effects and clinical characteristics of intracranial pressure monitoring-targeted management for subsets of traumatic brain injury:an observational multicenter study[J]. Critical Care Medicine,2015,43:1405-1414.

[3] CONTE V,GRECO M. The indications and controversies for the use of corticosteroids in respiratory deficits in the multiple-trauma patient[J]. Minerva chirurgica,1999,54:607-625.

[4] FAN M,WANG Q,FANG W,et al. Early enteral combined with parenteral nutrition treatment for severe traumatic brain injury:effects on immune function,nutritional status and outcomes[J]. Chinese Medical Sciences Journal,2016,31:213-220.

[5] WANG Y,WANG D,FU J,et al. Clinical observation on application of different enteral nutrition preparations in patients with severe traumatic brain injury[J]. Zhonghua wei zhong bing ji jiu yi xue,2019,31:209-213.

第8章

高处坠落伤—血去哪儿

【导读】

高处坠落伤是一种高能量损伤,往往导致多发伤,多部位、多脏器出血,临床上常见失血性休克,处理不当必导致死亡。对于失血性休克病例,最重要的是要知道血去哪儿了,什么部位损伤是导致失血性休克的罪魁祸首,及时妥善止血是早期救治的关键。多发伤必定涉及多个专科,多科会诊是常见的救治模式,而每个专科都从本专业角度出发考虑疾病而迟迟达不成统一的处理方案,致使宝贵的抢救时间在讨论中流逝屡见不鲜。本例是一例不成功的救治病例,其过程应该可以给大家有益的启示,同时也揭示创伤中心建设的重要性。

【病例简介】

患者男,15岁,学生,既往体健。

因"高处坠落致全身多处疼痛半小时"于8月18日8:00送入院。

患者在半小时前在学校5层教学楼跳下,水泥地面,下肢先着地,当时神志清,痛苦呻吟,上下肢有畸形,无呼吸困难,未解大小便,立即被120送入急诊。

体格检查:BP 120/67mmHg,P 100次/min,T 36.5℃,R 20次/min。神志淡漠,查体欠配合,面色苍白,球结膜稍苍白,两侧瞳孔对称,直径约3.0mm,对光反射较灵敏,左侧顶部可及头皮血肿,颈部有压痛,前胸见散在瘀点,色紫,两肺呼吸音清,心律齐,腹肌稍紧张,压痛,反跳痛(±),左臀部肿胀,阴囊稍有肿胀,左上肢及右下肢畸形伴流血,无骨断端外露,四肢未见自主活动。

急诊处理:入急诊室后即监测生命体征,开放两路上肢外周静脉通路,输生理盐水1 000ml,上下肢骨折部位包扎止血并以支具固定、颈托固定保护颈椎,骨盆兜固定。备悬浮红细胞1 200ml、新鲜冰冻血浆1 000ml。

8:27 CT检查示(图8-1~图8-4):L₃、L₄椎体爆裂性骨折伴椎管狭窄、左侧髋臼及耻骨下支骨折、两侧创伤性湿肺改变、左顶部头皮血肿。X片示(图8-5、图8-6):左耻骨下支骨折、L₃、L₄椎体压缩性骨折、右胫腓骨下段粉碎

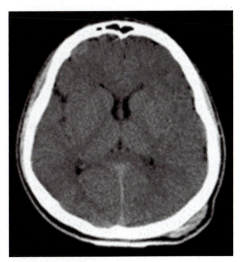

图8-1 头颅CT
提示左顶部头皮血肿

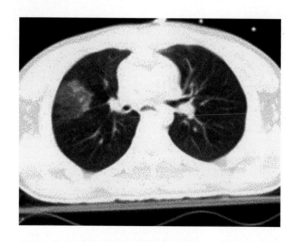

图 8-2　胸部 CT

提示两侧创伤性湿肺改变

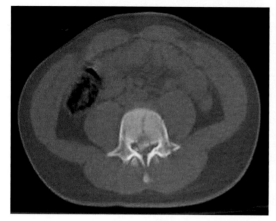

图 8-3　腰椎 CT

提示 L_3、L_4 椎体爆裂性骨折伴椎管狭窄

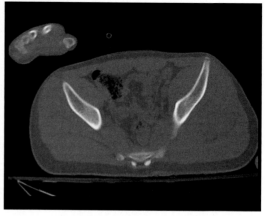

图 8-4　骨盆 CT

提示左侧髋臼及耻骨下支骨折

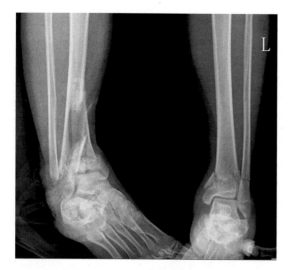

图 8-5　下肢 X 线片

提示:右胫腓骨下段粉碎性骨折伴踝关节脱位、左胫腓骨下段骨折、右跟骨骨折

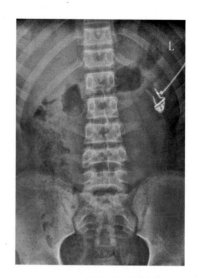

图 8-6　腹盆腔 X 线片

性骨折伴踝关节脱位、左胫腓骨下段骨折、右跟骨骨折。床旁腹部 B 超:肝胆胰脾未见明显异常,左肾挫伤可能,腹腔少量积液。

予留置导尿(导出血性尿约 90ml 左右)。

8:50 第一轮会诊:神经外科、胸外科及 DSA 会诊均表示本科室无手术指征,就地抢救治疗。血化验结果:RBC $4.96×10^9$/L,Hb 154g/L,HCT 0.47,PLT $238×10^9$/L。

9:20,神志变差,嗜睡,偶有烦躁,面色苍白,BP 92/49mmHg,P 136 次/min。输红细胞悬液 400ml、去甲肾上腺素 20mg 微泵维持血压,继续积极补液抗休克,开放右侧锁骨下静脉,1 小时 2 分钟已输液林格液 3 000ml,羟乙基淀粉注射液 500ml。

10:30,浅昏迷,面色苍白,去甲肾上腺素 20mg 化 50ml 微泵 5ml/h 维持下血压 111/37mmHg,输红细胞悬液 300ml,新鲜冰冻血浆 400ml。

10:40,SpO_2 88%,予气管插管开放气道,机械通气,呼吸机模式:SIMV+PSV 15cmH_2O+PEEP 5cmH_2O,Vt 500ml,F20~15bpm,FiO_2 60%,经处理后 SpO_2 升至 100%。

11:04,20mg 去甲肾上腺素微泵维持下血压仍低,波动在 75~90/34~60mmHg,复查 Hb 54g/L,pH 7.2,输红细胞悬液 400ml、碳酸氢钠注射液 100ml。

患者在第一轮会诊后,一直在抗休克治疗,输红细胞悬液、血浆和晶体液,去甲肾上腺素微泵维持下升压。但血压一直升不上来,且心率一直在 100 次/min 以上,休克问题没有解决,请示医务处组织全院大讨论。

12:45,在医务科牵头下组织骨科、普外科、胸外科、影像科、介入科、麻醉科、ICU 及急诊科主要负责人会诊。多科讨论后第一轮意见建议再次 CT 复查。

13:25,CT 复查示:L_3、L_4 椎体爆裂性骨折伴椎管狭窄脊髓受压;左侧髋臼及耻骨下支骨折;会阴部及双侧臀部软组织水肿;两侧创伤性湿肺改变(较 8 时进展);双侧胸腔积液,心包积液,纵隔积气;左顶部硬膜下血肿;蛛网膜下腔出血,左顶部头皮血肿(图 8-7~图 8-9)。

针对这次检查结果,各科发表意见如下:

骨科:多处骨折,没有继续出血,不需要急诊处理,待病情稳定后二期手术处理。

脑外科:患者少量蛛网膜下腔出血,脑挫伤,无占位效应,无手术指征。继续保守治疗,

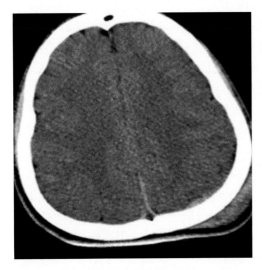

图 8-7　颅脑 CT

提示蛛网膜下腔出血

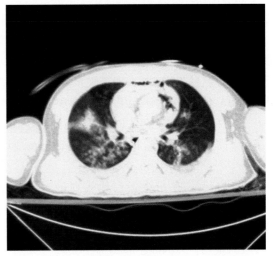

图 8-8　胸部 CT

提示双侧胸腔积液,心包积液,纵隔积气

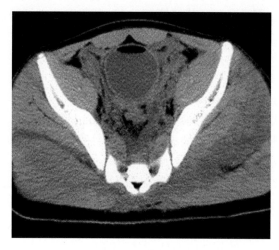

图 8-9   盆腔 CT
提示:左侧髋臼及耻骨下支骨折

观察病情变化。

胸外科:两肺有大片挫裂伤,双侧胸腔积液,心包积液量少,无须手术处理,已经呼吸机支持,继续观察。

普外科:床旁 B 超和 CT 腹腔少量积液,无须腹腔探查,建议观察。

影像科:从 CT 上看,后腹膜血肿不大,出血不多,休克不是后腹膜血肿所引起,介入手术无意义。

最终结论:病情危重,但各科无手术指征,收住 ICU 监护治疗。

15:00,在急诊抢救阶段小结:在急诊抢救历时 7 小时,期间共输红细胞悬液 2 000ml,新鲜冰冻血浆 980ml,林格液 4 000ml,羟乙基淀粉注射液 1 000ml,生理盐水 1 500ml。使用去甲肾上腺素微泵维持血压,速度根据血压调节,从入院时血压正常快速下降后一直走低,心率从 100 次/min 逐渐加快,最快在 136 次/min,在脑外伤无明显加重情况下神志逐渐模糊至昏迷,并经历多科一线会诊和医院层面的多科大会诊,最终转入 ICU 治疗。

15:15 转入 ICU。T 35.6℃,R 26 次/min,BP 101/34mmHg,P 139 次/min,SpO$_2$ 91%。床边血气:pH 7.23,PCO$_2$ 27mmHg,PO$_2$ 204mmHg,Lac 15.0mmol/L,Na$^+$ 135mmol/L,K$^+$ 4.1mmol/L。

患者入科后生命体征不稳定,血压偏低,心率快,考虑存在活动性失血,除积极抗休克治疗外,再次请相关科室(胸外、普外、骨科)会诊。

19:40 心胸外科会诊:行右侧腋后线第 7 肋间穿刺无液体抽出,查阅下午胸部 CT 提示双侧胸腔积液,心包积液,纵隔积气,暂无特殊处理。

19:50 患者复查血常规提示 Hb 36g/L,PLT 41×10^9/L,予输悬浮红细胞 4U,新鲜冰冻血浆 600ml。

20:00 中度昏迷,经口气管插管接呼吸机辅助通气,心电监护示:R 20~24 次/min,BP 82~120/34~74mmHg(去甲维持下),P 89~139 次/min,SpO$_2$ 91%~100%,T 36.4~36.5℃,重度贫血貌,睑结膜苍白,球结膜水肿,两侧瞳孔对称,直径约 3.0mm,对光反射迟钝。再次联系 DSA 会诊,仍然认为无 DSA 栓塞指征。

22:00 输红细胞悬液 1 300ml,新鲜冰冻血浆 560ml,单采血小板 10U。

19 日 4:30 心电监护示:R 19~23bpm,BP 81~117/54~79mmHg,P 110~142 次/min,SpO$_2$ 91%~100%,T 36.4~36.5℃。入 ICU 后已输悬液红细胞 2 100ml,新鲜冰冻血浆 1 100ml 及冷沉淀、纤维蛋白原等血液成分。复查 Hb 78g/L,血细胞比容 0.23,PLT 107×10^9/L,血红蛋白、血小板较前上升,总体较前有改善,积极取新鲜冰冻血浆补充凝血因子。血生化:丙氨酸氨基转移酶 698IU/L,肌酐 182μmol/L,钾 6.20mmol/L,予高糖加胰岛素降血钾,肌钙蛋白 I 9.840ng/ml,升高明显,查床边心电图未见明显 ST 改变,考虑心肌缺血缺氧及心肌挫伤可能。经降钾处理后复查血气:pH 7.43,二氧化碳分压 35mmHg,氧分压 438mmHg,血乳酸 0.7mmol/L,血钠 135mmol/L,血钾 3.3mmol/L。

19 日 10:00 心电监护示:R 19~29bpm,BP 110~127/58~68mmHg,P 120~149 次/min,SpO$_2$ 95%~100%,T 37.4~38.4℃。复查血气:pH7.32,二氧化碳分压 28mmHg,氧分压 73mmHg,血乳酸 14.1mmol/L,血钠 138mmol/L,血钾 7.2mmol/L。患者目前血钾高,无尿,急诊行 CRRT 治疗。床边 B 超显示右侧胸腔积液厚约 96mm,请胸外科会诊予右侧胸腔闭式引流,引流出暗红色血性液体。继续监护治疗。

19 日 16:00 神志呈中-深昏迷,经口气管插管接呼吸机辅助通气,心电监护示:R 15~31bpm,BP 88~135/42~74mmHg(大剂量去甲肾上腺素微泵维持),P 126~152 次/min,SpO$_2$ 88%~97%,T 36.5~38.4℃。贫血貌,全身水肿明显,两侧瞳孔对称,直径约 1.5mm,对光反射迟钝。右侧胸腔闭式引流,术后共引流出约 600ml 淡血性液。继续 CRRT 治疗,同时补液、输血及血浆治疗。

20 日 4:00 患者出现双侧瞳孔散大 6mm,对光反射消失,血压下降至 60~80/40~50mmHg,心率增快至 140 次/min,神经外科会诊后认为患者颅内出血增多可能性大,目前可能存在脑疝。如果病情允许,建议头颅 CT 检查,了解颅内情况。

20 日 8:00 深昏迷,经口气管插管接呼吸机辅助通气,心电监护示:R 15~20bpm,BP 89~114/50~63mmHg(大剂量去甲肾上腺素维持),P 114~130 次/min,SpO$_2$ 94%~98%,T 36.5~38.4℃。贫血貌,全身水肿明显,双侧瞳孔散大直径约 6.0mm,对光反射消失。继续 CRRT 治疗及输血及血浆、血小板、补液抗休克处理。

20 日 16:00 病情危重,需大剂量去甲肾上腺素针维持,血压仍维持不理想,自主呼吸消失,瞳孔散大。鉴于患者病情危重,家属经慎重商议后要求放弃治疗,要求停用升压药物,停呼吸机支持,停止药物及 CRRT 等支持治疗,停用药物后不予心肺复苏。

20 日 17:00 心搏停止,无自主呼吸,双侧瞳孔散打固定,心电图示一条直线,宣布临床死亡。

【诊断】

1. 高坠致多发伤(ISS 48)
    1.1　头颈部损伤
        1.1.1　脑疝
        1.1.2　硬膜下血肿(AIS 4)
        1.1.3　蛛网膜下腔出血
    1.2　胸部损伤
        1.2.1　两侧肺挫伤(AIS 4)
        1.2.2　双侧胸腔积液
    1.3　腹部损伤(AIS 3)
        1.3.1　左肾挫裂伤(AIS 3)
        1.3.2　腹腔积液
        1.3.3　L$_3$、L$_4$ 椎体爆裂性骨折伴椎管狭窄
    1.4　四肢及骨盆损伤
        1.4.1　左侧髋臼及耻骨下支骨折(AIS 4)
        1.4.2　右胫腓骨下段粉碎性骨折伴踝关节脱位(AIS 2)
        1.4.3　左胫腓骨下段骨折、右跟骨骨折(AIS 2)

2. 损伤并发症

2.1   失血性休克

2.2   呼吸循环衰竭

2.3   多器官功能衰竭

2.4   凝血功能障碍

$ISS = 4^2 + 4^2 + 4^2 = 48$

【预后及随访】

死亡。

【经验与体会】

该患者为多发伤,可以肯定的是存在失血性休克,采取确定性的止血手段是抢救成功的关键,显然这一环缺失。

对于创伤失血性休克,在不存在活动性出血的情况下应当充分复苏,但出血未止时应该采用控制性复苏,在这一例中没有很好体现。

各科会诊模式不适用严重多发伤的救治,各专科都只是从自身学科特点提出诊疗意见,不会关注其他科情况,更不会从患者整体去考虑,所谓"看病不看人",从最终收住 ICU 来看,整个医疗团队对创伤缺乏足够认识和经验。

ICU 阶段只是延缓死亡的来临,最终死亡从收住 ICU 一刻就已经注定。患者存在失血性休克是客观存在,并不会因为各专科意见而改变。所以对于多发伤休克患者必须明确血去哪儿了!从患者整个情况来看,推测导致休克的责任血管很大可能是骨盆骨折导致的髂内血管分支出血,虽然 CT 上后腹膜血肿并不大。因为其他可见部位的出血都不至于导致深度不可逆转的休克,而 CT 上所见后腹膜血肿的量来判断后腹膜血肿并不可靠。

如果能够重新来过,在最初第一个小时补液 1 500ml 左右,血压不能稳定,心率没有下来,应该考虑是活动性出血,综合评估后及时采取 DSA 下血管栓塞可能能挽救生命。

【专家点评】

救治"黄金时间"。早期进行积极有效救治是抢救多发伤患者的关键,张连阳[1]提出"速度是多发伤救治的灵魂"。多发伤救治的"黄金时间"是指从患者创伤到进入手术室给予确定性处理的时间,救治要求在创伤后 1 小时内完成,包括院前急救和院内救治两部分,这就是"黄金 1 小时"。有研究发现,缩短多发伤救治时间,在"黄金时间"内予以确定性处理,可使其病死率下降10%[2]。本例患者入院遵循损害控制理论积极补液输血抗休克,去甲肾上腺素维持血压,气管插管开放气道,机械通气,急救措施得力,但血压不能稳定,心率快,应该考虑是活动性出血,及时采取 DSA 下血管栓塞可能能挽救生命。

对严重骨盆骨折,损害控制外科(DCS)的目的就是止血和阻断空腔脏器泄漏[3],只要满足以上两点,其他步骤均可简化。由于除骨盆大出血外,往往还合并毗邻脏器如结直肠和膀胱尿道损伤,我们将 DCS 手术归纳为 5 个步骤:①髂内动脉断术;②必要的伤道或腹膜后填塞;③留置尿管或膀胱造瘘;④结肠造口;⑤骨盆外固定支架固定。本例患者严重骨盆骨折后髂内动脉或分支的活动性出血可能是导致患者死亡的根本原因。

多发伤由于受伤部位或器官较多,伤情较复杂,病情进展快,极易出现漏诊及误诊情况。

在多发伤救治过程中,简化就诊流程,缩短患者接受有效救治时间是提高抢救成功率的关键。现代医院对专科方向的划分更为细致,对医师要求"高、精、专",因此医师往往对本专科以外领域了解较少,面对多发伤患者很难从整体上评估病情,无法短时间内提出有效的救治措施,易造成救治延误。

（赵刚　主任医师/博士生导师　山东大学附属济南中心医院

Email:zhaogang198@163.com）

【参考文献】

［1］张连阳.努力提高多发伤救治速度［J］.中华创伤杂志,2007,23(4):241-243.

［2］张连阳,姚元章.严重创伤的早期救治［J］.中国实用外科杂志,2008,28(7):582-584.

［3］高劲谋.损伤控制外科进展［J］.创伤外科杂志,2006,22(5):324-326.

3 月 9 日转入创伤普通病房继续治疗。

3 月 11 日复查头部 CT 提示颅内恢复良好(图 9-5)。

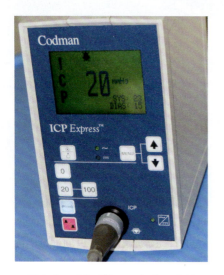

图 9-4   手术后第一天颅内压监护
提示颅内压 20mm

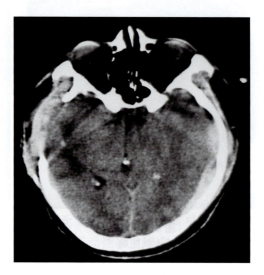

图 9-5   术后复查头部 CT
提示颅内恢复良好

3 月 21 日,出院进一步康复治疗。

【诊断】

1. 多发伤(ISS 57)
   1.1   闭合性颅脑损伤
       1.1.1   右侧额颞顶叶脑挫伤(AIS 4)
       1.1.2   右侧额颞顶部硬膜下血肿(AIS 4)
   1.2   钝性胸部伤
       1.2.1   左侧气胸
       1.2.2   双侧多发肋骨骨折(AIS 4)
   1.3   闭合性腹部损伤
       1.3.1   肝破裂(AIS 5)
2. 损伤并发症
   2.1   创伤性失血性休克
   2.2   脑疝
   $ISS = 4^2 + 4^2 + 5^2 = 57$

【预后及随访】

ICU 12 天,总住院 24 天。

2 个月后在当地医院康复治疗,恢复好(图 9-6)。

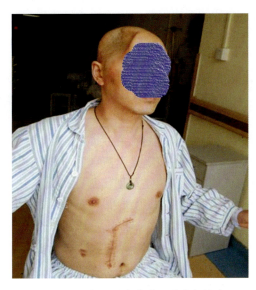

图 9-6　2 个月后在当地医院康复治疗

【经验与体会】

　　多发伤的评估与处理需按照中国创伤救治培训的原则进行。首先评估和开放气道,第一时间予以气管插管,对于昏迷患者来讲,建立了确定性的气道开放形式,并且防止了进一步的误吸,这对保证患者的基本生命体征提供了基础。其次,患者存在较多量气胸,予以胸腔闭式引流。再次,患者存在腹部内出血,主要考虑肝破裂引起,但血压尚可(不排除颅内压增高引起),血常规中血红蛋白尚可,经过液体复苏尚可不需马上剖腹探查。对于神经功能评估,患者已然出现脑疝,需要紧急手术开颅减压治疗。另外,配合加温输液防止低体温的发生。

　　该病例从入院至送手术室时间为 47 分钟,在这 47 分钟内由创伤救治团队完成了 ABCDE 的评估与处理,完成了气管插管、胸腔闭式引流、CT 检查等。体现了较高的效率。

　　在此病例中,患者早期时腹部虽有内出血,但尚稳定,尚不会马上出现生命危险,而与此同时患者已经出现脑疝,头部 CT 提示中线移位明显,需紧急手术开颅减压。总之,优先处理能够马上危及生命的损伤。这样才能做到"留得青山在",为接下来的治疗打好基础。

【专家点评】

　　本例严重多发伤患者 12 天出 ICU,总 24 天出院,基本康复,反映了较高的救治水平。

　　颅脑创伤和闭合性腹部创伤在多发伤中比较常见,在很多情况下,即使单独存在,也会危及生命。当这两个危及生命的损伤同时存在时,给救治带来了很大的挑战性。救治总体思路包括如下几个方面:①按中国创伤救治培训 ABCDE 原则进行评估和处理;②强调在创伤复苏单元进行团队化救治;③优先处理能够马上致命的损伤;④重视床旁超声的应用。

　　任何多发伤的救治原则无外乎按照 ABCDE 原则进行评估和处理。首先是 A,先评估和开放气道,针对这个昏迷患者,第一时间予以气管插管,建立了确定性的气道开放形式,解决了气道通畅问题,并且防止了进一步的误吸,这对保证患者的基本生命体征提供了基础。然后是 B,患者存在双侧多发肋骨骨折伴气胸,一定程度上影响了患者的通气功能。予以胸腔闭式引流处理,解决已经存在的和即将可能再加重的通气障碍问题。然后是 C,建立的两条上肢的浅静脉通道,以及右侧的锁骨下深静脉通道,予以液体复苏。予以监测血常规、血气、血型、交叉配型等。后来出现腹部活动性出血的进一步加重,果断予以剖腹探查手术进行确定性止血。再次是 D,神经功能的评估,患者早期即出现脑疝,头部 CT 提示中线移位明显,予以紧急手术开颅减压。关于 E,检查是否充分暴露,以免漏诊。输液时采用加温输液,避免低体温的发生。

该病例从入院至送手术室时间为 47 分钟,在这 47 分钟内由创伤救治团队完成了 ABC-DE 的评估与处理,完成了气管插管、胸腔闭式引流、CT 检查、床边 B 超检查等,体现了较高的效率。这得益于创伤中心的建设,强调建设创伤复苏单元。并且强调不是"一个人在战斗",而是一个"创伤救治团队"在战斗! 只有一个训练有素的创伤救治团队在配有手术床和无影灯,以及紧急救治所需要的各种设备、物品和抢救药物的创伤复苏单元内共同协作,才能在短短 47 分钟内完成如此之多的救命性操作。而正是这样高效快速的早期团队化的救治,才为后续的确定性治疗提供有力的保障。

对于本例患者而言,经过早期的评估和处理后。浮出水面的能够马上危及生命的损伤应该是颅脑创伤所引起的颅内出血以及脑疝,若不及时处理,将会带来灾难性的后果。所以,马上进行头部的开颅减压手术,但要做到快速有效。在开颅手术过程当中,患者出现腹部的活动性出血加重,首先液体复苏以及输血,快速解决颅脑损伤后果断进行剖腹探查术,进行手术确定性止血,"关上水龙头"。

在严重多发伤患者不适宜搬动时,床旁超声是一个有力的武器。现在应该推荐,也在越来越被医务人员所采用的是床旁超声。床旁超声不仅可以用于床旁腹部重点超声评估(focused abdominal sonography in trauma,FAST)的检查,包括胸腹腔的积液以及心包积液的评估。而且可以用于评估心脏的大小及功能、评价呼吸过程中的腔静脉变异度等。这些指标对评估休克状态很有价值。如果条件许可,应对休克的患者尽快进行超声检查。

(高伟　主任医师　华中科技大学同济医学院附属同济医院
Email:gaobull@126.com)

第10章

车祸致青少年严重多发伤的多学科联合救治

【导读】

多发伤是指机体在机械致伤因素作用下,2个或2个以上解剖部位遭受损伤,其中一处损伤即使单独存在也可危及生命或肢体。常见于交通事故、爆炸性事故、矿场事故、高处坠落等,而青少年则是一类不可忽视的多发伤群体,多见于车祸等交通事故,多发伤创伤部位多、伤情严重、组织破坏严重,常伴失血性休克或创伤性休克,免疫功能紊乱,高代谢状态,甚至是多器官功能障碍综合征(MODS),常常需要多学科共同诊治。

严重多发伤的特点是伤情变化快,各部分损伤互相影响,在急诊外科进行一线抢救是拯救多发伤患者生命关键所在,急诊医师掌握多发伤抢救流程指南(图10-1)更显得至关重要。以下为急诊外科联合重症医学科抢救成功的一例青少年多发伤病例。

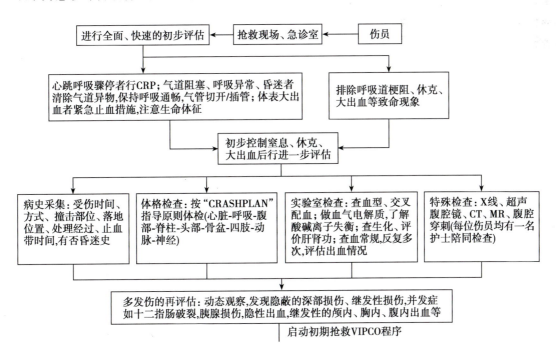

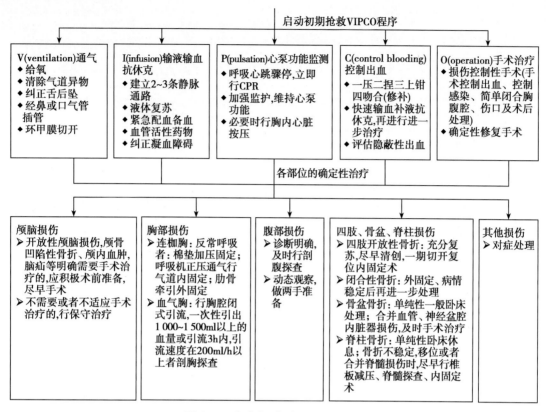

图 10-1　多发伤(复合伤)抢救程序

【病例简介】

患者男,17岁。

因"外伤后昏迷伴外耳道鼻腔流血伴左下肢活动受限5小时"于8月23日入院。

入院前5小时前因车祸伤及头部,额顶部着力,伤后持续昏迷不醒,无中间意识障碍好转期,伴有鼻腔流血、外耳道流血。左小腿开放性骨折,左大腿肿胀畸形,无呕吐、烦躁不安。急诊被送至当地医院,行头颅CT示:双侧额颞部硬膜下血肿可能,双侧额叶挫裂伤可能,蛛网膜下腔出血,双肺挫伤。未予治疗,转诊至急诊科,行颅脑CT示:左侧颞叶脑挫裂伤,左侧颞枕部少量硬膜下血肿;脑肿胀;左侧颞骨、左侧上颌窦内外侧壁、左眼眶内侧壁、左侧额窦及右侧蝶骨多发骨折。X线片:左胫腓骨粉碎骨折、左股骨干中段粉碎骨折。现为进一步治疗,急诊拟"全身多发伤 重度颅脑外伤:脑挫裂伤 硬膜下血肿 左股骨粉碎骨折 左胫腓骨开放性粉碎骨折"收住入院。既往史:无特殊。

入院查体:T 37.0℃,P 130次/min,R 35次/min,BP 110/85mmHg。急性面容,表情淡漠,被动体位,神志深昏迷,查体不合作。全身皮肤多发挫裂伤伴出血。眼球运动无法查,双侧巩膜无黄染,双侧瞳孔等大等圆,对光反射迟钝。双侧耳廓无畸形,左侧外耳道血性液流出,双侧乳突压痛无法查,双侧听力无法查。鼻外观无畸形,双鼻血性分泌物流出,无鼻翼扇动,鼻窦压痛无法查,双侧鼻唇沟对称。口唇无发绀、苍白,伸舌无法查,双侧呼吸运动对称,呼吸规整,肋间隙无增宽、变窄,双侧语颤无法查。双肺叩诊清音,双肺呼吸音粗,双肺可闻及散在湿性啰音,无胸膜摩擦音。心前区无隆起,HR 130次/min,律齐,腹平坦,未见胃型、肠型,无腹壁静脉曲张,腹壁柔软,全腹无压痛、反跳痛,未触及包块,肠鸣音4次/min,无气过水音，未闻及血管杂音。

专科查体：患者深昏迷，GCS 评分 3 分（E1V1M1），双侧瞳孔直径 4mm，对光反射迟钝，各颅神经检查不能配合，压眶及刺痛肢体无明显反应，四肢肌张力增高，肌力检查不能配合，膝腱反射、跟腱反射消失，双侧巴氏征阳性，小脑征不能检查。左下肢肿胀、部分青紫，可见数处皮肤擦伤，已结痂，左侧足背动脉触诊不理想，左下肢皮温较右侧低，左小腿石膏托固定，左小腿前侧、背侧皮肤可见三处开放性皮肤损伤，已清创缝合，表面可见少许淡血性渗液，左小腿组织压力稍高，皮肤表面可见少许张力性水疱。

辅助检查：颅脑 CT 示：①左侧颞叶脑挫裂伤，左侧颞枕部少量硬膜下血肿；②脑肿胀；③左侧颞骨、左侧上颌窦内外侧壁、左眼眶内侧壁、左侧额窦及右侧蝶骨多发骨折；④双侧额部、面部、左侧颞顶部皮下软组织肿胀，左侧额部及眼眶周围软组织肿胀并积气，左侧眼眶内散在积气；⑤部分鼻窦积血、积液。

实验室检查：（8 月 24 日）隐血试验（化学法）阳性（+）。尿常规：比重 1.020，隐血（红细胞）+++，透明管型 0.0 个/μl，管型（低倍视野）0.0 个/LP，病理管型 0.00 个/μl。降钙素原 3.39ng/ml。白蛋白 31g/L，丙氨酸氨基转移酶 141U/L，天门冬氨酸氨基转移酶 342U/L，肌酸激酶 15 840U/L，肌酸激酶同工酶 127U/L，尿素氮 8.9mmol/L，肌酐 113μmol/L，钾 4.3mmol/L，钠 145mmol/L，淀粉酶 146U/L，肌红蛋白 284.8ng/ml，脂肪酶 72.4U/L。CTNI 1.52ng/ml。NT-ProBNP 525.90pg/ml。凝血酶原时间 14.9 秒，活化部分凝血活酶时间 36.3 秒，纤维蛋白原 3.75g/L，D-二聚体 11.30mg/L FEU。白细胞计数 12.8×10⁹/L，中性分叶 83.9%，血红蛋白 98g/L，血细胞比容 0.287，血小板计数 135×10⁹/L。入院后查颅脑四肢盆腔 CT：①双侧颞叶、左侧额顶叶脑挫裂伤，脑水肿；双侧半卵圆区、放射冠区密度改变，为弥漫性轴索损伤可能，建议 MRI 检查。②蛛网膜下腔少量出血；左侧侧脑室后角少量积血。③左侧顶骨、颞骨、蝶骨双侧部及鼻中隔多发骨折；左上颌窦外侧壁骨折，断端移位。④诸鼻窦及左侧外、中耳道积血、积液。⑤双侧顶部及颞部皮下软组织肿胀。⑥双肺创伤性湿肺，以双下肺为著，左侧胸腔少量积液。⑦左侧髋臼后上缘线样骨折可能。⑧左侧股骨中下段、胫骨下段及腓骨中下段粉碎性骨折，周围软组织肿胀，伴多发骨碎片（图 10-2～图 10-6）。

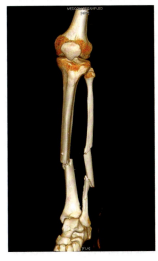

图 10-2　下肢 CT
左胫骨下段及腓骨中下段粉碎性骨折

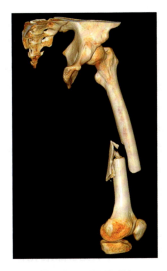

图 10-3　下肢 CT
左侧股骨中下段骨折

治疗,保证了颅脑的氧供,实现了对脑功能的最大保护,这是救治成功的关键。在此基础上,对于肺挫伤、骨损伤进行初步的稳定,保护了肺功能、稳定了骨折,为早期稳定提供了便利。本例的成功能为合并颅脑损伤的多发伤患者的救治提供了可借鉴的经验。

传统的救治观念认为,失血性休克的液体复苏应该"早期、足量",在尽可能短的时间内,补液量要达到失血量的2~3倍。休克时间越长,程度越严重,需要输注的液体量就越多,这被称为充分复苏或即刻复苏,基于对休克的发病机制的研究不断深入,随之新的一些复苏理念被提出,应用于临床,并取得了较好的效果。此外,液体复苏在不同时期、不同阶段,有着不同的策略和救治目的。休克早期阶段,允许性低压复苏的目的是为了寻求一个复苏平衡点,既可适当地恢复组织器官的血流灌注,又不至于过多地扰乱机体的代偿机制和内环境。在有活动性出血存在的情况下,提升血压可加重出血;液体复苏使血压升高后,可机械破坏已形成的血凝块,使已停止的出血重新开始;随着血压的回升,保护性血管痉挛解除,使血管扩张,不利于止血;大量补液可以因稀释凝血因子、降低血液黏稠度,而使出血加重。但对于合并严重颅脑损伤(GCS≤8)的患者,应维持平均动脉压在80mmHg以上以保护脑功能,不适合低压复苏;同时气道是严重颅脑损伤患者的关注重点,早期插管、早期呼吸机应用是以保证正常氧合也必要的[1]。本例在早期进行了液体复苏,保证了血压的稳定;同时急诊即建立了人工气道,入院后即进行了人工辅助呼吸,保证了氧合,减少休克引起脑功能二次打击的可能,是最终脑功能恢复的关键。

休克状态下,长管状骨出血是重要的出血来源,早期救治过程中的搬动、护理的翻身均可加重出血和血栓的风险,早期的外固架固定对于稳定骨折、减轻疼痛及失血有重大意义,同时,维持肢体的长度对于后期手术有重大意义。一般而言,多发伤骨折内固定的最佳时机在伤后4~10天左右[2],两周以后患者处于免疫抑制期,感染风险增大,更长时间的延期手术加大手术难度。而对于氧合不良及颅脑损伤的患者,早期禁忌长骨髓内钉内固定,可能加重肺损伤及脑损伤。本例是早期进行了下肢的外固定架及牵引稳定,避免了干扰肺及脑功能,优先保证了生命体征的稳定。后期进行了股骨的髓外固定,避免对呼吸及脑功能的干扰,不失为一合理的选择[3]。

本例的救治根据初次及二次评估的原则,根据轻重缓急,优先保证气道、纠正休克,从而最大限度保护了脑功能,ICU进行复苏,二期进行了肢体损伤的重建,从而取得了较好的临床效果。为类似的病例提供了参考。

(李新志　主任医师　三峡大学附属仁和医院
Email:Lixpj@163.com)

【参考文献】

[1] 张连阳,李阳.大出血的损害控制性复苏——挽救战伤伤员的关键[J].解放军医学杂志,2017,42(12):1025-1028.

[2] SCHMITNEUERBURG KP,JOKA T. Principles of treatment and indications for surgery in severe multiple trauma[J]. Acta Chirurgica Belgica,2015,85(85):239-249.

[3] SCHOENEBERG C,SCHILLING M,BURGGRAF M,et al. Reduction in mortality in severely injured patients following the introduction of the "treatment of patients with severe and multiple injuries" guideline of the German society of trauma surgery-a retrospective analysis of a level 1 trauma center (2010-2012)[J]. Injury,2014,45(3):635-638.

第11章
损害控制在重型开放性颅脑损伤中的成功应用

【导读】

开放性颅脑损伤伴失血性休克患者,脑组织外露,神经外科医师常会将救治重点放在头部-脑组织外露急需清创与保护。而真正救治应按照 ABCDE 程序进行,救治的重点仍是止血、输血与颅内高压引起的脑疝。本例为全身多发刀砍伤患者,头颅三处开放损伤,脑组织均外溢,另有面颈与左肩部多处刀伤伴失血性休克,应用损害控制复苏,救治成功,患者神志清醒,步行出院。

【病例简介】

患者男,62 岁。

因"刀砍伤致神志不清、多处流血半小时"于 7 月 16 日 19:00 入院。

患者于半小时前被人用刀砍中头面部、项部及左肩部,当即神志不清,头顶、颌面部及全身多处流血不止,量较多,具体不详,简单包扎后即被送入急诊。入院查体:HR 78 次/min,R 25 次/min,BP 75/35mmHg,深昏迷,两侧瞳孔等大等圆,双侧对光反射消失。颌面部多处皮肤裂伤,头顶部见多处裂伤,颈软,胸部无压痛反应,腹部柔软,四肢检查不配合(图 11-1~图 11-4)。

急诊行创面填塞止血、深静脉置管、备血、扩容、保温、气管插管,血压回升至 90/55mmHg 后急诊查头颅 CT 示:颅骨开放性骨折、脑挫伤、颅骨骨折。血常规如图 11-5。同时直送手术室。

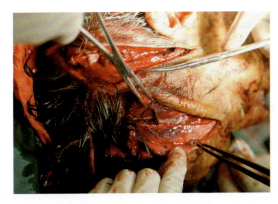

图 11-1 伤后头部外观
头额颞顶部裂伤口,可见脑组织外溢

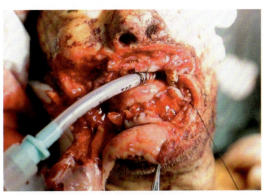

图 11-2 伤后面部外观
上下唇裂伤明显

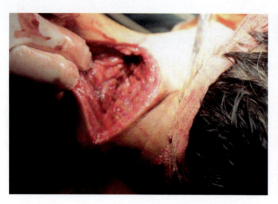

图 11-3　伤后颈部外观

颈部裂伤口,深达颈椎,可见脑脊液外露

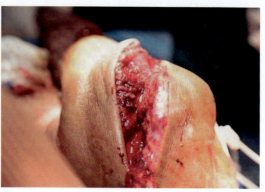

图 11-4　伤后左肩部外观

左肩部伤口深达肌层

项目名称	结果	单位	参考范围
超敏C-反应蛋白	<0.5	mg/L	0.0~8.0
白细胞	6.3	10^9/L	3.5~9.5
中性粒细胞数	4.5	10^9/L	1.8~6.3
中性粒细胞	71.9	%	40.0~75.0
淋巴细胞数	0.9	10^9/L	1.1~3.2
淋巴细胞	14.6	%	20.0~50.0
中值细胞	0.9	10^9/L	0.1~0.8
中值细胞比例	13.5	%	3.0~8.0
红细胞	1.74	10^{12}/L	4.30~5.80
血红蛋白	53	g/L	130~175
红细胞压积	16.0	%	40.0~50.0
平均红细胞体积	91.9	fL	82.0~100.0
平均血红蛋白含量	30.5	pg	27.0~34.0
平均血红蛋白浓度	331	g/L	316~354
红细胞分布宽度	13.7	%	11.0~14.5
血小板	32	10^9/L	125~350
平均血小板体积	7.9	fL	6.5~13.0
血小板压积	0.3	ml/L	1.1~2.8
血小板分布宽度	16.6	%	15.0~18.0
中性粒细胞(手工)	83	%	40~75
淋巴细胞(手工)	17	%	20~50
单核细胞(手工)	8.0	%	3.0~10.0
嗜酸细胞(手工)	2.0	%	0.4~8

图 11-5　急诊血常规

　　19:40 行开放性颅脑损伤清创缝合术、上下唇撕脱伤清创缝合术。术中:见右侧额颞顶部似"H"形伤口,长度分别约 15cm、10cm、4cm,头皮撕裂,伤口不规则,见颅骨骨折,脑膜破损,脑组织外溢,予生理盐水反复冲洗伤口,清除头发等污染物,再予稀释碘伏反复冲洗消毒,予清除坏死脑组织及头皮坏死软组织,骨缝予骨蜡封闭止血,逐层缝合头皮,置 5 片皮片引流,另有左侧头皮裂伤,长约 8cm,予伤口清除污染物后冲洗消毒缝合。另颈部见 10cm 伤口深达颈椎,予生理盐水冲洗后碘伏消毒,逐层缝合。皮下置 1 根皮管引流,另上下唇撕裂,整形外科予清创缝合。整形外科再予左上臂及左肩两处伤口缝合。术中出血 2 000ml,术前出血较多,输红细胞悬液 2 200ml,输血浆 1 450ml(图 11-6、图 11-7)。

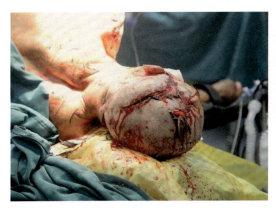

图 11-6　头颅裂伤情况

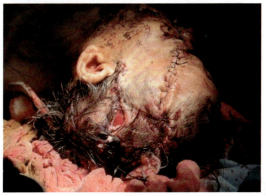

图 11-7　头颅裂伤口简单缝合止血后

23:25 术毕转入创伤 ICU。继续气管插管机械通气、补液抗感染以及持续监护治疗。

23:45 术后血常规:PLT $31 \times 10^9/L$,有输血指征,予输血小板 10U。

7 月 17 日 15:38 复查头颅 CT:左侧颞骨、顶骨、枕骨粉碎骨折;脑挫裂伤,脑内血肿。椎间盘 CT:C_2 棘突及右侧椎板骨折(图 11-8),已予颈托外固定。胸部 CT:左上肺大疱,两侧胸腔积液,附见腹腔积液(图 11-9)。患者复查头颅 CT 示血肿增大(图 11-10),联系神经外科阅片后有急诊开颅手术指征,急诊行开颅左侧脑内血肿清除术+去骨瓣减压术。

7 月 17 日 20:30 手术顺利,转入创伤 ICU 病房监测生命体征变化,气管插管,呼吸机辅助呼吸、预防感染、止血以及护脑、护胃、脱水、补液支持对症等治疗。

7 月 18 日 9:30 患者昏迷,气管插管呼吸机 VCV 模式辅助呼吸,血氧饱和度可,24 小时入量 4 280ml,出量 1 690ml。查体:T 37.3℃、HR 71 次/min、BP 162/73mmHg,头部敷料包

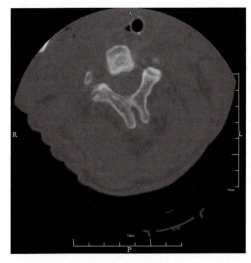

图 11-8　颈椎 CT

提示 C_2 棘突及右侧椎板骨折

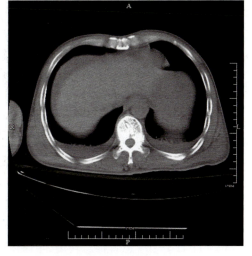

图 11-9　胸部 CT

提示左上肺大疱,两侧胸腔积液,附见腹腔积液

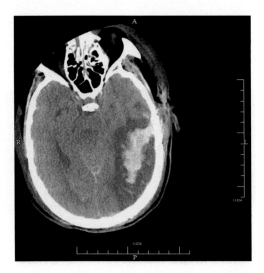

图 11-10   复查头颅 CT
示颅内血肿增大

扎,头部引流管通畅,引出少量血性液,双侧瞳孔等大不等圆,直径约 2.0mm,对光反射迟钝,左肩部敷料见渗血明显,两肺呼吸音粗,未闻及干湿啰音,腹软,四肢不自主活动,左侧较明显。继续予以哌拉西林钠他唑巴坦钠 3.375g q8h 抗感染、泮托拉唑抑酸、氨溴索化痰、凝血酶止血、醒脑静促醒、吡拉西坦护脑治疗,加用甘露醇脱水、白蛋白支持,密切观察病情变化。

7 月 19 日 15:47 血常规提示:Hb 66g/L,HCT 19%,PLT 31×10^9/L,有输血指征,故予输红细胞悬液 2U 及血小板 10U 纠正贫血、改善凝血功能、提高携氧能力。

7 月 19 日 22:12 患者出现高热,体温最高达 39.2℃,考虑中枢性高热可能,但不能排除颅内感染及败血症可能,故予以血培养及痰培养检查。并予以冰毯降温治疗。

7 月 20 日 14:48 复查血常规提示 WBC 12.1×10^9/L,RBC 2.77×10^{12}/L,Hb 80g/L,HCT 23.5%,PLT 55×10^9/L,NEUT% 84%。T 38.5℃,不排除颅内感染及败血症可能,目前继续加强抗感染,稳定颅内压,营养支持及对症处理,注意神志、瞳孔、血红蛋白、体温变化。

7 月 22 日 10:20 患者 T 38.2℃,目前发热不能排除感染,治疗上继续加强抗感染,稳定颅内压,营养支持,考虑近期无法清醒且呼吸道分泌物较多,决定给予气管切开。

7 月 23 日 9:20 患者 T 38℃,根据药敏试验,停哌拉西林他唑巴坦,改用左氧氟沙星 0.2g q12h 抗感染,稳定颅内压,营养支持及对症处理。

7 月 24 日 14:23 患者意识模糊,仍有发热,有配合动作,目前患者病昏迷程度较前好转,停醒脑静,改甘露醇 125ml q12h,观察病情变化。

7 月 25 日 14:23,请感染科会诊认为目前诊断肺部感染明确,根据痰培养药敏结果,加用亚胺培南-西司他丁钠 0.5g q8h 抗感染治疗。

7 月 26 日 14:23 患者伴发热,最高 T 38.1℃,对声音刺激敏感。患者病情有好转,需加强抗感染治疗,防止颅内感染,继续营养支持及对症处理。

7 月 29 日 15:58 患者体温正常,对声音刺激敏感,气管切开面罩吸氧,血氧饱和度可。

7 月 30 日 10:55 患者脱机后血氧饱和度可,病情尚稳定。

8 月 1 日 14:10 患者意识模糊,能自动睁眼,予金属套管堵管后面罩吸氧,氧饱和度可,咳嗽能力强,痰能咳出,无畏寒、发热。考虑病情尚稳定,予以拔管后转入创伤外科病房进一步治疗。

8 月 2 日 8:10 患者目前情况稳定,局部头皮缺损,颅骨外露,创面左侧颅骨缺损,予行头皮扩创+局部皮瓣转移修复术。手术顺利,术后继续予监护、抗感染、换药等治疗。

8 月 6 日 14:14 患者目前能自动睁眼。

8 月 11 日 19:09 患者神志转清,生命体征平稳,肺部啰音消失,炎症指标正常,停左氧氟沙星及吡啦西坦。耳鼻咽喉科医师会诊后认为患者目前神志清晰,四肢活动良好,考虑近期可拔金属套管。

8 月 12 日 17:37。给予拔除气管套管后,氧合佳,呼吸平稳。

8 月 27 日 08:11 患者一般情况可,神志清楚,对答切题,两侧瞳孔等大等圆,对光反射可,头皮缺损区肉芽生长可,结痂,腹软,无压痛,无反跳痛,四肢活动良好,创口恢复好,予出院,门诊定期随诊(图 11-11、图 11-12)。

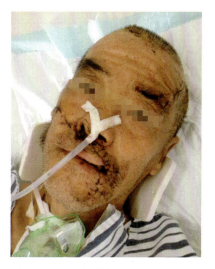

图 11-11　改气管切开面罩吸氧(氧流量 5L/min)

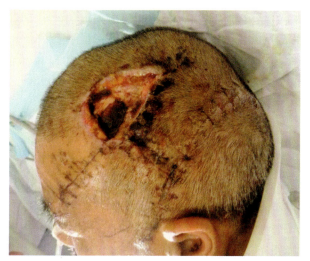

图 11-12　头皮缺损,颅骨外露

【诊断】

1. 刀砍致多发伤(ISS 33)
　1.1　开放性颅脑伤
　　1.1.1　脑挫伤(AIS 3)
　　1.1.2　创伤性蛛网膜下腔出血(AIS 3)
　　1.1.3　创伤性硬膜外血肿(AIS 5)
　　1.1.4　颅骨粉碎性骨折(AIS 4)
　　1.1.5　头皮撕脱伤(AIS 2)
　1.2　开放性面部伤
　　1.2.1　上颌骨粉碎性骨折(AIS 2)
　　1.2.2　面部多处皮肤裂伤(AIS 1)
　1.3　开放性颈部损伤
　　1.3.1　颈 2 椎体开放性骨折(AIS 2)
2. 损伤并发症
　2.1　失血性休克
　2.2　头皮坏死伴缺损
ISS $= 5^2 + 2^2 + 2^2 = 33$

【预后及随访】

患者住院 42 天,EICU 16 天。

半年后随访,患者恢复可,无明显不适。

【经验与体会】

开放性颅脑损伤伴失血性休克时,早期评估仍是 ABCDE 程序,没有影响到气道与呼吸时,救治的重点仍是止血与输血。至于开放性颅脑损伤,要防治颅内高压引起的脑疝。颅脑刀伤,开放的颅腔常常降低了颅内的压力。失血性休克也可以引起双侧瞳孔散大,本例为全身多处刀砍伤患者,刀口长而深,来院时包扎简单,出血量很大,到院时又表现为心率快而血压低。失血性休克一定存在。止血与补充血容量是第一位。尽快闭合伤口、减少出血才是硬道理。急诊时应填塞止血,尽量减少出血,当然填塞时应做好纱布清点,以防术中漏取。

头颅三处开放损伤,脑组织均外溢,初见十分惊人。但此时患者表现为低血压,救治重点同样在于复苏。失血性休克、低体温,应该早期简化手术。分两组手术节约手术时间,颅脑组对患者颅脑清创时,只是作了简单的清创,另一组缝合了其他出血伤口,急回 ICU 复苏,纠正了失血与低体温。第二天复查头颅 CT 示出血量增加,有手术指征,急诊再给以去骨瓣减压+血肿清除术,术后患者生命体征平稳,这符合损害控制复苏理念。

后颈部的伤口深及椎管,枢椎骨折,脑脊液外漏。早期只作了简单的肌肉缝合,未做硬脊膜修补,术后脑脊液漏也不明显。对此类休克患者,早期的止血与防污是手术的关键,不必作太多的修复,本例硬脑膜与硬脊膜均未作一期修复,其影响亦有限。但刀砍伤的患者创口污染肯定存在,救命性的止血修复手术,很难做到伤口的清洁,应用抗生素时应早期、广谱、强效。术后还需密切观察伤口变化、监测患者的炎症指标及体温等,排除颅内感染与伤口深部感染。

对此类患者,早期除对患者肢体功能锻炼外,还需进行早期心理干预,密切关注患者心理康复,避免发生创伤后心理障碍,尤其是未成年人。

【专家点评】

开放性颅脑损伤是指钝器、锐器或火器造成头皮、颅骨、硬脑膜破损,致使脑组织直接或间接与外界相通的颅脑损伤。交通事故意外的发生率越来越高,开放性颅脑损伤已逐渐成为神经外科常见的急危重疾病之一,发生率达17%[1]。

开放性颅脑损伤诊断较容易,但由于起病急、病情重、进展快,如果不能及时有效抢救,易对患者预后造成不良影响,本例患者在早期的损害控制处理为患者争取了良好的预后条件。

临床实际中对开放性颅脑损伤患者,在维持生命体征平稳的同时,积极行清创术治疗,一般清创处理争取在伤后 6~8 小时内进行,及时将污染、有异物、坏死的开放性脑损伤变为清洁、无异物、止血彻底的闭合性损伤[2]。

本例患者为重度开放性颅脑损伤,要求我们在早期清创处理的基础上,同时行个性化治疗,对低血压、心律失常、瞳孔散大、对光反射消失、颅内感染、电解质紊乱等危险因素进行早期的控制干预,有利于改善预后。

急性开放性颅脑损伤的治疗原则包括三个方面:①纠正休克;②及时彻底的清创,变开放性损伤为闭合性损伤;③对脑挫裂伤、脑水肿以及感染的综合治疗[3]。

本例患者就诊时已出现休克,早期的有效止血、抗休克治疗,术后未出现明显的脑组织缺血缺氧性改变,为患者能康复出院并能正常的生活创造了有利条件。

（郁毅刚　主任医师　厦门大学附属东南医院
Email:102180994@qq.com）

【参考文献】

［1］李培建,樊娟,张洪钿,等.重型颅脑损伤去骨瓣减压术预后相关因素分析［J］.中华神经医学杂志,2013,12(10):1055-1058.

［2］HO KM,HONEYBUL S,LITTON E. Delayed neurological recovery after decompressive craniectomy for severe nonpenetratingtraumatic brain injury［J］. Crit Care Med,2011,39(11):2495-2500.

［3］岑茂良,黎文欢,杨栋礼,等.急性开放性颅脑损伤的治疗体会［J］.广西医学,2004,5:748-749.

【诊断】

1. 高处坠落致多发伤(ISS 32)
  1.1　头颈部损伤
    1.1.1　两侧额叶脑挫裂伤(AIS 4)
    1.1.2　额骨骨折(AIS 2)
  1.2　颌面部损伤
    1.2.1　两侧上颌骨粉碎性骨折(AIS 4)
    1.2.2　鼻骨、鼻中隔粉碎性骨折(AIS 3)
    1.2.3　两侧眶周骨骨折(AIS 2)
    1.2.4　面部软组织严重撕脱伤(AIS 2)
2. 创伤并发症
  2.1　失血性休克
ISS $= 4^2 + 4^2 = 32$

【预后及随访】

患者ICU住院2天,总住院9天。

出院3个月后返院复查,患者无明显复视,张闭口恢复正常,咬合关系恢复可,两侧鼻腔通气正常。但左侧仍有溢泪,面唇部皮肤感觉麻木(图13-5)。

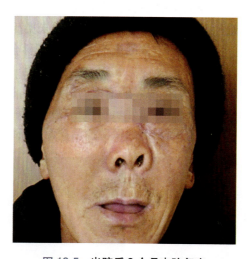

图13-5　出院后3个月来院复查

【经验与体会】

面部多发骨折往往由于交通事故、高空坠落及严重的暴力损伤造成。一旦发生多骨骨折,往往合并多发伤,首诊时必须尽早对伤情做出正确判断,并首先处理各种危及生命的损伤。严重的颌面部创伤本身存在两个潜在的致命问题:气道阻塞与出血。气道阻塞是单纯颌面部创伤中最常见的死亡原因,严重患者应考虑早期给以建立确定性气道。颌面部周围均是骨性结构,手术常难以止血,不要盲目钳夹出血部位以图止血,而且可能伤及相邻神经或其他结构,出血可以通过直接压迫、气囊填塞、鼻腔填塞或者血管造影栓塞来控制。本病例来院急诊即给以气管插管,以防气道阻塞。急诊颌面手术同时行鼻腔填塞止血,成功救治。

以颌面部创伤为主的多发伤患者在条件允许的情况下应给以颌面部三维 CT 重建,了解骨折部位、数量、移位方向,并尽早手术。对此类开放性面骨损伤,尽早地清创、手术复位内固定,既有利于在控制出血以及早期的复苏,同时对面部外形与咬合功能的恢复创造了条件。

相关性损伤的处置:

1. 脑脊液鼻漏:抗感染同时尽早拔出凡士林纱条,以减少颅内感染机会。

2. 鼻眶筛骨折:该区涉及众多结构应及早手术复位,一旦发生错位愈合,严重影响美观,尽可能恢复鼻眶内缘的骨连续,重新附着内眦韧带,重建眶内骨缺损。如晚期治疗难以获得满意效果。

3. 眶底爆裂性骨折:引起眼球向下移位或疝入上颌窦内使眼球垂直方向受限而产生复视,早期恢复眶下壁骨质的连续性尤为重要,以改善眼球内陷和复视同时眶底和眶下缘骨折挫伤或挤压眶下神经,引起该神经支配区域的麻木,内侧损伤累及泪囊及鼻泪管,术后易出现溢泪,需二期修复。

4. 咬合关系紊乱:复杂性上颌骨骨折往往伴有咬合错乱及张口受限等症状。手术中恢复顺序应由下向上,由外向内的原则,以下颌骨咬合关系为参照进行复位,然后以颌间固定维持咬合关系,既可恢复面中部的高度又能恢复正常的咬合关系。接着复位与颧骨相连部位以恢复面部的宽度及侧面的对称性,最后复位鼻眶、筛骨、眶底骨折及内眦韧带,完成侧面突度的重建。经验证明,这是一种良好的复位固定顺序。

总之,颌面部骨折的专科手术应遵从损害控制原则,在伤员生命体征稳定的基础上,无手术禁忌证的情况下进行。同时把握好手术时机,尽早进行复位固定,改善患者的预后,以利于面部形态及功能的恢复,早日回归社会。

【专家点评】

颌面部是人体暴露部位,难于防护,易于损伤。由于颌面部在解剖上与颅脑和颈部毗邻,又是呼吸道的起始端,具有非常丰富血管和神经,还含有牙、眼、耳和鼻等重要器官。因此颌面部损伤的救治既涉及生命的急救,还要重建伤者的外形和功能甚至心理,具有很强的时效性、专科性[1]。对于严重颌面伤患者的救治,要有“全局、全面、全程”的理念和意识[2]。颌面伤是全身创伤的一部分,任何一个首诊医师需要从全身的角度看待伤员,克服局部的观念,着眼于对生命和重要脏器的抢救,千万不要“以貌取人”,被伤者容貌变形、血肉模糊甚至鲜血淋漓的表面现象迷惑,而忽略了颅脑、胸腹脏器损伤甚至休克等严重伤情,所以要用全局的观念。待生命体征平稳后再行全身详细的病史采集和检查,避免漏诊,依照伤情的轻重及时有效地进行颌面部确定性专科治疗,也就是在诊断和治疗上全面的观念,切莫顾此失彼。而就颌面部严重创伤而言,要有全程的观念,在院前急救、院内急救、多学科协作和首诊专科处理等方面均需专科的介入。由于我国幅员辽阔、医疗资源又不平衡,导致大部分颌面部创伤患者不能得到及时、正确的专科治疗,遗留下永久的外形、功能甚至心理的损害,严重影响伤者的生活质量。

该例是高处坠落致颅颌面开放性损伤急救处理较为成功的案例。窒息和出血是颌面部创伤直接致死的两大主因,我们对该类伤者初次评估是应重点关注这两个问题,通过呼吸、心率、血压、意识、瞳孔和氧饱和度等指标常可以快速做出判断。该患者入院时心率增快、血压下降、氧饱和度低,但意识清楚、瞳孔反应正常,所以呼吸道梗阻、失血性休克容易判断,立即给予了气管插管、补液等处理,及时建立通路、改善通气、纠正了休克,为后续全面的检查、诊断和治疗提供了前提。再建立气道时并没有盲目地气管切开,而是气管插管,减少气管切开的并发症,符合损伤控制的原则。二次评估时行颌面头颈 CT 排除了颈椎的损伤,明确了脑挫伤、中面部多发性粉碎性骨折的诊断,鉴于患者是高处坠落伤,在经济条件允许的情况下行全身 CT 可能更好,以排除胸腹部损伤,如条件不允许也可行腹部 B 超以进一步明确[3]。在全身情况平稳后、诊断较明确后进行了多学科的联合会诊,进行了急诊颌面部止血、清创缝合、骨折的初步复位固定手术,避免了伤口感染、出血等并发症。在对患者做鼻腔填塞时要特别注意排除有无脑脊液鼻漏,对于颌面部大出血时合并脑脊液漏较难做出判断,一般可以通过观察是否出现"双环征"或将液体进行葡萄糖定量分析进行鉴别。如果确诊为脑脊液漏,严禁鼻腔填塞。对于鼻腔出血可以通过鼻腔填塞、球囊压迫、血管收缩剂及血管栓塞等方式单独或联合应用进行止血。

对于严重多发伤患者,需尽快送往最近具有较高医疗水平的医院进行抢救生命的处理。但对于以颌面部伤为最重伤的伤员应就近送往具有专科处理能力的医院,避免二次转运。对于不具备处理复杂颌面部损伤条件的医院,应待患者生命体征平稳后尽快转运到具备专科处理能力的综合医院,以及时重建患者的外形和咀嚼等功能,避免延误治疗。一旦变成陈旧性骨折,将大大增加治疗的难度、降低治疗的效果,出现一些完全可以避免的创伤并发症。比如外伤性面神经损伤,急性期如能探查神经断端并及时吻合神经,神经功能多能较好恢复;如错过这个时期,后期无论怎么修复其效果远比不上一期吻合的效果,极易导致医疗纠纷。

(何海涛　副主任医师　中国人民解放军陆军特色医学中心
Email:jack_paul223@sina.com)

【参考文献】

[1] 谭颖徽,何黎升,周中华.《中华战创伤学》第三卷口腔颌面部战创伤[M].郑州:河南郑州大学出版社,2016:120-145.

[2] 张连阳,白祥军,赵晓东.急诊外科学[M].北京:北京人民军医出版社,2015.

[3] RITESH KR,SYED SA,GULAM SH,et al. Meta analysis of etiology and its clinical and radiological correlation in cases of craniomaxillofacial trauma[J]. J Maxillofac Oral Surg,2016,15(3):336-344.

第 2 篇

胸部损伤为主的多发伤

第 14 章

多发伤术后 21 天放弃治疗

【导读】

多发伤患者由于伤情严重,病情变化迅速,极易短时间内造成死亡。而在围术期以及后期恢复过程中,并发症风险同样较单一部位创伤患者显著增高。因此对患者并发症风险因素进行全面而准确地评估,对于治疗方案的选择以及病情沟通、风险防范具有十分重要的意义。

【病例简介】

患者女,60 岁。

因"高处坠落致多处疼痛、出血伴呼吸困难约 2 小时"于 8 月 30 日 22:39 急诊入院。

患者于 2 小时前在家中不慎从约 3m 高处直接摔下(双侧上肢先着地),当即左肘部及右腕部疼痛、出血,伴呼吸困难,且头痛、头晕,被人救起后急送至某县医院,行 X 线片、CT 等检查,予伤口包扎、输液(具体不详)支持、对症等治疗,为进一步诊疗转入院。

入院查体:T 36.3℃,R 20 次/min,P 95 次/min,BP 95/59mmHg,身高 158cm,体重 80kg。神志清楚,被动体位,查体较合作,回答切题,语音低弱,体型肥胖。心腹未见明显阳性体征。专科检查:头枕部皮肤有挫伤、肿胀及压痛。左侧胸部压痛明显,左肺呼吸音较右侧减弱。左肘部明显肿胀、畸形,可见三处皮肤裂伤口;右腕部明显肿胀、畸形,可见两处皮肤裂伤口;各处伤口大小不一、形状不规则,长约 1~3cm 左右,均见局部骨质外露、异常活动及骨擦感,有活动性出血,周围皮肤软组织挫伤及污染严重。创伤指数(TI)为 21。

入院后立即抢救。给予卧床休息,持续吸氧、心电监测;建立两条外周静脉通道,急诊行右侧锁骨下静脉穿刺置管,积极补液(羟乙基淀粉及转化糖电解质各 500ml)扩容、抗休克、抗炎(夫西地酸 0.5g)、止痛(地佐辛 10mg)等治疗;完善相关辅助检查;密切观察神志及生命体征变化;伤口予清创缝合、无菌包扎,患肢行支具外固定;联系心胸外科、重症医学科会诊。

23:05 护送下急查 CT 示:膈疝伴右肺下叶部分膨胀不全;左侧 5、6 肋骨骨折;双肺下叶慢性炎症;左肺下叶小结节;腰 2 椎体右侧横突骨折。

8 月 31 日 03:30 入急诊手术室行剖胸探查+膈疝修补术。取右侧第七肋间后外侧切口。术中探查见右下肺挫伤明显,胸腔内少量渗出,巨大疝囊自心包前方疝入胸腔,疝囊直径约 25cm,打开疝囊可见疝内容物为结肠及网膜,粘连明显难以还纳入腹腔。打开膈肌直达疝囊颈,开放疝囊颈,分离疝囊内粘连,将疝内容物还纳入腹腔,疝囊颈部置入锥形补片后缝合。腹腔内出血,探查可见肝脏左叶Ⅱ段靠近膈面处约 2mm 创口出血,电凝后见出血不止,用纱布压迫,十分钟后移除纱布,仍可见出血,用肝线缝合并压迫止血纱布及明胶海绵止血。于肝上置沟槽引流管一根,缝合膈肌。右侧腋中线第九肋间置胸管一根,逐层关闭胸壁切口。

手术耗时约 5 小时,术中出血约 1 400ml,术中输注悬浮红细胞 1 600ml、新鲜冰冻血浆 800ml。术后带气管插管转重症医学科继续治疗。

11:15 化验提示:ALB 20.6g/L,12:00 输入血白蛋白 30g。

17:05 复查床边胸片示:右肺挫裂伤;左下肺实变;心影增大(图 14-1)。

9 月 1 日,持续镇静,经口气管插管,呼吸机辅助通气,头孢他啶+克林霉素抗感染治疗;持续泵注多巴胺维持血压。输入血白蛋白 30g。

9 月 2 日,输入血白蛋白 20g。

9 月 3 日,复查床旁胸片示:双肺透亮度降低(图 14-2)。

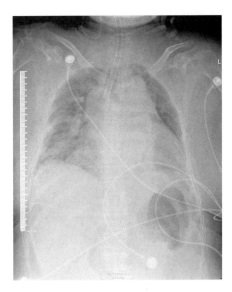
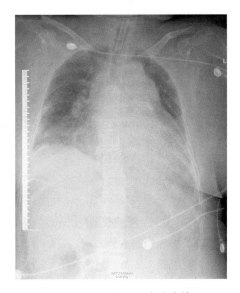

图 14-1 8 月 31 日床边胸片   图 14-2 9 月 3 日床边胸片

考虑存在肺挫伤,合并急性呼吸功能衰竭。应用乌司他丁抑制全身炎症反应。

9 月 4 日,床旁超声检查提示:双侧胸腔未见明显积液,高密度影为肺挫伤、实变。化验提示:Hb 78.20g/L。患者血红蛋白进行性下降,予输注悬浮红细胞 800ml、人血白蛋白 20g。

9 月 5 日,停用多巴胺。输入血白蛋白 20g。加用肠内营养液 500ml/d。

9 月 6 日,心电监测提示频发室性期前收缩。化验:PCT 0.83ng/ml,proBNP 2 710.00pg/ml,CRP 289.15mg/L。保持液体负平衡缓减肺水肿。输入血白蛋白 20g。

9 月 7 日,偶发室性期前收缩。血流动力学稳定,停用血管活性药物,增加肠内营养液至 1 000ml/d。

9 月 8 日,加用低分子肝素钙每日 4 100U/次,皮下注射,预防深静脉血栓形成。

9 月 9 日,体温增高至 38.4℃,痰培养示洋葱伯克霍尔德菌,头孢他啶敏感。复查床旁胸片示肺水肿明显吸收(图 14-3)。

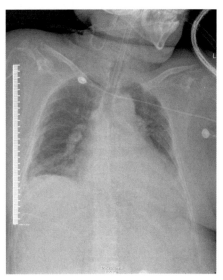

图 14-3 9 月 9 日床边胸片

9 月 10 日,转回 EICU 继续治疗。综合评估短时间难以脱离呼吸机,予经皮气管切开,继续呼吸机辅助通气(PCV 模式,FiO$_2$:40%,PSV:16cmH$_2$O,PEEP:6cmH$_2$O,R:15 次/min)。停用镇静药物。

9 月 11 日,患者神志清楚,精神较差,有自主呼吸,呼之可应但不能正常对答(已行气管切开),能够听从指令动作。24 小时右侧胸腔引流约 20ml,拔除引流管。复查 CT 示:左侧尺桡骨近段、右侧尺桡骨远段骨折(粉碎性)(图 14-4~图 14-7)。

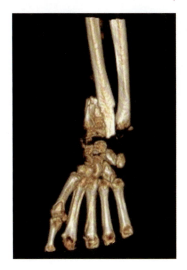

图 14-4　9 月 11 日三维 CT

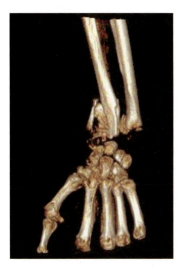

图 14-5　9 月 11 日三维 CT

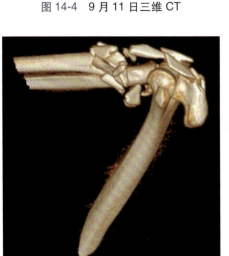

图 14-6　9 月 11 日三维 CT

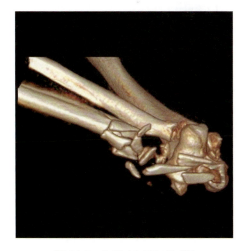

图 14-7　9 月 11 日三维 CT

9 月 12 日,查床旁心脏彩超提示:二尖瓣关闭不全(中-大量)、左心增大、左室舒张功能减低、肺动脉高压(轻度)、三尖瓣反流(中度)、主动脉瓣反流(轻度)。

9 月 13 日,患者全身状况稳定,生命体征平稳。家属要求积极手术治疗。

9 月 14 日,行左侧肘关节切开复位内固定+右侧尺桡骨下端骨折切开复位外固定架固定术。取左肘关节后外侧纵行切口以及右腕关节尺侧纵行切口。手术时间约 6 小时,手术过程顺利。术中出血约 500ml,术中输悬浮红细胞 800ml 及新鲜冰冻血浆 200ml。术后输新鲜冰冻血浆 200ml。

9月16日,床旁胸片提示:双肺挫裂伤(较 8 月 30 日明显吸收好转);右侧胸腔积液、叶间积液;右上肺感染可能;心影增大(图 14-8)。

9月17日,复查血系列:Hb 78.20g/L、HCT 26.20%。输红细胞悬液 400ml 及人血白蛋白 20g。

9月18日,化验提示:proBNP 5 343.00pg/ml,CRP 88.31mg/L,CL 98.90mmol/L,GLU 6.60mmol/L。尝试脱机,但指血氧饱和度逐渐降至80%以下,继续呼吸机辅助通气。

9月19日,监测血压偶有降低至 90/60mmHg 左右,考虑存在容量不足,予输去白红细胞悬液 400ml 以及新鲜冰冻血浆 200ml。

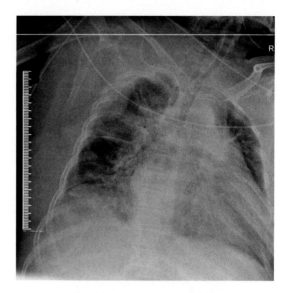

图 14-8　9 月 16 日床边胸片

9月19日14:00,患者突发意识不清,呼之不应,伴大汗。脉搏、血压均迅速降低,呼吸机支持下氧饱和度亦迅速降低。加大氧浓度持续呼吸机支持通气,分次静推肾上腺素,持续泵注去甲肾上腺素、多巴胺,静滴碳酸氢钠等。但患者病情无明显好转,积极和患者家属沟通,告知预后极差。患者家属经过商量后,要求放弃治疗,主动出院。

【诊断】

1. 高处坠落致多发伤(ISS 29)
　1.1　头部损伤
　　1.1.1　头皮血肿(AIS 1)
　1.2　胸部损伤
　　1.2.1　肺挫伤(AIS 3)
　　1.2.2　创伤性膈疝(AIS 4)
　　1.2.3　左侧 5、6 肋骨骨折(AIS 3)
　1.3　腹部损伤
　　1.3.1　肝挫裂伤(AIS 3)
　　1.3.2　腰椎横突骨折(AIS 2)
　1.4　四肢损伤
　　1.4.1　左侧尺骨近段粉碎性骨折(AIS 3)
　　1.4.2　右侧桡骨远端粉碎性骨折(AIS 3)
2. 损伤并发症
　2.1　重度贫血
　2.2　低蛋白血症
　2.3　创伤性湿肺
　2.4　呼吸衰竭

3. 伴发疾病

 3.1　重度瓣膜性心脏病

 3.2　心功能衰竭（心功能Ⅳ级）

 3.3　高血压病（3 级，极高危）

ISS 评分 = $4^2+2^2+3^2$ = 29

【预后及随访】

患者急诊手术后即进入重症医学科治疗，于入院第 12 天转入 EICU 治疗，共住院 21 天。最后因病情突然恶化危及生命而放弃治疗。

【经验与体会】

多发伤患者急性缺氧及其后续效应是创伤后死亡的最常见原因之一，对呼吸道的评估和管理是非常紧迫而且重要的问题。气管插管是院内抢救时最为常用的气道管理方法，而适当应用呼吸机支持通气往往成为必要的选择。此患者由于存在创伤性湿肺伴呼吸衰竭，给予了较长时间气管插管及呼吸机支持通气。在短时间无法脱离呼吸机支持时，将经口气管插管改为气管切开，便于更长时间气道管理及呼吸机支持。

多发伤患者由于发病急骤，病情危重，第一时间大多关注于创伤本身导致的风险，而常常由于既往信息资料匮乏，无法及时了解全身脏器功能状况，因此对患者死亡风险评估不够全面。此患者入院后 12 天了解到存在"重度瓣膜性心脏病"，显著延迟了死亡风险评估时间。

对于多发伤患者，围术期管理难度极大，应详细分析可能引起死亡的所有因素，针对性采取相应措施积极处理。此患者由于"重度瓣膜性心脏病"以及呼吸衰竭，死亡风险很大。患者手术过程顺利，术后第五天出现呼吸心搏停止，心源性猝死可能性大。

【专家点评】

我国根据实际情况提出，多发伤指机体在同一机械致伤因素作用下，2 个或 2 个以上解剖部位遭受损伤，其中一处损伤即使单独存在也可危及生命[1]。本例存在头部、胸部、腹部、四肢等处受损，符合多发伤。在创伤的救治中，多发伤的救治一直是重点和难点，而重型多发伤和它所常伴随发生的失血性休克是导致创伤患者死亡最重要的原因。本例出现肝破裂损伤致使失血过多，且及时补充血容量，但早期救治未描述血压情况，望予以补充。患者心电监测已提示频发室性期前收缩且 proBNP 2 710.00pg/ml，应及时完善心脏彩超评估情况，为后续治疗提供方向，避免心源性猝死风险。

损害控制：难以控制的出血仍是创伤患者主要死亡原因，占创伤相关死亡的 30%~40%，损害控制外科理论是一套外科技术和原则，用于救治危重患者，是指在救治严重创伤、大量失血患者时，患者全身情况差，生理耐受程度低，早期予以简化手术和复苏，待患者生理紊乱得到适当纠正、全身情况改善后再行确定性手术[2-3]。

多发伤的损害控制救治不在于确定性手术，而在于迅速纠正内环境的紊乱同时阻止并发症的发生，为患者的二期手术创造条件。本例在评估后立即急诊手术室行剖胸探查+膈疝修补术，手术中控制了肝脏出血点，大大降低了失血性休克发生。

控制好低体温、凝血功能障碍和酸中毒：多发伤患者尤其是严重多发伤患者并发休克和全身炎症反应综合征等后常伴随着明显的病理生理改变,患者常出现低体温、凝血功能障碍和酸中毒,即"致命三联征",这三者常常互为因果而形成恶性循环,引发全身不可逆的病理损害,因此损害控制的根本目的在于降低患者继发性损害,这有利于纠正患者的致命三联征,从而降低患者的死亡风险[4]。本例尚未出现创伤性凝血病。

容量复苏:多发伤患者常伴有不同程度血容量的丢失,甚至发展到难以控制的失血性休克,传统的观点认为应尽早快速、充分地进行液体复苏,从而保证有效的脏器和组织灌注,阻止休克的进一步发展[5]。本例在急诊行右侧锁骨下静脉穿刺置管,积极补液、扩容、抗休克,起到了很好的容量复苏。补液时在保证血压稳定前提下避免加重心脏容量负荷。

血管活性药物的使用:血管活性药物作为临床的常用药,通过收缩全身的血管来提升血压,改善器官与组织的灌注,但是多发伤患者常伴随着失血性休克,血容量不足从而导致患者的组织和器官灌注不足,在这种情况下使用血管收缩药物只能进一步减少灌注,加重微循环的损害。因此在治疗此类患者时应少用甚至不用血管升压药物。本例患者后期出现血压下降,不应单纯考虑容量问题,如果是心源性休克,此时再增加容量负荷则会加大死亡风险,可以尝试先应用血管活性药物处理。

(吴旭　主任医师/博士生导师　南方医科大学南方医院
Email:13926402695@126.com)

【参考文献】

[1] 张连阳,黄显凯,姚元章,等.多发伤病历与诊断:专家共识意见[J].创伤外科杂志,2014,16(2):192-193.

[2] MATTU A. Damage control:advances in trauma resuscitation[J]. Emerg Med Clin North Am,2018,36(1):15-16.

[3] 齐伟,于学忠.多发伤的治疗进展[J].中国急救医学,2010,30(3):208-211.

[4] 黄显凯.问题1:死亡三联征与损害控制外科的相互关系?[J]创伤外科杂志,2014(1),16(1):78.

[5] 金娴,惠小平.创伤性休克复苏治疗的新进展[J].现代实用医学,2005,17(5):316.

第15章

重物压伤胸部致患者气管断裂

【导读】

当人们意识到即将遭受创伤时,会本能地身体紧绷,这时患者声门紧闭,当重物挤压胸部时容易出现气道损伤。本案例叙述该患者被倒下的厚重门板挤压胸部,气管因胸腔内进出的气体冲击致其断裂,进而出现纵隔气肿以及颈部广泛皮下气肿,最终影响患者呼吸功能。

【病例简介】

患者男,41岁,已婚。

因"重物压伤胸部致呼吸困难1小时"入院。入院时间8月23日09:30。

患者1小时前被倒下的厚重门板压伤胸部,伤后无昏迷,随即出现呼吸困难,并感伤处持续疼痛,无头晕,无心悸,无腹痛。工友拨打120,送入院。

入院查体:T 36.5℃,P 105次/min,R 26次/min,BP 130/85mmHg,SpO_2 85%,神志清,精神软,面色及口唇发绀,双瞳孔等大等圆,光反射灵敏,颈静脉无怒张,颈部及上胸壁皮广泛下气肿,气管结构不清,前胸部压痛,两肺呼吸音消失,未闻及啰音,心音强,心律齐,腹部软,无压痛,四肢活动及感觉尚可,双侧巴氏征阴性。

09:35 告病重,签署知情同意书,在局麻下于胸骨上切迹处做切开引流排气减压。

09:50 查胸部CT提示:两肺挫伤,双侧少量气胸,纵隔气肿,颈部皮下广泛气肿,气管近端断裂(图15-1~图15-3)。血气分析提示:pH 7.310,PO_2 65mmHg,PCO_2 48mmHg,Lac 1.8mmol/L。

09:55 完善相关手术前检查,急诊拟在全麻下行气管重建术+气管切开术。

10:10 送手术室。术中探查可见该患者环状软骨下方气管完全离断,气管断端不平整,左侧及后侧断端可见少量破损气管软骨碎片,气管内可见断裂的黏膜部分,环状软骨上缘可见声门结构,遂行气管断裂重建+气管切开术(图15-4)。手术过程顺利。

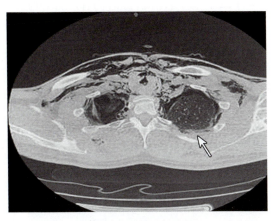

图15-1 胸部CT

提示两肺挫伤,双侧少量气胸,纵隔气肿,颈部皮下广泛气肿,气管近端断裂

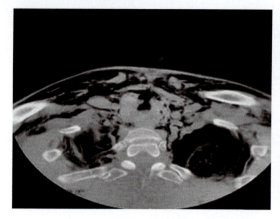

图 15-2 胸部 CT

提示两肺挫伤,双侧少量气胸,纵隔气肿,颈部皮下广泛气肿,气管近端断裂

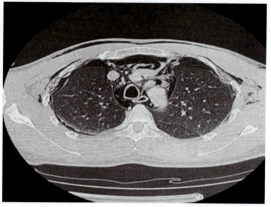

图 15-3 胸部 CT

提示两肺挫伤,双侧少量气胸,纵隔气肿,颈部皮下广泛气肿,气管近端断裂

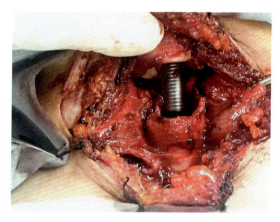

图 15-4 术中情况

14:00 患者出手术室送入 ICU,术后患者生命体征平稳,SpO$_2$ 98%,HR 78 次/min,BP 135/76mmHg。术后予以间断吸痰,预防感染、化痰、止血等对症支持治疗,并注意气管切开护理及皮下引流管情况。

8 月 26 日,患者转普通病房。

8 月 27 日,患者在院期间病情平稳,皮下引流管通畅,切口周围无红肿。封闭气管插管后能自行从口咳痰,可发声说"医生好"。

9 月 7 日,予以拔除气切管,复查 CT (图 15-5)及 MRI(图 15-6)提示气管无明显狭窄。进食无明显呛咳。

9 月 22 日,患者出院,说话仍有声音嘶哑,嘱患者加强发声锻炼,定期门诊复查。

10 月 4 日,患者复查 CT 及纤维支气管镜检查(图 15-7、图 15-8)。

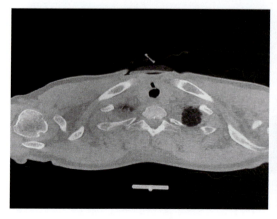

图 15-5 拔管后复查胸部 CT

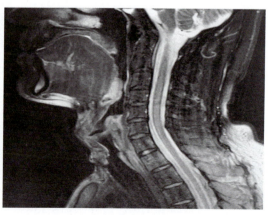

图 15-6 拔管后复查胸部 MRI

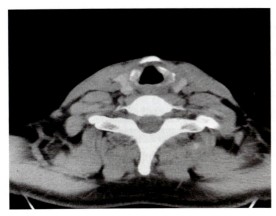

图 15-7　复查胸部 CT

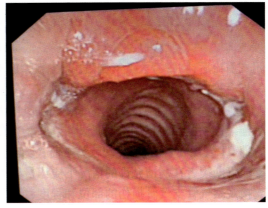

图 15-8　复查纤支镜

【诊断】

多发伤(ISS 42)
1. 钝性颈部损伤
   1.1　气管断裂(AIS 5)
   1.2　颈部皮下气肿(AIS 2)
2. 钝性胸部损伤
   2.1　双肺挫伤(AIS 4)
   2.2　双侧气胸(AIS 3)
   2.3　纵隔气肿(AIS 3)
3. 胸壁软组织挫伤(AIS 1)
   ISS = $5^2+4^2+1^2$ = 42

【预后及随访】

ICU 住 3 天,共住院 31 天。
90 天后随访,患者恢复满意,与预想无明显差异,无诊疗并发症发生。

【经验与体会】

创伤性气管断裂所致颈部及上胸壁广泛皮下气肿,从而引起患者呼吸困难,起病急,病情重,致死率高。接到此类患者时,应立即在局麻下于胸骨上切迹处做切开引流排气减压,解除患者呼吸困难,并积极予以气管重建。术后应密切关注术区的出血情况,积极予以气道护理,从而改善患者预后。

【专家点评】

气管断裂在胸部创伤罕见,其发生率约占胸部损伤的 1% 左右[1-2]。
主支气管断裂的作用机制:①由于创伤引起胸廓突然遭受暴力,瞬间产生弹力,由剪切力导致主支气管断裂;②胸部挤压伤使得胸廓前后径变小,左右肺部分别被牵向两侧;③胸部遭受暴力的瞬间,声门关闭,支气管内压力增加,超过支气管壁承受能力,导致其发生断

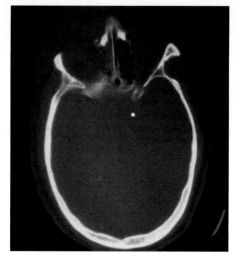

图 16-1　颅脑 CT 平扫
提示未见明显外伤性异常,右侧眼眶内侧壁骨折

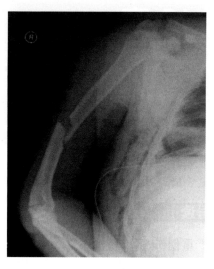

图 16-2　胸部 CT
提示右侧肱骨、肩胛骨骨折

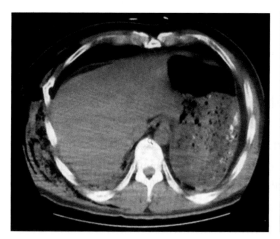

图 16-3　胸部 CT
提示右侧第 1~10 肋骨骨折

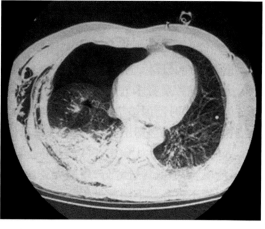

图 16-4　胸部 CT
提示右侧血气胸,肺压缩 40%

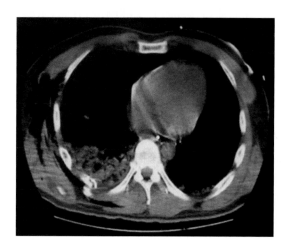

图 16-5　胸部 CT
提示两肺渗出性改变,右侧胸壁、颈部软组织肿胀积气

21:50 紧急给予右侧胸腔闭式引流处理,继续补液,申请悬浮红细胞 4U,并固定患者右上肢。继续完善床旁 B 超(胸腔、腹腔、心包腔)、床旁平片(骨盆)检查提示:①心包未见明显积液;②腹腔未见明显积液;③胸腔未见明显积液。行床旁 X 线检查提示:右侧髂脊骨折。实验室检查提示:红细胞计数 $3.96×10^{12}$/L,Hb128g/L,血细胞比容 39.2%,丙氨酸氨基转移酶 66U/L,天门冬氨酸氨基转移酶 319U/L,肌酸激酶 423U/L,凝血功能未见异常。

22:10 经积极对症处理后,已经补充晶体液 1 600ml,红细胞尚未取回,监护下:T 37.0℃,P 158 次/min,R 29 次/min,BP 110/86mmHg,SpO₂ 持续下降至 95%,紧急请示上级医师。上级医师到来后,仔细核对医嘱及检查结果,并到床旁检查患者情况,发现胸腔闭式引流瓶引流管被接反了,引流瓶液体变红、倒吸,快速给予纠正,并给予严厉批评。

22:30 经上级医师正确处置后,继续给予补液、输血、胸腔闭式引流处理,患者 SpO₂ 上升并稳定至 100%,监护下 T 37.0℃,P 141 次/min,R 26 次/min,BP 110/86mmHg。请 ICU、心胸外科、眼科、口腔科会诊。会诊一致意见:患者多发伤伴血气胸,目前处于失血性休克状态,已行补液、胸腔闭式引流等对症处理,先行收入 ICU 行进一步治疗,待生命体征进一步稳定后行手术治疗。

23:00 ICU 行床旁右腕关节正侧位片提示:桡骨远端骨折。右腕关节手法复位术后行石膏托外固定术。

8 月 10 日 00:10 共补晶体液 4 100ml,悬浮红细胞 800ml,生命体征趋于稳定。监护下 T 37.0℃,P 140 次/min,R 16 次/min,BP 106/60mmHg,SpO₂ 100%。转入 ICU 继续治疗,继续完善相关检查,进一步明确诊断。

8 月 12 日 15:54 右踝正侧位片提示:右侧内踝骨折。

8 月 14 日于全麻下行右侧开胸探查止血+肋骨内固定术。

8 月 18 日于全麻下行右踝关节骨折切复内固定+右桡神经探查+右肱骨干骨折切复内固定植骨术+肱骨远端闭合克氏针固定+石膏固定术,术中探查桡神经嵌顿于骨折断端。神经连续性尚可,神经挫伤重,青紫稍肿胀,予松解神经并牵开保护,清除周围血肿及软组织;术后继续给予机械通气,反复给予纤支镜吸痰治疗。

8 月 22 日拔除气管插管,患者反复发热,较多咳嗽、咳痰,肺部 CT 提示肺部感染,右下肺不张。

8 月 23 日 21:00 患者烦躁不安,呼吸急促,面罩吸氧下 R 38 次/min,HR 100 次/min,考虑多发肋骨骨折,肺不张,肺部感染、胸腔积液,导致脱机拔管治疗时间长患者不耐受,予以气管插管机械通气,继续头孢哌酮钠舒巴坦钠 2g q6h、反复纤支镜检查吸痰、床旁胸腔穿刺引流术促进肺复张。

8 月 24 日气管切开术,术后间断机械通气。

8 月 30 日暂停机械通气治疗,转入胸外科给予对症治疗。

10 月 16 日转入眼科给予对症处理。

10 月 30 日转入口腔科对症治疗。

11 月 10 日再次转入眼科进一步诊治。

11 月 13 日全麻下行右眼眶内侧壁骨折整复+硬脑膜修补片填充术过程顺利,术后安返病房。

11 月 29 日出院。

【诊断】

1. 多发伤(ISS 24)

   1.1   钝性面部伤

   　　1.1.1   右侧眼眶内侧壁骨折(AIS 2)

   　　1.1.2   右侧面部皮肤挫裂伤(AIS 2)

   1.2   钝性胸部损伤

   　　1.2.1   右肺挫伤(AIS 3)

   　　1.2.2   右侧血气胸(AIS 3)

   　　1.2.3   右侧第1~10肋骨骨折(AIS 4)

   1.3   闭合性腹部伤

   　　1.3.1   第3腰椎体横突骨折(AIS 2)

   　　1.3.2   右侧髂骨骨折(AIS 2)

   1.4   闭合性肢体损伤

   　　1.4.1   右侧桡骨骨折(AIS 2)

   　　1.4.2   右肱骨骨折(AIS 2)

   　　1.4.3   右肩胛骨骨折(AIS 2)

2. 损伤并发症

   2.1   失血性休克

   ISS $= 4^2 + 2^2 + 2^2 = 24$

【预后及随访】

患者于当日21:20进入急诊抢救室,于次日00:10收入ICU,经给予积极对症治疗22天,后相继转入心胸外科、眼科、口腔科给予对症处理。前后共住院82天,历经多次抢救。目前患者已恢复正常生活。

【经验与体会】

回顾本例患者,为多典型的多发伤患者,虽然病情较重,但诊断及处理并不复杂。经过评估后给予心电监护、血氧饱和度监测、气管插管、机械通气、颈托外固定、骨盆外固定、留置导尿、开通静脉通路、预防感染、止血、抗休克治疗。待检查结果回示后,明确诊断,及时给予胸腔闭式引流,请相关科室会诊,转入ICU继续治疗。但住院时间与预想差异较大。比较可能的原因是在抢救过程中,胸腔闭式引流的反接,引流瓶中的液体反流进入胸腔,不仅加重了患者的呼吸困难,而且污染了胸腔。导致患者在ICU出现反复感染,住院时间延长。此例患者警示急诊科一线医生,熟练规范的操作是一切抢救的基础。

【专家点评】

本例是以胸部创伤为主的多发伤患者,ISS评分24,伤情较重,住院时间82天,ICU住院日22天,根据病情评估先于住院第5天和第9天行胸部及四肢骨折手术,最后行眶壁骨折修复手术,最终患者顺利出院并恢复正常生活,诊治过程总体比较成功,救治决策、理念合理规范,也通过对闭式引流管反接这一细节性失误的总结,为临床一线急诊医生提出了警示建议,各项临床操作技能均应经过专业性规范化培训,力求掌握扎实全面。

胸部创伤死亡占创伤死亡病例的 25%,是多发伤患者中仅次于脑外伤的第二致死原因。重症胸部创伤往往合并有连枷胸,因其病理生理机制复杂,连枷胸导致的反常呼吸运动对患者肺功能氧交换的影响严重,另外由于纵隔摆动对纵隔心脏大血管的影响以及合并的肺挫伤、严重疼痛、血气胸等易导致肺部感染、ARDS 等一系列并发症,病情危重,死亡率高[1]。早期对连枷胸处理的原则主要集中于通过胸壁外固定建立胸廓的稳定性,学者们发现通过机械辅助正压通气有建立“内固定”稳定胸廓的作用,有助于肋骨断端愈合,应用广泛,20 世纪 70 年代,Trinkle 等通过回顾性队列研究发现,机械通气可能导致更多的并发症,延长住院日,死亡率升高,此结论也被其他学者相继证明。近些年,三项临床随机对照试验证明,肋骨骨折内固定手术能有效提高连枷胸患者生存率,缩短总住院日及 ICU 住院日,并发症亦相对减少,因此日益成为胸部创伤连枷胸的首选治疗方法[2]。2017 年发布的肋骨骨折内固定手术专家共识将连枷胸推荐为肋骨骨折内固定手术的第一手术指征(证据级别:Level 2b,Grade B),而手术的相对禁忌证为中重度肺挫伤及脑损伤[3]。此病例颅脑 CT 未见明显损伤,受伤初合并中度肺挫伤,在建立机械通气给予呼吸支持并全身情况趋于稳定的伤后第 5 天行肋骨骨折内固定并胸腔探查手术,指征把握准确,符合诊疗规范。

1993 年,Rotondo 等首先提出损害控制外科理论,逐渐应用于多发伤的处理。孔令文、都定元等提出初期尽快确定性急救处理和简化手术修复是损害控制外科技术在严重胸部创伤救治中的基本策略。后期积极的生理复苏与并发症处理是提高严重胸伤救治成功率的关键[4]。此例经初步评估,初期给予抗休克、止血、机械通气等生命支持,胸腔闭式引流、颈托及骨盆外固定架等简单处理,后依据全身伤情轻重缓急实施分期手术,尽最大可能降低了手术风险,预后良好,处理得当。

初期因胸腔闭式引流接反出现的失误经上级医师及时纠正,未造成严重后果,也给临床医生提出了警示,充分显示了三级医师查房制度及临床操作技能专业规范化培训的重要性。

(黄刚　主任医师　河北医科大学第三医院

Email:huangang_23@163.com)

【参考文献】

[1] LAFFERTY B,ANAVIAN J,WILL R,et al. Operative treatment of chest wall injuries:indications,technique,and outcomes[J]. Bone Joint Surg Am,2011:97-110.

[2] MICHAEL D,MCKEE E,SCHEMITSCH H,et al. Injuries to the Chest[M]. Switzerland:Springer,2014.

[3] PIERACII F,MAJERCIK S,ALI-OSMAN F,et al. Consensus statement:surgical stabilization of rib fractures-rib fracture colloquium clinical practice guidelines[J]. Injury,2017,48(2):307-321.

[4] 孔令文,都定元,谭远康,等.损害控制在严重胸部创伤救治中的应用[J].创伤外科杂志,2009,11(1):8-11.

第17章

高处坠落致胸腔出血成功救治

【导读】

高处坠落伤为高能量损伤,因重要脏器严重损伤及大出血等损害,迅速危及生命,救治常需在严密组织下争分夺秒进行,且需要急诊创伤外科团队和专科医师密切合作,按最优方案实施。血流动力学不稳定患者,应快速评估,需要紧急手术的患者,立即送手术室。本例患者因高处坠落致胸腔出血,处于失血性休克状态,在创伤一体化联合(整体)救治模式下,实施规范化救治流程成功救治该患者。

【病例简介】

患者男性,68 岁。

因"高处坠落致胸部疼痛出血 18 小时"于 6 月 2 日 11:20 入院。

患者 18 小时前由自家房顶不慎跌落至水泥地面(家属述高约 6m),伤后无昏迷,随即出现胸闷,活动、咳嗽时加重,平静时减轻,活动时稍感气急,家人拨打 120,送至当地医院急诊外科。行胸部 CT 提示:"右侧液气胸,右肺上叶钙化灶,右侧第 3~12 肋骨骨折",急诊行右胸腔闭式引流术,未见血性液体引出,收住胸外科住院对症治疗。入院 12 小时后患者胸管突然出现大量血性液体引出,约 800ml,予对症治疗后胸腔止血效果不佳,于 11:20 由 120 救护车送入上级医院急诊创伤外科(图 17-1、图 17-2)。

入院查体:T 36.8℃,P 115 次/min,R 30 次/min,BP 79/48mmHg,SpO$_2$ 90%,神志清,精神差,面色及口唇发绀,双瞳孔等大等圆,对光反射灵敏,颈静脉无怒张,胸廓对称无畸形,右侧腋前线第 3~12 肋压痛,右侧腋中线第 4 肋间胸腔闭式引流管通畅,可见血性液体引出,未触及皮下气肿及捻发感,无反常呼吸,叩诊右胸部为浊音,听诊心率 70 次/min,律齐,右肺可闻及湿啰音,腹部平坦,腹肌软,无压痛及反跳痛,未扪及包块,叩诊无移动性浊音,肠鸣音 5 次/min,骨盆挤压试验(-),四肢无畸形,生理反射存在,病理反射未引出。

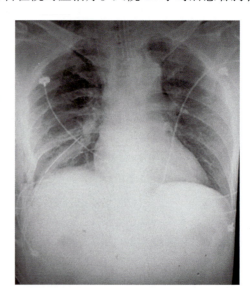

图 17-1 当地医院胸部平片
提示右侧液气胸

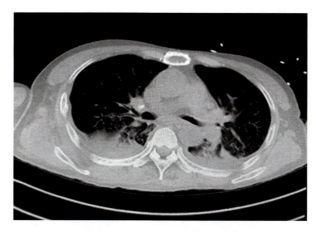

图 17-2　当地医院胸部 CT
提示右侧第 3~12 肋骨折

　　患者入院后,积极与患者及家属沟通,签署知情同意书,告病重,床旁 FAST 评估提示:胸腔积液。并完善相关手术前检查,于 11:39 入手术室(图 17-3)。

　　12:00 急诊在全麻下行右侧剖胸探查止血+血胸清除+右侧肋骨骨折内固定术。术中探查可见右侧胸腔约 1 500ml 血性积液,凝血块约 450g,右侧全肺不张,探查右侧肺脏,未见明显肺裂伤,右侧第 4 肋间动脉活动性出血,予结扎及电凝止血,经腋中线、腋后线第 4 肋间分别留置胸腔引流管一根,肺复张良好,术中总计出血约 4 000ml(图 17-4)。

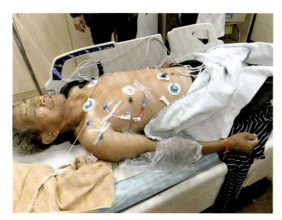
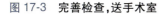

图 17-3　完善检查,送手术室

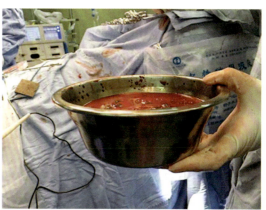

图 17-4　术中血凝块

　　14:00 患者出手术室送入 ICU,术后生命体征欠平稳,SpO$_2$ 90%,HR 105 次/min,BP 79/48mmHg(去甲肾上腺素泵持续泵入维持)。术后给予间断吸痰、预防感染、化痰、止血、纠正酸碱平衡、镇痛镇静等治疗,并密切观察胸腔引流管情况。

　　6 月 3 日 08:00 患者气管插管辅助通气,呼吸机参数:PSV 模式,Rate 22~26bpm,FiO$_2$ 40%,PEEP 5cmH$_2$O,SpO$_2$ 100%。血气分析提示 PO$_2$ 129mmHg,PCO$_2$ 34.2mmHg,H$_2$CO$_3$ 21.6mmol/L,Lac 1.4mmol/L,胸腔引流管引出 200ml 血性液体。

　　6 月 11 日 08:30 患者停用镇静剂,精神好转,PSV 模式下机械通气,PS 8cmH$_2$O,呼吸平稳,SpO$_2$ 99%~100%。9:00 开始予以脱机锻炼,患者呼吸平稳,能自行咳嗽、咳痰,心电监护

第18章

"夺命"连枷胸

【导读】

创伤性连枷胸伴肺挫伤(flail chest and pulmonary contusion，FC-PC)是胸部急诊创伤中最常见的疾病，病情严重，早期容易出现急性呼吸窘迫综合征(ARDS)、急性呼吸衰竭等症状，若不能及时诊断及有效治疗，预后差。本病例入急诊抢救室后，通过早期气管插管、呼吸机支持以及双侧胸腔闭式引流术，达到稳定呼吸和循环(ABC)，后期行胸廓成形术，最终康复出院。

【病例简介】

患者男性，44岁，已婚。

因"机器挤压胸部后疼痛伴呼吸困难2小时"于11月21日11:10入院。

患者2小时前工作中被机器挤压胸部，当时无昏迷史，即感胸部疼痛明显，为持续性压榨性疼痛，伴呼吸困难，急送当地医院就诊，X线片提示多肋骨折、肺挫伤，予肋骨固定带包扎后转入上级医院。

入院查体：T 36.8℃，P 104次/min，R 47次/min，BP 112/62mmHg，SpO_2 90%，神志清，急性面容，言语困难，面部、颈部及上胸部可见广泛皮下出血点，两瞳孔直径3mm，对光反射灵敏。胸廓双侧塌陷，见反常呼吸，胸腹部广泛触及皮下捻发感，左肩部肿胀，两肺呼吸音粗，呼吸音稍低，未闻及干湿性啰音。心律齐，未闻及杂音。腹平软，无压痛及反跳痛，移动性浊音阴性，肠鸣音正常。左上肢抬举活动受限，余肢体活动感觉正常。

11:10入抢救室，予面罩吸氧、心电监护，开通静脉通路，完善实验室检查，滴注38℃林格液500ml，患者烦躁不安，呼吸急促。

11:20查血气分析：pH 7.25，PO_2 59mmHg，PCO_2 51mmHg，SaO_2 84%；心肌损伤标志物：肌红蛋白1 225μg/L，肌钙蛋白0.78μg/L，肌酸激酶1 181U/L，CK-MB 61U/L；心电图：窦性心律。FAST：少量胸腔积液。予丙泊酚微泵静脉注射镇静，气管插管呼吸机辅助呼吸，生命体征：P 107次/min，R 20次/min，BP 130/84mmHg，SpO_2 95%。

11:45影像学检查后返回抢救室，头部、颈部、腹部CT未见明显异常，胸部CT(图18-1～图18-4)示两侧血气胸，两肺挫伤，双侧多肋骨折，双侧胸壁皮下软组织挫伤，左侧锁骨骨折。

12时10分在局麻下同时于两侧腋中线第5～6肋间行左、右胸腔闭式引流术，操作顺利，水柱波动明显，可见气泡，少量血性液体引出。术后：P 106次/min，R 24次/min，BP 121/88mmHg，SpO_2 100%。予哌拉西林钠他唑巴坦4.5g静滴预防感染，止血，补液对症治疗，限制晶体液摄入(林格液共1 000ml)。

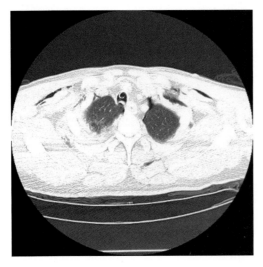

图 18-1　胸部 CT

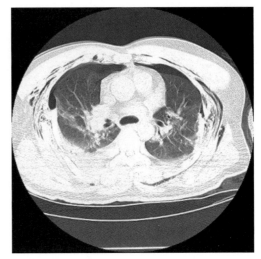

图 18-2　胸部 CT

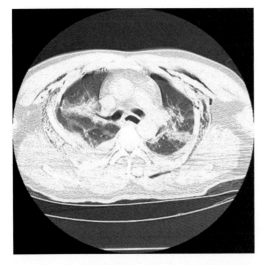

图 18-3　胸部 CT

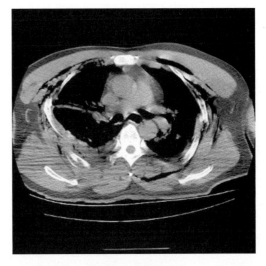

图 18-4　胸部 CT

15:30 收住 EICU,呼吸机支持,镇静镇痛,予哌拉西林钠他唑巴坦 4.5g 静脉滴注 q8h 预防感染,磷酸肌酸 4.0g 静滴 qd 保护心肌,氨溴索 30mg 静滴 bid 祛痰及补液对症治疗。

16:50 复查肌钙蛋白:2.02μg/L,符合心肌损伤,继续予对症支持治疗。

11 月 26 日在全麻下行胸腔镜辅助下胸廓成形术+左侧锁骨切开复位内固定术,术中(图 18-5)见左侧 1~7 肋骨骨折,其中 4~7 断端错位明显,戳破胸膜进入胸腔,右侧 1~7 肋骨骨折,其中 3、5、6、、7 断端错位明显,戳破胸膜进入胸腔,分别复位后予以爪形钛板固定,术后继续予预防感染、镇痛镇静、祛痰及补液对症治疗。

11 月 27 日生化提示白蛋白 29.6g/L,予人血白蛋白 20g 静脉滴注。

11 月 28 日脱机拔管。

11 月 30 日转创伤外科进一步治疗,继续预防感染,联合用药镇痛,鼓励下床活动,预防肺不张。

12 月 3 日拔除双侧胸腔闭式引流管,停用抗生素。

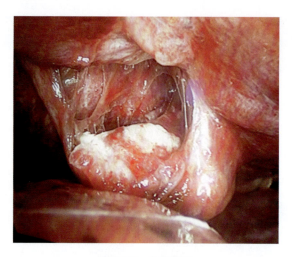

图 18-5　术中所见

部分肋骨断端戳进胸膜腔

12 月 6 日胸部切口拆线，甲级愈合。

12 月 9 日复查胸部 CT 肺复张良好（图 18-6、图 18-7）。

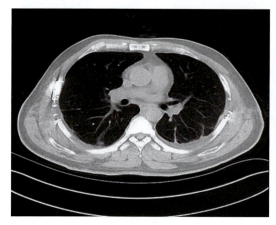

图 18-6　术后复查胸部 CT

示肺复张良好

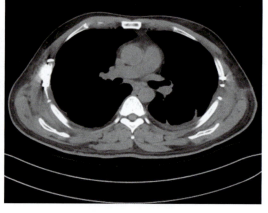

图 18-7　术后胸部 CT

示胸廓对称，无畸形

12 月 10 日康复出院。

【诊断】

1. 多发伤（ISS 29）

  1.1　钝性胸部伤

    1.1.1　双侧多肋骨折，连枷胸（左 1~7，右 1~7）（AIS 4）

    1.1.2　双侧创伤性血气胸（AIS 4）

    1.1.3　双侧肺挫裂伤（AIS 5）

    1.1.4　心肌挫伤（AIS 3）

    1.1.5　双侧胸部软组织挫伤（AIS 3）

1.2　闭合性四肢伤

　　1.2.1　左侧锁骨骨折(AIS 2)

2. 损伤并发症

2.1　创伤性窒息

2.2　急性呼吸窘迫综合征

ISS = 5^5+2^2 = 29

【预后及随访】

总住院日 19 天,其中 EICU 住院治疗 9 天,全程未输红细胞及血浆。

出院当日步行出院,恢复良好,无并发症发生,出院 2 周随访,日常生活无任何影响。

【经验与体会】

双侧多根多处肋骨骨折是创伤早期引起死亡的主要原因,许多患者可能因此无法转到医疗机构就因为血气胸、呼吸衰竭死亡。该患者在其他医疗机构进行检查,胸部拍片提示双侧多根多处肋骨骨折、肺挫伤、连枷胸、呼吸衰竭,在初次评估后没有进行及时的处理,又经过近 1 小时的转运后送到上级医院,经过及时评估和处置后,有机会进行肋骨骨折手术和锁骨手术,患者最后完全康复。

此类患者在初次评估过程中需要注意以下问题:①在气道没有问题的情况下,转运前一定需要纠正呼吸和氧合的问题:该患者已经在转运前进行胸部平片检查,提示多根多处肋骨骨折,同时伴有肺挫伤和连枷胸,此类患者此时最重要的问题是呼吸和氧合问题,基层医院可以根据患者的情况,立即进行胸腔闭式引流术,胸部加压固定(肋骨固定带)纠正反常呼吸,高流量给氧或者气管插管前提下转院治疗。如果未经规范处理,患者转院途中容易引起死亡。②应该把危重创伤患者转运到有治疗能力的医院:多发伤的评估和处置过程中,非常重要的一点就是时效性,如何在黄金 1 小时内给予患者恰当的治疗非常重要。2018 年 ATLS 第 10 版中强调对于严重多发伤患者需要转移到有治疗条件的医院,就近治疗的原则放在后面,即使就近治疗,如果没有治疗条件不建议行进一步检查,保证生命体征的前提下转运到具有治疗条件的创伤中心治疗。③严重胸部损伤的患者需要重视患者的急诊手术指征:对于以下情况可能需要急诊手术:a. 大量血胸(胸腔引流管置入后引流血量>1 500ml);b. 胸腔内进行性出血(>200ml/h,连续≥4 小时);c. 心脏压塞;d. 胸廓出口处血管损伤伴血流动力学不稳定;e. 胸壁破裂伴胸壁组织缺损;f. 胸腔引流持续重度漏气;g. 伤后大咯血;h. 膈肌破裂;i. 内镜或影像学证实的气管、支气管损伤;j. 内镜或影像学证实的食管损伤;k. 胸部大血管损伤的影像学证据;l. 可疑空气栓塞;m. 纵隔穿透伤,病情迅速恶化;n. 明显的弹片栓塞心脏或肺动脉;o. 近肝静脉损伤经心脏放置下腔静脉分流管;p. 急性血流动力学紊乱和院内心搏骤停;q. 穿透性躯干创伤患者复苏性剖胸探查术。④严重胸部损伤的并发症:胸部创伤术后容易出现肺不张、胸腔积液,甚至胸腔感染。

术后短期呼吸机支持是有必要的。强调镇痛的重要性,能够早期恢复患者的自主咳嗽,缩短气管插管呼吸机治疗时间。脱机拔管后,可参照疼痛降阶梯治疗方案,继续予以镇痛治疗,对预防术后肺不张,改善生活质量有重要意义。该患者术后恢复良好,无明显并发症发生,顺利康复出院。

【专家点评】

连枷胸是高能量创伤导致严重损伤的标志,成人连枷胸约50%伴肺挫伤,70%以上有气胸和/或血胸,而且常伴头部、四肢、腹部及骨盆损伤。广泛胸壁软化导致呼吸力学机制受损,纵隔左右摆动,可引起严重的呼吸、循环功能障碍,其病死率可高达20%~50%[1,2]。

连枷胸的现代治疗重在肺挫伤、胸廓稳定、处理合并伤及有关并发症等方面。

首要目的是保证重要器官的供氧,因此保证气道通畅,维持通气给氧是第一位。

保证呼吸道通畅:①现场应迅速清除口腔、上呼吸道内异物、血液及分泌物。②对咳嗽无力、不能有效排痰或呼吸衰竭者,迅速作气管插管或气管切开,以利给氧、吸痰和必要时机械辅助通气治疗。③吸痰、给氧。

针对休克发生原因处理:①纠正呼吸循环功能紊乱。②尽快判明是否合并气胸或血胸,若有应尽早胸腔闭式引流,解除对肺的压迫使肺膨胀,并通过胸腔引流管监测胸腔出血和漏气的情况。③若有张力性气胸,可先用一个粗针头经锁骨中线第2肋间插入胸腔排气,随后再建立胸腔闭式引流。④输液、输血。⑤迅速控制和治疗创伤性出血,补充血容量。

维持正常的胸廓活动:①若胸壁软化范围小,除止痛外,仅需连枷胸的基础治疗。②开放性气胸应及时封闭伤口,胸腔闭式引流。③因胸痛使胸廓活动受限者,采用止痛措施。④胸壁反常呼吸运动的局部处理:既往使用的沙袋或重物压迫、棉垫加压包扎、巾钳悬吊牵引法、呼吸机气体内固定法等胸壁固定的观念已过时,不再使用。现场急救时,对连枷胸胸壁软化明显者可用气囊导尿管牵引法(既作牵引又作胸腔闭式引流用)[1,3],经胸壁软化区中心肋间切口置入24#气囊尿管至胸膜腔内,将气囊充气或生理盐水,尿管远端连接牵引绳以软袋生理盐水作为牵引重物(根据牵引后胸壁软化纠正情况调节袋内生理盐水量),尿管远端内腔可连接胸腔闭式引流瓶作胸腔闭式引流用。很明显该例胸部加压固定(肋骨固定带)纠正反常呼吸的方法是错误的。

呼吸衰竭是连枷胸患者需要气管内插管机械通气的首要指征。在导致呼吸衰竭的发生过程中,连枷胸伴有的胸腔内器官损伤严重度比胸廓反常呼吸运动更重要,因此,对于连枷胸患者机械通气治疗重在纠正肺气体交换异常,而非纠正胸壁的不稳定。对于严重影响呼吸力学机制的前壁型、侧壁型连枷胸(浮动胸)需要积极的行胸壁手术内固定术[1,3]。

连枷胸骨折复位内固定术(open reduction internal fixation,ORIF)仍不是常规推荐的治疗方法。因为,许多连枷胸患者本来情况较好而不需气管插管、机械通气及手术;而另有许多患者是因为骨折或其他损伤手术才需要简短的机械通气治疗。手术切开复位内固定的目的是恢复正常的呼吸力学机制、减轻疼痛、防止胸壁畸形、完全不用或减少呼吸机使用时间。因此,对于连枷胸肋骨骨折切开复位内固定术的指征要严格掌握,包括:①有严重胸部创伤需要剖胸探查者;②连枷胸有明显的大面积胸壁软化者;③粉碎性骨折,保守治疗后畸形将严重影响呼吸功能者;④肋骨骨折断端移位明显可能损伤神经、血管者;⑤胸骨骨折明显移位疼痛难以控制者;⑥长时间明显的胸壁不稳定造成脱机困难者;⑦连枷胸手术固定的相对指征:胸痛剧烈难以忍受者。

从该例患者伤情来看,导致呼吸衰竭的主要矛盾不在于双侧肺挫伤,而在于胸廓的不稳定。EICU长时间气管插管机械通气容易导致呼吸机相关性肺炎等严重并发症而失去胸廓成形术的最佳手术时机。因此认为,该例患者伤情相对稳定后早期行胸廓成形术更加符合损害控制外科的策略[4]。

（都定元　杨俊　重庆市急救医疗中心、重庆大学附属中心医院

Email：dudingyuan@qq.com）

【参考文献】

[1]　都定元.胸部创伤为主的多发伤.∥付小兵.中华战创伤学(第六卷):胸腹部战创伤[M].郑州:郑州大学出版社,2016:211-238.

[2]　杨建,石应康.胸壁创伤.∥Spencer S,石应康.胸心外科学[M].6 版.北京:人民卫生出版社,2000:295-299.

[3]　都定元.连枷胸的早期控制.∥姜保国.严重创伤救治规范[M].北京:北京大学医学出版社,2015:325-329.

[4]　孔令文,都定元,谭远康,等.损害控制在严重胸部创伤救治中的应用[J].创伤外科杂志,2009,11(1):8-11.

第19章

创伤致张力性心包积气背后的"大秘密"

【导读】

本例患者临床表现为失血性休克,但是在评估过程中发现患者张力性心包积气,导致"小心脏"。由于创伤引起的"小心脏"较为少见,给临床处置造成很多的困惑,常导致对患者的评估和处置延迟。通过本例介绍,认识小心脏。

【病例简介】

患者,男性45岁。

7月13日17:55高处坠落后神志不清半小时入院。

简要病史:患者半小时前因保险带断裂从约10m高架子上摔下,致神志不清,头面部瘀肿出血,口鼻腔出血,胸壁挫伤,送至抢救室。入院查体:T 36.7℃,P 147次/min,R 14次/min,BP 80/63mmhg,SpO$_2$ 80%。神志不清,GCS 4分,左侧瞳孔0.3cm,右侧瞳孔0.25cm,对光反射迟钝,口鼻腔有出血,颈托固定,颈部无畸形,颈静脉无怒张,右侧胸壁挫伤,有塌陷局部畸形,可触及骨擦感,右侧呼吸音偏低,心音低沉,腹稍膨隆,尚软,移动性浊音阴性,四肢无畸形。

18:02,心电监护、开通静脉通道,留置静脉并颈内静脉置管,温复方氯化钠液500ml,静脉滴注;留取血标本:血常规,肝肾功能电解质,血型鉴定,输血前检测,血交叉,血气分析,凝血功能测定等;胃肠减压,导尿(导出血性尿液)。

18:03,患者SpO$_2$ 80%,予以气管插管,颈托保护,听诊右侧呼吸音低,叩诊鼓音,胸部诊断性细针穿刺,抽出气体,予以右侧第5肋间腋中线行胸腔闭式引流,呼吸机辅助呼吸。

18:32,床旁B超提示腹腔积液55mm(肝周积液,盆腔),诊断性腹穿阴性,胸腔心包腔气体干扰。氨甲环酸1.0g静注。骨盆带保护性固定骨盆。

18:33,输红细胞悬液600ml,血浆500ml。

初次评估完毕,患者生命体征:P 142次/min;呼吸机辅助R 20次/min;BP 82/54mmHg;SpO$_2$ 94%。

18:40,转运行影像学检查,头颅CT右侧颞骨、上颌骨骨折,右侧颞叶脑挫伤,蛛网膜下腔出血。胸部CT两侧部分肋骨骨折伴右侧少量液气胸,左侧少量气胸,纵隔气肿,两肺肺挫伤,心脏缩小,心包腔大量积气,不排除心包压塞,左侧肩胛骨及C$_7$左侧横突骨折。腹部CT平扫脾脏挫裂伤伴包膜下血肿,左肾及肾上腺挫裂伤,腹腔积血。L$_2$左侧横突、左侧骶骨翼及髂骨骨折,左侧耻骨上下支骨折(图19-1、图19-2)。

18:55,床旁心包穿刺置管减压术;抽出约200ml气体。术毕患者血压:90/50mmHg,心

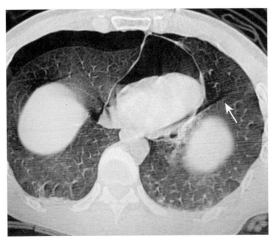

图 19-1　胸部 CT

右侧气胸,心包积气,"小心脏"

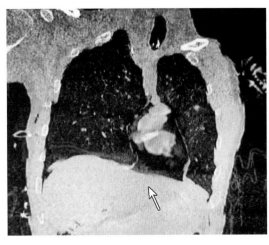

图 19-2　胸部 CT

冠状位可见"小心脏"

率 125 次/min,继续输血,去甲维护血压。休克未改善,考虑其他部位活动性出血。

20:00,增强 CT 检查显示脾脏破裂伴包膜下血肿,左肾及肾上腺挫裂伤,腹腔积血较前增多(图 19-3)。

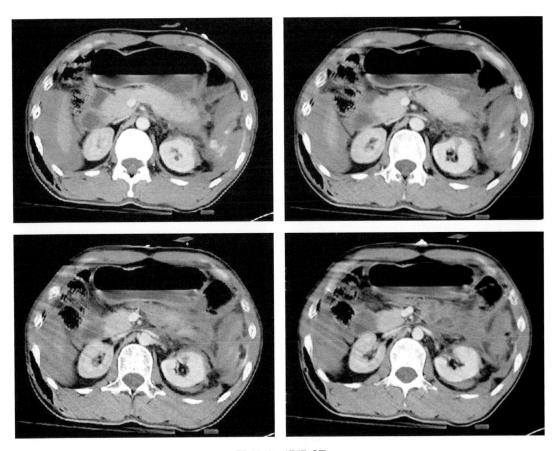

图 19-3　增强 CT

21:00~23:30 在全麻下行剖腹探查术+脾切除+心包开窗置管术:术中见出血量3 000ml,血块500g,脾脏于近脾门处血管断裂,活动性出血,予以常规切除脾脏。向上于剑突下胸骨后方向上方进入胸骨后,分离组织,暴露心包腔,见心包张力不高,打开心包腔,未见明显气体,将引流管重新置入心包腔。输悬浮红细胞5U,血浆510ml,自体血回输1 000ml,术中进一步探查其他脏器未见出血,后腹膜血肿,张力不高,未打开,关腹。术中标本见图19-4,术后ICU继续复苏治疗。

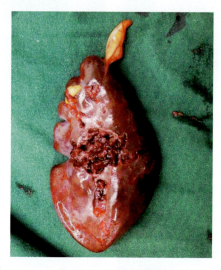

图 19-4   切除的脾脏

【诊断】

1. 多发伤(ISS 66)

  1.1   颅脑损伤

    1.1.1   右侧颞叶脑挫伤(AIS 3)

    1.1.2   创伤性广泛蛛网膜下腔出血(AIS 4)

    1.1.3   颅底骨折(AIS 3)

  1.2   面部损伤

    1.2.1   额面部多发骨折(AIS 3)

    1.2.2   下颌骨骨折(AIS 2)

    1.2.3   面部多处裂伤(AIS 3)

  1.3   颈部伤

    1.3.1   颈7横突骨折(AIS 2)

  1.4   胸部损伤

    1.4.1   两肺挫裂伤(AIS 4)

    1.4.2   血气胸(AIS 5)

    1.4.3   张力性心包积气(AIS 4)

    1.4.4   纵隔气肿(AIS 2)

    1.4.5   双侧多肋骨折(AIS 3)

　　1.5　钝性腹部伤

　　　　1.5.1　脾破裂(AIS 4)

　　　　1.5.2　左肾挫裂伤(AIS 3)

　　　　1.5.3　左侧肾上腺血肿(AIS 2)

　　　　1.5.4　腹腔内出血(AIS 3)

　　　　1.5.5　腰椎横突骨折(AIS 2)

　　1.6　闭合性骨盆骨折

　　　　1.6.1　左侧耻骨上下支骨折(AIS 3)

　　　　1.6.2　骶骨骨折(AIS 3)

　　　　1.6.3　髂骨骨折(AIS 3)

　2. 损伤并发症

　　2.1　失血性休克

　　2.2　梗阻性休克

　　2.3　创伤性凝血病

　　2.4　急性呼吸衰竭

　　2.5　代谢性酸中毒

ISS 评分:25+25+16=66

患者抢救室和术后主要检验结果如表 19-1:

表 19-1　检验结果

	7 月 13 日		7 月 14 日		7 月 15 日	
	18:00	0:20	5:20	12:00	15:00	0:20
Hb(g/L)	135	109	56	63	69	78
PLT(×10^9/L)	172	47	32	34	20	24
pH	7.17	7.21		7.12	7.31	7.3
乳酸	7.6	6.4		8.4	4.2	1.4
BE	−11	−13		−19	−11	−9
APTT(s)	38.7	max	84.7	64.8	54.6	51.8
PT	14.3	37.3	20.5	23.4	19.3	19.6
FIB	1.91	0.38	2	1.32	1.65	2.37
INR	1.12	3.81	1.79	1.85	1.61	1.68
BNU	8.81			14.8		29.4
Crea	169			238		601
K$^+$	3.24					6.33
TP		19.8		29.9		
ALB		11.7		16.6		
K 值(1~3)			19.8			
Angle (53~72)			16.3			
MA(50~70)			23.5			

7月15日～7月30日患者尿量逐渐减少，每日小于500ml，BUN、CREA升高，予以CRRT，持续16天。

7月18日，患者瞳孔扩大，双侧4mm，头颅CT复查提示颅内压力增加，予以加强脱水后，瞳孔逐渐缩小，颅内水肿减轻。

7月20日，气管切开。

8月9日，行下颌骨骨折切开复位内固定术；术后患者创面出血。

8月10日，术后因口腔内创面出血，再全麻下再次行口腔创面填塞术，8月13日取出填塞物。

8月20日，拆除骨盆外固定。

8月21日，患者自主呼吸好转，脱机；呼之睁眼；复查CT如图19-5。

8月27日，患者外院康复治疗。

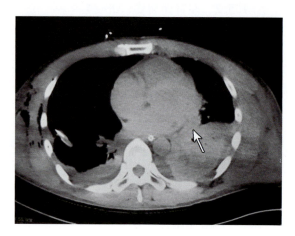

图 19-5　患者出院前心脏

【预后及随访】

ICU时间20天、总住院时间23天。出院时轻度昏迷，GCS9分，上下肢自主活动；瞳孔等大；气管切开状态，脱机；到外院进一步康复治疗（图19-6）。

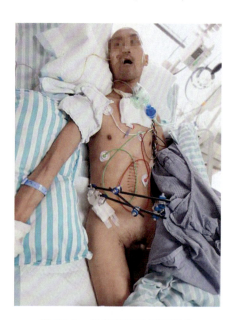

图 19-6　患者出院康复时照片

【经验与体会】

心包积气（pneumopericardium，PPC）和张力性心包积气（tension pneumopericardium，TP-PC）指心包腔内气体聚集，后者指出现心脏压塞症状；临床少见，没有具体的治疗指南；37%

PPC 发展为 TPPC,死亡率高达 56%[1];影像学表现为心脏缩小,表现为"小心脏"。病因方面:继发于钝性或者胸部锐性损伤后并发症;继发于心脏、食管等术后影像学改变;胃食管肿瘤与心脏形成内瘘;呼吸机的使用能够促进气性心包的恶化和心包炎[2]。发病机制方面:由于高能量钝性伤,胸膜腔瞬时压力增大,肺泡破裂,形成张力性气胸;剪切力作用,使肺门处胸膜和心包之间连接撕裂;胸膜腔和心包腔之间的形成单向活瓣;如果气胸不解除,辅助呼吸机作用,心包张力越来越高,形成张力性心包积气。治疗方法较多,可以根据患者的具体情况和致伤机制来决定,一般可以采用:胸腔闭式引流;心包腔猪尾巴管穿刺引流;剑突下胸膜腔开窗引流;胸腔镜下辅助开窗引流;胸腔和肺部损伤需要手术时,同步心包腔开窗手术;对无症状的患者而言,单纯的心包积气不是行胸骨劈开术的指征[3]。

本例患者入院首先表现为休克,在抢救室内没有进行全面影像学检查前提下很难判断患者是失血性休克、梗阻性休克还是神经源性休克。影像学检查是确诊气胸心包的主要手段之一,对于不能搬动的血流动力学不稳定患者,床旁拍片检查可以发现部分张力性气性心包患者,但是除非患者出现典型的心包压塞临床表现,临床医师很难确定为气性心包引起的休克。胸部 CT 是诊断气性心包最佳的检查手段,表现为"小心脏"。但是如果需要确诊为张力性气性心包,需要结合患者的临床表现,如颈静脉怒张、心音遥远和奇脉等典型心包压塞表现。本例患者是多种原因引起的创伤性休克,气性心包的发现给临床治疗过程造成障碍。但是不管如何,休克治疗原则是不变的,需要及早发现休克原因,同时进行抗休克治疗。

【专家点评】

作者提供了一例非常复杂的严重多发伤患者,治疗过程几经周折,最终挽救了患者的生命。纵观患者早期评估和处置的过程,从入院时刻起患者表现为梗阻性休克,表现为单侧张力性气胸,立即细针穿刺减压并行胸腔闭式引流术,有效地解决了患者的通气与氧合问题。在循环的评估方面,床旁超声提示患者腹腔积血,脾脏破裂,结合患者血流动力学不稳定,及早剖腹探查是最佳的选择方案。尽管目前脾动脉栓塞术治疗脾破裂有很高的成功率,但是不太适用于血流动力学不稳定患者。在患者张力性气胸问题解决后有机会进行进一步的影像学全身评估,同时做好手术准备,思路正确。胸部 CT 的结果提示"小心脏"给患者的处置增加了难度,张力性心包积气目前报道较少,尚未有指南推荐的急诊处置流程。

张力性心包积气指心包腔内气体聚集后出现心脏压塞症状,影像学表现为"小心脏",临床少见,死亡率高。创伤患者多继发于钝性或者锐性胸部损伤。临床上血气胸合并纵隔气肿患者合并心包少量积气的患者临床并不少见,少量心包积气并不对患者的心脏舒张功能造成影响,往往不予重视,但如果影像学表现为"小心脏"时必须引起足够重视,且需要及时处理。不合并有其他损伤的胸部损伤患者可以在 CT 定位下行心包穿刺置管引流,可以达到有效的减压效果,但是在具体操作过程中需要注意不要在置管前把气体全部抽出,应把引流管放到心包腔后再进行抽气,否则引流管很难放入心包腔。如果患者同时需要开胸或者剖腹,可以一次手术同时进行心包腔的切开减压和引流,如本例进行脾切除时经胸骨后行心包切开置管引流。

(赵小纲　主任医师　浙江大学医学院附属第二医院
Email:zxghxd@126.com)

【参考文献】

[1]　HAAN JM,SCALEA TM. Tension pneumopericardium:a case report and a review of the

literature［J］. American Surgeon,2006,72(4):330-331.

［2］ NACHI S,OKADA H,KATO H,et al. Simple pneumopericardium due to blunt trauma progressing to tension pneumopericardium during transportation［J］. American Journal of Emergency Medicine,2016,34(5):933. e3-933. e5.

［3］ VISSER F,COETZEE AR,LEVIN AI,et al. Pneumopericardium:two case reports and a review:case report［J］. Southern African Journal of Anaesthesia and Analgesia,2008,14(2):41-45.

第20章

创伤性心脏疝

【导读】

　　创伤性心脏疝是指严重创伤导致心脏组织自心包膜破裂、缺损处突出到心包外发生的紧急病理状态，常常伴随心脏嵌顿卡压、扭转移位，死亡率极高，临床罕见[1,2]。尽早尽快的诊断、抢救及手术是救治的关键[3]。本例在患者出现呼吸心搏骤停时立即实施胸外心脏按压、胸腔闭式引流等抢救措施复苏成功，转入ICU，并经剖胸手术后得以成功救治。

【病例简介】

　　患者男，46岁，已婚。

　　因驾驶摩托车撞车致伤约1小时，于3月1日，01:00入急诊科。

　　入院时患者烦躁不安，胸痛胸闷，呼吸困难，查体：P 140次/min，BP 98/54mmHg，R 35/分，SpO_2 91%（面罩高流量吸氧）。查体不合作，右肩颈部胸部广泛皮下捻发感，于01:30行CT检查（图20-1~图20-3）初步提示：硬膜下积液；右侧气胸、双侧胸腔少量积血，双侧多发肋骨骨折，纵隔（心脏）左侧移位，腹腔未见明显积血积液。01:45返回急诊抢救室数分钟内患者出现突发呼吸心搏骤停，立即给予心肺复苏、气管插管呼吸机支持呼吸、于右侧第2肋间锁骨中线安置1cm胸腔闭式引流管（排出大量气泡）等抢救措施，并行急诊床旁B超（FAST）：心脏明显左侧移位、未见明显"心包积液"、胸腹腔未见大量积液出血征象。经积极

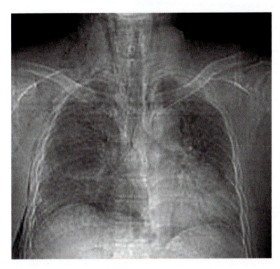

图20-1　入院CT

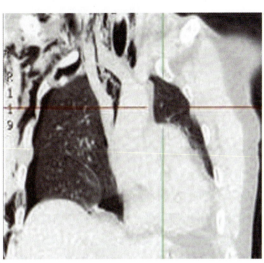

图20-2　入院CT

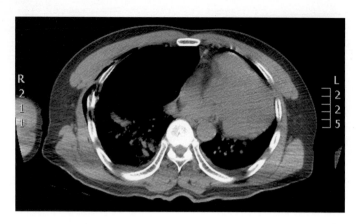

图 20-3   入院 CT

抢救后患者自主心搏恢复,呼吸机 80% 纯氧维持血氧饱和度 95%,病情危重,转入中心 ICU 继续治疗,并给予右侧倾斜卧位。

3月1日~9日患者仍呈顽固性血流动力学不稳定[心率快,1.0~2.0μg/(kg·min)去甲肾上腺素维持血压],复查床旁胸片(图 20-4)提示心脏未回位,高度怀疑心包破裂心脏疝,经多学科会诊决定行剖胸探查术。

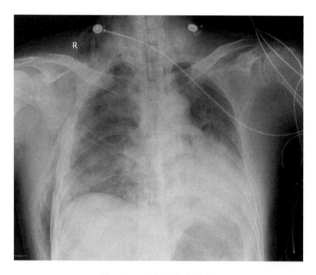

图 20-4   ICU 床旁胸片

3月10日行剖胸探查,术中发现(图 20-5、图 20-6):①心脏向左侧移位,心脏前壁、心尖、左侧壁广泛心肌裸露、未见心脏有心包膜包裹,可见广泛心肌挫伤、表面毛糙、伴沙粒样纤维肉芽形成,外观呈"冷冻心脏",并与左肺、膈肌顶部广泛粘连;探查心脏四周,发现心右缘近纵隔处、左后外缘及主动脉根部发现破裂的心包膜残端,残端挛缩增厚并与心肌粘连形成卡压。②膈神经随破裂心包回缩至右侧心壁。③左侧胸腔少量积血。④术中患者突发心动过速、节律不齐。

行心包嵌顿松解:①术后患者返回 ICU 继续给予健侧(右侧)卧位至3月13日患者 T 36.6℃,P 88 次/min,R 22 次/min,SpO$_2$ 98%(呼吸机 PSV 模式,FiO$_2$ 40%),BP 100/54mmHg

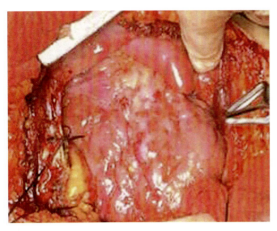

图 20-5　术中探查

①心肌大面积裸露,表面广泛挫伤、水肿,肉芽组织形成;②心包破裂,并向右缘、心底孪缩并粘连;③左缘与肺叶粘连

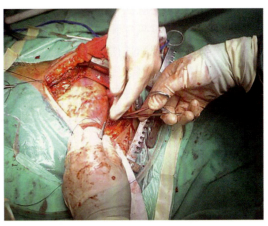

图 20-6　心尖与肺叶粘连松解

[静脉持续泵注去甲肾上腺素 0.4μg/(kg·min)]血流动力学逐渐稳定,复查 X 片(图 20-7)可见心影有所回位,右缘过中线。②术后超声心动图提示房间隔破裂。

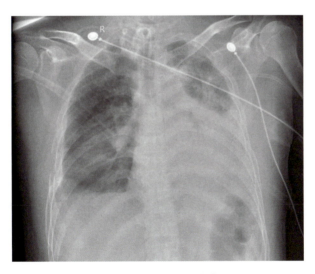

图 20-7　术后床旁胸片

【诊断】

1. 多发伤(ISS 38)
 1.1　颅脑损伤
  1.1.1　脑挫裂伤(AIS 3)
 1.2　严重胸部损伤
  1.2.1　广泛心肌挫伤(AIS 4)
  1.2.2　室间隔裂伤(AIS 5)
  1.2.3　心包破裂(AIS 3)

    1.2.4   心脏疝（AIS 5）

    1.2.5   纵隔气肿（AIS 3）

    1.2.6   双肺挫伤（AIS 4）

    1.2.7   双侧血气胸（AIS 3）

    1.2.8   双侧多发肋骨骨折（AIS 4）

  1.3   右侧肩胛骨骨折（AIS 2）

2. 呼吸心搏骤停

$ISS = 3^2 + 5^2 + 2^2 = 38$

【预后及随访】

术后 2 周患者转回当地医院继续治疗。

术后 4 周电话随访，患者病情稳定，能坐立。

术后 5 周，患者由区县乘坐汽车来院复诊（图 20-8）。可自如缓慢步行及上下楼梯。超声心动图提示房间隔破裂处反流减少。

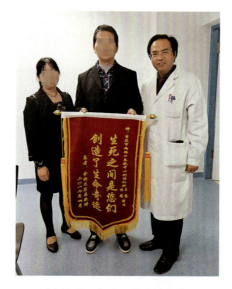

图 20-8   术后 5 周来院复查

【经验与体会】

本例患者创伤性心脏疝存在诊断延后，导致实施手术延后，并于术中得以证实为左侧心包破裂、心尖疝出。虽然该类病例临床罕见，病情紧急发展迅速，早期诊断非常困难，但本例患者入院后完成了 CT 等相关检查，临床医师需进一步提高阅片能力并密切结合患者病情，尽早作出初步诊断。尤其对于难以搬动送检的危急患者，床旁快速超声检测（FAST）应作为常规手段。

该患者在急诊抢救室出现心搏呼吸骤停，临床医师第一时间发现并判断病情后立即给予心肺复苏、胸腔闭式引流等措施后患者得以复苏，分析原因可能存在：①胸外心脏按压致疝环扩大，心尖大部疝出，疝环卡压缓解致心脏搏动减弱反而因此相对缓解；②胸外心脏按压过程中将心包内积血经心包裂口挤出,使心包压塞得以缓解。此外,若胸外心脏按压复苏效果不佳,应当机立断实施急诊室剖胸。

诊断后尽快手术,手术方案选择,该类患者手术目的为彻底解除卡压、尽可能使心脏复位以恢复心搏及流入流出道功能。该患者于伤后 9 天行剖胸手术,术中探查见:心肌大面积裸露,表面广泛挫伤、水肿,肉芽组织形成;心包破裂,并向右缘、心底挛缩并粘连;左缘与肺叶粘连。给予心尖与肺叶粘连松解、心包疝环松解,考虑感染等因素未予补片修复心包膜[4]。由于伤后时间较长,术中试行心脏复位效果不佳,但经上述操作患者血流动力学状态仍得以有效改善。最终经过多科室通力合作,积极救治患者预后良好。

患者经 FAST 证实同时存在外伤性房间隔缺损,经后期随访得知于院外行房间隔修补,恢复良好。

【专家点评】

心脏疝发生后临床表现往往“即刻出现”,当右侧发生心疝时常表现为腔静脉梗阻的症状,如发绀、颈静脉怒张、胸闷、心悸、气急、肝大、腹水;如左侧发生的心疝,导致左心室受压,心功能发生明显障碍,除胸闷、心悸、气急等症状外,很可能迅速出现心率增快、休克甚至心搏骤停。本例患者为左侧心脏疝,故迅速出现心脏骤停,此时医生应注意心脏疝的发生。

急性心脏疝多表现为急性血流动力紊乱:清醒患者可诉心慌气促,血压有突然下降,心率增快,中心静脉压升高,心室嵌顿可猝死,床旁超声可见心脏运动幅度减弱,心脏移位,心脏疝有明显的心室缩窄环,缩窄环部位室壁运动受限,正位 X 片能清楚显示右侧心疝时心脏的移位,但左侧心疝侧位胸片才能反映心脏的移位,CT 扫描可以进一步提示。

心脏疝一经诊断或高度怀疑,应积极处理。只发生疝而无嵌顿,可试行改健侧卧位,发生嵌顿应紧急手术。本例患者经保守治疗无效后紧急性手术治疗,治疗有效,患者恢复良好。

(吴旭　主任医师/博士生导师　南方医科大学南方医院

Email:13926402695@126.com)

【参考文献】

[1] JOERG L,VERONIKA M,NICOLE N,et al. Traumatic pericardial rupture with cardiac herniation[J]. Annals of Thoracic Surgery,2010,89(6):2028-2030.

[2] VERMA N,ROBINSON JD,GUNN ML. Pericardial rupture and cardiac herniation in blunt trauma[J]. Radiology Case Reports,2018,13(3):573-575.

[3] CARRILLO EH,HENIFORD BT,DYKES JR,et al. Cardiac herniation producing tamponade:the critical role of early diagnosis[J]. Journal of Trauma & Acute Care Surgery,1997,43(1):19-23.

[4] 焦小龙,严保国,周勇,等.带蒂膈肌瓣修补心包缺损[J].中华胸心血管外科杂志,1999,15(5):304.

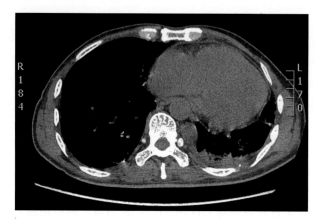

图 21-4　10 月 2 日胸部 CT

【诊断】

最后诊断：

1. 高处坠落致多发伤(ISS 45)

　1.1　轻型脑伤、脑震荡(AIS 1)

　1.2　钝性胸部伤

　　1.2.1　双侧多发肋骨骨折(AIS 4)

　　1.2.2　双肺挫伤、左肺裂伤(AIS 4)

　　1.2.3　双侧血胸、左侧气胸(AIS 4)

　　1.2.4　钝性心脏伤

　　　1.2.4.1　心肌挫伤(AIS 1)

　　　1.2.4.2　心包破裂(AIS 2)

　1.3　钝性腹部损伤

　　1.3.1　脾破裂(AIS 4)

　　1.3.2　腰 1 椎体骨折(AIS 2)

　1.4　骨盆骨折

　　1.4.1　右髂骨骨折(AIS 2)

2. 损伤并发症

　2.1　创伤性失血性休克

ISS 评分 $= 4^2 + (4+1)^2 + 2^2 = 45$

【预后及随访】

ICU 治疗 19 天,住院 65 天。

出院后 1 个月、3 个月、半年后步行来院复查,恢复良好。

【经验与体会】

　　高处坠落是典型的高能量、钝性暴力,往往有多个部位脏器的损伤,对血流状态不稳定的患者,需要积极的手术干预止血,单纯的输血、补液对于纠正休克是杯水车薪[1]。但对于胸腹部同时存在出血时,处理的先后顺序判断至关重要,一般情况下,钝性胸伤需要手术处理的机会较少,通过安放引流管,密切观察,非手术治疗,往往出血能自限。而腹内脏器损伤出血,则需要及时手术止血,同时进行彻底的全面探查,可以避免脏器损伤遗漏(如空腔脏器、胰腺)导致的严重后果[2]。当地医院按照这个原则进行了早期的处理,对于患者良好的愈合有重要作用。

虽然钝性暴力导致的胸部损伤剖胸探查概率不如穿透性胸伤高,但需要密切观察,一旦有剖胸探查指征,则需毫不犹豫进行。一般针对的是有确切证据或高度怀疑有胸腔内血管、气管、心脏破裂、肺深裂伤、纵隔内结构破裂。近年来,我们对于胸壁固定及剖胸探查指征相对放宽,减少了以前肋骨悬吊、肋骨护板等非手术方法的应用,这类治疗耗时较长,肋骨畸形愈合多。现对严重胸壁损伤患者怀疑有胸腔内脏器损伤时,在进行选择性肋骨内固定过程中通过胸壁切口进行有限探查,如有阳性发现,再扩大切口进一步处理,往往能避免一些重要脏器损伤的漏诊,对胸腔内损伤结构处理和胸壁内固定同步进行能有效缩短病程[3]。

大多数钝性心脏伤不需手术处理,一旦需要手术,其难度则往往较大。该患者心包破裂,所幸的是没有发生心包压塞或心脏嵌顿,虽然术前考虑到这些可能并多次超声检查,但均未有阳性发现。最后在积极处理胸壁损伤的过程中发现心包损伤并给予处理,避免漏诊及进一步发展导致嵌顿的可能。值得注意的是:钝性暴力导致的左侧胸伤,尤其有严重胸壁损伤时,需要高度警惕钝性心脏伤,超声检查对于心室壁运动、心内结构活动异常检出率高,但对于心包破裂存在漏诊可能,甚至 CT 也不一定能发现,这点需要高度警惕!

【专家点评】

闭合性心包破裂多发生于胸部闭合性损伤,且常伴有多发伤如颅脑损伤、四肢骨折、腹腔脏器损伤等,这些合并伤可能导致心包破裂的漏诊,尤其是伴有一侧肋骨骨折与血气胸者,常因已有的诊断足以解释胸腔积血、积气的原因时,掩盖了心包破裂的表现而漏诊或误诊。本例正是因为胸腔积血、积气的原因而出现漏诊或误诊。患者 9 月 7 日在外院查胸部CT 后直至 9 月 16 日才复查 CT 发现问题所在,对于创伤性复杂危重患者,应多次查 CT,避免漏诊而耽误治疗。

在诊断及治疗上,我们应该做到:①凡遇有胸部闭合性损伤患者在受伤过程中有减速伤、对冲伤史;有心包摩擦音体征;X 线片、B 超、CT 检查发现有胸腔和心包腔积液、积气(双腔积液积气征),应当怀疑心包破裂的诊断。如果伴有心脏左移或右移而非一侧高压气胸或积液所致时,更应警惕心包破裂和心疝的可能。②有外伤史,但不伴有胸壁或其他部位的确切损伤,临床检查有心包摩擦音或双腔积液征,而无其他原因可解释的中量以上血胸,同时伴有休克者,心包破裂的诊断应首先考虑。③巨大的心包破裂,可以致心脏部分或完全脱出和扭转,形成心疝,导致低心排综合征。心包破裂一旦明确诊断应及时手术,手术较安全且效果好。如不手术修补或漏诊,易发生心疝,发生心疝易造成猝死[4]。本案例直至剖胸探查前仍未发现心包破裂,应加强临床观察及阅片能力。

(吴旭　主任医师/博士生导师　南方医科大学南方医院
Email:13926402695@126.com)

【参考文献】

［1］高劲谋,胡平,田显阳,等.2368例多发伤的救治［J］.创伤外科杂志,2004,6(6)：419-421.

［2］张连阳.多发伤的紧急伤情评估策略［J］.创伤外科杂志,2010,12(1)：1-3.

［3］高劲谋.胸部创伤诊治中几个重要问题［J］.中华创伤杂志,2004,20(5)：257-258.

［4］都定元.躯干穿透伤的现代救治［J］.中华创伤杂志,2015,31(9)：781-785.

第22章

钝性伤致多发伤合并心脏破裂

【导读】

钝性暴力致心脏破裂临床较少见,约占胸部钝性伤的 0.3%~0.5%[1],患者大多在现场及送往医院途中死亡,仅 13%~17% 的患者能生存到入住医院而得到进一步治疗[2]。即使入院后,临床上容易误诊、漏诊且救治困难。钝性伤所致的心脏破裂患者总体死亡率(从受伤至手术)约为 50%~100%,一旦发生心脏停搏,手术死亡率近似 100%[1,3]。入院时若能及时快速做出诊断及急诊开胸手术修复心壁破口,是成功救治的关键。本例多发伤患者送达医院后,通过 FAST 评估诊断钝性心脏损伤,及时临床识别心脏压塞所导致的心脏骤停,急诊室快速进行复苏性剖胸[4]、心包减压和胸内心脏按压使心脏得以复苏,同时迅速手术修复了心壁破口。

【病例简介】

患者男,56 岁,已婚。

因"高处坠落伤致头胸腹伤 30 分钟"于 8 月 5 日来院。

患者家属代诉入院约 30 分钟前,患者在货车上卸货时不慎踩空从货车上滑倒后坠地受伤,坠落高度约 1.5m,地为硬质水泥地面,左侧躯干先着地,滑倒及跌落途中身体有无被阻挡物撞击情况不详。伤后出现意识障碍,烦躁,伴四肢抽搐,无大小便失禁,无肢体自主活动,无呕吐。伤后立即由他人拨打"120"后,由 120 急诊送入急诊抢救室,同时"120"医生途中通知创伤科于抢救室待诊。

07:07 患者到达抢救室,于急诊部抢救室对患者进行了快速初步评估,测得患者生命征:P 136 次/min,R 32 次/min,BP 65/32mmHg。GCS 评分 7(E2V2M3)。立即予以气管插管建立高级人工气道、持续监护及建立下肢双路静脉通道补液、抗休克等处理。急诊床旁 FAST 评估提示"心包积液、腹腔少量积血"。

于 07:18 患者突发心脏骤停,抢救医生未行胸外心脏按压,而第一时间于急诊室床旁立即进行了复苏性紧急剖胸(左前外侧第 4/5 肋间剖胸切口)并行心包切开减压,从心脏骤停至打开心包减压约为 2 分钟。心包切开即有大量心包积血涌出,心包减压的同时保留心包内血凝块,减压并立即行胸内心脏按压复苏(图 22-1),肾上腺素 1mg 静脉推注一次,经持续心脏按压约 4 分钟

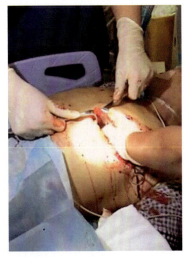

图 22-1　胸内心脏按压复苏

后,07:24 患者心脏复跳(心脏骤停后约 6 分钟复跳),心脏复跳后 HR 151 次/min,窦性心率,BP 80/31mmHg,血压无血管活性药物维持(图 22-2),血压有继续回升并稳定。

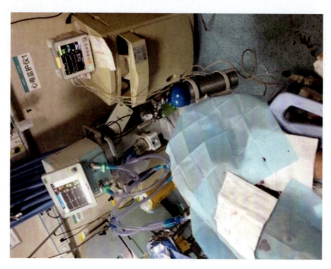

图 22-2　无血管活性药物维持血压

　　心脏复苏后继续维持高级生命支持、复苏治疗,快速完成伤情评估。患者血流动力学欠稳定,深昏迷,GCS 评分 3 分(E1V1M1),气管插管、机械通气(容量控制 VCV 模式,氧支持浓度 60%)。患者氧饱和度维持 100%,体表、四肢冰凉,贫血、休克貌,脉搏细弱。双侧瞳孔散大,直径约 5.0mm,对光反射迟钝。左侧胸壁及腹壁可见多处皮肤擦挫伤痕,左前胸壁可扪及多根肋骨骨擦感。急诊剖胸复苏后,左胸可见左前外侧剖胸伤口长约 15cm,心包减压状态,胸腔、心包腔内持续缓慢渗血,无搏动性大出血,心脏自主搏动,节律尚规整。腹部丰满、稍膨隆,腹软,无肌紧张,肠鸣音未闻及。

　　急诊复苏及完成评估,确认患者自主心搏恢复,气道评估安全,机械通气并氧合维持正常后,患者经绿色通道快速送入手术室。于 07:40 送达手术室并对患者进行了确定性剖胸探查。术中发现:左胸腔内残余积血约 400ml,心包内残余少量积血及血凝块 100g 左右,心脏搏动尚有力。术中进一步敞开扩大心包切口,吸出心包内残余积血,清理心包内血凝块,探查心脏。发现心脏挫伤明显,心壁有散在淤血,心肌挫伤明确(图 22-3)。右心室前壁一约 1cm 挫裂伤,清除附壁血凝块后可见大量鲜血活动性搏动性涌出,左心室前侧壁靠近心尖部位见大小约 0.8cm 裂伤伴活动性出血(图 22-4、图 22-5)。

　　术者手指指腹堵住心脏破口控制出血(图 22-6),迅速用 3-0 Proline 缝线依次间断缝合修补各心脏裂口(图 22-7)。修补止血可靠后再于膈神经后心包开窗引流(图 22-8),原心包探查口予以间断缝合。术中出血共约 200ml,术中未输血。完成剖胸手术后,患者 HR 99 次/min,BP 131/95mmHg,CVP2.7kPa(图 22-9),双侧瞳孔缩小至约 3mm,对光反射消失。再次于手术室复查床旁腹部彩超提示腹腔少量积血,较术前未见明显增加。手术室评估稳定后,于 09:15 结束手术,手术总历时约 1 小时 35 分钟。术后转 ICU 继续行重症监护及复苏治疗。

　　转入 ICU 后,于 12:35,患者开始出现血压下降,BP 67~74/34~37mmHg 波动,立即予多巴胺、去甲肾上腺素静脉泵入,同时积极复苏,通知创伤科医师急会诊。会诊发现患者腹腔

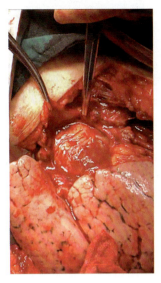

图 22-3　术中所见

心脏挫伤明显,心壁有散在淤血,心肌挫伤明确

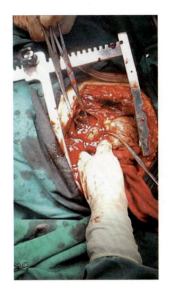

图 22-4　术中所见

左心室前侧壁靠近心尖部位见大小约 0.8cm 裂伤伴活动性出血

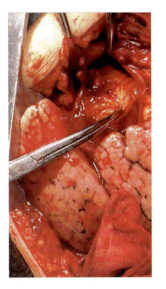

图 22-5　术中所见

左心室前侧壁靠近心尖部位见大小约 0.8cm 裂伤伴活动性出血

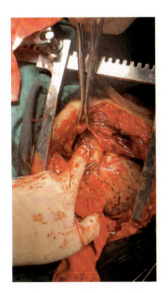

图 22-6　术者手指指腹堵住心脏破口控制出血

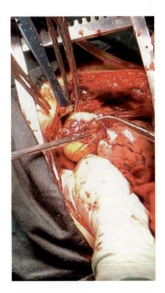

图 22-7　3-0 Proline 缝线依次间断缝合修补各心脏裂口

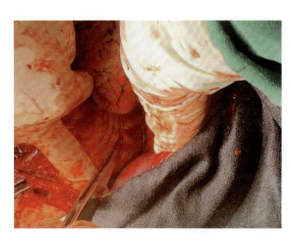

图 22-8　修补止血可靠后再于膈神经后心包开窗引流

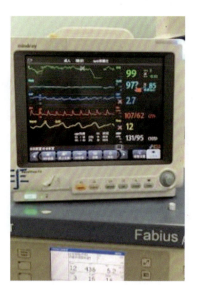

图 22-9　术后生命体征

穿刺抽出不凝血,再次急诊床旁 B 超复查提示肝周、胆囊窝积液较前增多,考虑腹腔进行性出血后,立即送往手术室急诊剖腹探查。

　　患者于 12:58 再次在手术室于全麻下行了剖腹探查术。手术发现:腹腔内积血大于500ml,血凝块 50g,主要积聚于肝周,肝脏右叶膈面约 1.5cm 撕裂伤口,裂口深约 1cm,创面伴活动性渗血。小肠系膜多处挫伤,无活动性出血及搏动性血肿,距屈氏韧带约 1m 及 2m处各有一处约 2cm 左右小肠浆肌层挫裂伤。术中行了肝修补缝合,小肠浆肌层挫裂伤间断浆肌层垂直褥式预防性缝合;安放腹腔引流后关腹结束手术。术中出血约 200ml,手术历时约 55 分钟,术中输悬浮红细胞 400ml,手术结束后生命征持续稳定,HR 78 次/min,BP 117/71mmHg,SpO₂ 100%(图 22-10)。术后继续回 ICU 监护、复苏治疗。

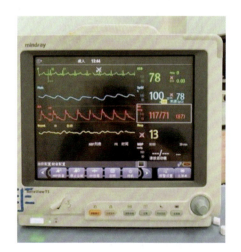

图 22-10　回监护室后生命体征

　　于 ICU 继续复苏、脑保护、降颅内压、呼吸机辅助通气、抗感染、输白蛋白、保护脏器功能、维持内环境稳定及一系列对症、支持治疗。

　　术后患者生命征维持稳定,但患者持续昏迷未醒。8 月 7 日完善术后 CT 评估,头颅 CT:"蛛网膜下腔出血,脑实质密度弥漫性降低,脑肿胀。左侧上颌窦内侧壁及右侧上颌窦外侧壁骨折;鼻窦腔积血;右侧额颞顶部及左侧颞顶枕部头皮血肿"。胸部 CT:"左侧少量气胸,肺组织受压约10%;左肺上叶下舌段、下叶肺挫伤,双侧胸腔少量积液(血)伴双下肺轻度萎陷;右肺上叶前段肺大疱;胸骨及双侧多根肋骨骨折,前纵隔少量积血"。全腹部 CT:"腹腔少量积气,腹、盆腔少量积血、积液。胆囊壁肿胀,升结肠、横结肠肠壁肿胀。肝脏(多发)及左肾小囊肿。双肾周少量渗出。"

　　患者在 ICU 基本生命征维持正常,8 月 11 日顺利拔除腹腔引流;8 月 13 日顺利拔除胸腔引流管。患者持续深昏迷状态,鼻饲营养。8 月 14 日再次复查 CT 评估,头颅 CT:"蛛网膜下腔出血,脑肿胀较前减轻;双侧小脑半球及小脑蚓部缺血性改变。"胸部 CT:"左肺上叶后份、下叶感染灶;左下肺部分不张、膨胀不全;左侧胸腔少量积液;胸骨及双侧多根肋骨骨折;前纵隔积血已吸收。"

【预后及随访】

于 ICU 维持监护、治疗 23 天后,患者仍持续昏迷未醒。8 月 28 日,患者家属因经济原因,放弃继续治疗,签字自动办理出院,失随访。

【诊断】

1. 多发伤(ISS 75)
    1.1　急性颅脑损伤
        1.1.1　脑挫伤(AIS 3)
        1.1.2　脑肿胀伴蛛网膜下腔出血(AIS 3)
    1.2　胸部钝性伤
        1.2.1　钝性心脏损伤伴心室破裂(AIS 6)
        1.2.2　心包积血伴急性心脏压塞(AIS 4)
        1.2.3　心肌重度挫伤(AIS 4)
        1.2.4　左侧肺挫伤(AIS 2)
        1.2.5　双侧多发肋骨骨折(AIS 3)
        1.2.6　胸骨骨折(AIS 2)
    1.3　腹部钝性损伤
        1.3.1　肝脏撕裂伤(AIS 2)
        1.3.2　小肠浆肌层挫裂伤(AIS 2)
        1.3.3　肠系膜挫伤(AIS 2)
2. 损伤并发症
    2.1　心源性休克
    2.2　缺血缺氧性脑病
    2.3　肺部感染
    ISS = 75

【经验与体会】

钝性心脏损伤伴心脏破裂,起病急、进展迅速、致死率高,大多数患者死于现场或转运途中,也有部分患者死于抢救过程中。钝性暴力往往合并心肌广泛挫伤,因此其救治难度远大于穿透性心脏损伤。快速识别钝性心脏损伤并争分夺秒抢救至关重要。心脏压塞时,患者可出现烦躁不安、低血压和休克等症状并快速进展导致心脏骤停,而典型的 Beck 三联症(中心静脉压升高、低血压、心音遥远)发生率仅 35% ~ 40%。快速和正规的急诊评估流程(ABCDEF)尤为重要。在本例患者的抢救过程中,到达急诊抢救室后通过急诊床旁 FAST(F)迅速识别导致休克的原因,及时诊断钝性心脏损伤伴急性心脏压塞。而当患者出现心脏骤停后,可以第一时间进行急诊室复苏性剖胸、心包减压及胸内心脏按压复苏,提高了钝性心脏损伤后心脏骤停的复苏成功率。

钝性损伤导致心脏破裂多位于心室和心房游离壁。最常见的是右心房破裂,其次为左心房、右心室和左心室,少数属多心腔破裂[5]。

由于创伤后导致的低血容量、心脏压塞或张力性气胸所致心搏骤停,胸外按压的效果不如正常血容量性心搏骤停。正因如此,胸外按压的优先级低于可逆转原因的立即处理,如剖胸探查、控制出血等[6]。

急诊手术开胸解除心脏压塞、修补破裂心壁是患者可能获救的唯一途径。急诊剖胸复苏操作以解除心脏压塞、恢复心脏停搏、控制出血、维持有效血液循环为主[4]。在复苏性剖胸时,打开心包后心包内血凝块不宜盲目取出,心包敞开减压不能过于彻底,否则可能导致因心脏压塞或血凝块堵住的心脏破口在骤然减压或血凝块去除后出现难以控制的急骤出血。同时积极快速准备手术环境、器械和人员,行进一步探查及修复心脏破口。对于搏动的心脏,术者迅速用手指压迫心室破口控制出血,对于心房或大血管则用侧壁钳控制出血,待初步复苏措施完成后,进行确定性心脏修补术缝合心室裂口时,需特别小心避开冠脉血管,可采用垂直褥式缝合避开冠脉血管以防止心脏缺血。压力低的腔静脉、心房和心耳裂伤可用连续缝合或荷包缝合修补。

在严重多发伤患者的救治中,评估及再评估需全程贯穿整个早期救治的各个环节,该例在剖胸术前、术中及手术结束后进行 FAST 评估。术后转 ICU 后继续床旁超声评估,发现具备剖腹指征后,及时行了剖腹探查及修补肝脏破口止血。

虽然患者在住院期间脑复苏尚未成功,可能尚有如合并颅脑损伤等其他影响因素,但在救治本例多发伤合并钝性心脏破裂的一系列急诊评估和处理的救治经验仍值得讨论和总结。

【专家点评】

胸部钝性伤引起心脏破裂病例并不少见,抢救成功的关键是争取手术时间。钝性损伤导致心脏破裂最常见的是右心房破裂,其次为左心房、右心室和左心室。心脏压塞是心脏破裂的常见临床表现,胸部创伤患者入院时有典型的心脏压塞症状,应考虑有心脏破裂的可能。如患者已处于休克状态,可在抗休克的同时做好开胸探查修补心脏破裂的准备,争取在最短的时间内手术。本案例在入院 11 分钟后患者突发心脏骤停,抢救医生未行胸外心脏按压,而第一时间于急诊室床旁立即进行了复苏性紧急剖胸,这为患者抢救赢得时机,保证后续抢救治疗。

在手术进路上,左侧开胸最易处理左心损伤,特别是左心房损伤;而胸骨切口是右心损伤手术修补的最佳入路,在无法确定心脏破损部位时,左侧开胸为推荐。

心脏破裂修补方法:心房破裂出血可先用黏膜钳钳闭出血,心耳出血可用血管钳或心耳钳止血,用 4-0 无创伤双头针线做褥式缝合修补。对钝性伤致心脏破裂口残缺不齐或破口周围有破烂,造成缝合困难者,取用患者自体心包片做垫片加固缝合。心室破裂出血,可用手指压迫止血,用 3-0 无创伤双头缝针做褥式缝合。小破口可每针用涤纶垫片缝合,大的破口用长度足够覆盖修复区的长条形涤纶垫片加固破口两缘,防止缝线割裂心肌。在缝针时,注意缝住适量多的心肌,且在缝合后不留较大的针孔。

本案例抢救及时,救治过程规范有效,但对于头部伤情评估应提前。开胸复苏后查体发现双侧瞳孔散大,直径约 5.0mm,对光反射迟钝。此时应注意颅脑损伤情况,应尽快完成对颅脑伤情评估。

（吴旭　主任医师/博士生导师　南方医科大学南方医院

Email:13926402695@126.com）

【参考文献】

［1］BRATHWAITE CE,RODRIGUEZ A,TUMEY SZ,et al. Blunt traumatic cardiac rupture ［J］. Ann Surg,1990,212（6）:701-704.

［2］CH'NG S,PLUNKETT B,HARDIKARA,et al. Blunt cardiac rupture in the setting of previous steruotomy. Ann Thorac Surg,2012,94（4）:1343-1345.

［3］SHORR RM,CFITTENDEN M,INDECK M,et al. Blunt thoracic trauma. Analysis of 515 patients［J］. Ann Surg,1987,206（2）:200-205.

［4］都定元.重视复苏性剖胸探查术在濒死创伤患者救治中的应用［J］.中华创伤杂志,2016,32（7）:577-581.

［5］KATO K,KUSHIMOTO S,MASHIKO K,et al. Blunt traumatic rupture of the heart:an experience in Tokyo［J］. J Trauma,1994,36（6）:859-861.

［6］都定元.欧洲复苏委员会复苏指南,2015:创伤性心搏骤停［J/CD］.中华卫生应急电子杂志,2016,2（1）:6-9.

第23章

胸腹挤压伤—血到哪里去了?

【导读】

　　胸、腹部创伤发生比例很高,且常同时发生,因其伤情复杂、进展迅速,救治常需争分夺秒,及时正确的早期评估不仅可直接挽救患者的生命,更可减轻创伤后继发性损害。本例的早期评估中受困于胸部还是腹部是出血的主要原因,虽然多学科团队发挥了一定的作用,但为时已晚,最后患者未能救治成功,其经验教训值得总结,希望引起重视。

【病例简介】

　　患者男,60岁,已婚。

　　因"重物砸伤胸腹等处1小时"于7月23日09:30由院前急救送入院(图23-1)。

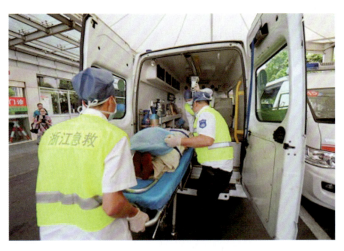

图 23-1　患者入院时

　　患者1小时前在工地被重物砸伤胸部、腹部等处伴疼痛,感胸痛胸闷,呼吸困难,面色苍白,同时有头部、臀部、四肢等疼痛,无昏迷史,无头晕,无逆行性遗忘,鼻腔、耳道无出血、流液,眶周无淤血,无恶心呕吐,无抽搐,无心悸气促,无肉眼血尿,无大小便失禁。

　　入院查体:T 35℃,BP 97/50mmHg,P 81次/min,R 22次/min,神志清,面色苍白,头部皮肤擦伤,颈部压痛,鼻腔、耳道无出血,无脑脊液漏,眶周、球结膜下无淤血,左瞳孔0.3cm,右瞳孔0.3cm,对光反射灵敏,胸廓挤压征阳性,右侧肺部呼吸音降低,未及啰音,心律齐,未闻及明显病理性杂音,腹壁紧张,左上腹压痛,无反跳痛,移动性浊音阴性,骨盆挤压试验阳性,右上臂压痛、肿胀、畸形，并伴有 3cm 皮肤挫裂伤出血，右膝压痛，无肿胀、畸形，余肢体无畸形及压痛，双足背动脉可及。急诊予病危通知、保温措施、心电血压氧饱和度监测，开通 2 路静脉通路（左上肢）扩容，紧急输血准备，氨甲环酸 1.0g 静脉滴注，并予右上臂局部加压包扎固定、颈托固定、胸带固定、骨盆带固定。09：35 BP 69/38mmHg，P 73 次/min，面罩吸氧 5L/min 下 SpO₂ 95%，FAST：脾实质回声不匀，脾周积液，考虑脾破裂，脾周 20mm 积液；未见余腹腔积液，肾输尿管、胸腔、心包未见异常。床边 X 线片（图 23-2、图 23-3）：右侧多发性肋骨骨折伴创伤性湿肺，左侧第 9、10 肋骨骨折；骨盆未见明显异常。血常规：WBC 24.15×10⁹/L，NE 88.8%，Hb 82g/L。凝血功能常规检查：PT 14.7 秒，APTT 38.8 秒；pH 7.38，BE −2.8mmol/L。

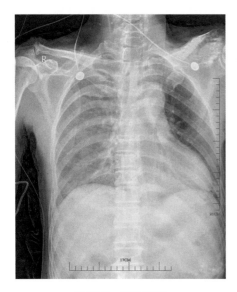

图 23-2 床边胸片

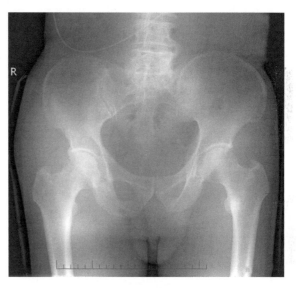

图 23-3 床边骨盆片

经液体复苏，BP 86/43mmHg，P 90 次/min，10：10 FAST 复查肝肾隐窝 9mm，脾周 22mm 液性暗区。10：15 输悬浮红细胞 400ml、新鲜冰冻血浆 200ml。10：19 护送 CT 检查，送检查途中患者神志突转浅昏迷，GCS 评分 8 分，BP 84/51mmHg，P 113 次/min，面罩吸氧 5L/min 下 SpO₂ 98%，并出现反常呼吸，医嘱予暂停检查返回抢救室，并即刻气管插管呼吸机辅助呼吸，PC 模式，吸入氧浓度 100%。

10：40 紧急床边 MDT，胸外科认为失血性休克明确，出血主要来源于腹腔脏器破裂，胸部根据目前情况无须手术处理；急诊外科认为根据两次 FAST，腹腔明确有出血，但出血量应该在 800ml 以内，非出血的主因，而查体右肺呼吸音下降，床边胸片右侧大片模糊影，应考虑右侧大量血胸可能，建议胸腔手术探查；后胸穿抽出不凝血，立刻予胸腔闭式引流，20 分钟共胸腔引流管内引流出血性液 1 500ml；决策：胸腹同时紧急手术。

11：25，患者送手术室，机械通气，去甲肾上腺素 0.5μg/（kg·min）维持下血压 BP 74/46mmHg，P 105 次/min，呼吸机辅助呼吸 PC 模式、吸入氧浓度 100% 情况下 SpO₂ 90%，双瞳孔 2mm，对光反射存，浅昏迷。

胸外科予行右胸腔血胸清创加肺修补加左侧胸腔闭式引流术，手术切口：右侧第五肋间切口，手术所见：右胸腔内可见 2 500ml 血性液体，靠近脊柱多处肋骨断端广泛性渗血，右肺中叶及下叶可见两处裂伤,手术时间5小时;急诊外科予以脾切除术,切口:左腹直肌剖探切口,腹腔内出血约600ml,脾脏膈面处裂伤4处1.5~4cm,渗血,左侧脾窝及结肠侧腹壁可见血肿20cm×5cm大小,胃底大弯侧挫伤,胰尾有挫伤。探查肝、小肠及大肠未见破损,时间90分钟。术中情况见图23-4~图23-6。

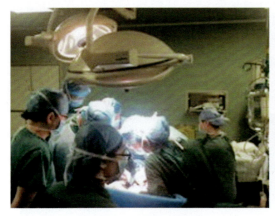

图23-4 胸腹部手术

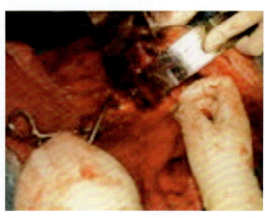

图23-5 胸腹部手术

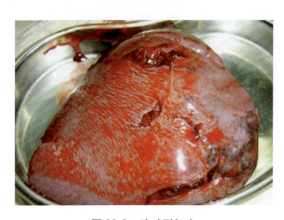

图23-6 脾破裂标本

17:02,收住EICU,查体:体温测不出,昏迷状态,GCS评分5分,面部多处渗血,双侧熊猫眼明显,双侧瞳孔直径3.5mm,对光反射无,呼吸机辅助通气,PC模式,氧饱和度测不出,去甲肾上腺素1.0μg/(kg·min)维持下BP 69/39mmHg,P 96次/min,两肺听诊呼吸音存在,可闻及干湿啰音,左右胸腔引流出血性液体,右侧大量血性液体流出,腹腔引流管引流出血性液体少量。腹部软,右上肢夹板固定。ICU予呼吸支持、保温、纠正凝血功能及酸中毒、预防感染、大剂量去甲肾上腺素及肾上腺素升压强心等治疗。血常规:WBC 3.71×10^9/L,NE 75%,Hb 32g/L;凝血功能常规检查;PT 59.4秒,APTT 180秒;pH 7.14,BE −5.9mmol/L。

19:49,患者深度昏迷,GCS评分3分,心率60~65次/min,去甲肾上腺素1.2μg/(kg·min)维持下BP 44/29mmHg,呼吸机辅助通气,PC模式,SpO$_2$测不出。家属了解情况后要求放弃抢救,自动出院。

【诊断】

1. 挤压致多发伤(ISS 38)

  1.1 胸部挤压伤

    1.1.1 双侧血胸(AIS 4)

    1.1.2 肺挫伤(AIS 3)

　　1.1.3　多发肋骨骨折(AIS 3)

　1.2　腹部闭合性损伤

　　1.2.1　创伤性脾破裂(AIS 3)

　　1.2.2　胰腺损伤(AIS 2)

　　1.2.3　胃损伤(AIS 2)

　1.3　右肱骨骨折(AIS 2)

2.　损伤并发症

　2.1　失血性休克

　2.2　低体温

　2.3　凝血功能障碍

　　$ISS = (4+1)^2 + 3^2 + 2^2 = 38$

【经验与体会】

　　胸腹挤压伤由于多种原因,早期评估不仅容易漏诊、误诊,更会造成严重后果,故重点评估非常重要,并应强调简便、易行、有效的原则。首先应重视 FAST 动态评估的作用,其次床边 X 线检查(胸片、骨盆片)必不可少,除此以外,还可以采取一些特殊的措施,如胸腔穿刺、腹腔穿刺等。CT 检查对损伤脏器的定位准确率较高,但对血流动力学不稳定者必须准确掌握转运时机并在医护严密监护下进行。

　　对于损伤严重、血流动力学极不稳定的胸腹挤压伤患者必须重视损害控制外科技术的应用,选择暂时性止血及控制污染等措施简化手术。复杂手术或手术时间过长等也是导致患者术后病情快速恶化并死亡的原因之一。

　　对于多部位损伤、病情凶险、决策困难的创伤患者,多学科救治团队的作用无可替代,但多学科团队成员均需经过专业培训,在相同的救治理念下才能开展工作;另外,团队组长作用巨大,他如何挑战专业医生也值得我们去深思;特殊情况下我们组织 M-MDT,利用互联网技术快速决策。本例救治过程中正是由于 MDT 的介入,使伤情得到正确的判断,从而做出决策,虽然最后救治失败,但 MDT 的作用值得肯定。

　　本例患者虽然伤势危重且复杂,但创伤救治流程执行力不够,时效性较差,细节上如 CT 检查转运前评估不规范客观存在,应引起重视。

【专家点评】

　　首先需要指出,"创伤性湿肺"这一诊断名称,在创伤专业临床上和影像学上都是不准确或过时的,应当是"肺挫伤"。此例胸伤主要是严重多根多段肋骨骨折伴肺挫裂伤,大量血胸。患者本身伤情重,伤后 1 小时来院,数分钟后收缩压即低于 70mmHg 足以说明。表面上看对患者诊治的延误时间不算长,来院 2 小时即伤后 3 小时送入手术室看似不算拖得太久,但前面提到伤后 1 小时就明显休克表现,应想到胸腹损伤有大的和快速的出血,这种情况下是分秒必争的。后来决定胸腹同时手术是对的,而且从切下的脾标本看伤得也不轻,恐不是Ⅲ级而是Ⅳ级,至于腹血只有 600ml,是因为胸腔出血已 4 000ml(胸腔引出量 1 500ml,术中见 2 500ml),正如所问"血到哪里去了?"哪还有出血! 况且一直休克血压。此例抢救未能成功或有两点,一就是来院的胸片就该立即安放胸腔引流,如是最多 15 分钟后见到 1 500ml 引出就会决定立即剖胸,而不是来院 1 个多小时才会诊,甚至还错误判断不须剖胸术。胸外科

19:15,患者心电监护示:窦性心动过速,P 137 次/min,停胸外心脏按压。患者血压仍测不出,经皮血氧饱和度测不出,深昏迷,GCS 评分 3 分,双侧瞳孔直径 6.0mm,光反射消失。予去甲肾上腺素针 0.6μg/(kg·min)微泵维持升压。

19:27,患者 T 35.8℃,P 137 次/min,呼吸机辅助呼吸 PC 模式、吸入氧浓度 100%,去甲肾上腺素针 0.5μg/(kg·min)维持下 BP 80/44mmHg,SpO$_2$ 93%;深昏迷,双侧瞳孔直径 6.0mm,光反射消失。决策:严密监护下 CT 检查(头颅+骨盆+颈椎+胸部+腰椎)。头颅 CT (图 24-3、图 24-4):颅脑 CT 平扫未见明显异常;胸部 CT(图 24-5~图 24-8):两侧多发肋骨骨折,两侧气胸,两肺创伤性湿肺,胸骨柄骨折,双侧膈疝考虑,右侧肱骨外科颈骨折,前上纵隔积血考虑,腹腔内游离气体影;骨盆 CT 平扫(图 24-9、图 24-10):骨盆多发骨折,相应区域盆壁软组织积血,腰 5 椎体两侧横突及右侧股骨粗隆间骨折。

19:52,患者返回抢救室。

19:55,患者 T 35.5℃,P 136 次/min,机械通气呼吸:14 次/min,去甲肾上腺素针 0.5μg/(kg·min)维持下 BP 72/46mmHg,SpO$_2$ 87%。紧急予双侧胸腔闭式引流术及颈内静脉穿刺置管术,并输悬浮红细胞 400ml+新鲜冰冻血浆 400ml。血常规:Hb 105g/L,HCT 0.32,PLT

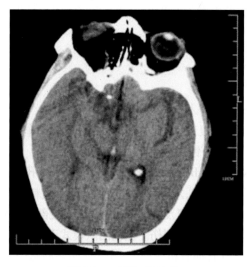

图 24-3　颅脑 CT 平扫

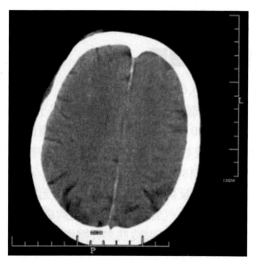

图 24-4　颅脑 CT 平扫

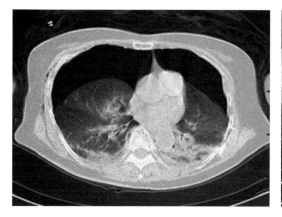

图 24-5　胸部 CT

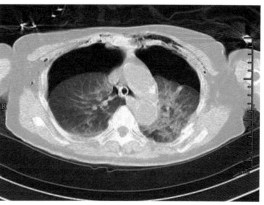

图 24-6　胸部 CT

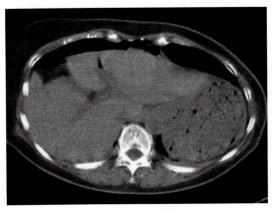

图24-7 胸部 CT

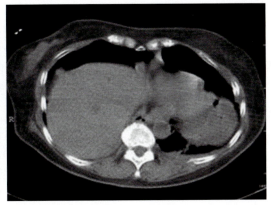

图24-8 胸部 CT

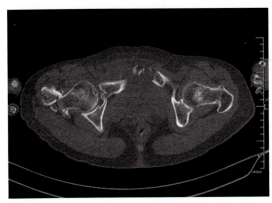

图24-9 骨盆 CT

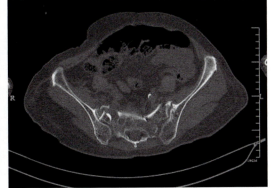

图24-10 骨盆 CT

$119 \times 10^9/L$;凝血谱未见异常。

20:15,P 132 次/min,机械通气呼吸:14 次/min,去甲肾上腺素针 0.5μg/(kg·min)维持下 BP 116/63mmHg,SpO$_2$ 93%。创伤团队决策:紧急手术,必要时骨盆骨折行 DSA 检查或栓塞,术后 ICU 继续复苏。

20:34,送手术室,P 130 次/min,机械通气呼吸:14 次/min,去甲肾上腺素针 0.5μg/(kg·min)维持下 BP 128/66mmHg,SpO$_2$ 93%。深昏迷,双瞳孔对称为 6mm,固定。

取中上腹正中切口,术中所见如图 24-11:腹腔内可见少量血性液体,肠壁水肿,肠腔扩张积液,盆底、后腹膜可及多处血肿,小肠系膜稍有裂伤,双侧膈肌不规则裂伤,胃内大量食糜,疝入左侧胸腔,肝脏、胆囊疝入右侧胸腔,探查腹腔内余脏器未见明显破裂。行膈肌修补+肠切开减压术;手术顺利,无意外发生,术中双侧瞳孔直径 3mm,对光反射消失。术中输悬浮红细胞 2 800ml、新鲜冰冻血浆 830ml,自体输血 265ml,无输血不良

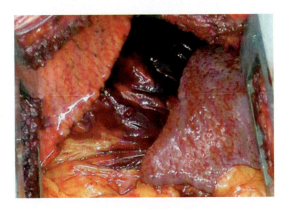

图24-11 术中所见

反应。

23:27,术后送 ICU 监护治疗,查体:T 35℃,P 130 次/min,呼吸机辅助呼吸 PC 模式、吸入氧浓度 90%,去甲肾上腺素针 0.4μg/(kg·min) 维持下 BP 128/66mmHg;双侧瞳孔直径 2mm,对光反射消失。ICU 治疗:予头孢哌酮舒巴坦 3.0g q12h 联合左氧氟沙星 0.5g qd 抗感染、兰索拉唑防治应激性溃疡、生长抑素减少消化液减轻腹压,肾上腺素、去甲肾上腺素维持循环及血压,继续输血输液抗休克治疗。

9 月 29 日 14:25,患者昏迷状态,双侧瞳孔等大,直径约 2mm,对光反射无,体温 35～35.1℃,予复温毯应用,循环不稳定,去甲肾上腺素针 0.8μg/(kg·min) 及输血补液下 BP 75～105/45～61mmHg,P 104～112 次/min,口插管接呼吸机机械通气 PC 模式,自主触发不明显,压力支持条件较高,氧合差,潮气量 460～553ml,氧浓度 80%～90%,SpO₂ 93%～100%。听诊左侧呼吸音略低,两肺可及湿啰音,心律齐。左右胸腔引流管通畅,各引流出约 500ml、400ml 血性液体。腹部隆,尚软,肠鸣音未闻及。四肢无活动。血气分析:PO₂ct 125mmHg,PCO₂ct 7.14,BE −13.8mmol/L,SpO₂ 98.5%,Lac 3.31×10⁹/L,血常规:WBC 83g/L,PLT 64×10⁹/L;凝血谱:PT 19.6 秒,APTT 65.3 秒,INR 1.65,Fib 1.32g/L。患者因循环仍不稳定,胸腔及腹腔引流量不多,已排除胸腹腔活动性出血可能,考虑骨盆骨折及血管损伤出血可能,经介入科会诊行急诊 DSA 造影。

15:20,患者送导管室。DSA 术中所见如图 24-12:肠系膜上、下动脉、腹腔干动脉、双肾动脉及双髂动脉及其分支血管走行可,未见明显动脉破裂、对比剂外渗、未见明显动脉瘤及血管畸形征象,于双侧髂内动脉灌注酚磺乙胺 3.0g。

16:20,患者术后安返 ICU,T 35℃,P 122 次/min,机械通气 14 次/min,去甲肾上腺素针 0.8μg/(kg·min) 维持下 BP 122/68mmHg;BUN 9.35mmol/L,CREA 101.2μmol/L,测腹压为:31cmH₂O,考虑腹腔间隙综合征(ACS),予 CRRT 加大净超滤量、加强胃肠减压、肛管排气,效不佳。紧急启动 MDT,MDT 决策:尽量予非手术手段处理 ACS,如引流腹腔积液、胃肠道减压、CRRT 等。行 FAST 检查,腹腔有散在的片状积液,但穿刺困难,同时发现胃肠道扩张伴大量胃内容物,予无充气下胃镜胃减压治疗(图 24-13)。

9 月 30 日上午腹压为 21cmH₂O。患者昏迷,双侧瞳孔等大等圆,直径 2.5mm,光反射迟钝,T 36.1～37.8℃,P 85～107 次/min,机械通气 14 次/min(呼吸无自主触发),去甲肾上腺

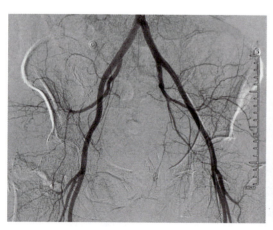

图 24-12   DSA 术中所见

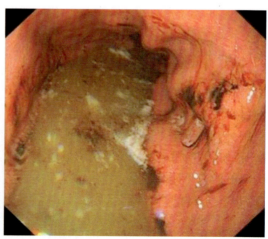

图 24-13   无充气下胃镜胃减压治疗

素针 0.4μg/(kg·min)维持下 BP 116~150/50~63mmHg。继续抗休克、纠正贫血、CRRT 等生命支持治疗。

10 月 3 日患者昏迷,双侧瞳孔等大等圆,直径 3mm,光反射迟钝,复查头颅 CT(图 24-14、图 24-15):小脑密度减低,脑挫伤不能除外,蛛网膜下腔出血。继续 CRRT 治疗,输注悬浮红细胞 1 200ml+新鲜冰冻血浆 400ml。

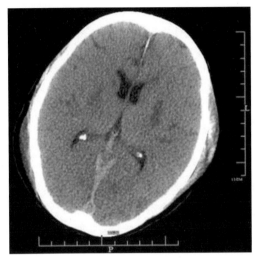
图 24-14　头颅 CT

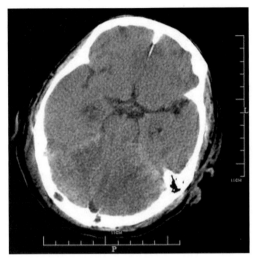
图 24-15　头颅 CT

10 月 10 日 8:00,发现患者双侧瞳孔散大固定,对光反射无,GCS 评分 3 分。脑外科会诊后考虑为缺血缺氧性脑病后恶性颅内高压,脑疝。充分与家属沟通病情发展,家属考虑病情及预后,自动出院。

【诊断】

1. 交通事故致多发伤(ISS 66)
  1.1　重度颅脑损伤(AIS 5)
    1.1.1　脑疝(AIS 5)
    1.1.2　脑挫伤(AIS 3)
  1.2　胸腹联合伤
    1.2.1　张力性气胸(AIS 4)
    1.2.2　双侧膈疝(AIS 4)
    1.2.3　双侧肺挫伤(AIS 4)
    1.2.4　胸骨柄骨折(AIS 2)
    1.2.5　肠系膜挫伤(AIS 2)
    1.2.6　腹膜后血肿(AIS 2)
    1.2.7　腰椎横突骨折(AIS 2)
  1.3　骨盆骨折和肢体骨折
    1.3.1　骶骨骨折(AIS 2)
    1.3.2　耻骨骨折(AIS 2)

　　1.3.3　右侧髋臼骨折（AIS 3）

　1.4　右股骨粗隆间骨折（AIS 3）

　1.5　左锁骨肩峰端骨折（AIS 2）

2. 创伤并发症

　2.1　创伤性心脏骤停

　2.2　失血性休克

　2.3　低体温

　2.4　凝血功能障碍

$ISS = 5^2 + 4^2 + (4+1)^2 = 66$

【预后及随访】

ICU 11天，患者家属因考虑脑疝预后差，放弃治疗，自动出院。

【经验与体会】

目前对于创伤性心搏骤停（TCA）的复苏策略，美国和欧洲对是否值得积极复苏持完全对立的观点，我国多数基层医院对 TCA 患者的救治也是简单地走心肺复苏的流程，但是事实上，TCA 的患者还是有一定的救治成功率的，虽然很低，仍应采取规范的复苏，同时积极处理致死性因素，努力改善创伤性心脏骤停的复苏效果。

对患者的初步评估是有欠缺的，而在 ROSC 后进行的再次评估和采取的措施是欠妥当的，如评估到位，可及时采用胸腔穿刺或胸腔闭式引流以缓解张力性气胸，值得注意的是我们应在不干扰复苏抢救的同时予 FAST、床边 X 线检查而非冒险直接行多部位 CT 检查，避免检查时因患者的转运和搬动带来对复苏不利影响。本次抢救时对 TCA 患者早期评估的缺陷，值得引起重视。

多发伤根据损伤部位的不同会产生各种创伤后并发症，创伤救治的中后期的治疗除了原发部位的救治更多的是并发症管理及积极处理，如腹腔间隙综合征（ACS）、创伤性凝血病、多脏器损伤或衰竭等。在治疗过程中难免会出现矛盾治疗的情况，如维持循环及血压长时间应用升压药物、缩血管药物、止血药物等，这对于组织微循环的恢复、组织水肿的消退和脑组织的供血供氧是不利的，而休克尚未完全稳定情况下减少和不适用这些药物更会雪上加霜。本例并发 ACS，在患者手术耐受性极差的情况下，结合病史（餐后受伤）及 CT、手术所见，果断采用胃镜下胃减压以缓解 ACS，并取得成功，值得借鉴。

【专家点评】

本例患者损伤严重，ISS 达 59 分，且来院前已呼吸心搏停止，但经 120 院前医生急救与医院创伤团队的努力，成功恢复心搏，并运用现代的创伤救治理念让患者存活 10 余天，可见该院院前与院内救治流程通畅无阻，创伤救治团队救治有效。

创伤性心搏骤停（traumatic cardiac arrest，TCA）是指创伤后由于大出血、缺氧、张力性气胸、心包压塞等各种原因导致的心搏骤停。各种病因所致 TCA 的发生率分别为低血容量 48%、张力性气胸 13%、缺氧 13%、心脏压塞 10%、肺栓塞 2%、心律失常 1%、不明原因 12%[1]。此类患者年龄相对较轻，病情危重复杂，通常复苏困难，预后极差。研究显示，钝性伤与穿透伤所致 TCA 的存活率分别为 3.3% 和 3.7%，而其中神经功能预后良好者仅有

1.6%[2]。TCA 复苏与常规的心肺复苏存在明显的不同之处。首先,TCA 复苏的关键是立即优先处理可逆转的病因,如缺氧、张力性气胸、心包压塞、低血容量等,针对可逆病因的处理,可参考战伤现场救护的原则,如采用止血带控制肢体出血、止血剂控制非肢体性出血、针刺减压张力性气胸、骨髓腔内输液等,这些均被证实有利于改善 TCA 的预后。另外,还建议增加胸腔/心包减压、骨盆外固定、外出血控制等院前急救的流程。其次,TCA 时心脏按压的方式及价值也有所不同。研究表明,对于血容量正常的患者,胸外心脏按压能升高血压,但在创伤患者出现低血容量时,其效能将下降或消失,即便是开胸心脏按压也未能显示出良好的复苏效果[3]。本例患者救护车上即开始胸外按压,赢得了救治机会,如能考虑 TCA 的不同复苏理念,尽早给以胸腔引流减压,骨盆外固定减少失血,并加快输血与补液可能会提高复苏效果。尤其是输血的问题,本例患者入院后48 分钟才开始输血,对 TCA 患者确实不够及时,如能在院前及急诊常备万能血(O 型血)400ml,可能更利于失血性引起的 TCA 的复苏。考虑胸部挤压伤引起心搏停止,到院后立即改为开胸心肺复苏,并行复苏性剖胸探查(resuscitative thoracotomy,RT)可能会改善复苏结果,同时可兼顾减压与手术止血。本例到 CT 检查完成后才发现并处理气胸,可见再次评估和采取的措施还有改善空间。

胸腹碾压伤应该考虑存在骨盆骨折可能,查体时应该引起关注。本例患者神志不清,一般确难发现,但 CT 提示骨盆骨折后建议作骨盆固定。针对骨盆骨折导致的出血问题,考虑静脉性出血,可行骨盆腹膜后填塞止血;考虑动脉性出血应给予动脉介入栓塞止血,但 DSA 应用酚磺乙胺局部喷洒止血,没有明显的依据[4]。

关于闭合性胸腹联合伤(closed combined thoraco-abdominal injuries,CCTI)的诊治。有文献报道,在胸腹部损伤中创伤性膈疝的发生率为 0.8%~8.0%,死亡率可达 33.3%。此类患者往往病情危重,不同程度地存在低血容量性休克问题。有资料统计,患者失血量 500~3 000ml,平均每例失血量 1 827ml,院前约 10%患者必须进行气管插管、体液复苏,若不引起重视,容易漏诊。CT 检查对创伤性膈疝诊断的特异性及敏感性均高于其他检查,是膈疝的诊断中最有效的手段[5]。对于血流动力学不稳定的 CCTI 患者,不要忽视胸腹部穿刺等物理检查,早期仍应在积极抗休克同时快速行床边 B 超及胸片检查,以便尽早明确危及生命的损伤,并作相应救治。

腹腔间隙综合征(ACS)的病死率高达 29%~62%,重在预防。因此尽早认识、尽早减压可明显改善预后。本例根据伤情特点常规进行腹内压的监测,并对腹内压力增高作了及时处理,开展了急诊探查手术时予肠切开减压预防,反复运用床边胃镜技术排空胃肠道内容物,肛管置管减压以及连续使用 CRRT 治疗等措施,使腹腔间隙综合征得到有效控制,值得借鉴[6]。临床上有作者提出腹内压为 2.67~3.33kPa(20~25mmHg)时即应开腹减压,但多数外科医师建议一旦发现腹腔间隙综合征临床各项特征后即行开腹减压术,病情危急时甚至可在 ICU 病房内床边减压。

(胡培阳　庞建良　主任医师　浙江省天台县人民医院
Email:hpy94@sina.com)

【参考文献】

[1] KLEBER C,GIESECKE MT,LINDNER T,et al. Requirement for a structured algorithm in cardiac arrest following major trauma:epidemiology,management errors,and preventability of traumatic deaths in Berlin[J]. Resuscitation,2014,85(3):405-410.

［2］ZWINGMANN J,MEHLHORN AT,HAMMER T,et al. Survival and neurologic outcome after traumatic out-of-hospital cardiopulmonary arrest in a pediatric and adult population：a systematic review［J］. Crit Care,2012,16(4)：117-186.

［3］张茂,徐杰丰.重视与提高创伤性心脏骤停的复苏水平［J］.中华急诊医学杂志,2018,27(5)：469-473.

［4］江利冰,蒋守银,赵小纲,等.世界急诊外科学会骨盆骨折分型及处理指南［J］.中华医学急诊杂志,2017,26(3)：268-269.

［5］GMACHOWSKA A,PACHO R,ANYSZ-GRODZICKA A,et al. The role of computed tomography in the diagnostics of diaphragmatic injury after blunt thoraco-abdominal trauma［J］. Pol J Radiol,2016,81：522-528.

［6］STAGNITTI F,CALDERALE SM,PFIORE F,et al. Abdominal compartment syndrome：pathophysiologic and clinic remarks［J］. G Chir,2004,25(10)：335-342.

第25章

收割机搅伤致开放性胸部损伤

【导读】

　　胸部损伤是导致死亡的创伤类型中仅次于颅脑伤的第2位原因,胸部损伤直接导致的死亡占创伤死亡的25%,尤其是伤后数分钟到数小时内早期死亡的主要原因,因此早期诊断、及时并恰当的治疗,可望使部分患者获救,本例采取急诊手术及多学科MDT联合治疗,最终成功救治患者。

【病例简介】

　　患者男,40岁,已婚。

　　因入院5小时前收割农作物时不慎被收割机搅伤于6月11日,17:57入院。

　　患者5小时前被收割机搅伤致左侧胸背部及左上腹大面积软组织缺损,可直视内脏;上腹部伤处疼痛,为持续性胀痛,左上肢离断、畸形。送至当地医院大棉垫包扎后由120送入上级医院。当地医院胸腹盆CT提示:肋骨骨折、部分肋骨缺如;脾破裂。患者转运途中神志清醒,无意识障碍,精神萎靡,左上肢无知觉,呼吸急促,四肢湿冷。转入院后面色苍白,包扎大棉垫可见大量鲜血流出。患者病程中无呼吸困难,无恶心、呕吐,无大小便。

　　入院查体:T 37℃,P 170次/min,R 25次/min,BP 70/40mmHg,神志尚清,面色苍白,精神萎靡,呼吸急促,双侧瞳孔等大等圆(瞳孔直径3mm),对光反射灵敏,颈软,无抵抗,左侧胸背部及左上腹开放性损伤,大面积软组织缺损,可直视内脏,左上肢离断并畸形,余肢活动正常,双下肢无水肿。左侧腰背部见一巨大缺损,范围约40cm×20cm,并皮肤、骨骼肌、肋间肌及肋骨缺失,伴活动性出血(图25-1)。探查发现左下肺基底段严重挫伤伴部分缺失。左上臂见残端有明显渗血(图25-2),肌肉活力良好,对刺激敏感,双下肢无异常。在抢救室给

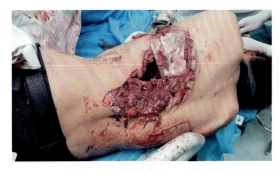

图25-1　左侧腰背部巨大缺损

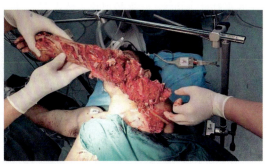

图25-2　左上肢

145

予左上肢及胸部伤口大棉垫包扎止血,吸氧、心电监护、右上肢静脉及右侧颈内静脉开通输液。

18:20,患者进入手术室,迅速做好与家属沟通、备血、动脉穿刺监测动脉压等术前准备。

18:37,在全麻下行剖腹探查。探查发现:脾脏膈面可见多发裂口(图25-3),最长约4cm、深约0.5cm伴活动性出血,胃大弯侧可见一长约3cm挫裂伤,膈肌破裂,长约20cm,另腰背部裂口大小约40cm×20cm,经裂口探查见左下肺挫裂伤伴活动性出血。另探查上肢可见:左上臂近端为截肢平面,做鱼口状皮瓣设计,依次切开皮肤、皮下组织和深筋膜、肱二头肌,肱三头肌,见肌肉活力良好,残端有明显渗血,请心胸外科及骨科上台会诊,决定行"脾切除+胃壁挫裂伤修补+膈肌修补+左下肺楔形切除+左胸壁重建+腰背部裂口清创缝合+左上肢离断性损伤残端修整术"(图25-4),患者术中输去白细胞红细胞悬液1 200ml,输注新鲜冰冻血浆700ml,患者术中用生理盐水50ml+去甲肾上腺素4mg泵入,泵速10ml/h,动脉血压维持在70~80/40~50mmHg,手术时间3小时55分。

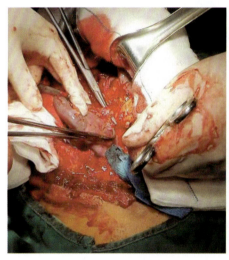

图25-3   脾脏破裂处

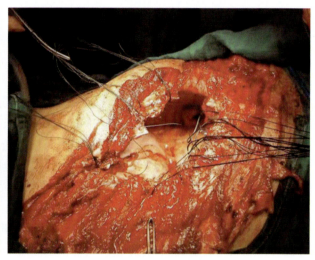

图25-4   左胸壁重建

22:32手术结束,患者转入ICU监护,继续泵入去甲肾上腺素,呼吸机辅助呼吸(模式SIMV+PSV),pH 7.295,Hb 41g/L,乳酸3.44mmol/L。继续输注红细胞悬液800ml、新鲜冰冻血浆400ml,同时给予亚胺培南+替考拉宁抗感染、补液,保护重要脏器,纠正电解质紊乱维持酸碱平衡,血压维持在90~100/60~70mmHg。

6月12日4:34,心肌梗死标志物:肌钙蛋白0.17ng/ml,给予能量合剂(0.9%氯化钠250ml+维生素C注射液20ml+ATP 40mg+注射用辅酶A 100U)及环磷腺苷葡胺针20ml保护心肌。

6月12日7:10,血气分析:pH 7.416,Hb 50g/L,Lac 2.73mmol/L,继续输注悬浮红细胞400ml积极纠正贫血。

6月12日18:30,输血去白细胞悬浮红细胞1 600ml,输注新鲜冰冻血浆800ml。

6月13日,患者系大面积创伤患者,利奈唑胺皮肤软组织血药浓度高,给予利奈唑胺片

(每 12 小时 600mg)鼻饲加强抗感染治疗。

6 月 14 日 7:10,呼吸机模式调为 SPONT 模式。

6 月 15 日 8:30,停呼吸机,拔除气管插管,转回普通病房(图 25-5)。

6 月 20 日,患者体温正常,白细胞、PCT 及 IL-6 正常,抗生素调整为头孢他啶。

6 月 29 日,出院(图 25-6)。

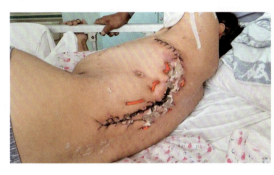

图 25-5 转回普通病房第一次换药

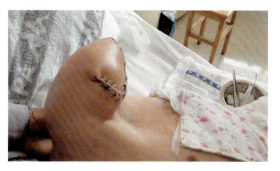

图 25-6 出院时左上肢断端

【诊断】

1. 多发伤(ISS 50)

  1.1 开放性胸部损伤

    1.1.1 左下肺挫裂伤(AIS 5)

    1.1.2 左侧肋骨骨折(8~12 后肋骨折),左侧肋骨部分缺如(9~11 后肋)(AIS 3)

    1.1.3 膈肌破裂(AIS 3)

  1.2 开放性腹部损伤

    1.2.1 脾破裂(AIS 3)

    1.2.2 胃壁挫裂伤(AIS 3)

  1.3 左上肢离断性损伤(AIS 3)

  1.4 腰背部撕脱伤(AIS 2)

2. 损伤并发症

  2.1 创伤性失血性休克

$$ISS = 5^2 + (3+1)^2 + 3^2 = 50$$

【预后与随访】

ICU 5 天,住院 19 天。

【经验与体会】

严重胸部损伤应重视创伤性膈肌破裂(traumatic diaphragmatic rupture,TDR)[1]的发生,特别对于胸部撞击挤压伤患者,应详细进行体格检查和必要的辅助检查,进一步明确或排除 TDR,因其往往不能自愈,每例都有威胁生命的危险,无论其大小,均应进行手术,提高对本病的认识和警惕,加上术中仔细探查,尽量避免 TDR 的漏、误诊。

胸部损伤常合并颅脑和颈椎损伤,其发生的机制可能是因为现代损伤多为高能量损伤,由于头、颈、胸部解剖部位上相互邻近,外力导致 1 个部位损伤时,常可能同时造成其他器官损伤。如下段颈椎损伤则常与胸部损伤合并存在。尤其值得注意的是,颈椎损伤患者中,颅脑损伤和胸部损伤的发生率都很高[2]。

胸部创伤后气胸、血胸和心脏压塞均可能延迟出现,除非临床怀疑脊髓损伤,或患者严重低血压,否则胸部损伤患者不应行平卧位胸片,应该是立位或半立位,至少也应头高 20°,才能有助于发现血胸、少量气胸和膈下积气等[3]。放射科常缺乏患者急救的相关设备,行 X 线检查时常无陪伴、难以监测,对于严重创伤患者是非常危险的,而且张力性气胸等不能依赖 X 线检查诊断。

【专家点评】

这是一例高能量损伤导致的开放性胸腹联合伤和上肢毁损伤,虽然伤情很重,但经多学科协同诊治,处理及时,恢复顺利。这类病例的处理,主要涉及两个方面,一是胸腹联合伤的救治,二是肢体损伤保肢和截肢的选择。

钝性暴力导致的胸腹联合损伤容易早期漏诊。而穿透性损伤根据伤道情况则容易引起警惕。胸腹联合伤的救治,首先注意胸腔内脏器损伤的处理,气管支气管及肺损伤导致的通换气功能障碍、心脏破裂或心包压塞如处理不及时,患者可能迅速死亡。其次注意腹腔内脏器处理,重点是疝入膈肌破口的空腔脏器活力判断。

本例患者胸壁部分缺失、胸腔开放、肺挫裂伤,虽然伤重,但明确直观,立即棉垫包扎,虽不能有效封闭胸腔变开放为闭合,但如果有条件插管机械通气,也可以及时解决通气障碍的问题,手术中再进行胸壁重建,关闭开放的胸腔。在术中彻底探查处理挫裂的肺叶及可能存在的心脏损伤。腹腔内脏器损伤以肝脏和脾损伤机会大,往往导致失血性休克,在通换气功能得到保障的前提下,需要及时处理,脾脏破裂尽管有多种保脾术式,但对于成年人,按照挽救生命第一,保全脏器第二的原则,直接行脾切除更安全。如有肝脏损伤,根据其损伤分级进行相应处理。空腔脏器在遭受锐器损伤时要高度警惕,一旦存在,可能导致腹腔污染甚至胸腔污染,感染并发症机会增加。膈肌破裂,几乎没有机会自愈,会不断出血及脏器疝入坏死,所以要确切修补,在本开放性病例中,膈肌损伤是明确的,但对于闭合性损伤,膈肌破裂在早期往往容易漏诊,对于胸片中或 CT 检查胸部定位像中异常抬高的膈肌影一定要高度警惕。

在严重的肢体损伤存在时,为了挽救生命或肢体重建难度很大时,可能需要作出是否截肢的选择。由于下肢的功能主要是负重,往往勉强保留的下肢因疼痛、感觉障碍等不能令患者满意,截肢指针相对较宽,后期安装假肢功能满意。而上肢由于功能复杂,截肢需要谨慎,如果实在难以避免,也要尽可能保留长度。

（黄光斌　副主任医师　重庆市急救医疗中心

Email:hgbin563@163. com）

【参考文献】

[1]　高劲谋,赵山红,杨俊,等.胸腹联合伤 155 例救治分析[J].中华外科杂志,2007,45

（16）:1150-1151.

［2］李侠,李增春,刘养洲,等.胸腹联合伤的早期诊断与治疗［J］.中华创伤杂志,2012,28（1）:73-75.

［3］滕继平,杨志胤.闭合性胸腹联合伤的特点和治疗［J］.创伤外科杂志,2018,20（2）:81-83.

第26章
车祸致血气胸、肺挫伤合并全身多发骨折

【导读】

胸部创伤合并失血性休克致死率很高,致死主要原因是大出血及呼吸衰竭,在纠正休克的同时呼吸支持及尽快手术止血是治疗的关键,后续合并肺部感染时出现严重低氧血症时,本例患者采用 ECMO 治疗帮助患者度过危险期,为后期治疗争取时间,最后成功救治患者,为处理类似患者提供借鉴。

【病例简介】

患者男,40 岁,因"车祸致全身多处疼痛、出血、气喘 1 小时余。"于 10 月 2 日 03:15 入院。

患者缘于入院前 1 小时余不慎被车撞伤,伤后头面部、双上肢疼痛、流血,右侧胸背部疼痛,深呼吸、用力时疼痛加剧,伴呼吸困难,咳嗽、痰血,大汗淋漓。

查体:体温未能测出,P 142 次/min,R 28 次/min,BP 73/40mmHg SpO$_2$ 93%,神志清楚,痛苦面容,头顶、颜面部可见散在不规则挫裂伤口,活动性出血,污染严重,部分伤口异物存留。右侧前胸壁第 2~4 肋间可见挫裂伤口,污染严重,深达肌肉层,未与胸腔相通,右侧胸背部压痛明显,可触及骨擦感,胸廓挤压征阳性;双肺叩诊呈清音;右下肺呼吸音稍弱,双肺可闻及散在湿性啰音。心率 142 次/min,律齐,未闻及病理性杂音。腹软,全腹无压痛反跳痛,腰背部压痛,右上肢皮肤可见撕脱伤口,污染严重,活动性出血。急诊 CT 示(图 26-1):"双肺挫伤,右侧多发肋骨骨折,右侧血胸,右侧肩胛骨骨折"。急诊予伤口包扎止血,吸氧、

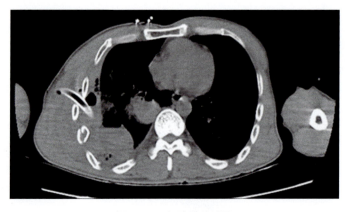

图 26-1　入院检查 CT

心电监护、左锁骨下深静脉置管,右侧胸腔闭式引流,予备血、补液、扩容,输红细胞悬液600ml、新鲜冰冻血浆400ml,并绿色通道行"右侧开胸探查+右侧肋骨骨折内固定+全身多处清创缝合+右上肢 VSD 引流术",术后继续给予输血、抗休克,加强抗感染、化痰、营养支持等处理。

06:55,在全麻下行右侧开胸探查+右侧肋骨骨折内固定+全身多处清创缝合+右上肢VSD 引流术,术中出血约 2 500ml,术中输血红细胞悬液 2 100ml+新鲜冰冻血浆 930ml+普通冰冻血浆 450ml+冷沉淀 10U,手术时间约 4 个半小时。

11:47,术后转入胸外科 ICU,继续予呼吸机辅助通气、头孢呋辛+硫酸依替米星抗感染,术前、术中、术后给予输注悬浮红细胞 4 500ml,新鲜冰冻血浆 1 790ml,普通冰冻血浆 450ml,冷沉淀凝血因子 10U,冷冻单采血小板 10U。

术后复查血常规:RBC $1.73×10^{12}$/L、Hb 52g/L、PLT $24×10^9$/L;凝血功能:PT 22.7 秒、APTT 55 秒、TT 15 秒、FIB 1.33g/L,ALB 15.8g/L,予再输红细胞悬液 600ml、新鲜冰冻血浆340ml,人血白蛋白20g。

10 月 3 日,患者神志淡漠,偶有躁动,SpO_2 85%,右侧胸部引流管引出血性液体 480ml,气管插管内仍较多血痰,复查床边胸片(图 26-2),考虑气管切开术。

10 月 4 日 10:19,行气管切开术。

10 月 9 日,患者神志清楚,出现发热,体温最高 38.7℃,给予加强抗感染。

10 月 3 日,患者精神较前明显好转,T 38.3℃,右前臂 VSD 引流管可见脓性分泌物吸出。右上肢创面可见脓性分泌物,复查床边胸片(图 26-3)示:双肺感染较前加重。予万古霉素+亚胺培南-西司他丁钠联合抗感染治疗。

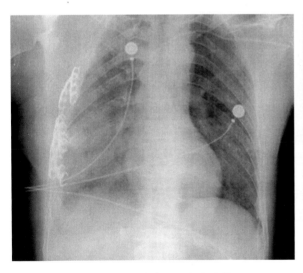

图 26-2　入院第 2 天复查胸片
肋骨骨折内固定术后,肺部出现感染

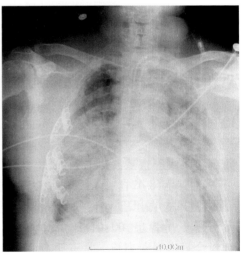

图 26-3　入院 11 天复查床边胸片
提示感染加重

10 月 15 日,患者出现神志不清,痰多,发热。SpO_2 下降,双肺闻及散在湿性啰音。查血气分析:pH 6.935↓、氧分压 PO_2 53.8mmHg↓、PCO_2 117.0mmHg↑。复查胸部 CT(图 26-4)请重症医学科会诊后转重症医学科治疗,转入后立即行连续性肾脏替代治疗;予美罗培南、利奈唑胺联合氟康唑抗感染治疗。

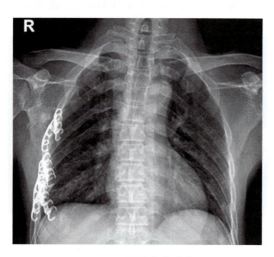

图 26-9 再次复查胸片

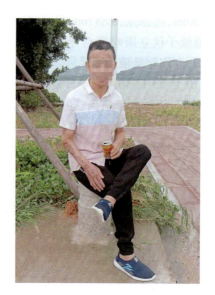

图 26-10 出院后随访照片

【诊断】

1. 车祸致多发伤(ISS 36)

  1.1 胸部闭合性损伤(AIS 4)

    1.1.1 双肺挫伤(AIS 4)

    1.1.2 右侧血气胸(AIS 3)

    1.1.3 右侧多发肋骨骨折(AIS 3)

  1.2 腹部损伤

    1.2.1 腰1~腰3横突骨折(AIS 2)

    1.2.2 腰4、5椎体骨折(AIS 2)

  1.3 四肢骨折

    1.3.1 右上肢撕脱伤(AIS 3)

    1.3.2 右侧肩胛骨骨折(AIS 2)

  1.4 全身多处软组织挫裂伤(AIS 1)

2. 损伤并发症

  2.1 失血性休克

  2.2 重度急性呼吸窘迫综合征

  2.3 重症肺炎

  2.4 Ⅱ型呼吸衰竭

  2.5 急性肾损伤

  2.6 高钾血症

  2.7 肝功能损害

  2.8 低蛋白血症

$ISS = 4^2 + 2^2 + (3+1)^2 = 36$

【预后及随访】

ICU 40 天，住院天数 284 天。

【经验与体会】

创伤致血流动力学不稳定合并呼吸衰竭的多发肋骨骨折合并血气胸患者的救治流程，早期处理主要是早期胸腔闭式引流后气管插管改善通气，扩容复苏，早期输血，绿色通道手术止血。

肺挫伤合并呼吸机相关性肺炎要注意控制出入量，根据感染情况及时调整抗感染药物。严重低氧血症须及时使用 ECMO 治疗。

【专家点评】

本例患者 ISS 评分 49，总住院天数达 284 天，两次出入 ICU，严重低氧血症时使用 ECMO 治疗，为患者恢复争取时间，胸外科、ICU、烧伤科及康复科多学科联合救治展现了很高的救治水平，无论战时或平时，胸部创伤均常见，在创伤的死亡病中，25% 直接死于胸部创伤，另外 25% 的死亡与胸部创伤有关[1]，而胸部创伤后并发 ARDS，是患者死亡的最重要、最直接因素。及时有效的急救处理非常重要，严重胸部创伤合并失血性休克患者救治策略主要包括以下几个方面：保持呼吸道通畅和尽快肺复张、呼吸机通气支持、限制性液体复苏、防治肺部继发感染。

首先是保持呼吸道的通畅，及时清除血液、异物、分泌物、痰液等；其次创伤后气胸、血胸的及时治疗；由于疼痛不敢用力咳嗽、胸廓完整性破坏等多种因素导致患者咳嗽、排痰困难，均会导致肺不张，通气障碍。

机械通气在胸部创伤并 ARDS 的治疗中，能有效纠正浮动胸壁，改善低氧血症，缓解呼吸窘迫等症状[2]，精准的治疗能有效地减少 ARDS 的发生，提高胸部创伤的治愈率。

呼吸机相关性肺炎是严重多发伤患者 ICU 救治的常见并发症，一旦发生 VAP 则脓毒血症的发生率增加，呼吸机使用时间延长，甚至危及生命[3]。本例患者先后使用头孢呋辛、硫酸依替米星、美罗培南、利奈唑胺、氟康唑、伏立康唑、米卡芬净等抗感染药物，几乎覆盖了人体常见细菌及真菌，早期手术比较成功，后期抗感染药物未及时升级，肺部感染加重导致患者缺氧，还好有体外膜肺支持帮助患者渡过难关。

多发伤患者损伤重、病情复杂，累及器官多，病死率高，并发症发生率接近 75%，早期多死于创伤性休克。后期死于继发感染导致的脓毒症和多器官功能障碍综合征[4]。体外膜肺氧合（extracorporeal membrane oxygenation，ECMO）是一种体外循环技术，原理是将体内的静脉血引出体外，经过人工心肺旁路氧合后，注入患者的动脉或静脉系统，起到部分心肺替代作用，维持人体脏器组织氧合血供。ECMO 作为一种新兴的呼吸循环支持技术，是抢救常规治疗无效的心肺衰竭患者的有效手段，本例患者持续血液净化及体外膜肺支持为患者成功救治起到关键作用。

（胡平　主任医师　重庆市急救医疗中心

Email：huping88506@aliyun.com）

【参考文献】

[1] 潘铁成，殷桂林，李军，等.胸心外科急诊和并发症[M].北京：人民卫生出版社，

2006:138.

　　[2] 任守阳,陈祖尧,李雪飞.胸部创伤并急性呼吸衰竭的临床分析[M].国外医药抗生素分册,2016,33(6):277-279.

　　[3] COOK A,NORWOOD S,BERNE J. Ventilator-associated pneumonia is more common and of less consequence in trauma patience compared with other critically ill patients[J]. The Journal of Trauma,2010,69(5):1083-1091.

　　[4] 杨帆,白祥军,唐朝晖,等.4519例多发伤院内救治分析[J].中国医学科学院学报,2007,29(4):471-477.

第27章

车祸致严重胸腹部贯通伤

【导读】

严重胸腹部贯通伤病死率高达 50%。致死的主要原因是难以控制的大出血,因而救治的关键是早期止血。严重创伤是时间依赖性疾病,在本例中充分体现了时间就是生命,当然在严重创伤的救治过程中要始终贯彻损害控制原则。本例采用腹腔开放手术止血+DSA 下栓塞达到止血目的,最后成功救治患者。

【病例简介】

患者男,24 岁,未婚。

因"车祸后被铁栅栏贯穿胸腹部流血疼痛 1 小时"于 8 月 26 日 14:26 入院。

患者 1 小时前因车祸(图 27-1)被铁栅栏贯穿胸腹部,消防队员使用便携式抛光机切割金属护栏,简单衣物包扎,保护创口及脱出的腹腔内容物,120 急救转入院。

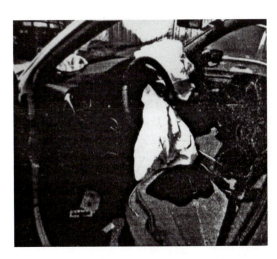

图 27-1　事故现场

入院查体:神志淡漠,全身皮肤湿冷,P 147 次/min,BP 测不出,R 25 次/min,双侧瞳孔 3mm 等大等圆,对光反射稍迟钝。铁栅栏从前向后由右腹壁向右后背贯通,创口活动性出血,大网膜外露(图 27-2、图 27-3)。

入院初步诊断:车祸伤,胸腹部联合伤,失血性休克。

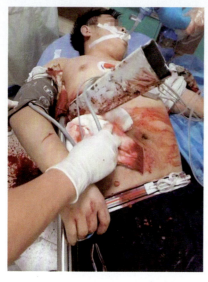

图 27-2   胸腹部铁栅栏贯通伤

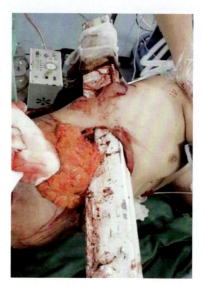

图 27-3   胸腹部铁栅栏贯通伤

处理:

1. 建立上肢外周静脉通路 3 路,林格液 1 500ml 静脉滴注;约 30 分钟输完。

2. 建立颈内深静脉通路。

3. 气管插管,气囊辅助呼吸。

4. 备红细胞悬液 1 200ml,新鲜冰冻血浆 1 000ml。

5. 羟乙基淀粉针 500ml 静脉滴注。

6. 急诊创伤外科直接介入,胸外科口头沟通后直接送手术室,必要时手术台会诊。

7. 去甲肾上腺素 20mg 加入 NS 40ml 微泵静注 10ml/h,丙泊酚 100mg 静推镇静。

约 20 分钟直接送往手术室(图 27-4)。

15:00:手术开始。

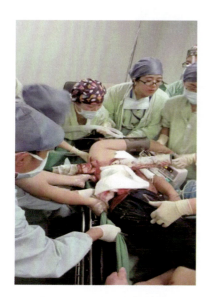

图 27-4   患者直接送手术室

15:10:控制肝脏大的出血。

15:30:控制胸腔出血。

16:00:处理肝脏表面小出血,肝创面反复缝扎止血。

08 月 26 日,急诊化验检查结果:WBC 12.8×10⁹/L,N 0.865,Hb 40g/L,PLT 50×10⁹/L。急诊丙氨酸氨基转移酶 494IU/L,总胆红素 24.1μmol/L,肌酐 136.0μmol/L,钾 3.31mmol/L,肌钙蛋白-I 1.910ng/ml。凝血酶原时间测定 23.90 秒,活化部分凝血活酶 67.20 秒,PT-INR 2.28,D-D 二聚体 5.81μg/ml。

手术名称:胸腹腔探查术,肝破裂清创修补术,膈肌修补,胆囊切除术,胸腔闭式引流术,腹腔冲洗引流术。

术中诊断:胸腹贯通伤,肝粉碎性挫裂伤,右膈肌撕裂伤,肺挫伤,右侧 6~10 肋骨骨折,失血性休克。

　　术中所见:钢管自右上腹往后上方贯通躯干,胃及横结肠,大网膜溢出伤口,右肝粉碎,在肝实质内裂口呈放射性,累及左肝,胆囊严重挫伤,各创面严重出血,大量肝组织游离在胸腹腔,膈肌创口呈 V 型约 30cm,右肺下叶挫伤明显,右胸腔见大量血凝块,腹腔其他脏器未见明显损伤,右侧第 6~10 肋多根多处骨折,部分肋骨外露,污染严重(图 27-5~图 27-9)。

　　术中情况:

　　1. 术中出血量 3 500ml。

　　2. 术中 BP 60~100/30~60mmHg 波动、P 100~140 次/min。

　　3. 血气分析　严重酸中毒,pH 6.9。

　　4. TEG 结果凝血因子反应时间延长,纤维蛋白原反应时间延长,血小板功能、纤维蛋白功能、血小板功能低下。

　　5. 输红细胞悬液 2 300ml、新鲜冰冻血浆 520ml、冷沉淀 10U、凝血酶原复合物 400U。

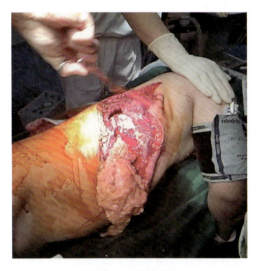

图 27-5　术中所见

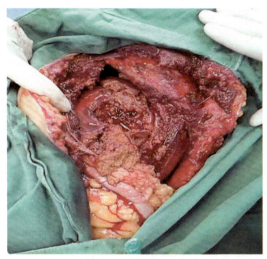

图 27-6　术中所见

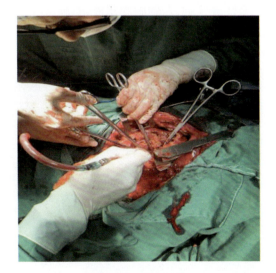

图 27-7　术中所见

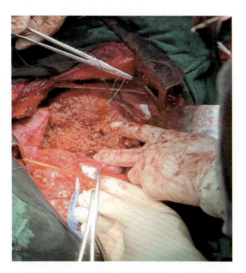

图 27-8　术中所见

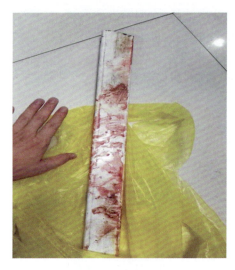

图 27-9　术中所见

6. 血管活性药物使用　去甲肾上腺素维持。

17:30:手术持续 2.5 小时,血压一直很低,肝创面一直渗血,怎么办?

出于损害控制原则,果断结束手术,关闭胸腹腔后,立即转 DSA 室行肝动脉栓塞术。转入 DSA 室时患者 P 135 次/min,BP 73/35mmHg 波动(去甲肾上腺素 20mg+NS 40ml 微泵静注 10ml/h),SpO₂ 97%。DSA 造影显示右肝动脉造影剂外溢,予右肝动脉栓塞。

18:30:118 次/min,BP 100/60mmHg。

19:00:送 ICU。

患者入 ICU 时麻醉未醒,带经口气管插管接球囊辅助通气,心电监护示 P 115 次/min,动脉 BP 116/60mmHg(去甲肾上腺素 20mg+NS 40ml 微泵静脉滴注 8ml/h),SpO₂ 100%,T 36.1℃。

查体:贫血貌,双侧瞳孔等大等圆,直径约 4.5mm,对光反射迟钝。两肺呼吸音粗,未闻及明显干湿性啰音,心律齐,未及明显杂音;腹膨隆,腹部创口敷料干燥,肝下引流管 2 条,可见血性液引出 200ml;右胸腔引流管一根,可见血性液引出 150ml,双下肢未见水肿。留置导尿在位,尿液呈淡血性。

8 月 27 日,胸片:右侧第 6~9 肋骨骨折伴胸壁挫伤。

8 月 27 日,腹部 B 超:右肝破裂修补术后,脂肪肝;腹腔积液(下腹腔 32mm)。

8 月 29 日,头胸腹部 CT:两肺创伤性湿肺,右侧第 7~9 肋骨折;肝右叶破裂修补及肝动脉栓塞术后改变,腹腔少许渗出;考虑右侧肾上腺血肿形成;颅脑未见明显异常(图 27-10~图 27-14)。

9 月 4 日,CT 复查:两肺创伤性湿肺,右侧包裹性液气胸,左侧胸腔积液,右肺下叶膨胀不全,右侧第 6~10 肋骨折;肝右叶破裂修补及肝动脉栓塞术后改变,腹腔盆腔少量积液;右侧肾上腺血肿与 8.29 日 CT 相仿(图 27-15~图 27-19)。

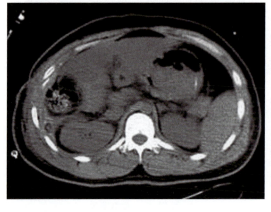

图 27-10　术后第一次 CT(8 月 29 日)

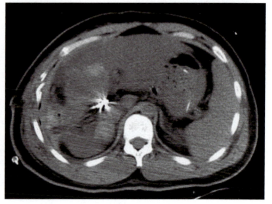

图 27-11　术后第一次 CT(8 月 29 日)

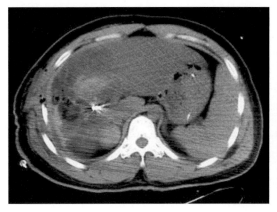

图 27-12　术后第一次 CT(8 月 29 日)

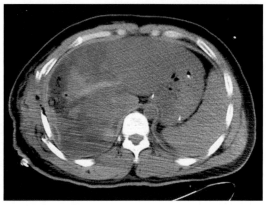

图 27-13　术后第一次 CT(8 月 29 日)

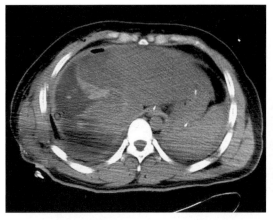

图 27-14　术后第一次 CT(8 月 29 日)

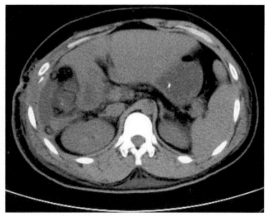

图 27-15　术后第二次 CT(9 月 4 日)

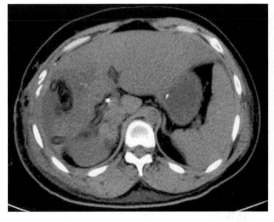

图 27-16　术后第二次 CT(9 月 4 日)

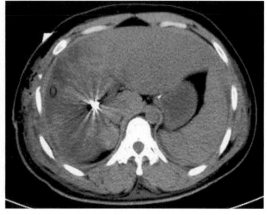

图 27-17　术后第二次 CT(9 月 4 日)

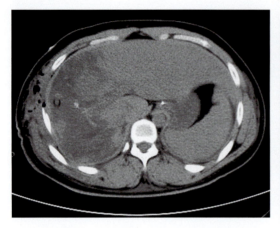

图27-18 术后第二次CT(9月4日)

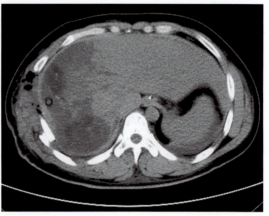

图27-19 术后第二次CT(9月4日)

8月27日,WBC 17.0×10^9/L,N 0.902, Hb 89g/L,PLT 53×10^9/L。

血栓弹力图:凝血因子反应时间 4.00 分钟,纤维蛋白原反应时间 4.0 分钟,血小板功能 44.3mm,纤维蛋白功能低下,血小板功能低下。

丙氨酸氨基转移酶 1 580U/L,天门冬氨酸氨基转移酶 2 547U/L,总胆红素 65.3μmol/L,结合胆红素 26.1μmol/L,非结合胆红素 39.2μmol/L,空腹血糖 15.04mmol/L,肌酐 115.9μmol/L,尿酸 693μmol/L。

9月3日,ICU 转回急诊创伤外科病房,一周左右下地活动。局部创面缺损,家属拒绝植皮,一直给予 VSD 应用。

11月1日,创面明显缩小出院,共住院 67天(图27-20)。

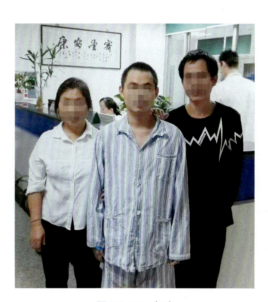

图27-20 出院

【诊断】

1. 胸腹贯通伤(ISS 52)
  1.1 胸部损伤
    1.1.1 双肺挫伤(AIS 4)
    1.1.2 双侧胸腔积液(AIS 3)
    1.1.3 右侧多发肋骨骨折(6-10)(AIS 3)
    1.1.4 膈肌撕裂伤(AIS 3)
  1.2 腹部损伤
    1.2.1 肝粉碎性挫裂伤(AIS 5)
    1.2.2 胆囊挫伤(AIS 3)
    1.2.3 右侧肾上腺血肿(AIS 2)

2. 损伤并发症
 2.1　失血性休克
 2.2　急性肾功能不全
ISS = $(5+1)^2 + 4^2 = 52$

【经验与体会】

整个过程中,急诊创伤团队全程参与,协调急诊抢救,手术团队、血库、手术麻醉部、DSA室、ICU 等多个学科,以提高抢救效率,为成功抢救患者赢得了宝贵的时间。在手术过程中,关注整体维护,及时纠正创伤凝血病,以最快的速度拿到患者急需的悬浮红细胞、血浆、凝血酶原复合物、冷沉淀等。并在关键节点果断结束手术转为 DSA 下血管内栓塞,体现了损害控制的理念。

【专家点评】

多发伤患者伤后数分钟至数十分钟是第二死亡高峰,多合并失血性休克,50% 创伤性死亡发生在伤后 1 小时内。入院后应首先抢救生命,控制休克,立即建立 2 条以上静脉通道进行快速补液,补充有效血容量,兼顾止血。多发伤患者病情危重,伤后早期(特别是伤后"黄金 1 小时"内)能够得到有效正确及时的救治,可显著降低患者病死率[1]。

本例患者 ISS 评分高达 52 分,在到达医院后立即启动严重多发伤抢救流程,20 分钟后进入手术室,最后顺利出院,这与创伤救治团队和多学科协作有着重要联系。

严重创伤失血性休克患者损伤越严重对凝血功能影响越大;在积极进行快速液体复苏的同时,需要外科确定性手术止血;在补充血液丢失时须充分考虑纠正凝血功能异常。失血性休克患者通常表现为致死三联征——凝血功能障碍、低体温及酸中毒,早期识别和积极纠正创伤性凝血病是重点和难点。目前认为组织损伤、休克、血液稀释、低体温、酸中毒和炎症反应均与创伤性凝血病密切相关,不同因素之间还相互影响,使其病理生理更为复杂。有调查数据显示 38% 的出血患者到达急诊室时已存在创伤性凝血病,死亡率是无凝血病患者的 6 倍[2]。

本例患者在复苏过程中已经出现致命三联征,术中创面渗血与创伤性凝血病直接相关,而组织损伤、休克、血液稀释、低体温、酸中毒和炎症反应均与创伤性凝血病密切相关,本例患者因未提供即时的血红蛋白、血细胞比容、乳酸及碳酸氢根等数值,长时间的低血压是否与酸中毒没有及时纠正有关?

基于大出血患者丢失一份血即补充一份全血的考虑,有国外学者主张将新鲜冰冻血浆与红细胞的输注比例提高至 1:1。但也有研究证实 FFP/RBC 输注比例在 1:2~3:4 时治疗效果最佳,≥1:1 并未能体现出更好的效果,部分患者使用 1:1 输注比例反而出现负性治疗效果[3]。本例未描述在复苏过程中具体的晶胶比例,FFP/RBC 比约在 1:3,可能由于实际条件限制,略低于理想值,这可能与创伤性凝血病发生有一定关系。另外早期抗纤溶,以及对于明确的纤维蛋白原低下患者输注纤维蛋白原也非常必要,减少 DIC 的发生。对于仍不能控制出血,在 DSA 干预的同时,可加用 rF Ⅶa(诺其),以免延误治疗时机。

损害控制外科的含义是迅速控制伤员复杂、危重的伤情,利于抗休克和复苏,避免过多操作、延长手术时间而增加损伤。严重肝损伤患者行损害控制外科手术应严格遵循其适应证。由于肝脏血供丰富,其实质及大血管损伤时出血量较大、操作难度大等因素,严重肝损

除肺大疱[3]。

（赵小纲　主任医师　浙江大学医学院附属第二医院
Email：zxghxd@126. com）

【参考文献】

［1］ 詹阳君. 胸部创伤急诊处理的临床观察分析［J］. 中国保健营养, 2019, 29 (20) :342.

［2］ HAYNES D, BAUMANN MH. Management of pneumothorax［J］. Seminars in Respiratory and Critical Care Medicine, 2010, 6 (6) :769-780.

［3］ 王笑宇, 王旭东. 张力性气胸的急诊处理［J］. 中国临床医生杂志, 2016, 44 (2) : 17-18.

第 3 篇

腹部损伤为主的多发伤

第 29 章

腹部钝性伤合并骨盆多发骨折

【导读】

患者车祸伤致脾脏破裂,胰腺、肝脏挫伤,腹腔积血,复杂骨盆及髋臼骨折,在稳定生命体征后,完善影像检查,组织多学科会诊,分期给予多次手术治疗,围手术期内患者病情变化复杂,积极发挥多学科优势,相互协调,为患者提供强有力的保障及有效诊疗方案,也为今后复杂多发伤的诊疗积累了丰富经验。

【病例简介】

患者女性,60 岁,已婚。

主诉:车祸外伤致右侧胸腹部疼痛 15 小时。

现病史:15 小时前患者乘坐三轮车时与小轿车相撞,被 120 立即送至当地医院,感腹痛、腹胀、排尿不畅,给予止痛药物应用,医院查 CT:右侧颞顶部皮下血肿,肝周积液,左肾形态异常,右髋关节骨折,右侧桡骨骨折。给予抗感染,止血等药物治疗(具体用药用量不详),仍诉腹痛,后为进一步治疗转入上级医院。

既往史:既往有"高血压病"病史 2 年,未正规治疗;发现血脂高 19 年,未正规治疗;3年前患肾结石,体外震石排出。无心脏疾病病史,无糖尿病病史,无肝炎、结核、疟疾病史,预防接种史随社会计划免疫接种,无手术、外伤、输血及献血史,有过敏史,过敏原不详。

体格检查:T 36.5℃ P 84 次/min R 22 次/min BP 130/86mmHg

神志清楚,右侧颞顶部肿胀、压痛,右侧颜面及右髋关节处皮肤擦挫伤,右侧眼睑肿胀,睁眼障碍,右侧腕关节肿胀、疼痛、畸形、活动受限,右侧髋关节活动受限,呼吸运动正常,双肺呼吸音清、未闻及干湿啰音,腹部压痛、反跳痛及肌紧张,肝脾肋缘下未触及,移动性浊音阳性,无液波震颤,Murphy 征阴性。

辅助检查:

CT(12 月 11 日外院)右侧颞顶部皮下血肿,肝周积液,左肾形态异常,右髋关节骨折,右侧桡骨骨折(图 29-1、图 29-2)。

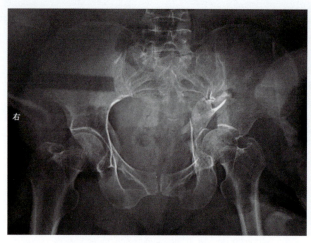

图 29-1 入院 DR 影像:右髋关节骨折

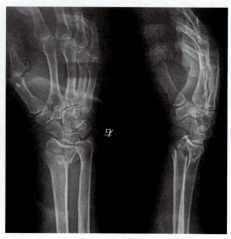

图 29-2 入院 DR 影像:右侧桡骨骨折

【初步诊断】

1. 多发伤 肝破裂? 脾破裂? 胰腺损伤? 肠破裂?
2. 腹腔积血
3. 右侧颞顶部皮下血肿
4. 骨盆骨折 右侧髋关节骨折
5. 右侧桡骨骨折
6. 高血压病Ⅰ级
7. 高脂血症
8. 电解质紊乱

12月12日患者入院后稳定生命体征,完善 CT 等影像学检查(图 29-3~图 29-6)。

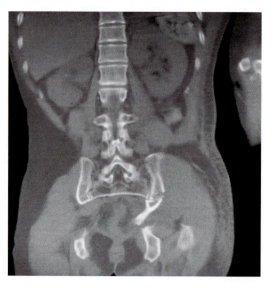

图 29-3 CT 检查

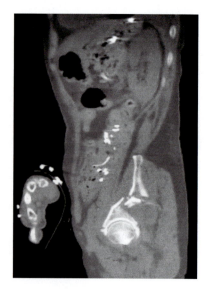

图 29-4 CT 检查

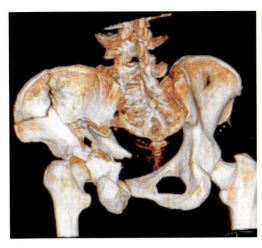
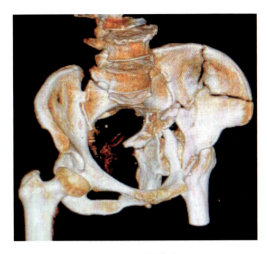

图 29-5　CT 检查　　　　　　　　　　　图 29-6　CT 检查

ICU 积极完善检查,稳定生命体征,评估患者病情,并请相关科室会诊后,急诊普外考虑患者存在"急性腹膜炎"不排除内脏损伤,建议剖腹探查,手术指征明确。

12 月 12 日 19:42~12 月 12 日 00:15 急诊行"肝修补+脾切除+肠造口+肠粘连松解+腹腔及腹膜后血肿清除术"术中探查:结肠脾曲系膜、盲肠系膜广泛挫伤,脾脏、肝脏多处裂伤,见活动性出血,膀胱前壁严重挫伤。术中诊断:多发伤(肝破裂、脾破裂、胰腺损伤、肠系膜挫伤),腹膜后血肿形成,腹腔积血,电解质紊乱。术后给予抗感染、营养支持及呼吸机辅助呼吸等对症处理(图 29-7、图 29-8)。

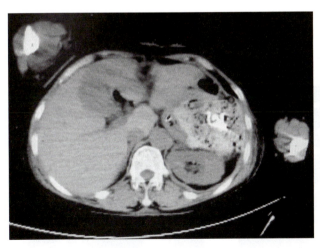
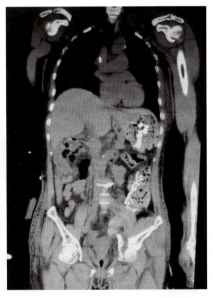

图 29-7　腹部 CT　　　　　　　　　　　图 29-8　腹部 CT

12 月 18 日再次全麻下行"腹腔纱垫取出+腹腔脓肿清除术"。术后请骨科会诊,排除手术禁忌,并于 12 月 21 日 9:40~16:40 全麻下行"骨盆骨折切开复位内固定术",术后患者出现"致命三联征",即酸中毒、低体温、凝血功能障碍,ICU 给予补血,补液,电解质及营养支持,改善循环,患者恢复良好,病情稳定后,12 月 26 日转入普通病房。

加重;③辅助检查:D-2聚体>500μg/L;④下肢血管超声提示诊断。一旦度过出血风险期,即应药物预防血栓并发症。

　　损害控制性外科是将外科手术看作复苏过程整体的一个部分,而不是治疗的终结。通过简单有效的外科操作控制致命性的活动性大出血和腹腔感染,进一步通过 ICU 复苏终止致命三联征的恶性循环,恢复患者创伤应激储备,提高手术的耐受力;损害控制性外科理念更加符合多发伤患者的病理生理,是兼顾整体和局部逻辑思维的体现。

（金红旭　主任医师　中国人民解放军北部战区总医院

Email:hongxuj@126.com）

第 30 章

车祸致腹部多脏器闭合性损伤

【导读】

腹部钝性伤(blunt abdominal trauma,BAT)是指腹部受到外界某种原因(如机械性打击、钝挫、挤压等)所造成的腹腔内脏器官的损伤,常常是全身多发性损伤的一部分。尽管目前医疗设施及人员配备较前有明显改善,但腹部钝性伤死亡率仍居于 5%~10%,主要原因是:创伤发生至确定性处理之间时间窗因各种主、客观条件无法控制;多数 BAT 同时有严重的内脏损伤,如果伴有腹腔实质脏器或大血管损伤,可因大出血而导致死亡;空腔脏器损伤破裂时,早期易漏诊,可发生严重的感染而威胁生命;各种原因导致的腹腔内高压(intra-abdominal hypertension,IAH)或腹腔间隙综合征(abdominal compartment syndrome,ACS)。

【病例简介】

患者男,25 岁,已婚。

主诉:车祸致右侧胸腹部疼痛 15 小时。

现病史:15 小时前患者行车时不慎撞到路灯杆后翻车,自诉身体撞至方向盘后出现右侧胸部及腹部疼痛,无昏迷,无头痛头晕,无胸闷不适,无恶心呕吐等不适。自行联系家属,12 小时前急送至当地县医院就诊行 CT 检查结果提示脾破裂,建议转至当地市医院,至市医院后由于条件有限,为进一步诊治遂急诊收入上级医院,运送途中患者神志清楚,呕吐少量胃内容物,含少量血丝。急诊急查头胸腹部 CT 结果回示:后纵隔食管旁积气;腹腔后腹膜多发积气,腹腔积液,局部包裹;升结肠局部肠壁稍增厚,胰头区可见局部渗出改变;头颅平扫未见明显异常。急诊以"多发伤:脾破裂"收住创伤外科。自发病以来,未进食,睡眠差,大小便未解。

既往史:6 年前因腹部疼痛发现肾结石,保守治疗后好转;吸烟史 3 年,约 10 支/日。

体格检查:T 36.5℃ P 80 次/min R 20 次/min BP 127/85mmHg

神志清楚,自主体位,急性面容,表情痛苦,查体合作。上腹部及胸背部多处擦伤(图 30-1),胸廓对称,无畸

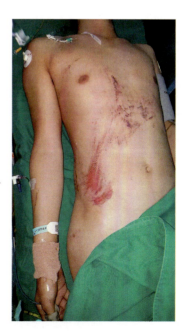

图 30-1 患者外伤示胸部、右腹部多处擦伤

形、压痛,呼吸运动正常,乳房正常对称,胸壁无静脉曲张、皮下气肿,胸骨无叩痛,叩诊清音,双肺呼吸音清、无干湿啰音,无胸膜摩擦音,语音共振正常。心前区无隆起,P 80 次/min,律齐,心脉率一致,各瓣膜听诊区未闻及杂音,无心包摩擦音。腹平、无腹壁静脉曲张,无胃肠型,无蠕动波,腹式呼吸存在,脐正常,上腹部有压痛、反跳痛及肌紧张,肝脾肋缘下未触及,Murphy 征阴性,右肾区有叩击痛,输尿管点无压痛,移动性浊音阴性,无液波震颤,肠鸣音减弱,无过水声,无血管杂音。肛门及外生殖器未见明显异常。脊柱活动正常,四肢活动自如。

辅助检查

头颅+胸部+腹部 CT(7 月 15 日):①后纵隔食管旁积气;②腹腔后腹膜多发积气,腹腔积液,局部包裹;③升结肠局部肠壁稍增厚,胰头区可见局部渗出改变;④头颅平扫未见明显异常(图 30-2、图 30-3)。

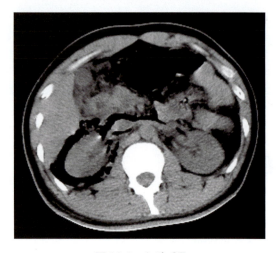

图 30-2   入院 CT

示腹腔后腹膜多发积气,腹腔积液,局部包裹;胰头区可见局部渗出改变

初步诊断:多发伤:脾破裂? 肠穿孔? 胰腺挫伤、肺挫伤、全身多处软组织损伤。入院后,完善血常规、肝肾功电解质、凝血功能、血型、床旁心电图等相关化验检查,立即给予心电监护、吸氧、禁食水、胃肠减压、外周中心静脉穿刺置管、抗生素、保肝护胃、生长抑素、营养支持治疗,并请急诊外科、胸外科急会诊。

7 月 15 日 18:30~7 月 16 日 00:15 急诊行十二指肠修补重建、胃肠吻合、空肠造瘘、后腹膜切口减压、坏死组织清除引流术,术中探查:腹腔内大量淡黄色积液约 1 000ml,结肠胀气、

彩色超声报告单

报告日期:

姓名:		性别:	年龄:		
科室:	综合ICU	病房:		床号:	
住院号:		仪器:	床旁超声		

超声所见:
肝脏大小形态正常,包膜光滑,实质回声均匀,肝内血管走行自然,门静脉主干内径10mm,CDFI:入肝血流。
胆囊大小形态正常,壁不厚,光滑,内透声好。肝内外胆管未见增宽。
脾脏厚径正常,肋下未及,包膜光滑,实质回声均匀,脾静脉内径约5mm。
胰腺大小形态正常,实质回声均匀,胰管无扩张。

右肾区可及片状气体样高回声密集分布,气体遮挡右肾探查受限,右肾显示不清。
左肾大小形态正常,包膜光滑,实质未见异常回声,集合系统无分离,血流灌注正常。
双侧输尿管无明显扩张。
膀胱未充盈。

超声提示:
右肾区积气
右肾探查受限
——鉴于患者外伤史,建议病情变化随诊

图 30-3   入院超声结果

扩张,腹膜后可见血肿,打开胃结肠韧带及十二指肠侧腹膜,见十二指肠水平部横断(图 30-4),有胆汁样内容物流出,周围大量暗褐色坏死组织(图 30-5),胰头部局部挫伤,无明显裂伤。术中诊断:十二指肠横断伤、急性弥漫性腹膜炎、腹膜后脓肿、脓毒症、胰腺挫伤、脓毒性休克。术后予抗感染、营养支持、胸腔穿刺及呼吸机辅助呼吸等对症处理后患者生命体征逐渐稳定,意识转清,成功脱机拔管。

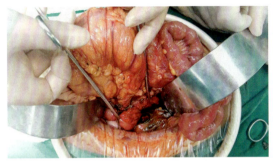
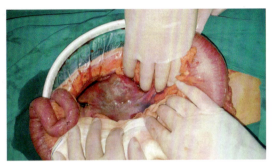

图 30-4　十二指肠水平部横断　　　　图 30-5　腹膜后坏死组织

7 月 19 日患者胸闷,复查 CT 示:右侧气胸、双肺炎症、双侧胸腔积液、脾脏边缘不光滑、双肾周渗出改变,于 7 月 19 日 16:10 床旁行右侧胸腔穿刺闭式引流术,见大量气泡冒出,指脉氧饱和度升至 95%。肠道功能恢复后请急诊外科、介入科会诊。

7 月 25 日 15:10 行消化道造影并空肠营养管置入术、胃减压管置入术,术中造影可见少量对比剂外溢,并经腹腔引流管抽出,置入空肠营养管至空肠内。术后经空肠营养管给予肠内营养,复查消化道造影示通畅、无瘘口,进食后无明显不适。

8 月 22 日出院。

【诊断】

1. 交通事故致多发伤(ISS 38)
  1.1　胸部闭合性损伤(AIS 3)
    1.1.1　右侧气胸
    1.1.2　双侧胸腔积液
  1.2　腹部闭合性损伤
    1.2.1　十二指肠横断伤(AIS 5)
    1.2.2　急性弥漫性腹膜炎
    1.2.3　腹膜后脓肿
    1.2.4　胰腺挫伤(AIS 2)
    1.2.5　脾挫裂伤(AIS 2)
    1.2.6　肾挫伤(AIS 2)
  1.3　胸壁及腹壁大面积擦伤(AIS 2)
2. 脓毒症　脓毒性休克
3. 肺部感染

$ISS = 3^2 + 5^2 + 2^2 = 38$

生命支持:患者为青壮年男性,代偿能力较强,但受伤时间已达 15 小时,在未明确诊断之前,不能排除感染性休克、出血性休克、张力性气胸等潜在危及生命情况出现,立即给予建立两条以上静脉通路、补液、完善心电监护、动脉血气等处置;外科处置:请相关科室会诊,排除有无开放伤及活动性出血等危及生命情况,制定初步诊疗方案;临床综合分析与决策:①如何早期明确诊断;②医生方面在患者维持生命体征平稳的情况下完善相关检查,详细询问受伤当时情况,详细听取既往史;患者方面处于社会保险及商业保险的相关条文规定,有无隐瞒及伪造既往疾病情况、发病情况,患者的经济能力,相关第三方的干扰影响;③临床决策选择的目标和终点:恢复健康,延长生命;④现有的可选择治疗方案:保守治疗可能导致病情加重错过最佳治疗时机,手术治疗相关风险及术后并发症的发生;⑤影响选择治疗方案的因素,手术适应证是否明确,患者及家属意愿。

影像评估:于院前完善头、胸、全腹CT;生命支持:外周中心静脉置管,呼吸机准备、抢救药品准备;外科处置:腹膜炎,腹膜后气体及脓肿,手术指征明确,手术治疗;临床综合分析与决策:手术时机的选择,患者的受益情况分析,与家属积极沟通,家属同意手术。

术后出现十二指肠修补处瘘、肺部感染;定期复查CT及消化道造影;处置措施,术中预防性留置负压冲洗引流管,介入下空肠营养管置入术早期给予肠内营养恢复肠道屏障功能,预防菌群失调、内毒素入血;根据体液培养结果,及时调整抗生素运用;患者经口进食无明显异常,生命体征平稳,带空肠造瘘管出院。

【预后及随访】

入住ICU 38天,临床结局满意,术后出现肺部感染、十二指肠瘘,出院半月后来院复查CT、血常规、血生化无明显异常(图30-6、图30-7)。

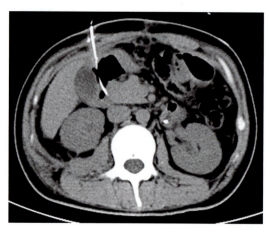

图30-6　出院半个月后复查CT较前明显好转

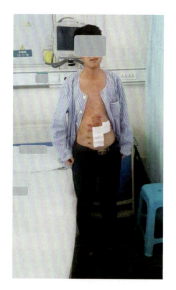

图30-7　出院半个月后复查

【经验与体会】

目前腹部闭合性损伤死亡率仍居高不下,主要原因是:创伤发生至确定性处理之间时间窗因各种主、客观条件无法控制;多数BAT如伴有腹腔实质脏器或大血管损伤,可因大出血而导致死亡;空腔脏器损伤破裂时,早期体征不明显易漏诊,可发生严重的感染而危及生命[1];多原因导致的腹腔高压(intra-abdominal hypertension,IAH)或腹腔间隙综合征(abdominal compartment syndrome,ACS)[2-3]。因此院前及手术前重视高级创伤生命支持,维持生命体征,积极抗休克,对伤情进行整体评估和动态观察,尽量做到准确评估损伤的性质和程度;术中探查要仔细,不能仅仅满足于已经发现的脏器损伤,更应想到有无多脏器损伤的可能;术后患者经过创伤、休克和手术打击,机体的自我调节能力及免疫力显著下降,有多发伤或合并腹外其他脏器损伤的患者需进一步进行相应的处理,防止伤情再度恶化,降低病死率,要重视全身重要脏器功能支持及生命体征的监护,防止 MODS 的发生[4]。

在腹部闭合性损伤的诊断、治疗过程中,提高诊断准确率和降低死亡率的要点是:①强调应用综合诊断手段,重视腹部闭合性损伤的规范化救治,尽量做到早期、准确、全面的诊断,以提高手术治疗的效果;②重视多发伤和腹膜后损伤,避免漏诊、误诊所导致的二次手术治疗。因此,早期诊断、早期抗休克、合理的手术治疗、腹部闭合性损伤的规范化急诊救治是腹部闭合伤治疗降低患者死亡率的关键。

【专家点评】

腹部钝性损伤的急救处理从内容上包括基本创伤生命支持(basic trauma life support,BTLS),高级创伤生命支持(advanced trauma life support,ATLS)及确定性处理(definitive care,DC)三个过程[5]。治疗过程遵循损害控制手术的原则,同时包括术后各种并发症的处理。

患者存在十二指肠横断伤、胰腺、脾脏、肾损伤,急诊手术后出现十二指肠瘘,与患者伤情重、手术难度大、十二指肠创伤后愈合慢等诸多因素有关。根据十二指肠损伤程度的处理,认为不管采取哪种术式,均应进行有效的胃、十二指肠减压,以利于吻合口或修补处的愈合。同时术后进行充分的营养支持,来促进创口愈合。

胰腺损伤的治疗方式主要取决于有无胰管损伤、损伤部位及有无十二指肠及其他脏器的合并伤,对于多发伤,应根据伤情分轻重缓急,先处理合并脏器损伤,再处理胰腺损伤。

本案例为创伤导致十二指肠横断伤、急性弥漫性腹膜炎、腹膜后脓肿、胰腺挫伤、脾挫裂伤、右侧气胸、双侧胸腔积液、肾挫伤、脓毒症、脓毒性休克、肺部感染,通过本案例使读者掌握各阶段腹部钝性损伤及相关并发症的诊断、处理的原则和程序。本病例按照早期准确诊断、早期抗休克、合理手术治疗、腹部损伤的规范化救治的原则,提高患者生存率。

(金红旭　主任医师　中国人民解放军北部战区总医院

Email:hongxuj@126.com)

【参考文献】

[1] HARMSTON C,WARD JBM,PATEL A. Clinical outcomes and effect of delayed intervention in patients with hollow viscus injury due to blunt abdominal trauma:a systematic review[J]. Eur J Trauma Emerg Surg,2018,44(3):369-376.

[2] DE WAELE JJ,DE LAET I,MALBRAIN ML. Understanding abdominal compartment

21:15 实验室检查:WBC 21.1×10⁹/L,Hb 103g/L,AST 348.42U/L,ALT 333.36U/L,CK 1 845U/L,K⁺ 3.19mmol/L。

21:25 影像学检查:头颈胸腹部 CT 检查提示:双侧鼻骨骨折,鼻背部及右眼眶周软组织肿胀(图 31-2);右侧血气胸,左侧胸腔少量积液,双肺挫伤(图 31-3);右侧多发肋骨骨折及胸骨体骨折(图 31-4);肝破裂伴肝右叶血肿、肝包膜下血肿;腹腔积液,盆腔积血(图 31-5);胸 12 椎体骨折,腰 1 椎体压缩骨折,腰 1~腰 3 附件骨质多发骨折(图 31-6)。

22:10 在全麻下行剖腹探查术,取上腹正中右侧绕脐切口,长约 20cm,术中见腹腔大量积血及暗红色血块,肝右叶破裂,有少量活动性出血,肠系膜多处挫伤,乙状结肠血管破裂,活动性出血,部分乙状结肠浆肌层毁损,缺血坏死,无肠内容物溢出,回肠有一直径约 1.5cm 破口,有肠内容物溢出,余脏器及肠管未见明显异常。行肝破裂修补、小肠破裂修补、乙状结

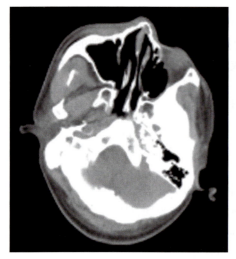

图 31-2 头部 CT
双侧鼻骨骨折,鼻背部及右眼眶周软组织肿胀

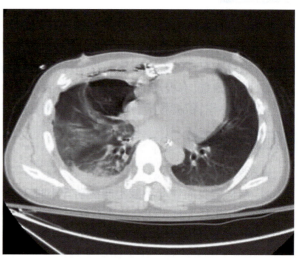

图 31-3 胸部 CT
右侧血气胸,左侧胸腔少量积液,双肺挫伤

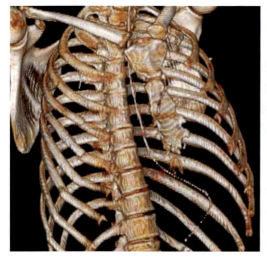

图 31-4 胸部 CT
右侧多发肋骨骨折及胸骨体骨折

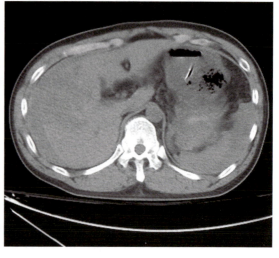

图 31-5 腹部 CT
肝破裂伴肝右叶血肿、肝包膜下血肿;腹腔积液

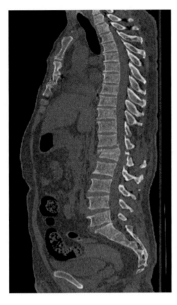

图 31-6　胸腹 CT

胸 12 椎体骨折,腰 1 椎体压缩骨折,腰 1~腰 3 附件骨质多发骨折

肠部分切除一期吻合、肠系膜修补、腹腔冲洗引流,并留置腹腔引流管。术中失血量约 1 500ml。术中输红细胞悬液 800ml,新鲜冰冻血浆 800ml。平衡液 2 500ml。手术时间 2 小时 20 分钟。

10 月 2 日 00:40 手术结束转至急诊重症监护病房,行重症监护,呼吸机辅助呼吸,抗感染、输血补液以及血管活性药物维持血压、抑酸抑酶、镇静镇痛、脏器保护等对症治疗。

10 月 7 日脱离呼吸机,拔除气管插管,启动肠内营养。

10 月 9 日拔除腹腔引流管,并降低抗生素等级。

10 月 10 日在全麻下行胸腰椎骨折脱位切开复位、椎板切除减压、T_{11}~L_3 钉棒系统内固定术。术后影像学复查如图 31-7、图 31-8;术后至重症监护病房继续对症治疗。

10 月 15 日拔除气管插管及尿管胃管。

10 月 18 日转至骨科普通病房,继续给予促进骨折愈合、预防血栓形成、营养神经、肺部护理、切口换药等处置。

10 月 22 日出院。

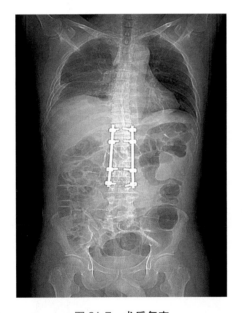

图 31-7　术后复查

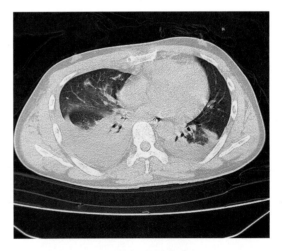

图 31-8　术后复查

【诊断】

1. 多发伤(ISS 45)

 1.1　钝性颌面部损伤

  1.1.1　双侧鼻骨骨折(AIS 2)

  1.1.2　面部多处软组织挫裂伤(AIS 2)

 1.2　钝性胸部伤

　　1.2.1　双肺挫伤(AIS 3)

　　1.2.2　右侧血气胸((AIS 4)

　　1.2.3　胸 12 椎体骨折(AIS 3)

　　1.2.4　胸骨骨折(AIS 2)

　　1.2.5　右侧多发肋骨骨折(AIS 3)

　　1.2.6　胸部皮肤软组织损伤(AIS 1)

　1.3　钝性腹部伤

　　1.3.1　肝破裂(AIS 4)

　　1.3.2　肠破裂(AIS 3)

　　1.3.3　腰 1 椎体压缩性骨折并脊髓损伤(AIS 4)

　　1.3.4　腰 1~腰 3 附件骨质多发骨折(AIS 3)

　　1.3.5　腹部皮肤软组织损伤(AIS 1)

2. 失血性休克

3. 代谢性酸中毒

4. 低钾血症

5. 急性弥漫性腹膜炎

6. 双下肢瘫

ISS $= 2^2 + 4^2 + (4+1)^2 = 45$

【预后及随访】

ICU 18 天,住院 22 天。

患者一般状态良好,进食后无腹痛腹胀,大小便正常,腹腔引流管已拔除。无呼吸困难。双下肢肌力Ⅴ级,感觉恢复。可在护具保护下活动。切口甲级愈合,缝线已拆除。术后 3 个月步行入骨科门诊复查,行胸腰椎 X 线检查如图 31-9、图 31-10。

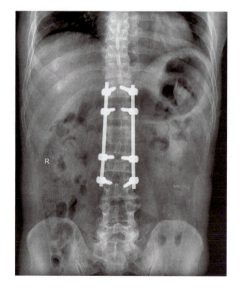

图 31-9　3 个月后门诊复查 X 线片

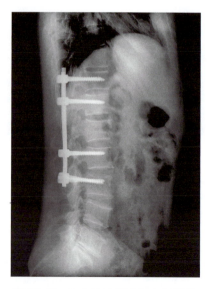

图 31-10　3 个月后门诊复查 X 线片

【经验与体会】

安全带常造成身体多部位损伤,如斜形跨越胸腹部和环绕腹部的条带状皮肤擦伤,腹部受压可形成肠破裂、穿孔或肠系膜撕裂,肝脾受挤压破裂,L_2、L_3 椎体突然前屈所致的椎体压缩性骨折,也可因躯体上部急剧前屈前倾形成的剪切力导致胸椎损伤。本例患者表现较为典型。

本例患者 ISS 评分 45 分。住院 22 天,护具保护下行走出院,体现了较高的诊疗水平。

创伤患者病情复杂,及时恰当的病情评估和相对应的有效处置可明显改善患者的预后。首先是要评估患者的呼吸循环意识状况,并作相应处理,同时开通静脉通路以及留取血液标本,血型鉴定配血等。在呼吸循环可控的情况下,充分暴露,行全面的体格检查及辅助检查,并做到主次分明有的放矢,切忌不必要的检查和多次重复的检查。多发伤患者的救治,心肺复苏压倒一切。本例患者来诊时呼吸尚可,有明显的失血性休克表现,双下肢运动障碍及感觉缺失,经初步评估完善相关检查,考虑为腹腔内出血、腹内脏器损伤及脊椎损伤。

多发伤的患者,常出现代谢性酸中毒、低体温、凝血功能障碍致命三联征。大量失血是导致这一病理生理的主要原因,因此开腹止血成为首要任务,脊椎损伤手术耗时长,且一般情况下不会危及生命,遂选择择期行手术治疗。经简单的术前准备后急诊行剖腹手术。致命三联征常互相促进,形成恶性循环。术中及术后预防低体温的发生尤为重要。ICU 复苏是多发伤患者救治的重要组成部分,本例患者剖腹探查术后收至重症监护病房,进行呼吸循环支持,纠正凝血异常,保护脏器功能,抗感染,营养支持等治疗,使患者避免了 MODS 的发生,并保证了后续的脊柱手术顺利实施。

本例患者来诊时呼吸功能暂稳定,有休克表现,迅速准确的识别腹腔内出血导致的休克是本例患者成功救治的关键。在确定性控制出血之前维持生命器官的灌注(即允许性低压复苏)并快速完善术前准备行剖腹止血是主要任务。本例患者在急诊科开通静脉通路输注平衡盐溶液及胶体液维持器官灌注,并急诊行剖腹探查手术。快速控制出血是剖腹探查术的首要任务,其次才是控制污染及系统性探查修补其他非危及生命的损伤。

肠管损伤均需手术,结肠手术是否分期依据肠壁损伤程度(累及肠管周径、组织缺损、去血管否等)、粪便污染、手术延迟、合并损伤和休克等的程度而定。小肠损伤根据损伤的程度可选择修补或损伤肠段切除一期吻合。本例为小肠破裂伴乙状结肠损伤,小肠破裂口约 1.5cm,直接行破裂修补。乙状结肠浆肌层毁损,缺血坏死,行乙状结肠部分切除并一期吻合,虽具有一定的吻合口漏风险,但术者根据术中具体情况选择一期吻合,规避了二次手术。

患者经严重创伤及剖腹探查术后,各重要脏器功能已近耗竭状态,因此术后对重要脏器功能进行维护和支持尤为重要。一旦患者剖腹术毕,应立即开始 ICU 复苏。重点包括液体复苏、机械通气、复温、纠正酸中毒及凝血功能障碍等。需要关注两个理念,一个是允许性低血压复苏。大量的液体复苏曾是治疗创伤失血性休克患者的金标准,然而在临床实践中发现大量的液体复苏会影响机体的凝血功能,甚至加重出血。因此,提出了限制性补液、允许性低血压复苏等理念。另一个是止血性复苏,包括输注新鲜冰冻血浆、血小板、冷沉淀及止血药物等。一项多中心临床研究显示输血时红细胞、新鲜冰冻血浆和血小板按 1:1:1 输注,能有效减少因急性失血而死亡的风险。

本例存在肠破裂、腹腔内出血、皮肤软组织损伤、肺挫伤、失血性休克等,感染风险极高,应尽早进行抗感染治疗及监测感染指标的变化。抗生素的使用应早期、足量、合理,在创伤后尽早或发生脓毒症后 1 小时内使用,并根据创伤感染类型、严重程度、全身状况、致病菌的种类、细菌对药物的敏感性、药物在组织中的渗透性及有效浓度、维持时间和副作用等全面综合考虑。感染一旦控制,应及时降阶梯或停药。本例开始应用亚胺培南-西司他丁钠,炎症控制后根据药敏结果于术后第 8 天改为头孢哌酮舒巴坦钠,逐渐控制感染。

胸腰椎是脊柱节段中最长、活动多且负载重的部位,最容易遭受暴力损伤。受损部位多见于 $T_{11} \sim L_2$,且胸椎骨折并发脊髓损伤的发生率高。合并脊髓损伤的胸腰椎骨折基本治疗原则包括尽早处理、彻底减压、稳妥固定、恢复椎管形态、防止并发症。本例患者在伤后第 10 天行胸腰椎手术,在手术时间上有一定的滞后,但并未影响下肢功能的恢复。

总之,多发伤病情复杂,来诊时常存在危及生命的损伤,通过正确的评估识别及迅速有效的处理,才能使患者进一步 ICU 复苏及后续的器官功能恢复成为可能。此外,多发伤患者常涉及多部位多器官,多学科高效的协作才能使患者实现更好的预后。

【专家点评】

据统计全球每年因交通事故造成的死亡人数高达 120 万,受伤人数超过 5 000 万。由于安全带的使用可使死亡率和伤残率降低近半。目前最为常用的安全带采用的是三点锁紧制动方式。在急速减速的过程中,可限制人体的过度向前,减小头部和胸部与前方直接撞击的概率,但同时会造成腹部压力增大,腹腔脏器的损伤,其中闭合性腹部损伤伴严重多发伤较为常见。闭合性腹部损伤(blunt abdominal trauma,BAT)具有伤情复杂、易漏诊误诊等特点,如临床判断或处理不当可引起严重后果甚至危及生命。

本病例患者于伤后 1 小时经首诊医院初步评估后行腹部 CT 检查考虑肝脾破裂,并给予建立静脉通道,维持有效循环,扩充有效循环量,阻断休克进展,为快速转院创造条件。转运途中动态评估患者病情变化,于伤后 3 小时至目的医院,经多学科会诊,再次评估示板状腹,压痛、叩击痛(+),查 CT 提示:肝破裂;面部多发骨折;右侧血气胸,双肺挫伤;多发肋骨骨折及胸骨体骨折;盆腔积血;胸腰椎多发骨折。于伤后 7 小时行剖腹探查术,术中见腹腔大量积血及暗红色血块,肝右叶破裂,肠系膜多处挫伤,乙状结肠血管破裂,部分乙状结肠浆肌层毁损,回肠破裂。行肝破裂修补、小肠破裂修补、乙状结肠部分切除一期吻合、肠系膜修术。

入院后首次评估主要是根据创伤原因、伤员的症状和体征进行伤情快速的评估,但该评估或诊断往往是初始的。很多损伤是复杂的、多器官的或者同一器官的多处损伤,所以动态监测和观察很重要,可以进一步明确和完善诊断,避免漏诊。对伤情复杂伴有休克、昏迷者,在维持生命体征抗休克的同时,进行系统检查和反复评估可避免漏诊,同时要重视合并伤的处理,以避免漏诊而丧失抢救机会。对于空腔脏器损伤,早期体征及辅助检查可能呈阴性表现,通常阳性体征表现较晚,导致确定性治疗延迟,据 Harmston C 报道死亡率高达 17%[1]。医学的快速发展,让疾病诊断更加精准化和快捷。腹部 B 超具有无创、便携、不移动患者、能动态观察和准确率高等优点,对腹部脏器损伤定位具有重要价值[2]。对合并颅脑、胸、脊柱、肾等损伤时,如病情允许可选择行 CT 检查[3],本病例通过全身 CT 检查,能够完成大部分诊断,但肠道损伤早期 CT 呈阴性表现,仍然是诊断上的挑战。

BAT 伴有休克者的循环、呼吸功能和手术耐受性较差,急诊手术要尽早施行,此时手术的重点是抢救生命。依据损伤控制原则,迅速结束手术,待患者平稳后再行确定性手术[4]。治疗应优先处理危及生命的严重创伤,如颅脑损伤;而脊柱四肢及骨盆骨折一般不需紧急手术,但应给予适当制动;对于开放性损伤应同时手术,如生命体征不稳定时,一般需将开放伤转为闭合性,然后二期手术。本病例先行肝、肠破裂修补,病情稳定于 8 天后的胸椎内固定手术符合损害控制的原则。

患者经过创伤、休克和手术打击,机体的自我调节功能及免疫力显著下降,有多发伤或合并腹外其他脏器损伤的患者需进一步进行相应的处理,需要重视全身重要脏器功能支持及生命体征的监护,防止 MODS 的发生。该病例患者术后转入 ICU 给予抗休克、呼吸机辅助呼吸等多脏器支持治疗,恢复顺利。

多数 BAT 同时有严重的内脏损伤,如果伴有腹腔实质脏器或大血管损伤,可因大出血而导致死亡;空腔脏器损伤破裂时,早期易漏诊,可发生严重的感染而威胁生命。因此,早期诊断、早期抗休克、合理的手术治疗是腹部钝性伤治疗降低患者死亡率的关键。

本病例术后随访规范,手术效果良好,患者恢复满意。体现了该院创伤中心一体化救治的水平和该团队综合救治的能力。

（朱长举　博士生导师/主任医师　郑州大学第一附属医院
Email:Zhuchangju98@163.com）

【参考文献】

[1]　刘明华,赵晓东,于学忠.创伤失血性休克诊治中国急诊专家共识[J].临床急诊杂志,2017,18(12):881-889.

[2]　张连阳.结直肠损伤救治的进展与陷阱[J].世界华人消化杂志,2018,26(18):1083-1088.

[3]　赵定麟,李增春,严力生.现代创伤外科学[M].2 版.北京:科学出版社,2013:879-884.

[4]　任雪峰,高山,张庆.损伤控制手术在以腹部损伤为主的严重胸腹联合伤中的应用,2019,31(8):1028-1029.

伤,感染部位考虑为泌尿系(常规白细胞明显升高支持此诊断)。此次外伤伴有泌尿系损伤,因患者排尿不畅,均为泌尿系感染的根本原因。解除消除感染情况,除抗感染治疗同时,需要保持患者留置导尿通畅,持续膀胱冲洗,才能改善患者泌尿系感染状况。当即,急诊安排患者去手术室,在局麻下行"膀胱穿刺造瘘术"(因考虑患者盆腔血肿情况,未行手术治疗),术后安返病房。而后每日给予膀胱冲洗,冲洗物颜色较深同时伴有絮状物,继续稳定患者生命体征治疗。

入院第 6 天,患者血培养结果提示鲍曼不动杆菌(图 32-5)(为敏感菌),根据细菌学培养调整抗生素为美罗培南。经对症治疗后,呼吸、黄疸、凝血等整体情况改善,血流动力学也逐渐平稳,逐渐减少呼吸机支持,间断气管镜吸痰,脱机练习过程顺利并于入院第 11 天拔除气管导管。患者于当日夜间再次出现高热、伴有寒战,并出现血氧饱和度下降,结合患者胸部影像学及膀胱造瘘引流液情况,考虑与泌尿系再次感染有关,给予再次气管插管,呼吸机辅助呼吸,抗感染治疗,同时抽取血培养送检,结果提示为屎肠球菌(图 32-6),治疗上增加利奈唑胺抗感染治疗。患者本次泌尿系感染考虑与膀胱造瘘管较细,膀胱冲洗不太顺畅有关,给予更换大口径膀胱造瘘管,同时继续膀胱冲洗,保持引流通畅,患者感染指标逐渐好转。感染控制后拔除气管导管,顺利出院,拟于 3 个月后行"尿道手术治疗"。

鲍曼不动杆菌［ABA］	鲍曼不动杆菌…		
哌拉西林/他唑巴坦	敏感	S	药敏
头孢他啶	敏感	S	药敏
头孢哌酮/舒巴坦	敏感	S	药敏
头孢吡肟	敏感	S	药敏
氨曲南	耐药	R	药敏
亚胺培南	敏感	S	药敏
美罗培南	敏感	S	药敏
妥布霉素	敏感	S	药敏
环丙沙星	敏感	S	药敏
左氧氟沙星	敏感	S	药敏
强力霉素	敏感	S	药敏
米诺环素	敏感	S	药敏
替加环素	敏感	S	药敏
多粘菌素	敏感	S	药敏
甲氧苄啶-磺胺甲噁唑	敏感	S	药敏
阿米卡星	敏感	S	药敏
一级报告(阳瓶涂片革兰染色)［BCPR1］	初鉴:革兰阴…	*	
二级报告(质谱鉴定)［2］	初鉴:鲍曼不…	*	
血瓶培养(需氧瓶)［BLDCa］	生长鲍曼不动杆菌		
血瓶培养(厌氧瓶)［BLDCan］	5天未生长细菌		

图 32-5　血培养结果
提示鲍曼不动杆菌

屎肠球菌［ENTCFAI］	屎肠球菌 [EN…		
氨苄西林	耐药	R	药敏
克林霉素	耐药	R	药敏
环丙沙星	耐药	R	药敏
红霉素	耐药	R	药敏
庆大霉素筛选试验	耐药	R	药敏
利奈唑胺	敏感	S	药敏
奎奴普丁/达福普汀	敏感	S	药敏
四环素	耐药	R	药敏
万古霉素	敏感	S	药敏
一级报告(阳瓶涂片革兰染色)［BCPR1］	初鉴:革兰阳…	*	
二级报告(质谱鉴定)［2］	初鉴:屎肠球菌	*	
血瓶培养(需氧瓶)［BLDCa］	5天未生长细菌		
血瓶培养(厌氧瓶)［BLDCan］	生长屎肠球菌		

图 32-6　血培养结果
提示屎肠球菌

【诊断】

1. 多发伤(ISS 34)
　1.1　腹部损伤
　　1.1.1　膀胱损伤(AIS 3)
　　1.1.2　尿道断裂(AIS 3)
　　1.1.3　脾周积液(AIS 2)
　　1.1.4　腹腔积液
　　1.1.5　盆腔积液
　1.2　骨盆多发骨折(分离型Ⅱ级)(AIS 4)
2. 损伤并发症
　2.1　失血性休克
　2.2　凝血机制异常
　2.3　代谢性酸中毒
　2.4　贫血
　2.5　低蛋白血症
$ISS = 3^2 + (4+1)^2 = 34$

【预后及随访】

患者在 ICU 住院时长 26 天,转入外院继续治疗共 3 个月,再次行尿道损伤手术治疗,临床预后良好。APACHEⅡ评分 12 分,ISS 34 分。

【经验与体会】

创伤合并休克患者,感染概率较非休克患者明显增高,膀胱损伤及尿道断裂患者,合并泌尿系感染可能性明显升高,行充分引流才是降低感染发生的最有效的治疗。泌尿系感染进展迅速,导致其他脏器损伤,该患者鲍曼不动杆菌菌血症,考虑为泌尿系统定植菌。该患者救治过程还是积极有效的,及时纠正休克及凝血机制异常,在患者存在多脏器损伤时,正确判断患者病情,考虑为感染所致。

因为对泌尿系统损伤救治经验不足,没有置入合适引流管保持引流通畅,导致反复感染,因此调整引流管,解决尿液不能充分引流问题,及时调整抗感染治疗,覆盖非多重耐药的鲍曼不动杆菌,使患者感染有效控制。

【专家点评】

骨盆骨折常常合并尿道损伤,如果病情允许情况下尽可能急诊(腔镜下)一期修复尿道完整性与连续性[1],条件特殊的,要及时行膀胱造瘘手术,充分引流,减少泌尿系感染、尿源性败血症可能。钝性膀胱损伤应尽量避免远期发生膀胱挛缩[2]。

本例骨盆损伤和重度失血性休克、膀胱损伤尿潴留,感染风险极高。除可能发生膀胱尿道、腹腔内、会阴部等感染外,还可能发生肺部、血液相关感染等。本例当日体温即达 40℃,在全身应用美罗培南抗感染的同时,监测外周血白细胞、C 反应蛋白和降钙素原等感染指标变化,并通过查体等定位感染灶。但早期没有行 CT 等检查明确感染部位以及充分有效的引流。

创伤失血性休克早期,在致伤因子的刺激下,局部可出现炎症反应,损害的器官、组织、细胞不同,炎性递质的质和量也有不同,表现为局部血管通透性增加,血浆成分外渗,白细胞及趋化因子聚集于伤处以吞噬和清除致病菌或异物。适当的炎症反应在一定程度上利于创伤修复,过度炎症反应会导致大量炎性递质释放,各种细胞因子与细胞表面信号分子结合后,诱导细胞内发生一系列生物化学变化,引发失控性炎症反应与组织损害[3],并会造成凝血功能障碍(图 32-7)。

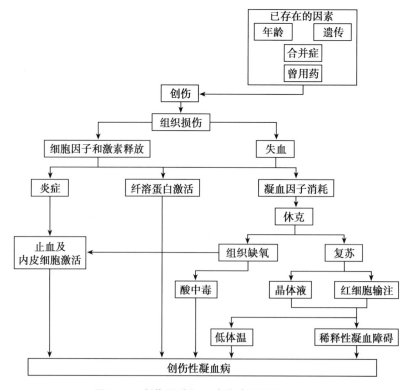

图 32-7   创伤导致凝血功能障碍的发生机制

本例先后出现了创伤凝血病及下肢深静脉血栓形成,应注意创伤救治过程中要全程加强 VTE 防治工作。

及时快速控制出血,纠正失血性休克对于严重创伤患者至关重要,可有效减少多器官功能障碍综合征(multiple organ dysfunction syndrome,MODS),降低病死率[3-4]。血流动力学不稳定性骨盆骨折控制出血的常规方法包括骨盆外固定带的应用及止血剂的应用。当创伤失血性休克患者存在或怀疑存在活动性出血时,应尽快静脉使用氨甲环酸,防治创伤性凝血病[5]。首剂 1g(≥10 分钟),后续 1g 输注至少持续 8 小时。如果创伤失血性休克患者受伤超过 3 小时,避免静脉应用氨甲环酸,除非有证据证明患者存在纤溶亢进。制定创伤出血处理流程时,建议在患者转送医院的途中应用首剂的氨甲环酸。

(肖仁举　主任医师　贵州省兴义市人民医院
Email:xiaorenju120@163.com)

【参考文献】

[1] 肖仁举,陈伟,李波,等.腔镜下尿道会师术治疗外伤性尿道断裂(附 17 例报告)[J].中国医疗前沿,2010,5(17):89-90.

[2] LAWRENCE L. YEUNG,MD,AMY A,et al. Management of blunt force bladder injuries:a practice management guideline from the Eastern Association for the Surgery of Trauma[J]. J Trauma Acute Care Surg,2018,86:326-336.

[3] 中国医师协会急诊分会,中国人民解放军急救医学专业委员会,中国人民解放军重症医学专业委员会,等.创伤失血性休克诊治中国急诊专家共识[J].临床急诊杂志,2017,18(12):881-889.

[4] KAUVAR DS,LEFERING R,WADE CE. Impact of hemorrhage on trauma outcome:an overview of epidemiology,clinicl presentations,and therapeutic considerations[J]. J Trauma,2006,60:S3-S11.

[5] PEARSON JD,ROUN JA,INGRAM M. Management of shock in trauma[J]. Anaesth Intensive Care Med,2014,15:408-410.

第33章

钝性心脏伤合并腹腔脏器损伤

【导读】

多发伤严重程度不仅仅是各专科损伤的简单相加,其存在生理紊乱严重、伤情变化快、休克及低氧血症发生率高、容易漏诊、处理顺序存在问题等特点[1]。因此,如何在尽可能短的时间内对伤情做出相对准确的评估,从而迅速制定治疗方案乃至确定手术顺序,对这类伤员的生存起着至关重要的作用[2-3]。为达成这一目标,除充分利用精确高效的现代诊疗技术外,专业创伤医师在接触伤员后第一时间的预判和决策也十分关键。

【病例简介】

患者男,25岁,已婚。

因车祸致胸部、腹部疼痛2小时于5月12日08:00由120送入急诊科。

患者入院前2小时乘坐小汽车不慎撞击于路边护栏,致胸腹部撞击于车内中控台,伤后自觉胸腹部剧烈疼痛,无意识障碍,无呼吸困难,四肢可活动。伤后患者受困于车内前排,经消防人员紧急破拆后救出转交120救护车,120于来院途中即通知创伤科人员于急诊室候诊。

入院查体:T 36.3℃,P 120次/min,R 25次/min,BP 81/48mmHg,嗜睡,能应答,额面部及上唇见多处皮肤挫裂伤,活动性出血,气管居中,颈静脉怒张明显,胸廓饱满,右侧呼吸动度减弱,胸廓挤压征阳性,右侧胸壁压痛明显,胸骨无明显压痛,右肺语颤减弱,呼吸音减弱,叩诊呈过清音,心音遥远,腹部平,轻压痛,无明显反跳痛及肌紧张,移动性浊音阳性,肠鸣音未闻及,膀胱区无压痛。骨盆、脊柱及四肢未见异常,肌力检查不配合。

入院后于08:15立即完善胸腹部CT后直接送入手术室,到达手术室时间08:35,CT提示心包大量积液(图33-1),右侧气胸,双肺挫伤,腹腔积血(图33-2)。

急诊行"剖胸探查;心包切开减压;膈神经后心包开窗引流;左侧胸腔闭式引流;剖腹探查;脾切除术"。术中见:左侧胸腔积血约50ml,心包蓝染、心包内积血约400ml伴血凝块50g,经膈神经前心包切开见出血呈喷射状,清除积血后探查心肌表面未见确切破裂出血,左侧膈肌及左肺未见明显损伤出血。剖腹术中见腹腔积血约800ml,脾窝、脾周血凝块约50g;脾脏膈面及脾门均可见裂口2处,脾门血管可见挫裂伤,活动性出血,探查膈肌、胃、结肠、肝脏、空肠及回肠、双肾、胰腺及腹腔其他脏器未见明确损伤。

术中累计出血1 500ml,其中心包积血400ml,腹腔积血800ml,出血约300ml。手术耗时3小时10分。术前术后生命体征见图33-3~图33-5。

13:45手术结束转ICU继续治疗,予以镇静,气管插管,呼吸机辅助通气,双侧胸腔闭式

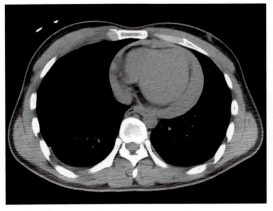

图 33-1　入院 CT
提示心包大量积液

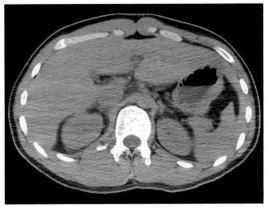

图 33-2　入院 CT
提示右侧气胸,双肺挫伤,腹腔积血

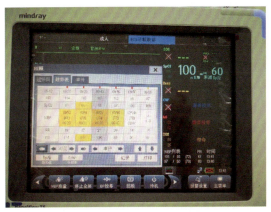

图 33-3　心包减压前生命体征变化

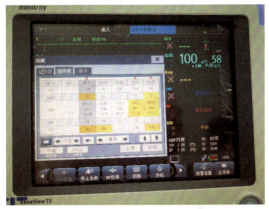

图 33-4　心包减压后生命体征变化

引流,予以哌拉西林他唑巴坦钠(4.5g q8h)、奥硝唑(0.5g q12h)预防感染。

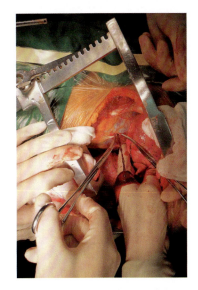

图 33-5　打开心包进行减压

5 月 14 日,继续予以镇静,气管插管,呼吸机辅助通气(VCV 模式 PEEP 4cmH$_2$O),T 38.8℃,P 129 次/min,R 20 次/min,BP 102/70mmHg,SpO$_2$ 99%。左侧胸腔引流出淡红色血性液体 200ml,腹腔引流出淡红色血性液体 50ml,实验室检查:WBC 16.14×10^9/L,N 83.4%,Hb 73g/L,Lac 2.49mmol/L,PCT 0.508ng/ml,调整抗生素为头孢哌酮钠舒巴坦钠(3g q8h)+替考拉宁 0.2g qd。

5 月 15 日,T 37.6℃,P 146 次/min,R 20 次/min,BP 147/83mmHg,SpO$_2$ 99%。气管插管,呼吸机辅助通气(PSIMV 模式 PEEP:4cmH$_2$O),左侧胸腔引流 100ml。

5 月 16 日,T 39.0℃,P 131 次/min,R 15 次/min,BP 140/82mmHg,SpO$_2$ 99%,气管插管,呼吸机辅助通气(PSIMV 模式,PEEP:4cmH$_2$O),左侧胸腔引流 0ml,右侧胸腔引流 0ml,腹腔引流 0ml,停止呼吸机辅助通气。

5 月 17 日,T 37.5℃,P 100 次/min,R 13 次/min,

BP 143/78mmHg,左侧胸腔引流 10ml,右侧胸腔引流 0ml,腹腔引流 80ml。气管插管,停止使用呼吸机,因胃肠减压引出液较多,故暂不予以肠内营养。

5 月 18 日,气管插管,镇静状态,T 39.3℃,P 131 次/min,R 18 次/min,血压 114/64mmHg,左侧胸腔引流 0ml,超声检查提示双侧胸腔积液(左侧间距 25mm,右侧间距 28mm),保留原右侧胸腔排气管,予右侧胸腔穿刺置管引流,并适度退出左侧胸腔闭式引流管。实验室检查:Hb 68g/L,予以输入红细胞悬液 400ml。

5 月 19 日,T 37.7℃,P 127 次/min,R 25 次/min,BP 98/53mmHg,SpO$_2$ 94%(PSV 模式;PEEP:6cmH$_2$O),左侧胸腔引流 400ml,右侧胸腔引流 600ml,腹腔引流 0ml。实验室检查:WBC 20.24×10^9/L,N 92%,Hb 68g/L,PCT 1.951ng/ml。感染指标较前升高,痰培养提示金黄色葡萄球菌及肺炎克雷伯杆菌,根据药敏结果,调整抗生素方案为:头孢哌酮钠舒巴坦钠(3g q8h)+利奈唑胺(0.6g q12h),因肺部感染加重,故行气管切开及纤支镜吸痰及灌洗。

5 月 20 日,T 38.0℃,镇静状态,气管切开,呼吸机辅助通气(PSV 模式;PEEP:4cmH$_2$O),左侧胸腔引流液引出约 200ml 淡红色液体,右侧胸腔引流出约 250ml 淡红色液体,腹腔引流出约 30ml 淡红色液体。实验室检查:WBC 18.69×10^9/L,N 87.4%,Hb 62g/L,PCT 5.46ng/ml。行脑脊液常规、生化及培养,根据常规及生化结果,排除颅内感染,右侧胸腔引流量减少,予以拔除,继续之前抗感染治疗方案。拔除右侧胸腔排气管。血红蛋白 62g/L,予以输入红细胞悬液 400ml。

5 月 21 日,停用镇静镇痛药物,气管切开,呼吸机辅助通气(PSV 模式;PEEP:4cmH$_2$O),右侧胸腔引流约 260ml,左侧胸腔引出 0ml,腹腔引流 0ml,T 37.0℃。实验室检查提示:WBC 15.78×10^9/L,N 83.2%,Hb 81g/L,PCT 2.195ng/ml。感染指标较前稍好转,再次行纤支镜检查并灌洗。拔除双侧胸腔引流管及腹腔引流管。

5 月 23 日,痰培养提示多重耐药鲍曼不动杆菌,予以接触隔离,考虑为定植菌。开始予以肠内营养。

5 月 27 日,患者出现寒战、高热,体温最高 39℃,将抗生素方案调整为:亚胺培南-西司他丁钠(1g q8h)+头孢哌酮钠舒巴坦钠(3g q8h)。

5 月 28 日,血小板进行性升高,继续低分子肝素钙抗凝,并加用阿司匹林抗血小板治疗。

5 月 29 日,T 37.9℃,体温曲线呈下降趋势,抗感染治疗有效,再次行纤支镜吸痰及灌洗。

5 月 30 日,实验室检查提示肝酶明显升高,考虑药物所致,加用保肝药。

5 月 31 日,感染控制良好,转普通病房继续治疗。

6 月 30 日,经口进食出现呛咳,予以鼻饲饮食。慢慢过渡到自行经口进食。相继拔除气管套管,松动牙经口腔科治疗,左侧尺神经损伤给予对症营养治疗,治愈出院。

【诊断】

1. 多发伤(ISS 48)

   1.1　闭合性颅脑损伤

     1.1.1　脑挫裂伤(AIS 4)

   1.2　胸部钝性伤

     1.2.1　心肌挫伤(AIS 1)

     1.2.2　创伤性心脏压塞(AIS 4)

　　　　1.2.3　双肺挫伤(AIS 4)

　　　　1.2.4　右侧气胸(AIS 3)

　　　　1.2.5　双侧血胸(AIS 3)

　　　　1.2.6　双侧多发肋骨骨折(右侧第 5、6、11 肋,左侧第 9 肋)(AIS 4)

　　1.3　腹部损伤

　　　　1.3.1　创伤性脾破裂(AIS 3)

　　　　1.3.2　右肾挫伤(AIS 2)

　　　　1.3.3　右侧肾上腺血肿(AIS 1)

　　　　1.3.4　多发腰椎横突骨折(胸 12 及腰 1~2 右侧)(AIS 2)

　　1.4　左侧尺神经挫伤(AIS 1)

　　1.5　全身多处皮肤软组织挫裂伤(AIS 1)

2. 损伤并发症

　　2.1　创伤性失血性休克

　　2.2　肺部感染

　　2.3　肝功能不全

　　2.4　右侧声带麻痹

3. 双肾结石

$$ISS = 4^2 + 4^2 + (3+1)^2 = 48$$

【预后及随访】

　　住 ICU 19 天,住院 49 天,出院时仍有声带麻痹,饮水呛咳,出院后未定期门诊随访。通过电话随访,患者一般情况良好,声带麻痹明显好转。

【经验与体会】

　　对多发伤诊断与治疗的整体观必须加以强调,不能满足于身体某单一部位已有伤情的发现或者急诊阶段单次手术的完成[4]。现代诊断技术的进步已经使危重伤员在短时间内迅速完成全身检查成为可能,因此在接诊患者后对怀疑多发伤者应尽可能完善检查以迅速判明可能存在的多发伤情。

　　对于多发伤患者,如果检查发现存在多处需要急诊手术处理部位,如何确定手术顺序是救治成功与否的关键。本例患者入院后检查提示胸部腹部均存在急诊手术指征,在无法同时实施手术情况下,必须迅速在胸腹部之间作出手术优先级评判,考虑到心包压塞可能在极短时间内造成心搏骤停,其致死风险大于腹腔出血引起的失血性休克,所以选择优先开胸心包减压及探查,一旦胸部伤情控制后即迅速实施剖腹手术。

　　为保证严重多发伤的救治效率,必须重视专业化创伤团队的建设[5],才能避免耗时的多科会诊以及对手术顺序的决策失误,同时避免由于分科合作对患者病情变化失去持续动态的观察。本例患者由创伤科医生在较短时间内作出治疗计划并由一组医生即先后完成了剖胸和剖腹手术,为多发伤的救治赢得了宝贵的时间,较传统的多科协作模式救治效率大为提高。

【专家点评】

　　本例患者救治成功彰显了专业化创伤团队对患者伤情全局的掌握和高效的治疗。在没有创伤专科的情况下,可以预想的常规流程通常是:急诊室接诊后完善检查,然后通知胸外科、普外科以及脑外科会诊,多科会诊后商量入住科室及手术顺序,随即送入手术室两科医师轮流实施急诊手术。这其中可能存在如下问题:①在急诊室阶段多科会诊可能会耗费较长时间;②由于各专科医生对其他专科伤情不熟悉,可能会优先判定本专科伤情手术处于优先级,加之会诊科室之间可能存在会诊医生年资高低、私人关系等混杂因素,从而可能对手术顺序作出错误的选择;③在胸腹部手术不能同时开展的情况下,两科医生在手术室衔接可能延长救治时间。对于救治时效性要求极高的严重多发伤患者,富有经验的创伤专科医生的参与无疑大大缩短了临床作出伤情判断及治疗方案的时间,同时也保证了治疗的准确性。

在具体手术操作中,患者于伤后短时间即发生心包大量积血,虽探查未见心脏破裂及心肌裂伤出血,经心包切开减压并开窗术后患者伤情也未有反复,但应充分考虑到心包血管持续出血的可能,特别是在休克状态下小血管出血可能暂时停止而被术中肉眼检视忽略,因此术中除对心脏心肌的常规探查外,还应重视对心包出血点的全面探查及预防性处理。

(赵小纲　主任医师　浙江大学医学院附属第二医院

Email:zxghxd@126.com)

【参考文献】

[1] 王正国.多发伤的救治[J].中华创伤杂志,2004,20(1):1-3.

[2] LAPIERRE A,GAUVIN-LEPAGE J,LEFEBVRE H. Interprofessional collaboration in the management of a polytrauma at the emergency department:a literature review[J]. RechSoins Infirm,2017,73-88.

[3] 姚元章.论多发伤急救的时效性[J].创伤外科杂志,2016,18(5):257-260.

[4] GRIENSVEN MV. Damage control management in the polytrauma patient[M]. New York:Springer-Verlag. 2010.

[5] WYNELL-MAYOWW,GUEVEL B,QUANSAH B,et al. Cambridge polytrauma pathway:are we making appropriately guided decisions[J].Injury,2016,47(10):2117-2121.

第34章

腹腔内出血合并创伤性心脏骤停

【导读】

严重多发伤伴低血容量休克是急诊创伤中对生命支持的巨大威胁。本例多发伤合并肝破裂伤情复杂,出血迅猛,且出现心搏呼吸停止,在早期合理有效复苏后及时实施了"简略应急手术"和后续"确定性分期手术"[1]。按照损害控制复苏(damage control resuscitation, DCR)理念,将低压复苏、止血性复苏与损害控制外科(damage control surgery, DCS)手术止血三者结合成功救治患者。

【病例简介】

患者男,46岁,已婚。

12月13日05:20接院前急救电话通知:患者"车祸后全身多处疼痛1小时",急诊准备2医2护抢救小组,并通知胸外科、骨科等准备,5:30患者到院。

患者1小时前因车祸(图34-1)致腹部、右小腿、左大腿疼痛伴活动受限,疼痛较剧烈,伴口渴,大小便未解。患者伤后面色苍白,无意识障碍,无胸痛,感气急,无恶心、呕吐。

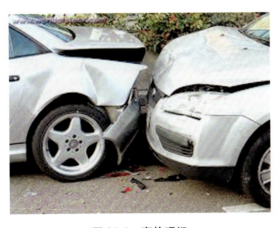

图34-1 事故现场

入院查体:T 34.0℃,P 146次/min,R 20次/min,BP测不出。神志清,烦躁,面色、口唇苍白,头部无畸形,鼻腔,耳道无出血,瞳孔及对光反射正常。颈椎无压痛。胸部无畸形,胸部挤压试验阳性,无皮下气肿,呼吸急促,两肺呼吸音粗,可闻及湿啰音,心律齐,心音无殊。腹部膨隆,腹肌紧张,全腹压痛反跳痛,移动性浊音阳性,骨盆挤压试验阳性,骨盆分离试验阴性。右小腿骨折外翻畸形,左小腿见多处创口伴少量出血。四肢末端皮温低。院前已予右下肢包扎并支具固定,骨盆带固定。急诊予吸氧、心电监护、紧急输血悬浮红细胞2U及新鲜冰冻血浆400ml、开通两路静脉(双上肢)输液,并予颈托固定及保温措施。FAST提示:心包及双胸腔未见积液,肝包膜欠光整,肝肾隐窝25mm液性暗区,下腹部36mm游离液性暗区。左下腹腔穿刺未见积液。

05:50,患者 P 146 次/min,R 20 次/min,BP 测不出,面罩吸氧 5L/min 下 SpO₂ 86%。急诊外科、胸外科、骨科等组成创伤救治团队。06:02,FAST 复查:肝肾隐窝 25mm 液性暗区,脾周 10mm 液性暗区,下腹 66mm 液性暗区,心包及双胸腔未见积液。

06:08,床边 X 线片:右侧第 6 肋骨骨折(图 34-2),左侧髋臼骨折(图 34-3),右胫腓骨下段骨折(图 34-4)。创伤小组决策紧急剖腹探查。

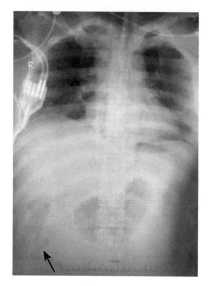

图 34-2　急诊室床边片
右侧 6 肋骨骨折

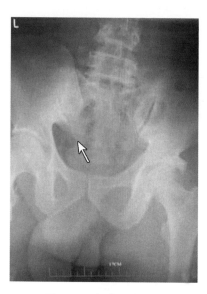

图 34-3　急诊室床边片
左侧髋臼骨折

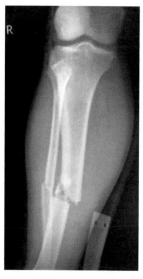

图 34-4　急诊室床边片
右胫腓骨下段骨折

06:10,BP 64/40mmHg,输红细胞悬液 400ml,新鲜冰冻血浆 400ml。血常规:Hb 132g/L,HCT 0.37L/L;血气分析:pH 7.278,BE −14.2mmol/L。

06:27,术前准备完毕,准备送手术室时,患者出现意识丧失,呼吸浅慢,心电监护示逸搏心率及心室停搏,立即予心脏胸外按压,肾上腺素 1mg 静脉推注,气管插管,机械通气 PC 模式,吸入氧浓度 100%。5 分钟后患者自主心搏恢复,神志镇静状态。

06:50,P 130 次/min,R 20 次/min,去甲肾上腺素 0.4μg/(kg·min)维持下 BP:67/42mmHg,监护状态下送手术室。

07:00,患者送至手术室后在全麻下行剖腹探查。切口为右肋缘下"L"型切口,术中探查发现:左肝Ⅲ断裂伤,胆囊撕裂。右肝Ⅳ、Ⅴ段破裂(长 7cm,深 4cm),直达第一肝门,活动性出血,门静脉右壁 0.5cm 裂口,活动性出血,腹腔内积血 3 000ml,血凝块 200g,肝动脉分支破裂并出血。遂行"肝破裂修补+门静脉修补+胆囊切除术"(图 34-5),因肝门部损伤部位止血较困难,考虑患者不能耐受长时间手术,予填塞止血。术中自体血回输 956ml,输红细胞 1 300ml,新鲜冰冻血浆 1 070ml。术中血红蛋白复查最低至 37g/L,手术时间 3 小时。

11:00,患者术后转入 ICU,继续呼吸机机械通气,予头孢哌酮舒巴坦针 2.0g 静滴 q12h 抗感染,输血(悬浮红细胞 800ml,新鲜冰冻血浆 400ml),补液等治疗。血常规复查: Hb 107g/L,HCT 0.3L/L,PLT 80×10⁹/L;血气分析:pH 7.32,BE −7.4mmol/L;凝血功能: PT 20.1 秒;CTnl 2.97ng/ml,考虑心肺复苏后心肌损伤;肝功能:ALT 564.4U/L, AST 1 086.2U/L,考虑严重肝损伤所致;ALB 18.1g/L,CREA 129.6μmol/L。

12 月 14 日起患者生命体征趋于平稳,在去甲肾上腺素 0.2μg/(kg·min)维持下血压波动在 82~106/50~59mmHg(图 34-6)。

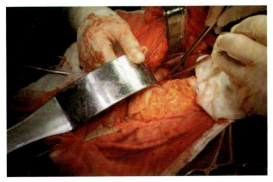

图 34-5　腹部手术

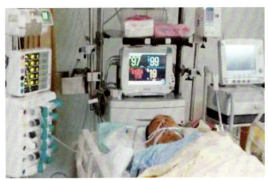

图 34-6　ICU 情况

12 月 17 日在局麻下行左胫骨结节骨钉牵引术。

12 月 18 日复查腹部增强 CT(图 34-7,图 34-8)示肝Ⅱ段、Ⅲ段、Ⅳ段破裂伴局部血肿,肝包膜下血肿。

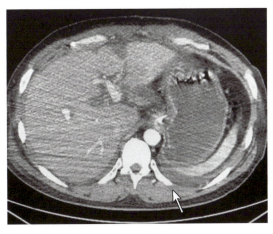

图 34-7　腹部增强 CT

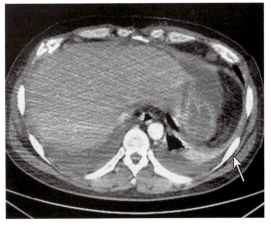

图 34-8　腹部增强 CT

12 月 19 日患者循环较前稳定,未用血管活性药物情况下血压维持在 108~129/58~79mmHg。遂予行腹腔内纱布出术+右胫腓骨切开复位内固定术。

12 月 21 日复查肋骨及骨盆三维 CT(图 34-9、图 34-10)。

12 月 26 日患者行髋骨骨折切复内固定术。术后因肺部感染,脱机困难返回 ICU 继续治疗,痰培养为大肠埃希菌,药敏试验为亚胺培南敏感,遂予 0.5g q8h 治疗。

1 月 2 日患者脱机从 ICU 转入普通病房,恢复可(图 34-11)。

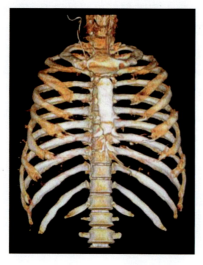

图 34-9　肋骨三维 CT

左 3~7 肋骨骨折，右 5~7 前肋骨折

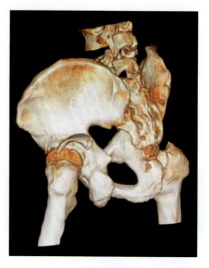

图 34-10　骨盆三维 CT

左髋臼骨折

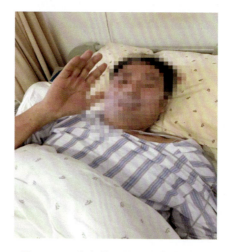

图 34-11　患者转入普通病房，恢复可

1 月 14 日患者康复出院。

【诊断】

1. 交通事故致多发伤（ISS 38）

  1.1　胸部钝性损伤

    1.1.1　双侧多发性肋骨骨折（AIS 3）

  1.2　腹部钝性损伤

    1.2.1　肝破裂（AIS 4）

    1.2.2　门静脉损伤（AIS 4）

    1.2.3　肝动脉损伤（AIS 4）

    1.2.4　胆囊损伤（AIS 2）

  1.3　肢体与骨盆损伤

  1.3.1　左髋臼骨折（AIS 2）

  1.3.2　右胫腓骨骨折（AIS 2）

  1.3.3　左髌骨骨折（AIS 2）

2. 损伤并发症

  2.1　创伤性心搏骤停

  2.2　失血性休克

  2.3　低体温

  2.4　凝血功能障碍

ISS = $(4+1)^2+3^2+2^2 = 38$

【预后及随访】

住院共 31 天，ICU 20 天。

【经验与体会】

  大出血后严重的低容量性休克是创伤性心脏骤停的重要原因，一旦出现创伤性心脏骤停应立即复苏，复苏内容包括：基本生命支持、高级生命支持及病因处理，即快速建立人工气道、胸外按压、循环支持等，在保证基本生命支持的同时，尽快手术或放射介入止血是关键所在。

  分秒必争的手术止血才是最根本的抗休克措施，切记不要指望休克纠正和 CT 定位分级后再手术，必要时可在创伤复苏室直接剖腹或剖胸手术。同时手术时应综合判断创伤患者损伤模式、早期评估液体复苏的反应和出血量等因素后，及早实施损害控制外科 DCS 手术才能有效提高救治成功率，指征过严会导致患者失去存活机会[3]。本例患者心搏骤停复苏后立即实施 DCS 手术是挽救患者生命的关键。

  损害控制复苏理论强调在创伤早期实施 DCS 的同时就积极采取措施纠正创伤性凝血病，核心内容包括低血压复苏和止血复苏。本例创伤早期在低血压复苏的同时积极启动大输血方案，采用了悬浮红细胞和新鲜冰冻血浆 1:1 的输注方案，这是避免严重凝血病的关键所在，同时积极纠正低体温和酸中毒，最终复苏成功。

【专家点评】

  本例 ISS 达 38 分，在发生创伤性心脏骤停后积极抢救，20 天出 ICU，反映了较高的救治水平。

  严重肝外伤合并肝周大血管破裂出血因出血凶猛，手术操作困难，死亡率达 50%～80%[1]，并发创伤性心脏骤停（traumatic cardiac arrest，TCA）者生存概率更是渺茫。早期高效复苏、快速止血是挽救患者生命的关键。

  创伤性心脏骤停的处理策略　创伤患者表现为濒死、没有自主呼吸或中心大动脉搏动消失即可诊断为 TCA。TCA 死亡率非常高，但在自主循环恢复后存活者的神经系统功能预后尚可[2]。因此我们在创伤救治工作中需重视患者濒临 TCA 的状态，如严重低血压、心血管不稳定、外周脉搏消失非神经系统原因意识恶化等，一旦病因未得到及时有效的处理，这些状态会很快发展为 TCA。

  TCA 的处理上强调的是快速同步处理所有潜在可逆转的病理变化，如控制大出血、胸腔减压、缓解心脏压塞、气道控制等。所有原因中未控制的大出血占 48%,本例就是由于腹腔内灾难性出血而导致 TCA。在类似的患者处理上,建立人工气道辅助通气、胸外心脏按压仍是急救的标准措施,但胸外心脏按压的优先级别低于可逆转病因的处理,即迅速明确出血部位并控制出血才是成功救治的关键,其措施有[3]:①利用止血带控制肢体大出血;②用主动脉球囊等控制横膈以下大出血;③快速补充血容量。

有数据表明,TCA 在早期复苏与积极处理病因的同时,其存活率与时间相关,即心脏骤停发生时间越晚及复苏时间越早其存活率越大[4]。

损害控制外科　损害控制外科主要是针对那些无法耐受传统手术的严重腹部损伤患者,采取最小化的必要性手术(一期)、ICU 复苏(二期)、确定性手术(三期)的有计划、分阶段治疗策略。它的出现大大提高了严重创伤患者的救治成功率,为循环不稳定、凝血功能障碍、严重酸中毒的创伤患者赢得了宝贵救治机会。但 DCS 不能一味地作为严重创伤的首选手术方案,创伤医师应该根据患者自身病理和生理条件,医疗机构环境条件,手术医师技术水平等诸多因素慎重决策。对于严重创伤患者越早进行确定性手术治疗,才能真正地去除损伤这一重要的病理因素,减少继发性损伤和并发症的发生。本例存在严重肝破裂、重度失血性休克及创伤性心脏骤停,在 FAST 等明确腹腔大出血后即予损伤控制手术,为再次确定性手术赢得时机。对于严重肝脏外伤患者,如血流动力学极度不稳定、常规方法止血困难等因素存在,手术时可采取肝周填塞止血术,迅速游离肝脏,评估损伤情况,判断出血部位,控制污染,并以纱布逐次按照四个象限填塞腹腔,控制出血。填塞时要避免前后方向上的填塞,这样反而会加重出血;靠近肝静脉的填塞要尤为注意,避免填塞加重血管损伤;肝各叶要尽量保持原位,并持续向膈肌压迫肝脏,以控制出血;适当地使用止血材料,能够帮助控制出血。

创伤性凝血病与大量输血方案　严重多发伤并发凝血机制障碍所致的"非控制性出血"逐渐为创伤医师所重视,约 30%~40% 的早期创伤死亡为非控制性出血导致[5],即创伤性凝血病(acute traumatic coagulopathy,ACT)。随着损害控制复苏理念的兴起,在创伤早期实施DCS 的同时就须采取积极措施预防和治疗凝血病。DCR 核心内容包括允许性低血压复苏和止血控制复苏,而止血复苏强调复苏早期应用全血复苏或应用含有血浆和血小板的血制品,而不是用大量的晶体液和红细胞代替丢失的血液。对于严重创伤大出血患者,我们建议FFP:PRBC 的比例为1:1,这样更有利于改善预后[6]。等比例的输血方案中新鲜冰冻血浆可以补充更多的凝血因子,迅速改善凝血机制障碍,以纠正 ACT;同时新鲜冰冻血浆补充了更多的血浆蛋白,保证血浆内胶体渗透压,有利于维持循环的稳定和休克的纠正,从而降低死亡率,并改善预后。本例创伤早期在低血压复苏的同时启动大输血方案,采用了 FFP:PRBC等比例的输血方案,避免了严重凝血病的发生,对最终成功救治起到了积极的作用。

(朱长举　博士生导师/主任医师　郑州大学第一附属医院
Email:Zhuchangju98@163.com)

【参考文献】

[1]　PACHTER HL,FELICIANO DV. Complex hepatic injuries[J]. Surgical Clinics of North America,1996,76(4):763-782.

[2]　LEIS GG,HEMANDES GG,BLANCO MJ,et al. Traumatic cardiac arrest:should advanced life support initiated? [J]. J Trauma Acute Care Surg,2013,74(2):634-638.

［3］ PIEPER A,THONY F,BRUN J,et al. Resuscitative endovascular balloon occlusion of the aorta for pelvic blunt trauma and life-threatening hemorrhage：a 20-Year experience in a Level Ⅰ trauma center［J］. J Trauma Acute Care Surg,2018,84(3)：449-453.

［4］ 冯刚,刘中明,孙志扬. 创伤性心跳骤停预后因素分析及其对策［J］. 中国急救医学,2004,24(11)：781-783.

［5］ EVANS JA,VAN WESSEM KJ,MCDOUGALL D,et al. Epidemiology of traumatic deaths：comprehensive population based assessment ［J］. World J Surg,2010,34(1)：158-163.

［6］ KIEKMAN E,WATTS S,HODGETTS T,et al. A proactive approach to the coagulopathy of trauma：the rationale and guidelines for treatment ［J］. JR Army Med Corps,2008,153(4)：302-306.

第35章

严重多发伤一切皆有可能：迟发型脾破裂

【导读】

　　高处坠落伤是一种高能量的损伤,可导致各种各样的损伤类型,骨折的剧烈疼痛,骨盆骨折导致的后腹膜血肿,失血性休克往往会掩盖腹部脏器的损伤,更勿论迟发性损伤。在多发伤疾病的诊治过程中必须要有全面的观点,尤其对于新出现的症状,一定不能拘泥于原来的诊断,因为一切皆有可能。我们应该时刻关注患者而不仅仅是创伤这一个病。

【病例简介】

　　患者男,55岁,已婚,既往体健。

　　因"高处坠落致全身多处疼痛伴出血1小时"于9月18日10:40来院。

　　患者1小时前从8m高处坠落(臀部着地)致全身多处疼痛伴出血,腰骶部及臀部疼痛尤为剧烈,会阴部出血,无四肢活动受限。无神志不清、无头痛头晕、无胸闷气促、无四肢抽搐、无大小便失禁,由120直接送至急诊。

　　体格检查:T 36.5℃,P 110次/min,R 25次/min,BP 88/56mmHg,神志清,精神软,左侧面部见一小创口,伴渗血,双侧瞳孔等大等圆,直径0.3cm,对光反射灵敏。颈软,胸廓对称无畸形,心肺无殊,心律齐。腹软,全腹无压痛及反跳痛,腰骶部肿胀,触痛较明显,触摸骨盆部位有疼痛。肛门截石位6~12点钟位置一不规则创口,约6cm×2cm,深约5cm,活动性出血,四肢肌力Ⅲ~Ⅳ级,感觉存在,病理征(-)。

　　急诊处理:监测生命体征,开放两路上肢外周静脉通路,林格液1 000ml,氨甲苯酸0.5g,酚磺乙胺1.0g,凝血酶2U止血,备红细胞悬液6U及新鲜冰冻血浆1 000ml。骨盆带固定骨盆,会阴部创口纱布块填塞。

　　11:00,床边FAST未见腹腔、心包明显积液。血压波动于BP 85~90/50~60mmHg,P 100~105次/min,R 20~24次/min,鉴于患者目前生命体征尚能维持,决定行快速CT、X片检查以明确诊断。

　　11:10,CT检查显示(图35-1~图35-8):两侧环齿关节不对称、颈椎病;双侧第一肋骨折,左肺渗出性改变;L_3椎体爆裂骨折,T_7椎体、T_5左侧横突及L_4棘突骨折,骶骨、左侧髂骨及双侧耻骨上下支骨折;颅脑未见明显异常。X线示:L_3椎体爆裂性骨折;T_7椎体骨折。骶骨、左侧髂骨、双侧耻骨上下支多发骨折。

　　11:35,血压波动于80~90/45~50mmHg,心率110~130次/min。化验回报Hb 159g/L,PLT 168×10^9/L。输注悬浮红细胞4U,新鲜冰冻血浆400ml。

　　11:50,联系介入科,建议行双侧髂内动脉栓塞术。

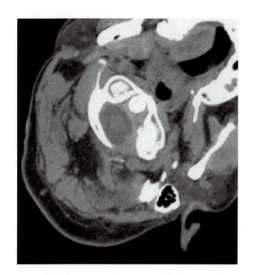

图 35-1 两侧环齿关节不对称

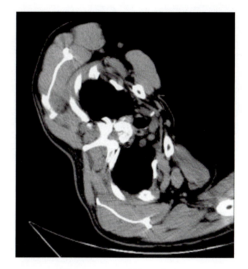

图 35-2 双侧第一肋骨折

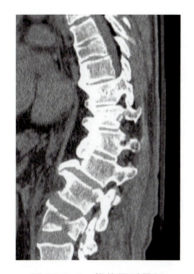

图 35-3 L_3 椎体爆裂骨折

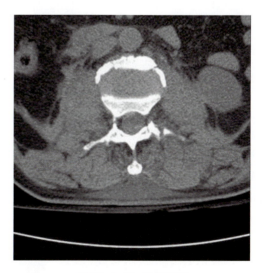

图 35-4 T_7 椎体骨折

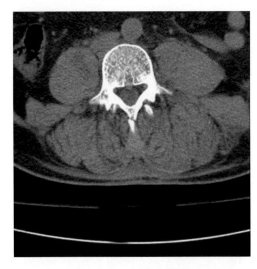

图 35-5　L₄ 棘突骨折

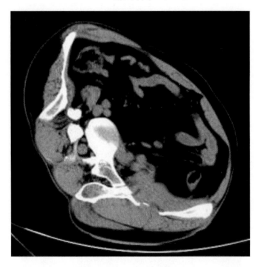

图 35-6　骶骨骨折

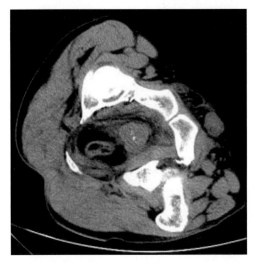

图 35-7　左侧髂骨骨折

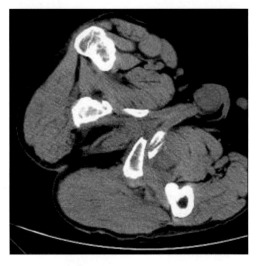

图 35-8　双侧耻骨上下支骨折

12:30,在局麻下行双侧髂内动脉栓塞术,术中见两侧髂内动脉迂曲并可见造影剂外溢(图 35-9)。

14:10,手术结束生命体征趋平稳,BP 134/75mmHg,P 82 次/min,R 18 次/min,SpO₂ 98%。转 EICU 继续监护治疗,术后输新鲜冰冻血浆 340ml。同时请脊柱外科及泌尿外科急会诊,考虑尿道损伤,决定急诊行会阴部清创,膀胱穿刺造瘘。

17:00,全麻下行会阴部大清创及膀胱造瘘术。术中见肛周旁 6 点至 12 点一长约 6.5cm 创口,深约 5cm,探查

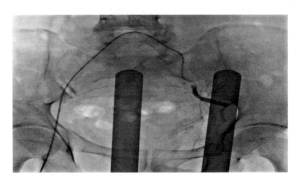

图 35-9　双侧髂内动脉栓塞

未见直肠损伤,右侧肛门括约肌少许撕裂。

19:40,术后继续转回 EICU 监护。麻醉未醒,四肢稍冷,气管插管接呼吸机辅助通气,人机协调,呼吸机模式:BIPAP,FiO_2 50%,PIP 17cmH_2O,PEEP 3cmH_2O,PSV 14cmH_2O,F 20 次/min,T 36.5℃;监护仪示(图 35-10):P 97 次/min,R 26 次/min,BP 140/87mmHg,SpO_2 97%。腹软,膀胱造瘘管一条通畅;肛周引流条一条通畅;骨盆兜固定,阴囊肿胀。予禁食,留置胃管,头孢曲松针 2.0g qd 抗感染,并积极输血、输血浆改善凝血功能、补充血容量及补液支持等治疗。

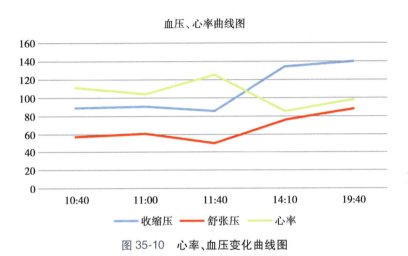

图 35-10　心率、血压变化曲线图

22:00,Hb 110g/L,PLT 75×10^9/L。

9 月 19 日,患者病情稳定,有自主呼吸,呼吸节律和频率正常,予以脱离呼吸机后持续气道湿化。

9 月 20 日,生命体征:T 37.4~37.9℃,P 93~103 次/min,R 14~20 次/min,BP 156~175/83~95mmHg,SpO_2 94%~98%。

常规复查胸腹部 CT(图 35-11、图 35-12):除原有的椎体骨盆骨折外,双肺渗出性改变

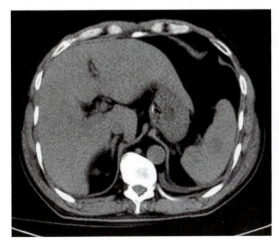

图 35-11　腹部 CT
示:脾脏见低密度灶,考虑脾脏挫伤可能

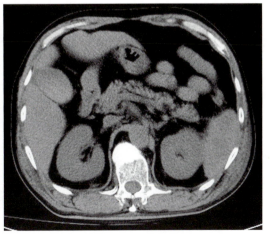

图 35-12　腹部 CT
腰大肌肿胀,腹膜后、双肾周、盆腔、骶前间隙渗出改变

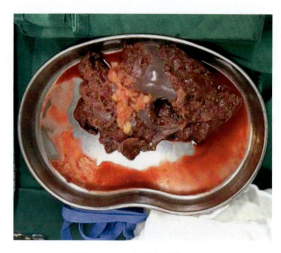

图35-13　急诊剖腹探查术

加重伴两侧胸腔积液,两肺下叶膨胀不全;脾脏见低密度灶,考虑脾脏挫伤可能;腰大肌肿胀,腹膜后、双肾周、盆腔、骶前间隙渗出改变;胆囊内胆泥淤积可能。

复查血常规:Hb 93g/L,PLT 74×10^9/L。

9月21日14:00:患者需行脊柱MRI检查,过床,送到电梯口时(距离约50m)患者诉腹胀明显,有便意,烦躁不安,大汗淋漓,反应变差,此时心电监护示:P 110次/min,P 162/96mmHg,SpO₂ 97%,呼吸稍促,考虑患者病情加重,可能无法完成MRI检查,立即返回监护室。

14:15 患者仍诉腹胀明显,P130~150次/min,BP 85~95/52~60mmHg,四肢湿冷,立即开通右侧锁骨下静脉和外周静脉,积极补液备悬浮红细胞6U,新鲜冰冻血浆1 000ml。输红细胞悬液300ml,予去甲肾上腺素20mg微泵,视血压情况调节速度,维持收缩压在90mmHg,氨甲苯酸针0.6g止血;并紧急床旁超声检查,联系普外科、创伤外科、DSA急会诊。

14:55 患者心率下降达40次/min,神志不清,呼之不应,紧急心肺复苏术,肾上腺素针1mg iv q 3min,同时紧急经口气管插管接呼吸机辅助通气,输白蛋白50ml、羟乙基淀粉针500ml,床边血气提示:pH 7.25,PaCO₂ 27mmHg,PaO₂ 204mmHg,Lac 5.0mmol/L,Na⁺ 135mmol/L,K⁺ 4.1mmol/L。予碳酸氢钠150ml纠酸,经积极抢救患者恢复自主心律,但心律不齐,80~130次/min,BP 106/71mmHg上下波动(去甲肾上腺素针微泵维持中)。

15:00,介入科医师会诊意见:患者血压下降,考虑失血性休克,因已行两侧髂内动脉栓塞术暂不考虑骨盆骨折引起髂内动脉分支大出血。

15:10,床旁B超示:脾脏局部回声改变(请结合临床),腹腔积液较前明显增多,双侧胸腔积液。

16:00,急诊创伤外科会诊后考虑迟发性脾破裂,腹腔内出血,失血性休克,需紧急行剖腹探查术。

16:40,护送至手术室。

17:10,全麻下行急诊剖腹探查术(图35-13~图35-15)。术中见:腹腔内可见约4 000ml积血及血凝块,血凝块主要位于左侧脾窝,脾脏多处破裂出血,大量血凝块填塞附着于裂口处,乙状结肠壁可见约5cm×4cm浆膜下血肿,右侧盲肠处后腹膜可见长约2cm的破裂口,余肝脏、胆囊、胰腺、胃十二指肠、结肠、小肠等探查未见异常。遂拟脾切除、右侧后腹膜破裂修补、腹腔冲洗引流术,手术过程顺利。

20:00,术后返回EICU继续监护。术后生命体征:P 113次/min,R 20次/min,BP 125/67mmHg(去甲肾上腺素维持下),SpO₂ 100%。继续积极扩容,输红细胞悬液1 200ml、血小板200ml、冷沉淀100ml改善贫血及凝血功能;予美罗培南针1.0g q8h静滴抗感染治疗。

9月22日,病情稳定,撤除去甲肾上腺素,生命体征平稳。

9月23日,自主呼吸良好,改呼吸机模式为CPAP后,SpO₂维持在97%以上,试脱机。

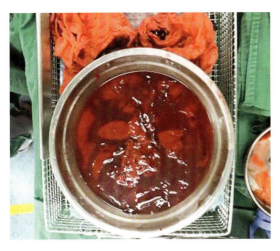

图 35-14　急诊剖腹探查术

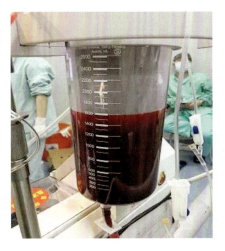

图 34-15　急诊剖腹探查术

急诊生化回报：丙氨酸氨基转移酶 483U/L，天门冬氨酸氨基转移酶 679U/L，总蛋白 52.3g/L，白蛋白 31.5g/L，肌酐 292.1μmol/L，尿酸 527μmol/L，磷酸肌酸激酶 34 086U/L，乳酸脱氢酶 2 236U/L。患者肌酐值较前升高，首先考虑心肺复苏后肾功能损害，有行 CRRT 指征，患者家属表暂观察。

9 月 24 日，患者神志清，经口气管插管处呼吸湿化仪 4L/min 给氧下，呼吸平稳，SpO₂ 99%，故予拔除气管插管。今复查生化后，患者肾功能无明显恶化，继续观察，暂不行 CRRT 治疗。

9 月 28 日，肌钙蛋白-I 升高，肾功能不全、黄疸进行性加重，首先考虑心肺复苏后多脏器缺血再灌注损伤，根据肾功能肌酐清除率予抗生素减量，丁二磺酸腺苷蛋氨酸、熊去氧胆酸退黄等治疗。脊柱外科会诊考虑暂缓脊柱手术。

10 月 3 日，病情稳定，转出 EICU 入急诊创伤外科病房。治疗上予头孢哌酮舒巴坦钠针 2g q12h 抗感染治疗，并予米诺环素 0.1g bid 抗感染治疗，保肝、护胃、补液等对症支持治疗。

11 月 30 日，在急诊创伤外科病房治疗期间，患者出现肺部感染及腹部创口感染，予以抗感染治疗，腹部创口 VSD 负压吸引治疗后，创口愈合良好。11 月 30 日转骨科继续治疗。

【诊断】

1. 高处坠落致多发伤(ISS 43)
　1.1　面部损伤
　　1.1.1　颌面部挫裂伤(AIS 1)
　　1.1.2　两侧环齿关节不对称(AIS 1)
　1.2　胸部损伤
　　1.2.1　左肺挫伤(AIS 3)
　　1.2.2　双侧第一肋骨骨折(AIS 2)
　　1.2.3　T₇ 椎体、T₅ 左侧横突骨折(AIS 3)
　1.3　腹部及盆腔损伤
　　1.3.1　迟发性脾破裂(AIS 4)
　　1.3.2　右侧后腹膜破裂(AIS 3)

　　1.3.3　乙状结肠壁挫伤(AIS 3)

　　1.3.4　L$_3$椎体爆裂骨折,L$_4$棘突骨折(AIS 3)

　　1.3.5　会阴部开放性软组织挫裂伤(AIS 2)

　1.4　骨盆损伤(AIS 3)

　　1.4.1　骶骨、左侧髂骨骨折

　　1.4.2　双侧耻骨上下支骨折

2. 损伤并发症

　2.1　失血性休克

　2.2　创伤性凝血病

　2.3　肺部感染

　2.4　胸腔积液

　2.5　肝肾功能不全

ISS 评分 = $3^2+(4+1)^2+3^2=43$

【预后及随访】

EICU 15 天,急诊创伤外科 58 天。

【经验和体会】

　　本例损害机制明确,损伤部位在骨盆,短时间内出现休克,急诊处理快速有效。血流动力学不稳定骨盆骨折选择 DSA 下血管栓塞已形成共识,有条件单位定是首选,效果立竿见影,是一个救命的手段。

　　迟发性脾破裂大出血发生在外伤后第 3 天,临床不多见,且在初期的 FAST 和 CT 上均未见脾损伤。回顾来看在 9 月 20 日的 CT 上已经看到有轻度脾挫伤,且有血红蛋白的轻度下降,以及 9 月 21 日上午出现腹胀也没有引起足够的重视,当引为教训。9 月 21 日下午在转出 EICU 去做 MRI 的路上及时中止转运返回 EICU 是一个重要节点,否则在路上的心搏呼吸骤停必将导致不可挽回的悲剧。其征象就是烦躁和大汗淋漓,提示我们对患者任何症状变化都不能掉以轻心。

　　对于这个患者的大出血原因分析,髂内血管栓塞后再出血完全有可能,迟发性脾破裂也在考虑范围之内,但两者情况的治疗方向是截然不同的,评估和判断在这危急情况下显得尤为重要,最终靠的床旁超声的 FAST 评估,再次提示急诊科医师掌握基本的超声技能的重要性。不要迷信影像学检查,本例 CT 上表现脾脏轻度挫伤,但手术中所见是严重的碎裂,两者存在巨大差异,提示疾病的诊治仍然需回归临床。

【专家点评】

　　Rotondo 等[1]在 1993 年首先提出损害控制性手术(damage control surgery,DCS)概念,DCS 是指在严重多发伤患者救治过程中所采取分段治疗的外科策略,要求对患者尽快实施保命手术,待其生理储备基本接近正常后再实施确定性手术,用以降低由于低体温、凝血功能障碍及严重代谢性酸中毒引起的不可逆性损害。

　　快速诊断检查策略。多发伤抢救过程一般采取"边抢救、边诊断、边治疗"原则。因伤情多为高能量创伤,损伤部位或器官较多,特别是伴有失血性休克、意识障碍时,患者不能配合检查,次要症状可能掩盖主要症状,因此在多发伤救治过程中易出现漏诊情况。本例患者脾破裂为迟发性,较为少见,要重视患者病情变化的细节,重视体格检查,对影像学等辅助检查应根据临床症状及时与影像科医生讨论,从而得出客观准确的结论,以免漏诊误诊。

（赵刚　主任医师/博士生导师　山东大学附属济南中心医院

Email：zhaogang198@163. com）

【参考文献】

［1］ ROTONDO MF,SCHWAB CW,MC GONIGAL MD,et al. Danage control:an approach for improved survival survival in exsanguinating penetrating abdominal injury［J］. J Trauma,1993,35:375-382.

第 36 章

多学科联合救治胸腹骨盆碾压伤

【导读】

汽车碾压胸腹部,导致的损害部位多、组织破坏严重、伤情复杂,如救治不及时,则死亡率极高。本例患者因车辆倒车时以"挤牙膏"式碾压致骨盆骨折、腹内脏器损伤、膈肌破裂、肋骨骨折等,病情危重,最终经多学科团队(multiple disciplinary team,MDT)联合救治成功。

【病例简介】

患者女,61 岁,已婚。

因"汽车倒车碾压致胸腹部疼痛 1 小时"于 1 月 15 日 09:05 入院。

入院查体:T 35.6℃,P 101 次/min,R 28 次/min,BP 70/40mmHg。神志清楚,颈部无肿胀、压痛,胸廓无明显畸形,左侧胸壁压痛,未及明显骨擦感,心肺听诊无明显异常,腹平坦,腹壁可见轮胎花纹痕迹,腹肌软,全腹轻压痛,无反跳痛,肠鸣音 3 次/min,腹腔穿刺(-),会阴部可见瘀斑,直肠指检阴性,脊柱无明显压痛,四肢无明显畸形和触痛。

急诊室初步处理:立即予吸氧、心电监护、保温,建立 2 路静脉通路,抽血(静脉常规化验)、备血,输注林格液 1 000ml,留置导尿。

辅助检查:

1. 胸片　①双下肺感染性病变,双侧少量胸腔积液;②心影改变。

2. 腰椎正侧位片　①双侧耻骨上下支多发骨折;②腰 4 椎体轻度前滑脱;③腰椎退行性改变;④腰 2~3、腰 3~4 椎间隙明显变窄,考虑为椎间盘病变;⑤右侧股骨头局限性密度稍增浓。

3. 胸腔及盆腔超声　双侧胸腔及盆腔所见部分内未见明显积液。

4. 腹部超声　①腹水(微量);②肝、胆、胰腺及腹膜后所见部分、脾、门静脉及下腔静脉所见部分、双肾、双输尿管、膀胱、子宫及双附件区未见明显异常;③腹主动脉所见部分未见明显异常。

5. 血常规　WBC $5.45×10^9$/L,Hb 115g/L,HCT 0.347。

6. 生化检查　大致正常。

7. 凝血功能　大致正常。

8. 血浆 D-二聚体>20μg/ml。

急诊室进一步处理:考虑患者"骨盆骨折、失血性休克",请骨科会诊,建议暂时先抗休克治疗,予多巴胺升压,输悬浮红细胞 400ml、血浆 200ml。患者生命征基本稳定后收住急诊外科病房。

1 月 16 日 10:49 患者剧烈腹痛,呈屈曲体位。查体:T 36.2℃,P 76 次/min,R 30 次/min,BP 110/70mmHg。神志清楚,呼吸急促,左侧胸壁多处压痛明显,未触及明显骨擦感,双侧呼吸运动不对称,左侧呼吸幅度较对侧低,左侧语颤较对侧减弱,右肺叩诊清音,左肺叩诊稍呈鼓音,双肺呼吸音粗,左肺呼吸音低,双肺可闻及少许湿性啰音,腹平坦,轻度肌紧张,全腹压痛,轻度反跳痛,未闻及明显肠鸣音。急查血生化:丙氨酸氨基转移酶 156U/L,天门冬氨酸氨基转移酶 276U/L,乳酸脱氢酶 618U/L,α 羟丁酸脱氢酶 430U/L,肌酸激酶 5 727U/L,肌酸激酶同工酶 149U/L。尿常规:酮体微量,蛋白质微量,隐血(红细胞):++,红细胞(高倍视野):16.4 个/HP。凝血功能:凝血酶原时间:19.0 秒,纤维蛋白(原)降解产物:140.4μg/ml。血浆 D-二聚体:>20μg/ml。血常规:WBC 14.9×10⁹/L,NEUT% 86.4%,Hb 88g/L,PLT 241×10⁹/L。腹痛原因不明,不排除腹腔内空腔、实质性脏器受损,再次腹腔穿刺(-),进一步查胸腹部 CT:左侧多发肋骨骨折,左侧大量血气胸,膈疝可能;双侧耻骨上下支多发骨折,左侧骶髂关节半脱位(图 36-1~图 36-3)。请胸外科、普外科会诊,行左侧胸腔闭式引流、胃肠减压等处理。完善术前相关准备,于 1 月 16 日 20:00 急诊行"剖腹探查+膈疝还纳+膈肌修补+回肠破裂修补+小肠系膜修补+乙状结肠浆膜破裂修补术"。术后予转外科 ICU 进一步监护治疗。

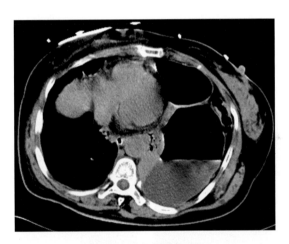

图 36-1　术前腹部 CT

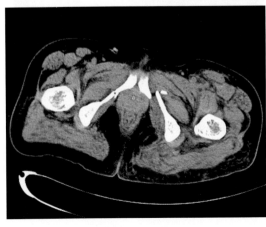

图 36-2　术前腹部 CT

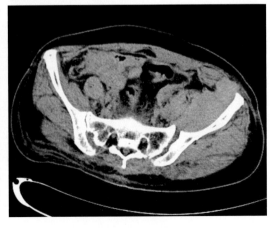

图 36-3　术前腹部 CT

1月18日09:19复查胸片:①双下肺少许渗出性病变;②左侧第6、9腋肋骨折,左侧第7、8腋肋可疑骨折;③左侧胸壁皮下积气。

1月18日15:19,拔除气管插管。

1月21日10:21,拔除胸腔引流管、胃管,转普通病房。

1月24日09:40,全麻下行"双侧骨盆耻骨上下支多发骨折切开复位钢板内固定术"(图36-4~图36-6)。

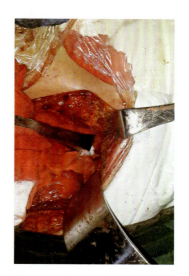

图36-4　行双侧骨盆耻骨上下支多发骨折切开复位钢板内固定术

1月25日10:40,患者腹部手术伤口下段渗液,分泌物培养出"大量表皮葡萄球菌",考虑术后伤口感染,予加强换药、引流、抗感染等处理。

1月27日11:25,动脉血气分析提示呼吸性碱中毒合并代谢性碱中毒,指导患者调整呼吸节律,纠正酸碱平衡失调。

1月28日,复查白细胞及中性粒细胞比例仍较高,胸片提示两侧肺部感染,予查痰培养,加强祛痰、抗感染等治疗。

2月2日11:02,全麻下行左侧骶髂关节脱位复位内固定术(图36-7~图36-10)。

2月17日,患者病情稳定出院。

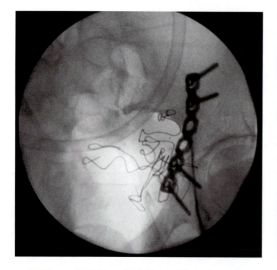

图36-5　行双侧骨盆耻骨上下支多发骨折切开复位钢板内固定术

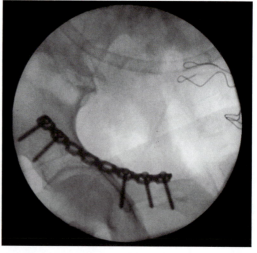

图36-6　行双侧骨盆耻骨上下支多发骨折切开复位钢板内固定术

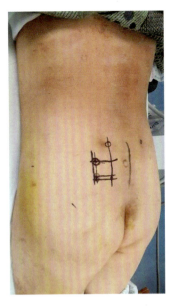

图 36-7　行左侧骶髂关节脱位复位内固定术

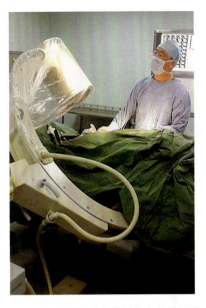

图 36-8　行左侧骶髂关节脱位复位内固定术

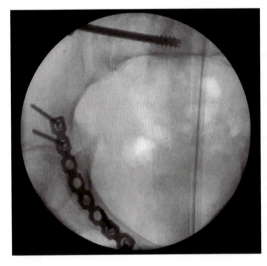

图 36-9　行左侧骶髂关节脱位复位内固定术

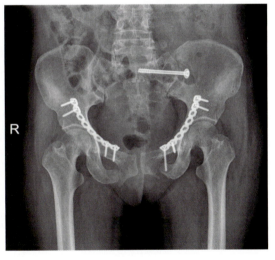

图 36-10　行左侧骶髂关节脱位复位内固定术

【诊断】

1. 多发伤(ISS 41)
　　1.1　胸部闭合性损伤
　　　　1.1.1　膈疝(AIS 4)
　　　　1.1.2　左侧血气胸(AIS 2)
　　　　1.1.3　左侧多发肋骨骨折(AIS 3)
　　1.2　腹部闭合性损伤
　　　　1.2.1　小肠破裂(AIS 3)
　　　　1.2.2　乙状结肠浆膜破裂(AIS 2)

  1.2.3 小肠系膜损伤(AIS 2)

 1.3 骨盆骨折

  1.3.1 双侧耻骨上下支多发骨折(AIS 4)

  1.3.2 左侧骶髂关节半脱位(AIS 3)

2. 损伤并发症

 2.1 失血性休克

 2.2 两侧肺部感染

 2.3 腹部手术后伤口感染

 2.4 呼吸性碱中毒合并代谢性碱中毒

 2.5 创伤性低体温

 2.6 创伤性凝血功能障碍

$$ISS = 4^2 + (2+1)^2 + 4^2 = 41$$

【预后及随访】

住院 33 天,其中 ICU 5 天。

【经验与体会】

  伤情评估时,对于血流动力学不稳定的多发伤患者,紧急情况下,边抢救,边诊断,不做耗时的辅助检查。依靠受伤史、体检和胸腹穿刺等,迅速作出紧急剖腹、剖胸或开颅等决定,不苛求损伤器官定位。常规安放导尿管,既作休克监测又可提示泌尿系损伤。怀疑骨盆骨折应行直肠指检。对于血流动力学稳定的多发伤患者,入院病情稳定或手术后休克已纠正,应分别在入院时和离开手术室回病房前充分运用现代诊断技术,避免隐匿而危险损伤的漏诊。采用单一检查地点、单一检查体位完成多部位多系统检查的多层螺旋 CT 扫描。

  多发伤治疗应遵循:①时效性原则:应体现"时间就是生命"和"速度就是灵魂"的理念。②整体性原则:整合资源,综合救治;创伤科为主,专科为辅。③合理复苏原则:近年来休克复苏的时机、种类、方法、质和量的处置策略发生了一些变化,必须权衡利弊,根据实际情况合理使用。④损害控制原则:为针对包括多发伤在内的严重创伤患者所进行的分阶段治疗的外科策略,用以减轻由于低体温、凝血障碍及严重酸中毒所致的不可逆性病理损害。

【专家点评】

  胸腹部汽车碾压伤,多伴有内脏损伤。本例累及骨盆,又伴有失血性休克,可见致伤能量大,伤情重,具有很高的病死率与并发症率,需要专业的创伤医生救治。该院无实体化创伤中心支撑,组建急诊外科、骨科、普通外科、胸心外科、重症医学科等多学科团队联合救治严重损伤患者是一种值得推广的救治模式。

  对严重创伤的伤情评估包括初次评估(概括为 ABCDE+FAST,重点是气道、呼吸和循环等威胁生命的损伤)、二次评估(概括为 CRASH PLAN,以避免漏诊和检诊无序,明确身体各部位明显的、需要急诊手术的损伤)、三次评估(目的是诊断所有隐匿或轻微的损伤,有时实际是大的损伤)[1]。严重创伤早期,生命体征不稳定时初次评估应边评估边复苏,以挽救生命为目的,二次评估是从头到脚的评估,拟做好急诊手术准备,以防漏诊、漏治。本例患者来院时生命体征不稳,急诊外科抗休克同时仅作床边 X 片与 FAST 检查,符合血流动力学不稳定时尽量减少搬动的创伤救治理念。但平片与 FAST 存在一定的局限性,据相关文献报道,FAST 在胸腹部闭合性损伤患者的检查中,准确性为 85.94%,假阴性率为 14.81%[2],严重创伤生命体征稳定时已不作为优选的检查方式。Hilbert 等认为严重多发伤患者没有必要进行常规 X 线平片及超声检查,伤后立即行多层螺旋 CT 或双源 CT 大范围或全身检查是诊断的最佳选择[3],过高地强调了 CT 检查的优越性,而本例血压平稳时的二次评估却没有及时作 CT 检查,值得商讨,可有改善之处。

　　本例患者经多学科救治团队联合救治,顺利出院,应给以肯定。但存在患者滞留急诊室时间过久的现象,推迟了确定性诊疗措施。剖析原因可能跟该院的创伤诊治流程与救治模式相关,没有反映出该院应有的救治水平。目前我国创伤救治在大多数医院仍处于多科会诊、分科诊治的局面,因片面强调本专业特点,忽视了创伤对患者的整体打击所产生的全身反应,且专科医生相互之间容易发生相互推诿,常延误了急救的“黄金时间”,导致病死率和致残率居高不下[4]。实体化的多学科创伤救治团队对该类患者的早期评估与救治可能更有优势:严重创伤患者统一收治在指定病区,创伤救治团队从救治的一体化着手可对伤者进行整体化的救治。现在国内的创伤中心建设热情高涨,但多数流于形式,实体化的创伤中心极少,多学科救治团队救治是目前最容易推广的一种,为了节约成本与人力,往往以虚拟的MDT 模式存在,几乎是先前多科会诊的盗版。而虚拟的 MDT 模式救治同样存在决策不统一、执行力不强、甚至到位不及时等情况。

　　对于骨盆环不稳定的骨盆骨折,应尽快维持骨折的稳定性。以利于减少骨折端移位和缩小盆腔容积,减少出血。稳定骨盆的措施包括骨盆带与支架外固定两类。本例患者经平片、CT 检查明确为不稳定骨盆骨折,在搬运、护理过程中存在骤然大出血的风险,然而救治期间并未提及相关的稳定骨盆措施。多数学者认为,急性期的不稳定型骨盆骨折均可采用外支架固定,以便早期稳定骨盆环,减少出血,减轻痛苦,争取足够的时间处理合并的多脏器损伤[5]。本例患者早期行外固定(临时骨盆带、骨盆外固定支架等)处理,可能有利于复苏。

(胡培阳　主任医师　浙江省天台县人民医院
Email:hpy94@sina.com)

【参考文献】

　　[1] 张连阳.多发伤的紧急伤情评估策略[J].创伤外科杂志,2010,12(1):1-3.

　　[2] 杜奇容,潘曙明,黄四平,等.床边快速超声检查对胸腹部闭合性创伤患者的诊断价值[J].中国医刊,2015,50(1):80-82.

　　[3] NICOLAOU S,EFTEKHARI A,SEDLIC T,et al. The utilization of dual source CT in imaging of polytrauma[J]. Eur J Radiol,2008,68(3):398-408.

　　[4] 姚元章,孙士锦,沈康强,等.急救绿色通道对提高严重创伤救治水平的研究[J].重庆医学,2007,36(22):2272-2273.

　　[5] 胡培阳,林列,陈中明,等.骨盆外支架在多发伤救治中的应用策略[J].浙江创伤外科,2012,17(6):746-748.

查空肠近屈氏韧带处,有约 2cm 大小的浆肌层裂伤,予以修补,探查小网膜囊,见胰腺体尾血肿,约 3cm×2cm 大小,无出血,术中出血约 2 000ml,术后转入 EICU 治疗。

9 月 15 日,停用呼吸机。

9 月 16 日,拔出气管套管。

9 月 18 日,转入急诊多发伤病房,肝周、脾窝引流管引流量较少,逐一拔出。

9 月 19 日复查腹部增强 CT(图 37-6、图 37-7),显示恢复良好,肝脾周围未见明显积液,未见胆漏发生。

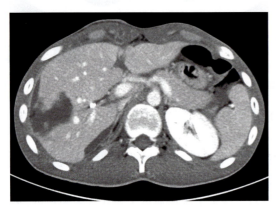 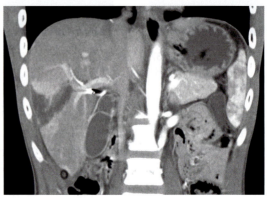

图 37-6 肝脾介入术后腹部增强 CT   图 37-7 肝脾介入术后腹部增强 CT

术后复查血生化:ALT 45.80U/L,AST 30.96U/L,TBiL 9.73μmol/L,DBiL 5.41μmol/L,IBil 4.32μmol/L。

10 月 3 日恢复良好出院。

【诊断】

1. 多发伤(ISS 30)

  1.1 胸部闭合伤

    1.1.1 肺挫伤(AIS 2)

  1.2 腹部损伤

    1.2.1 肝脏裂伤(AIS 4)

    1.2.2 脾脏裂伤(AIS 2)

    1.2.3 右肾动静脉损伤(AIS 3)

    1.2.4 右生殖血管损伤(AIS 2)

    1.2.5 胰腺血肿(AIS 2)

    1.2.6 空肠挫伤(AIS 2)

  1.3 双下肢皮肤挫擦伤(AIS 1)

2. 损伤并发症

  2.1 创伤性失血性休克

  2.2 凝血功能障碍

$$ISS = 2^2 + (4+1)^2 + 1^2 = 30$$

【预后及随访】

ICU 7 天,住院 23 天。

半年后来院复查,恢复好。

【经验与体会】

以腹部外伤为主的多发伤,常常伴有腹腔实质脏器或大血管的损伤,可因大出血而导致死亡,尽管随着急诊救护技术水平不断提高,抢救成功率不断提高,致死率逐渐下降,但腹部闭合伤患者病死率仍居于 5%~10%[1]。近十几年来,我国逐渐认识到实施损伤控制手术的重要性,对于严重多发伤患者首先要达到的目的是挽救生命、降低病死率。然而严重多发伤常合并严重出血、失血性休克、多脏器损伤。出血休克占创伤死亡率 30%~40%,是创伤死亡的第 1 位可预防原因,因此早期控制出血、防止污染是充分复苏恢复组织灌注的基础[2];1983 年由美国 Stone 提出,损伤控制性手术是针对严重创伤患者进行阶段性修复的外科策略。实施损伤控制手术目的是止血、停止出血和尽可能减轻污染等危及生命的紧急情况,尽可能降手术对机体的二次打击。随着影像介入技术和腹腔镜微创手术方式的发展,对于腹腔实质脏器损伤修复手术提供了新的方向。

随着介入器材和介入技术的发展,介入放射治疗技术在各个领域发挥重要作用,选择性栓塞治疗为其中重要组成部分,它通过动脉穿刺后经动脉造影,明确脏器动脉破裂及损伤部位后超选择插管至损伤动脉,根据出血情况选用明胶海绵颗粒、明胶海绵条或不锈钢弹簧圈栓塞治疗,再重复造影观察止血效果。对于肝脾等实质脏器Ⅰ~Ⅱ级的损伤出血有确切止血作用,对于大部分Ⅲ~Ⅳ级的损伤出血有明显止血作用。腹部实质脏器损伤使用选择性栓塞治疗可以达到控制出血的效果。

随着微创外科医学的迅猛发展,腹腔镜手术已经成为腹部外科广泛应用的手术方式,腹腔镜具有微创、修复时间短及可以同时对疾病进行诊断与治疗的优点,因此,腹部闭合性损伤患者也越来越多采用腹腔镜进行诊治,以期达到早期明确诊断,迅速急救手术,以挽救患者生命的目的,腹腔镜广角度和多角度的灵活性能直接观察到大部分腹腔内脏器受伤的确切部位和程度,可及早做出诊断,避免其他检查方法可能存在的盲目性、假阳性、假阴性,同时结合小切口可使手术对患者的损伤降低到最低限度。

近年来,"一站式杂交"手术在创伤救治中出现,既符合"损害控制性手术"的原则,又可以加强影像介入科医师与外科医师交流,在腹部创伤救治过程中相互配合,查漏补缺,同时可以减少患者多次麻醉和转运可能带来的风险,在同一手术室即可完成全部操作。在腹部多个脏器损伤的救治过程中,尤其是肝脏损伤,一方面介入栓塞肝脏损伤的血管,迅速控制肝脏活动性出血,符合损伤控制的原则,同时为腹腔镜微创治疗创造条件,减少因受腹腔空间及出血速度的影响,出现血流动力学不稳定、视野模糊的患者,而中转开腹。另一方面,选择性介入栓塞通常是栓塞破损的肝动脉分支,对于门静脉分支及肝内静脉却无能为力,腹腔镜手术可以起到查漏补缺的作用,可予电凝、缝扎等,减少术后胆漏和介入手术栓塞的失败率,同时可以清除肝脏失活组织,并在"直视下"放置引流管,防止术后局部感染。

【专家点评】

腹部创伤是外科常见的急诊病例,约占各种创伤的 0.4%~1.8%,尤其是近年来,各种自然灾害、交通事故、矿难及高空坠落等灾害性事件的发生,腹部创伤明显增加。腹部损伤中肝、脾、肾是常见的实质性脏器损伤,由此造成的失血性休克是危及生命安全的重要因素,因此在严重创伤救治中,及时控制出血、避免漏诊、减少术后并发症是关键。

根据美国创伤外科学会(AAST)于1994年将肝、脾损伤分级分别定为Ⅵ级和Ⅴ级,随着医疗技术的不断发展,国内外肝脾破裂选择性血管栓塞止血病例报道日益增多,肝脾损伤治疗的成功率已经增加到90%以上。通常Ⅰ~Ⅲ级的肝损伤采取非手术治疗,效果较好,随着介入器材和介入技术的发展,部分学者认为只要血流动力学稳定,在密切监护下,Ⅳ、Ⅴ级的肝损伤也可以采取保守治疗的方法。选择性栓塞止血治疗方法具有创伤小,止血迅速、可靠,可有效地减少麻醉手术带来的二次打击,符合在创伤救治中"损害控制"的原则。腹部闭合性外伤的患者,尤其是多个脏器损伤,仅根据腹部CT、X线、超声等无创检查存在一定的诊断盲区,或者腹腔出血较多、检查配合较差等影响,容易出现假阳性、假阴性的结果,让医生在手术探查与保守观察的选择中犹豫不决,导致部分患者延误了治疗,造成了患者的痛苦[3]。早期正确的诊断和及时合理的治疗,是闭合性腹部外伤处理的关键。腹腔镜360°可旋转视角,基本消灭了观察死角,在有足够腹腔空间的前提下,比开腹手术更能迅速地确认损伤位置。熟练掌握了腹腔镜技术的医生,可以做到腔镜下检查全腹腔脏器及相应手术治疗。

"杂交"手术最早于1996年由英同学者Ange-lini提出,将传统外科手术和血管腔内技术相结合用于心脏疾病的治疗[4]。随着腔内介入治疗学和影像医学的发展,一种微创心脏外科学(minimally invasive cardiac surgery,MICS)技术应运而生,即"一站式杂交"手术,借助一个可以同时进行影像学检查和常规外科手术的手术室,加强了影像科医师与外科医师的联系,防止了检查的盲目性,同时无须在介入治疗科室和手术室之间多次转移患者,从而避免患者的多次麻醉和转运可能带来的风险。选择性血管栓塞止血和腹腔镜手术探查,它既符合"损害控制"的原则,又可起到查漏补缺的作用,相辅相成。

2012年Wada等提出急诊杂交手术室(the hybrid emergency room system,HERS)的概念,定义为同时配备多层螺旋CT、X线机、导管室和手术室功能的创伤复苏单元,严重创伤患者进入急诊杂交手术室后能够同时完成评估、创伤复苏、全身CT扫描、经皮导管动脉栓塞术、复苏性主动脉球囊阻断和损害控制手术,患者不需要转运到不同地方行CT检查、介入手术和急诊手术。2018年对336例接受传统评估流程和360例在急诊杂交手术室进行评估处置的钝性伤患者进行比较发现,在HERS内能够明显缩短CT检查时间、损害控制手术时间和介入手术时间,而且能够显著提高严重创伤患者的存活率,对于需要立即进行CT检查、介入治疗和手术的患者如同时合并颅脑、颈部、胸部、腹部及骨盆损伤的多发伤患者尤为实用。

总之,"一站式杂交"手术将改变创伤救治原有"1+1"模式为"2合1"模式。可以在介入的同时做好中转手术的准备,或者在手术中行血管介入治疗,无疑为创伤急救搭建了崭新的平台,有利于提高创伤救治的时效性、安全性。因此"一站式杂交"手术在严重创伤救治中有广阔应用前景[5]。

(金平　主任医师　浙江省余姚市人民医院

Email:docj2004@163.com)

【参考文献】

[1] 李宝祥,王菲,宋哲,等.闭合性腹部损伤剖腹探查探讨[J].实用临床医学,2010,11

（8）:61-62.

　　[2] DETRE JA,LEIGH JS,WILLIAMS DS,et al. Perfusion imaging[J]. Magn Reson Med, 1992,23(1):37-45.

　　[3] 黄延年,姚金科.腹腔镜手术在闭合性腹外伤中的应用[J].中国微创外科杂志, 2007,7(7):680-681.

　　[4] ANGELINI GD,WILDE P,SALERNO TA,et al. Integrated left small thoracotomy and angioplasty formultivessel coronary artery revascularization[J]. Lancet,1996,34(7):757-758.

　　[5] 谭浩,张连阳,郭庆山,等.一站式杂交手术在创伤救治中应用研究初探[J].临床急诊杂志,2011,12(6):373-376.

第38章
损害控制技术在治疗肝脏损伤为主的严重多发伤中的价值

【导读】

　　严重多发伤是一类非常复杂而病死率极高的创伤病谱,其涉及多个解剖部位或器官,休克发生率高、并发症多、死亡率高、伤情复杂,多器官损伤相互影响,一直以来都是创伤救治领域的难点与热点。本例严重多发伤采用了创伤早期损害控制性复苏、绿色通道手术、损害控制性外科、损害控制性影像等创伤救治技术,体现了创伤救治的一体化。

【病例简介】

　　患者男,35 岁,3 月 15 日 19:10 因"交通伤致全身多处疼痛流血 3 小时"送达急诊科。

　　3 小时前,患者于高速路上驾驶机动车追尾前车,车辆前部变形,患者被困压于驾驶室,胸腹部撞击于方向盘,下肢受困于挤压车体,无昏迷史。当即感胸腹部及双下肢疼痛。

　　入院查体:P 130 次/min,R 26 次/min,BP 80/35mmHg,神萎,皮肤及巩膜苍白,肢端冰凉,双瞳圆形等大,D 3.0mm,光反射敏,右侧胸廓青紫、塌陷,压痛明显,右肺呼吸音低,右侧诊断性胸腔穿刺抽出不凝血。腹部膨隆,全腹压痛、伴反跳痛及肌卫,肠鸣音未闻及,腹腔诊断性穿刺极易抽出不凝血。右侧大腿畸形肿胀,双下肢膝关节以远肿胀,右膝关节、右小腿及左小腿分别见 4cm、3cm、3cm 创口,活动性渗血,左小腿假关节活动,右踝关节以远畸形,见大面积皮肤撕脱伤,肌腱、骨质、血管外露,大量渗血,双下肢活动受限,左侧足背动脉可扪及。

　　急诊复苏室处置:鼻导管给氧;开放静脉通道,使用限制性液体复苏策略;加压包扎双下肢创口;使用保温措施。召唤创伤救治小组,联系急诊手术室及急诊 ICU,复苏室内短时术前讨论,开放绿色通道急诊手术。

　　19:45,开始实施手术。术中情况:放置右侧胸腔闭式引流,引流出血性液体量约 800ml,术中每小时引流量逐步减少,小于 100ml/h,共计引流量 1 100ml。剖腹探查发现:腹腔内不凝血约 3 500ml,小肠系膜多处挫裂伤予以缝扎修补。肝脏 V、Ⅵ、Ⅶ段面积约 10cm×4cm 创面,出血汹涌(图 38-1)。暂时控制肝门,清除坏死肝组织,缝扎血管及胆管,褥式缝合创口(图 38-2)。缝合后创面渗血,予以肝脏纱布填塞(图 38-3),暂时关闭腹腔。右踝关节以远毁损予以开放截肢,右膝关节、左胫腓骨

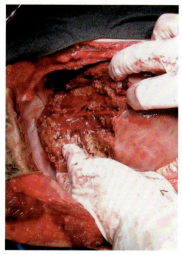

图 38-1　肝右叶挫裂伤

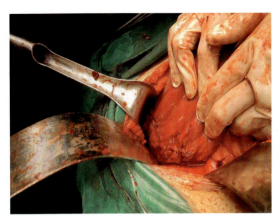

图 38-2　肝挫裂伤清创修补后

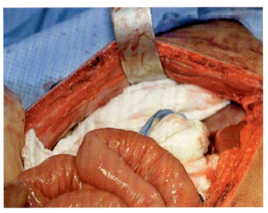

图 38-3　肝周纱布填塞

开放性损伤予以清创、牵引。手术计时 2 小时 30 分。

22:50,患者进入急诊 ICU 复苏治疗。包括:脏器功能的支持与保护;积极的液体复苏策略;纠正酸碱平衡与内环境的紊乱;保温措施;抗感染治疗;监测凝血功能,查 PT 21.2 秒,APTT 62 秒,INR 1.8,予以输注冰冻血浆及悬浮红细胞。

3 月 16 日,患者休克纠正;术后胸腔闭式引流量 350ml,逐渐转为血浆样液体;腹腔引流量共计 420ml。监测内环境及凝血功能已初步纠正。

3 月 17 日,于杂交手术室去处填塞纱布并行选择性肝动脉造影栓塞术。打开腹腔去除肝周填塞的纱布,未发现活动性出血,成功全层筋膜关闭腹腔。予以肝动脉造影发现肝右动脉造影剂外溢(图 38-4),予以栓塞后见出血停止(图 38-5)。

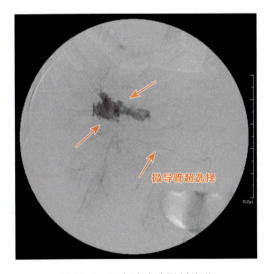

图 38-4　肝右动脉造影剂外溢

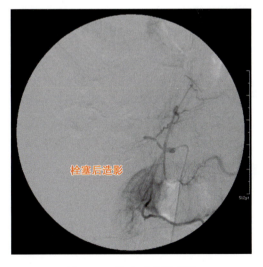

图 38-5　肝右动脉栓塞后

3 月 19 日,停呼吸机支持,拔除气管插管。

3 月 21 日,患者转回多发伤病房,逐步拔除腹腔引流管及右侧胸腔闭式引流管。患者胃肠道功能恢复,开始肠内营养。

3 月 25 日,左小腿伤口愈合好,拔除左下肢牵引,改为石膏外固定。右侧胸腔积液增多,予以穿刺引流出约 650ml 血浆样液体。

4月2日,患者生命体征平稳,评估脏器功能稳定,右股骨中段分离、成角移位,予以右股骨骨折内固定术。

4月16日,复查胸部、腹部 CT 见胸腹腔无明显积液,肝脏影像学显示肝周及肝内无积液,患者出院。

【诊断】

1. 交通事故致多发伤
   1.1　胸部损伤
   　　1.1.1　右肺挫伤(AIS 3)
   　　1.1.2　右侧大量血胸(AIS 4)
   　　1.1.3　右 5、6、7 肋骨骨折(AIS 2)
   1.2　钝性腹部伤
   　　1.2.1　肝裂伤(AIS 4)
   　　1.2.2　小肠系膜多处挫裂伤(AIS 2)
   1.3　开放性肢体损伤
   　　1.3.1　右侧股骨骨折(AIS 3)
   　　1.3.2　右侧膝关节开放性损伤(AIS 2)
   　　1.3.3　右侧踝关节以远毁损(AIS 2)
   　　1.3.4　左侧胫腓骨开放性骨折(AIS 3)
2. 损伤并发症
   2.1　创伤失血性休克
   2.2　凝血功能障碍
   2.3　低体温
   $ISS = 4^2 + (4+1)^2 + 3^2 = 50$

【预后及随访】

患者 ICU 住院 6 天,总住院 32 天。

出院 6 个月后返院复查,恢复良好。

【经验与体会】

创伤极端状态可出现代谢性酸中毒、低体温和凝血功能障碍,且三者可形成恶性循环,称之为"致命三联征",这是严重多发伤死亡的重要原因。对于生理功能严重耗竭的肝脏损伤病例,如施行常规的液体复苏、复杂的手术策略,非但不能取得预期的疗效,反而会促使病情向"致命三联征"的方向恶化[1-3]。有鉴于此,适当的液体复苏策略、恰当的手术策略是治疗此类病例的关键。损害控制性复苏起源于美军在伊拉克和阿富汗战场上救治大量创伤失血伤员的经验总结,其概念最早是由 Holcomb 提出[4,5]。DCR 作为针对严重创伤失血患者的系统救治方法贯穿于院前、急诊室、手术室和 ICU,包括允许性低压、止血性复苏、损害控制性外科和损害控制性影像等一系列相关内容[6]。通过积极有效地阻止或/和纠正"致命三联征",致力于提高严重创伤的救治成功率,其契合严重肝脏损伤的治疗需求。

在创伤出血未有效控制的情况下,大量液体复苏可增加血液丢失,引起稀释性凝血功能障碍及组织氧供减少,不仅不能改善病情,反而会加重创伤的病理损害,诱发致命三联征及带来包括脑水肿、肺水肿、急性呼吸窘迫综合征(ARDS)、急性心功能衰竭、腹腔间隙综合征(ACS)等各种并发症[7-9]。限制性液体复苏比传统积极的液体复苏明显提高了严重创伤患者的抢救成功率已被公认。即维持平均动脉压(MAP)65~70mmHg,能满足重要脏器基本灌注的较低水平,在控制出血的基础上再加强液体复苏。

作为损害控制性复苏过程中的重要一环,院前即应针对严重肝脏损伤实施限制性的液体复苏策略,院内进行早期液体复苏时将患者的目标血压控制到 MAP 65~70mmHg,尽量缩短低血压的时间,强调创伤抢救的时效性,在低血压复苏过程中,建立有效静脉通道,启动大量输血协议,充分发挥创伤治疗团队每一位成员的作用,尽快实施止血确定性手术。

早期简化手术,控制活动性出血,控制污染,暂时关闭腹腔;进行复苏及生命支持;术后24~48小时行确定性手术,这是腹部损害控制性手术策略的实施原则。当出现以下严重肝脏损伤情况时,应实施损害控制性手术(DCS)[10-12]:①一侧肝叶毁损性外伤伴大出血;②广泛肝双叶挫裂伤或广泛的肝包膜下血肿不断扩展;③术中出现难以控制的大出血或有肝内外大血管的损伤;④合并严重的多发伤,病情危重,不能耐受复杂手术;⑤出现"致命三联征":酸中毒(pH<7.20),低体温(体温低于34℃),凝血功能障碍(APPT>60秒)。损害控制手术应当机立断,避免瞻前顾后。填塞是肝脏损伤实施损害控制的主要方法。术中避免盲目翻动肝脏或做过多肝周韧带游离,因肝周韧带可为肝周填塞提供支撑并可对填塞止血起到封闭作用。对于疑似肝后静脉的出血,应向后压迫肝脏使压力传递至下腔静脉,而不是在肝后放置填塞。另外,对于靠近肝实质中央的创道,可损害控制性的使用气囊式导管进行填塞压迫,用于食管静脉曲张的三腔二囊管,大号 Foley 尿管或者随机设计的外科手套制气囊均可以使用。气囊需要保持在原位,直到患者的生理状况正常方考虑再次手术探查去除。简化手术完成后,如患者情况允许,均可考虑进行术后早期血管造影以评价及处理可能的出血点,这也是损害控制性影像的内容及优势。

术后24~48小时内,患者复苏成功,生理指标初步改善后,可行确定性手术治疗。此时患者生理状态已能耐受较长时间手术,再次手术方式因肝脏损伤部位及程度的不同,应采取个体化原则,如:①杂交手术室去除填塞纱布,选择性进行出血血管栓塞;②深层褥式缝合+大网膜填塞;③清创式肝切除:指捏法剥离失活肝实质,缝扎血管和胆道分支,这可降低后期再出血、感染、胆漏的发生;④对于较大范围的肝损伤,则可以选用解剖性肝切除;⑤选择性肝动脉结扎:这种方法需严格掌握其指征,只有在明确阻断血管确实能够有效控制出血的情况下方能使用;⑥其他,如胆总管探查"T"管引流以及胆管空肠吻合术等。

总之,将损害控制性复苏的理念应用于严重肝脏损伤,贯穿其院前急救、院内救治、手术策略、ICU复苏,改善了此类患者的预后,提高了抢救成功率,减少了并发症的发生,对于严重肝脏损伤患者具有实用价值。

【专家点评】

肝脏损伤死亡率高,尤其在合并有其他脏器损伤时。适时、适当的手术干预,是急救的关键性手段[1]。近年来,以损害控制性手术为核心,配合围术期有效处理的损害控制性技术,由于良好的治疗效果,已逐渐成为严重创伤救治的一个重要原则。

本例以肝脏损伤为主的严重多发伤患者,在进入创伤复苏单元后应充分利用损害控制的原则,采用适宜的液体复苏的策略,及时选择手术治疗,术中应及时控制出血、彻底清创、有效保存健康肝脏组织、消除胆汁溢漏、充分引流,同时对创面渗血部位进行肝脏周围填塞止血,处理非常成功,是肝脏损伤处理成功的一个典型案例。

对于严重肝脏损伤病例,由于出血部位多,出血汹涌,术中血流动力学极不稳定,手术缝合止血不能完全有效,肝切除又耗时较长,患者处于垂危的情况下,在极端情况下,肝脏周围纱布填塞为最便捷而有效的救治方法,但是在进行肝脏周围填塞术过程中,需要掌握一定的技巧,需要对肝脏进行充分的解剖,暴露第一肝门并阻断,有条件的可以进行全肝血流阻断,在这样的前提下,对肝脏的创面有效清创,肝脏端面的血管进行有效的结扎和缝扎,缝合端面的胆管、确切止血后对肝脏创面进行褥式缝合,为尽量缩短手术时间,除特殊情况外,对于不同部位和不同程度的肝脏损伤,损害控制性手术的方式大致相同。当然对于已经游离的肝脏组织及左侧肝叶,手术切除不失为一项非常可靠的处理方式[2]。保证术后引流通畅是降低术后并发症和缩短患者住院时间的有效措施,可以适当放置有效引流,保持通畅,分阶段拔出。当然对于其他需紧急处理的其他器官合并伤,亦按相应损害控制性手术原则处理。

对于手术后复苏治疗,复温相对于纠正凝血功能障碍和代谢性酸中毒具有绝对优先权。此外,还应输注血浆、冷沉淀等补充消耗的凝血因子以预防 DIC;使用奥美拉唑等预防应激性溃疡发生;肠内或肠外营养支持;广谱抗生素联合应用预防和控制感染。

术后 72 小时内,患者复苏成功,生理潜能初步改善后,行确定性手术治疗。

取出填塞纱垫,可根据情况决定是否行再次清创。由于纱垫是不可吸收的异物,刺激性大,更由于压迫邻近组织易造成局部缺血、坏死和粘连,易引起感染和局部脓肿;同时,如果纱垫压迫时间过长,亦可造成局部区域术野不清晰,影响再次确定性手术时对创面胆管的处理[3]。故建议只要患者全身状况恢复平稳,就可尽早取出纱垫。

总之,对于严重肝脏损伤的患者,应按照原则,根据损伤部位和程度,积极选用适宜的损害控制策略和再次确定性手术方式的治疗。同时,采用创伤早期损害控制性复苏、绿色通道手术、损害控制性外科、损害控制性影像等创伤救治技术,体现创伤救治的一体化。

(金平　主任医师　浙江省余姚市人民医院

Email:docj2004@163.com)

【参考文献】

[1] SIKHONDZE WL,MADIBA TE,NAIDOO NM,et al. Predictors of outcome in patients requiring surgery for liver trauma[J]. Injury-international Journal of the Care of the Injured,2007,38(1):65-70.

[2] MOORE EE,SHACKFORD SR,PACHTER HL,et al. Organ injury scaling:spleen,liver and kidney[J]. J Trauma,1995,38(3):323-324.

[3] BOURAS AF,TRUANT S,PRUVOT FR. Management of blunt hepatic trauma[J]. Journal of Visceral Surgery,2010,147(6):351-358.

[4] BALL CG. Damage control resuscitation:history,theory and technique[J]. Canadian Journal of Surgery Journal Canadien De Chirurgie,2014,57(1):55-60.

[5] KOBAYASHI K. Damage control surgery-a historical view[J]. Nihon Geka Gakkai Zasshi,2002,103(7):500-502.

[6] GERECHT R. The lethal triad. Hypothermia,acidosis & coagulopathy create a deadly

cycle for trauma patients[J]. Jems A Journal of Emergency Medical Services,2014,39(4):56.

[7] HOLCOMB JB,JENKINS D,RHEE P,et al. Damage control resuscitation:directly addressing the early coagulopathy of trauma[J]. Journal of Trauma,2007,62(2):307-310.

[8] MALBRAIN ML,MARIK PE,WITTERS I,et al. Fluid overload,de-resuscitation,and outcomes in critically ill or injured patients:a systematic review with suggestions for clinical practice[J]. Anaesthesiology Intensive Therapy,2014,46(5):361.

[9] MORRISON CA,CARRICK MM,NORMAN MA,et al. Hypotensive resuscitation strategy reduces transfusion requirements and severe postoperative coagulopathy in trauma patients with hemorrhagic shock:preliminary results of a randomized controlled trial[J]. Journal of Trauma & Acute Care Surgery,2011,70(3):652-663.

[10] CHAUDHRY R,TIWARI GL,SINGH Y. Damage control surgery for abdominal trauma [J]. Medical Journal Armed Forces India,2013,62(3):259-262.

[11] LIN BC,FANG JF,CHEN RJ,et al. Surgical management and outcome of blunt major liver injuries:experience of damage control laparotomy with perihepatic packing in one trauma centre[J]. Injury-international Journal of the Care of the Injured,2014,45(1):122-127.

[12] ROBERTS DJ,ZYGUN DA,KIRKPATRICK AW,et al. A protocol for a scoping and qualitative study to identify and evaluate indications for damage control surgery and damage control interventions in civilian trauma patients[J]. Bmj Open,2014,4(7):e005634.

第39章

交通事故致钝性腹部损伤

【导读】

腹部钝性损伤为创伤外科常见的急腹症之一,致伤因素复杂,多伴腹内脏器损伤,或者合并有腹部以外部位损伤,准确的早期诊断具有重要意义,早发现早治疗,才能避免延误病情,挽救患者生命,改善预后。

【病例简介】

患者女性,73 岁,已婚。

因"车祸致全身多处疼痛 1 天"于 11 月 6 日 16:14 入院。

患者于 1 天前行走时被四轮机动车撞倒在地,即神志不清,约 20 分钟后醒来,醒后不能回忆受伤当时情况,感全身多处疼痛,头部、腹部为主,伴恶心呕吐,呕吐 5~6 次,为胃内容物,无胸闷气促,即送至当地医院就诊,CT 示"环池积血,脑干损伤不除外,右额部硬膜下积液,肠扭转"。当时具体治疗不详,转至我院急诊就诊。

入院查体:T 36.9℃,P 81 次/min,R 18 次/min,BP 153/60mmHg,神志清,精神差,两瞳孔等大等圆,对光反射存在。胸廓有压痛,无反常运动,两肺呼吸音清,未闻及明显干湿啰音。心律齐,未闻及杂音。腹膨隆,对称,无胃肠型和蠕动波,腹部柔软,压痛明显,无反跳痛,腹部无包块,肝脾肾未触及,肠鸣音减弱,移动性浊音(-),右下肢活动受限,肌力 0 级,其余肌力 V 级,两侧巴氏征(-)。

入院辅助检查:血常规:WBC 15.3×10^9/L,Hb 96g/L;PCT 8.18ng/ml。头全腹 CT:蛛网膜下腔出血,两侧额部硬膜下积液,两侧顶部头皮肿胀,两侧多根肋骨皮质不光整,盆腔内团片影,血肿可能,中下腹及盆腔脂肪间隙模糊,腹腔、盆腔少量积液/血(图 39-1~图 39-4)。

急诊查 CT 后神经外科会诊建议"止血护脑等对症治疗",急诊拟考虑"多发伤"收入院进一步治疗。

11 月 7 日 17:00,患者诉腹痛加重,程度剧烈,难以忍受,查体:腹肌紧张,全腹部压痛,反跳痛,肠鸣音减弱。考虑患

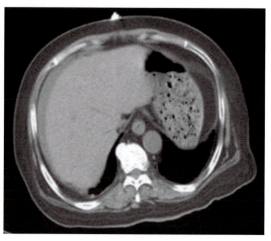

图 39-1 腹部 CT

示:肝周少许积液/血

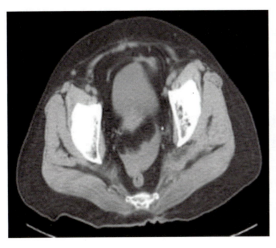

图 39-2　腹部 CT

示：盆腔脂肪间隙稍模糊,盆腔少量积液/血

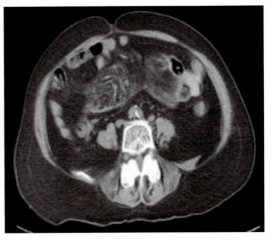

图 39-3　腹部 CT

示：腹腔脂肪间隙模糊,腹腔少量积液/血

者存在腹腔内空腔脏器损伤,遂于 11 月 7 日 18：00,在全麻下行剖腹探查术,取正中绕脐切口。探查发现：腹腔内中等量积血,约 1 000ml,吸尽积血,探查见距离屈氏韧带 120cm 处小肠肠管发黑,部分可见小破口,少许肠液外溢,予吸净,1#丝线临时缝合破口。发黑段肠管约长 40cm,小肠系膜大面积挫伤伴血肿。继续探查见乙状结肠及系膜大部挫伤,部分可见血肿,其后方可见后腹膜血肿形成。其余肝脾胃结肠未见破裂出血,遂行"小肠部分切除+肠系膜修补术"(图 39-5),术中未输血。

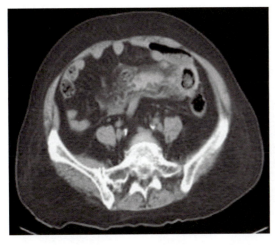

图 39-4　腹部 CT

中下腹脂肪间隙模糊,腹腔少量积液/血

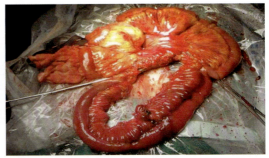

图 39-5　术中所见

　　22：15,手术结束转入 EICU,继续气管插管,呼吸机辅助通气,给予哌拉西林他唑巴坦抗感染,丙泊酚镇静,镇痛泵镇痛等。

　　11 月 8 日查血生化：白蛋白 29.3g/L,予输白蛋白治疗。

　　11 月 11 日,患者自主呼吸平稳,咳嗽能力可,予拔除气管插管。

　　11 月 12 日,患者诉受伤后右下肢乏力,肛门已排气,未排便,主诉腹胀。查体：腹膨隆,对称,无胃肠型和蠕动波,腹部柔软,肠鸣音 3 次/min,右侧骶髂关节处无压痛,右下肢肌力 0 级,触痛觉减退,右上肢及左侧肢体肌力 4 级,右侧 Hoffmann 征阳性,左侧阴性。骨科会诊后建议行颈椎、头颅 MRI 检查。建议神经内科、神经外科会诊。

11 月 13 日头颅 MRI:两侧额颞部硬膜下积液,蛛网膜下出血,两侧额叶微出血灶,考虑挫伤。

11 月 14 日胸椎 MRI:胸 4 椎体新近压缩性骨折,椎体后缘向后突出,相应水平椎管变窄;胸 11/12 两侧椎间孔小结节,考虑神经根囊肿;胸椎退行性变。颈椎 MR:颈 3~6 椎间盘变性伴膨出;颈椎退行性变。

11 月 15 日,患者肛门排气排便畅,但仍诉腹胀,仍感右下肢乏力。腹部查体:腹膨隆,对称,无胃肠型和蠕动波,腹部柔软,肠鸣音 4 次/min。神经内科及神经外科会诊后均建议头颅 MRI+DWI,并告知卒中风险。骨科再次会诊后建议复查颈椎 MRI,进一步查肌电图;排除颅内损伤或脑梗死致偏侧肢体麻木乏力可能。

11 月 16 日颈椎 MRI:颈 3~6 椎间盘变性伴膨出;颈椎退行性变。

11 月 17 日,骨科会诊后建议择期手术治疗。

11 月 18 日,患者诉腹胀明显,但肛门排便排气畅,肠鸣音可,腹无压痛,腹部 CT:小肠部分切除+肠系膜修补术后改变,腹盆腔少许积液。复查 CT(图 39-6~图 39-9)。

11 月 22 日腹部 CT:小肠部分切除+肠系膜修补术后改变;肠系膜及吻合口周围区渗出(较前有吸收)盆腔少量积液(稍较前吸收);胆囊增大。B 超:两下肢动脉粥样硬化,右侧腓静脉一支血栓形成。予以低分子肝素钙注射液应用。

11 月 29 日,行"后路胸 4 椎体骨折切开复位椎板减压椎弓根螺钉内固定术+术中神经电生理监测",术程顺利,术中出血约 300ml,自体血回输 250ml,无明显不良反应。手术时间约 2.5 小时。患者术毕安返病房。

11 月 30 日血常规提示 71g/L,输红细胞悬液 600ml。查体:腹膨隆,对称,无胃肠型和蠕动波,腹部柔软,肠鸣音 4 次/min,右下肢肌力 4 级,余肢体肌力 5 级(图 39-10)。

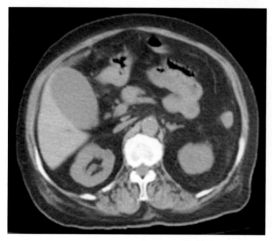

图 39-6　腹部 CT 复查
胆囊稍大,肝周未见明显积液,脂肪间隙清晰。小肠部分切除+肠系膜修补术后改变,腹盆腔少许积液

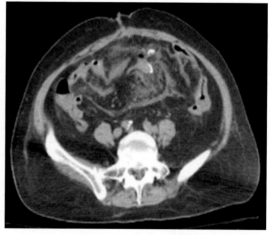

图 39-7　腹部 CT 复查
小肠部分切除+肠系膜修补术后改变,腹盆腔少许积液

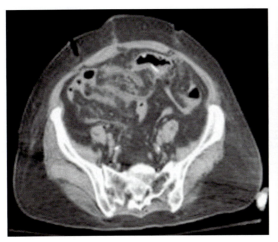 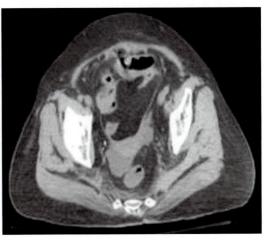

图 39-8 腹部 CT 复查

小肠部分切除+肠系膜修补术后改变,腹盆腔少许积液

图 39-9 腹部 CT 复查

小肠部分切除+肠系膜修补术后改变,腹盆腔少许积液

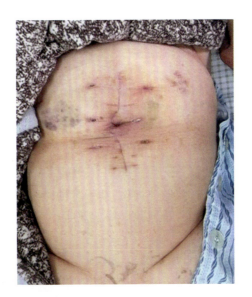

图 39-10 出院时腹部切口恢复情况

12 月 4 日出院。

【诊断】

1. 交通事故致多发伤(ISS 34)

  1.1 头部损伤

    1.1.1 创伤性蛛网膜下腔出血(AIS 3)

    1.1.2 两侧额部硬膜下积液(AIS 2)

    1.1.3 头皮血肿(AIS 1)

  1.2 胸部损伤

    1.2.1 胸脊髓损伤伴不全瘫(AIS 4)

　　　　1.2.2　胸4椎体骨折(AIS 2)

　　　　1.2.3　两侧肋骨骨折(AIS 3)

　　　1.3　腹部损伤

　　　　1.3.1　小肠破裂(AIS 3)

　　　　1.3.2　小肠系膜大面积挫伤伴血肿(AIS 3)

　　　　1.3.3　后腹膜血肿(AIS 3)

　　　　1.3.4　乙状结肠挫伤伴血肿（AIS 2）

　　　　1.3.5　腹腔积血(AIS 2)

　　　1.4　全身多处软组织挫伤(AIS 1)

　　2. 损伤并发症

　　　2.1　低蛋白血症

　　　2.2　右腓静脉血栓形成

　　3. 高血压病

　　4. 胸11、12神经根囊肿

　　ISS = $3^2 + 3^2 + 4^2 = 34$

【预后及随访】

　　患者ICU住院5天,共住院27天。

　　患者经及时腹部手术,肠功能恢复良好,排便排气畅,肠鸣音正常,复查CT未见明显肠扩张及积气积液。患者外伤后右下肢乏力,经骨科手术后,肌力恢复良好。出院2周后来院复查恢复好。

【经验与体会】

　　对于早期血流动力学稳定的腹部钝性损伤,其手术的时机把握直接跟患者的生存率及预后相关,本例患者如果延迟手术,一味地等影像学及实验室检查的复查,极有可能造成更大范围肠管坏死。

　　应重视防治腹部钝性伤后感染,早期及时作出手术决策是关键,术中发现肠管损伤,大量冲洗、清除坏死组织及术后引流(胃管、腹腔皮管)亦十分重要,加强感染防治,注意术后观察,发现问题及时处理。

　　患者致伤机制明确,初期影像学及查体提示腹部损伤为突出问题,而忽略神经系统等其他相关查体,腹部手术后才关注右下肢肌力问题,请相关科室会诊及完善进一步检查后才考虑胸脊髓损伤,好在病情稳定后经骨科手术,右下肢肌力恢复良好,但术后经常诉腹胀,腹部查体及腹部影像学检查均提示肠功能良好,故需考虑神经源性可能,有待进一步排除明确原因。

【专家点评】

　　对于早期血流动力学稳定的腹部钝性损伤,其手术的时机把握直接跟患者的生存率及预后相关,本例手术积极,及时剖腹,避免严重腹腔感染。腹部钝性损伤中肠管损伤、破裂感染防治策略,早期及时作出手术决策是关键。

　　避免漏诊是多发伤救治永恒的主题。应通过病史、查体、影像学检查对患者损伤形态、后方韧带复合体状态、神经功能三方面进行综合评估。依据 ASIA 标准进行神经功能检查，并使用 ASIA 残损分级（Frankel 方法）对脊髓损伤神经功能障碍进行分级，常规行肛门感觉及肛门括约肌检查。应常规进行 X 片、CT 检查和三维重建，判断损伤的形态，间接反映后方韧带复合体的状态。当存在神经功能障碍时应常规尽早 MRI 检查，观察脊髓、马尾神经、神经根的状态[1]。对任何进展性的神经功能损伤均为积极手术治疗的绝对手术指征，对进行性神经损害行减压后可改善神经功能[2]。有脊髓及马尾神经损伤患者应尽可能在 48 小时内手术治疗[3]。

深静脉血栓是脊髓损伤后 2 周内发生的常见并发症，常引起致命肺栓塞。由于伤后瘫痪、活动减少，尤其是交感神经系统损害导致血管调节功能受损引起静脉血流淤滞，因而，最常见于小腿，但大腿和腹股沟处的深静脉血栓更危险。伤后应尽早应用低分子肝素结合物理方法（机械加压装置）预防深静脉血栓形成[4]。

（肖仁举　主任医师　贵州省兴义市人民医院

Email：xiaorenju120@163.com）

【参考文献】

[1] 中国康复医学会脊柱脊髓专业委员会.《新鲜胸腰段脊柱脊髓损伤评估与治疗》的专家共识[J].中国脊柱脊髓杂志,2011,21(11):963-968.

[2] CENGIZ SL,KALKAN E,BAYIR A,et al. Timing of thoracolomber spine stabilization in trauma patients;impact OH neurological outcome and clinical course;areal prospective(rct)randomized controlled study[J]. Arch Orthop Trauma Surg,2008,128(9):959-966.

[3] LA ROSA G,CONTI A,CARDALI S,et al. Does early decompression improve neurological outcome of spinal cord injured patients;appraisal of the literature using a meta-analytical approach[J]. Spinal Cord,2004,42(9):503-512.

[4] 中国医师协会骨科医师分会,中国医师协会骨科医师分会《成人急性下颈段脊柱脊髓损伤循证临床诊疗指南》编辑委员会.中国医师协会骨科医师分会骨科循证临床诊疗指南:成人急性下颈段脊柱脊髓损伤循证临床诊疗指南[J].中华外科杂志,2018,56(1):5-9.

第40章

穿透性腹部损伤

【导读】

穿透性腹部损伤为创伤外科常见的急腹症之一,指暴力作用下,腹膜的完整性遭到破坏,合并(或不合并)脏器损伤的一种创伤,致伤因素复杂,可合并有腹部以外部位损伤,对于穿透性腹部损伤患者,及早进行诊断和病情评估、及时进行合理的治疗是挽救其生命的关键。

【病例简介】

患者男,24 岁。

因"车祸致腰背部疼痛伴出血 1.5 小时"于 11 月 13 日 16:45 来院。

患者于 1.5 小时前骑摩托车时被撞倒在地,被硬物刺入右腰背部,即感右腰部、右胸腹部持续性锐痛,活动后加重,伴创口出血,自行将异物取出,被他人送入院,当时无昏迷,无恶心呕吐,无胸闷气促,无大汗淋漓,无视物模糊,无大小便失禁等不适。

查体:T 37℃,P 100 次/min,R 20 次/min,BP 72/42mmHg,神志清,两瞳孔等大等圆,对光反射存在,颈软,右胸部压痛,两肺呼吸音低,心律齐,未闻及杂音,腹软,右腹部压痛,右腰背部可见一长约 5cm 的贯通伤口,右肾区周围软组织肿胀、压痛,肠鸣音减弱,移动性浊音阴性,因疼痛四肢肌力检查不配合,两侧巴氏征阴性。

辅助检查:

头颅 CT:蛛网膜下腔出血,右侧额顶颞部硬膜下积液。胸椎+腰椎 CT:胸 11～腰 2 椎体右侧横突骨折,伴邻近椎旁软组织肿胀、积气;右侧部分肋骨骨折;右侧胸腔积液伴右下肺膨胀不全。腹部+胸部 CT 平扫:腹腔及腹膜后少许积气,腹、盆腔少许积液;右肾撕裂伤;右肾包膜下及两侧泌尿系径路高密度影,考虑造影剂残留;左侧髂骨骨折。右侧气胸留置引流改变(右肺压缩约为 30%);右侧胸腔积液伴右下肺膨胀不全;右侧部分肋骨骨折(图 40-1、图 40-2)。

腹部及泌尿系 B 超示:右肝不均回声区,肝周积液少量,右肾上极回声欠均质,右肾血流信号消失。

诊断考虑:头伤:蛛网膜下腔出血,右侧额顶颞部硬膜下积液;胸伤:右侧多发肋骨骨折,右侧液气胸,右肺挫伤,胸 11～腰 2 椎体右侧横突骨折;腹伤:右侧腰腹部穿透性损伤,胃肠穿孔? 肝挫裂伤,腹腔内出血,右肾包膜下血肿;四肢创伤:左髂骨骨折。

于 11 月 13 日 20:23,收住入院急诊行剖腹探查术,术中发现肝挫裂伤、右肾挫裂伤、十

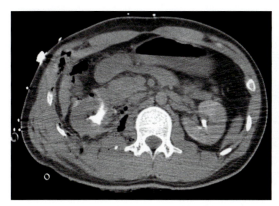
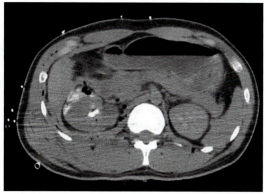

图 40-1　腹部 CT

腹腔及腹膜后少许积气,腹、盆腔少许积液;右肾撕裂伤;右肾包膜下及两侧泌尿系径路高密度影,考虑造影剂残留

图 40-2　全腹 CT

腹腔及腹膜后少许积气,腹、盆腔少许积液;右肾撕裂伤;右肾包膜下及两侧泌尿系径路高密度影,考虑造影剂残留

二指肠降部破裂、结肠肝曲浆肌层挫裂伤,遂行右肾切除+十二指肠破裂修补+十二指肠憩室化+胃空肠吻合+胃造瘘+右侧腰部穿透性损伤清创 VSD 引流术。

11 月 14 日 03:30,术后转入急症重症监护室,予以生命支持等对症治疗,考虑患者受伤时间久,手术时间长,腹腔内严重污染,予利奈唑胺 0.6g q12h 联合美罗培南针 1g q8h 抗感染,并予以护胃、护肝、补液等处理。

11 月 14 日 21:51,考虑患者病情危重,存在凝血功能障碍倾向,PT 19.5 秒,ATPP 46 秒,有输血浆指征,给予输血浆 450ml,血红白蛋 78g/L,白蛋白 25.2g/L,同时予输红细胞 2U 和白蛋白 10g。

11 月 18 日 14:26,患者自主呼吸平稳,心率无明显变化,未诉胸闷,于 14:00 给予拔除气管插管。

11 月 18 日 17:00,复查 CT 检查提示左侧大量胸腔积液,予行左侧胸腔穿刺引流积液。

11 月 19 日 10:42,患者目前生命体征平稳,转普通病房进一步治疗;复查炎症指标下降,无发热,无咳嗽咳痰,创口无红肿渗出等。予改哌拉西林钠他唑巴坦钠 4.5g q8h 抗感染。

11 月 22 日 11:00,局麻下行右侧腰腹部创口 VSD 取出+扩创缝合术。

12 月 4 日,行骨盆支架外固定术。

12 月 17 日,康复出院。

住院期间辅助化验如图 40-3~图 40-8。

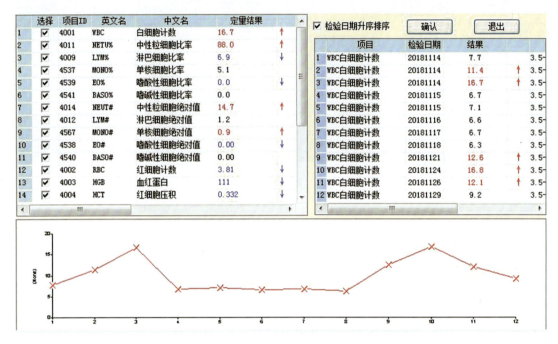

图 40-3　血常规

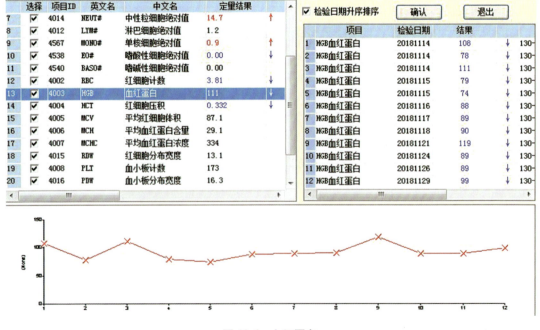

图 40-4　血红蛋白

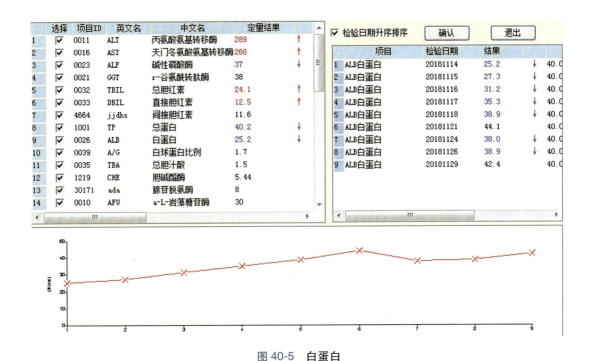

图 40-5 白蛋白

图 40-6 肌酐

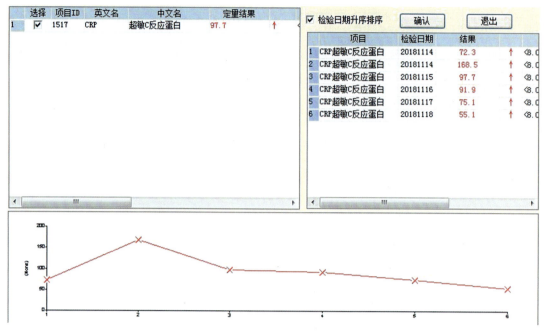

图 40-7　CRP

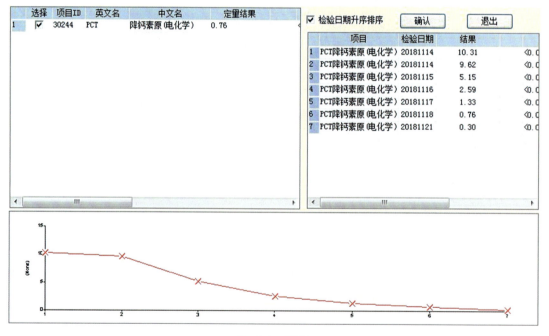

图 40-8　PCT

【诊断】

交通事故致多发伤(ISS 50)

1. 头部创伤

　　1.1　右侧额顶颞部硬膜下血肿(AIS 4)

　　1.2　蛛网膜下腔出血(AIS 3)

2. 胸部创伤

　　2.1　右肺挫伤(AIS 3)

　　2.2　两侧胸腔积液伴两下肺膨胀不全(AIS 3)

　　2.3　右侧 7~11 肋骨骨折 (AIS 3)

　　2.4　胸 11~腰 2 椎体右侧横突骨折(AIS 2)

3. 腹部穿透性损伤

　　3.1　右肾创伤性坏死 右肾挫裂伤 右肾包膜下血肿 (AIS 5)

　　3.2　十二指肠降部破裂 (AIS 4)

　　3.3　结肠肝曲浆肌层挫裂伤 (AIS 3)

　　3.4　肝挫裂伤(AIS 3)

4. 骨盆损伤

　　4.1　左侧髂骨骨折(AIS 3)

　　ISS = $4^2 + 3^2 + 5^2 = 50$

【经验与体会】

腹部穿透性损伤伤情重、病情发展迅速,应积极手术探查,少数伤者可能探查结果为阴性,腹内脏器损伤一旦被漏诊,有导致严重并发症及死亡的风险。故只要严格掌握指征,剖腹探查术所付出的代价是值得的。

负压封闭引流(VSD)技术是一种处理各种复杂创面和深部引流的新方法,可有效改善局部血流,减轻组织水肿,减少细菌数量,促进肉芽组织生长,促进创面愈合。VSD 技术可以及时引流创面渗出的液体,保持创面干燥,从而减少了感染的机会,促进内皮细胞的增生以及新生血管的生成,有利于创面愈合。

腹部穿透性损伤联合 VSD 技术的应用,可大大减少创口感染机会,能显著缩短患者腹部创伤愈合时间及住院治疗时间,明显减少 1 周后伤口感染,相关并发症较少,提高临床治疗效果。

【专家点评】

腹部创伤较为常见,因腹腔内脏器多、致伤因素复杂、所以病情危重。该病例治疗中,遵循损伤控制手术的策略,根据十二指肠损伤严重程度选择合理的手术方式,同时右腰部为开放伤,为降低感染发生行 VSD 技术,相关并发症发生少,提高临床疗效。

十二指肠位于腹膜后,故其损伤有下列特点:①临床表现多隐匿,常延误诊治,术区污染严重;②局部血供差,组织修复能力弱;③肠内容物为胆胰液,有高度的腐蚀性;④易形成消化液潴留,肠腔内压力较高。

十二指肠损伤多同时伴有其他腹腔脏器损伤。如肠内容物局限于腹膜后时,其症状以

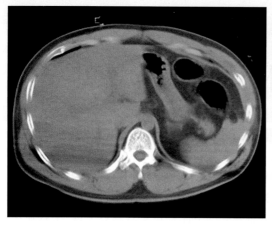

图 41-1　腹部 CT 平扫

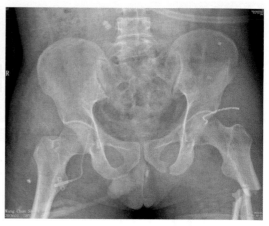

图 41-2　骨盆 X 线片

04:49 左下肢 X 线片:左侧股骨上段、胫腓骨粉碎性骨折,骨折线累及膝关节及踝关节面(图 41-3~图 41-5)。

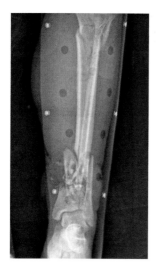

图 41-3　左下肢 X 线片

左侧胫腓骨下段粉碎性骨折,骨折线累及踝关节面

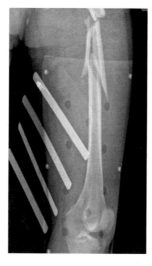

图 41-4　左下肢 X 线片

左侧股骨上段骨折

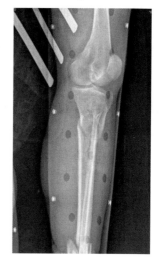

图 41-5　左下肢 X 线片

左侧胫腓骨上段粉碎性骨折,骨折线累及膝关节面

04:56 右下肢 X 片:右侧股骨上段、胫骨中段及腓骨下段粉碎性骨折(图 41-6、图 41-7)。

05:50,继续积极抗休克治疗,立即联系骨科、急诊创伤病区,并送入手术室:急诊行剖腹探查+脾脏切除+左肝部分切除+腹腔内纱布填塞术+右胫腓骨、双侧股骨支架外固定+左小腿残端修整术。

急诊腹腔探查情况:

1. 腹腔内积血约 2 000ml,脾脏脏面近脾门裂伤累及脾门血管,活动性出血,先行脾切除术。

2. 探查见肝门处血凝块堵塞,清除后大量鲜血涌出,患者血压直线下降至 40/30mmHg

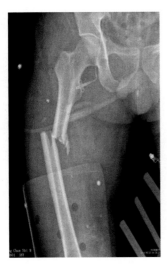

图 41-6　右下肢 X 线片

右侧股骨上段骨折

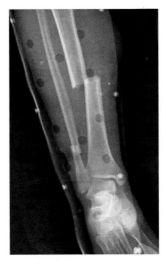

图 41-7　右下肢 X 线片

右胫骨中段及腓骨下段粉碎性骨折

左右。

3. 予以盐水巾填塞压迫,立刻自体血回输加红细胞悬液+血浆、同时加快补液,血压逐步上升。

4. 立即扩大腹部切口,取"L"形切口,见肝脏脏面靠近肝门处及左半肝不规则裂伤,广泛出血,部分活动性出血。

5. 阻断肝门,迅速缝扎止血(活动性)肝脏创面和裂伤处,解除阻断后创面仍广泛渗血。

术中予以术中输红细胞 1 200ml,血浆 500ml,自体血回输 750ml,考虑患者生命体征不稳定,创面仍广泛渗血,血红蛋白(血气分析)测不出,患者情况极差,血压极低。大剂量血管活性药物应用,血压 50~60/30~40mmHg。考虑患者生命体征极不稳定、无法耐受继续手术,术中根据损害控制原则予以腹腔内盐水巾填塞止血。于腹腔内肝门处、膈下、脾窝等处共 11 块盐水巾填塞后,患者血压有所上升,快速关腹送 EICU。

09:20,术后予以禁食、吸氧、去甲肾上腺素维持血压、抗感染(哌拉西林他唑巴坦 4.5g 静滴 q8h)、止血(凝血酶、酚磺乙胺、氨甲苯酸)、抑酸护胃及补液支持对症等治疗,并予以红细胞 4U、输血浆 480ml。

11:04 血常规:血红蛋白 48g/L,血小板计数 $38×10^9$/L,予以输注红细胞悬液 800ml。

12:11 凝血功能常规:凝血酶原时间 36.7 秒,国际标准化比值 3.82,活化部分凝血活酶时间 131.9 秒,予输注血浆 500ml,补充凝血因子。

18:00 血常规:血红蛋白 96g/L,血小板计数 $36×10^9$/L。凝血功能常规:凝血酶原时间 20.8 秒,国际标准化比值 1.82,活化部分凝血活酶时间 46.0 秒,纤维蛋白原 1.40g/L。考虑到患者存在失血性休克,目前仍存在出血,继续输红细胞悬液 4U、血浆 500ml。

21:32 血常规:血小板计数:$26×10^9$/L,予输血小板 10U。

23:15 凝血功能常规:凝血酶原时间 36.7 秒,国际标准化比值 3.82,活化部分凝血活酶时间 131.9 秒,纤维蛋白原 0.60g/L,凝血酶时间 24.2 秒,D-二聚体 11.17mg/L,输冷沉淀 10U。

6 月 26 日 05：45 血常规：Hb 72.0g/L，血小板 92×10⁹/L，有输血指征，予输红细胞悬液 4U。

6 月 28 日 23：31 血常规：Hb 81g/L，凝血功能提示异常，有输血指征，故予输红细胞悬液 2U、血浆 500ml。

择期腹部二次手术：6 月 30 日（术后第 5 天）患者血红蛋白基本稳定，凝血功能明显改善，予再次剖腹探查＋腹腔内盐水纱布取出＋左肝外叶不规则切除术。

术中图片：

1. 术中取盐水巾（图 41-8）。

2. 术中取出填塞纱布后，脾脏创面无明显出

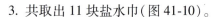

图 41-8　术中取盐水巾

血，肝脏创面多处仍有出血，伴有胆漏，予以 prolene 线缝扎出血和胆漏部位，创面氩气刀，彻底止血（图 41-9）。

3. 共取出 11 块盐水巾（图 41-10）。

4. 患者术后生命体征平稳。

5. 7 月 19 日转骨科进一步行骨折相关手术治疗，并于 8 月 12 日出院。

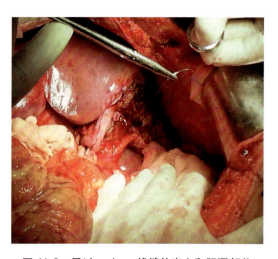

图 41-9　予以 prolene 线缝扎出血和胆漏部位

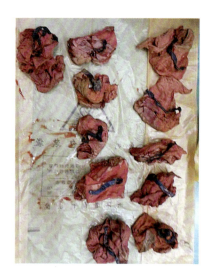

图 41-10　取出盐水巾

【诊断】

1. 交通事故致多发伤（ISS 43）

　1.1　胸部损伤

　　1.1.1　两肺挫裂伤（AIS 3）

　　1.1.2　两侧胸腔积血（AIS 3）

　　1.1.3　两侧多发肋骨骨折（AIS 3）

　　1.2　腹部钝性损伤

　　　1.2.1　脾破裂(AIS 4)

　　　1.2.2　肝破裂(AIS 4)

　　　1.2.3　胰腺挫伤(AIS 2)

　　　1.2.4　肠系膜多处挫伤(AIS 2)

　　　1.2.5　腹腔积血(AIS 2)

　　1.3　四肢损伤

　　　1.3.1　两侧耻骨上下肢骨折(AIS 2)

　　　1.3.2　两侧股骨骨折(AIS 2)

　　　1.3.3　两侧胫腓骨骨折(AIS 3)

　　　1.3.4　左小腿毁损伤(AIS 3)

　2. 损伤并发症

　　2.1　创伤性失血性休克

　　2.2　凝血功能障碍

　　2.3　肺部感染

　　2.4　脓毒血症

　　$ISS = 3^2 + (4+1)^2 + 3^2 = 43$

【预后及随访】

　　ICU 住 25 天,共住院 49 天。

　　门诊定期来院复查,恢复好。

【经验与体会】

　　腹腔内出血是动态变化过程,多发伤伴腹腔内出血原则上急诊快速手术,多部位出血出血量有时候很难估计,病情在短时间内会急剧变化。该患者骨科和开腹手术同时进行,为患者的抢救赢得时间。腹腔内出血,在无法彻底止血时,采取损害控制手术。自体血回输在抢救过程中的应用越来越普遍。遇到突发大出血时,该患者采用先压迫填塞,再输血、输血浆,病情稍微改善后继续手术,并快速结束手术,为二次手术创造机会。

【专家点评】

　　根据 AAST 肝损伤分级(1994 年修订)(表 41-1)[1]:①Ⅰ血肿:肝包膜下血肿,占肝表面积<10%;伤口:包膜撕裂,肝实质裂伤深度<1cm。②Ⅱ血肿:肝包膜下血肿,占肝表面积 10%~50%;肝实质内血肿直径<10cm;伤口:包膜撕裂,裂伤深度 1~3cm,长度 <10cm。③Ⅲ血肿:肝包膜下血肿,占肝表面积 >50%或呈星状,肝实质内血肿>10cm;伤口:肝实质裂伤深度>3cm。④Ⅳ伤口:肝实质裂伤占肝叶 25%~75%或在一叶内累及 1~3 个段。Ⅴ伤口:肝实质破裂累及肝叶>75%或在一叶内累及 3 个以上肝段血管损伤,肝周静脉的损伤,如肝后下腔静脉及中央部主要肝静脉损伤。⑤Ⅵ伤口:肝撕脱伤。对多部位损伤增加一级直至Ⅲ级。

表 41-1　WSES 肝损伤分级

分类	WSES 分级	钝挫伤/穿透伤（刺穿伤/枪击伤）	AAST 分级	血流动力学	CT 扫描	一线治疗
轻度	I	钝挫伤/穿透伤 刺穿伤/枪击伤	I ~ II	稳定		
中度	II	钝挫伤/穿透伤 刺穿伤/枪击伤	III	稳定	是 +刺伤局部探查	NOM +系列临床/实验室/放射学评估
重度	III	钝挫伤/穿透伤 刺穿伤/枪击伤	IV	稳定		
	IV	钝挫伤/穿透伤 刺穿伤/枪击伤	I ~ VI	不稳定	否	OM

由于出血是导致肝损伤死亡的主要原因，手术决策主要取决于患者的血流动力学状态和合并伤。对于那些开腹手术无大出血的患者，可通过单纯的压迫或联合电凝、双极器件、氩电极凝血、局部止血剂或大网膜包裹填塞术控制出血。而对于大出血患者，采取较为侵入性的方式可能是必要的。这些方法最重要的还是肝脏手法压迫和肝周填塞，以及损伤血管的结扎、肝脏清创术、气囊填塞、分流手术或肝血管分离。同时，为了逆转致命性三联征，进行术中重症复苏也很关键。对于所有发生腹腔间隙综合征风险高的患者，认为暂时性关腹是安全的。同时，在患者血流动力学稳定后需要进行二次探查术。

美国东部创伤学会实践指南，损害控制原则：①避免/纠正低体温。②转运与初步评估过程中，实施早期止血措施，以限制失血量。③彻底止血前，采取延迟复苏/低于正常血压的目标。④限制输注晶体液。⑤使用大量输血方案，以确保能以预定的比例输送足够的血制品。⑥避免延迟手术止血或介入止血。⑦输血液成分以优化止血。⑧获得功能性实验室凝血测量（如 TEG 或 TEM），以指导持续复苏。⑨应用药物进行辅助止血。

结合本例病例，反映了严重创伤损害控制性理念在急诊创伤应用并得到了良好的救治效果，反映了对严重腹部创伤的较高救治水平。尤其在广大基层医院，为实现快速控制肝脏出血，为接下来抢救或争取转运上级医院赢得时间。而在具备复杂肝脏手术能力的上级医院，也不失为严重肝脏损伤且生命体征不稳定患者救命的手段之一。

（杨越涛　副主任医师　温州医科大学附属第二医院
Email：yangyuetao1234@163.com）

【参考文献】

[1]　金倩雯，史颖弘，涂传涛. 2016 年世界急诊外科学会：肝创伤的分类与管理指南[J].临床肝胆病杂志，2017，33（3）：417-421.

第42章

高处坠落致肾破裂伴不稳定骨盆骨折

【导读】

肾脏位置深,通常不易受到损伤,但肾实质脆弱,包膜薄,破裂后修补相对困难。合并严重肾破裂的多发伤,因担心凝血功能障碍导致修补后的肾脏再次出血,一般会考虑切肾止血手术。本例患者严重肾挫裂伤合并骨盆骨折腹膜后大出血,应用DSA栓塞止血技术,行肾动脉超选择性栓塞止血同时进行髂内动脉栓塞止血,保肾成功,值得借鉴。

【病例简介】

患者男,60岁。

因"高处坠落致右腰部痛伴面部出血1小时"于7月26日11:05入院。

患者1小时前从3m高处不慎坠落,中间无阻挡,右侧身体先着地,右腰部疼痛明显,尚能忍受,无其他部位放射痛,伴有面部出血不止。当时无意识障碍,由家属呼叫120送入院。

入院查体:T 37.0℃,P 70次/min,R 25次/min,BP 93/44mmHg。神志清,急性痛苦貌,对答切题,两侧瞳孔等大等圆,直径约2.5mm,对光反射灵敏,右下颌部肿胀,右侧唇部可见一约2.0cm创口,深及皮下,可见渗血,张闭口无受限,咬合关系尚可,颈软,活动自如,胸廓无畸形,肋间隙无增宽及变窄,右下胸壁压痛,两肺呼吸音粗,未闻及干湿啰音,心率70次/min,律齐,未闻及杂音,腹部平软,右腹部深压痛、反跳痛,右肾区叩击痛(+),肠鸣音3~5次/min。急诊室给予心电监护、吸氧、开放上肢2路浅静脉通路、面部清创缝合,留置尿管见血性尿,骨盆兜外固定后,行腹部CT检查示"右肾挫裂伤伴血肿,腹腔积液、积血,右髂骨骨折伴右髂腰肌血肿,右耻骨上下支骨折"(图42-1~图42-3)。

7月26日11:45患者收治创伤ICU,查体:T 37.0℃,BP 106/67mmHg,HR 68次/min,R 26次/min,SpO₂ 95%(氧流量3L/min),神志清,肢端循环差,予厚被保暖。12:13血气分析示:pH 7.36,Hb 85g/L,PCO₂ 33.4mmHg,PO₂ 104mmHg,Lac 1.9mmol/L,BE -6mmol/L。13:00患者血压下降至89/47mmHg,

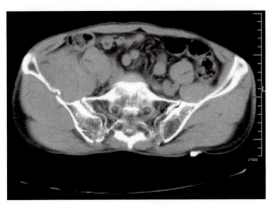

图42-1 腹部CT
右髂骨骨折伴髂腰肌血肿

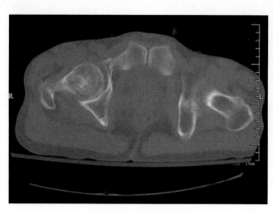

图 42-2　腹部 CT
右侧耻骨上支骨折

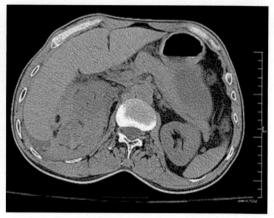

图 42-3　腹部 CT
右肾挫裂伤伴血肿

HR 72 次/min，R 27 次/min，SpO$_2$ 94%（氧流量 3L/min），患者诉腰痛明显，予芬太尼针镇痛，测血压 80/50mmHg，予多巴胺 200mg/50ml 6ml/h 微泵维持血压。

14:00 查 BP 78/50mmHg（多巴胺 200mg/50ml 8ml/h 维持），HR 90 次/min，R 25 次/min，SpO$_2$ 77%（面罩吸氧，氧流量 5L/min），鉴于血压进行性下降，予留置深静脉导管（左侧股静脉），快速补液，改用去甲肾上腺素针 10mg/50ml 10ml/h 维持血压，输注红细胞悬液 2U，新鲜冰冻血浆 500ml。考虑患者肾动脉破裂，腹腔内进行性出血可能，经上述补液、输血等处理后仍不能纠正休克，存在 DSA 下介入栓塞止血指征。

15:10~17:50 在局麻下行"肾动脉、髂内动脉造影+栓塞术"，术中见右肾动脉中下分支及右髂内动脉分支均有造影剂外溢，予明胶海绵颗粒栓塞责任血管（图 42-4、图 42-5）。

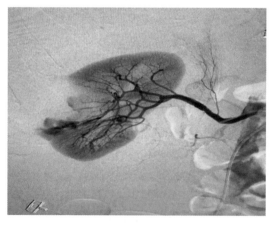

图 42-4　右肾造影

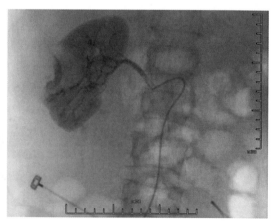

图 42-5　右肾动脉栓塞

18:10 返回创伤 ICU，SpO$_2$ 90%（氧流量 3L/min），去甲肾上腺素针 10mg/50ml 逐步调至 2ml/h 维持，BP 148/87mmHg。

19:00 BP 111/58mmHg，SpO$_2$ 94%（氧流量 3L/min），去甲肾上腺素针 10mg/50ml，1ml/h 维持。

21:00 考虑不稳定骨盆骨折，床边局麻下行骨盆外固定支架固定术（图 42-6）。

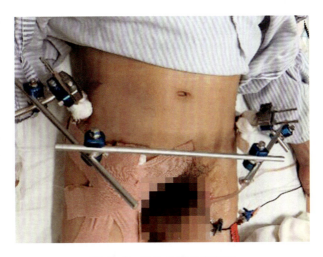

图 42-6　骨盆外固定支架后

23:45 复查血常规及凝血功能(图 42-7、图 42-8):Hb 69g/L,PLT 46×10⁹/L,RBC 2.13×10¹²/L,血气分析示:BE −8mmol/L,Lac 5.00mmol/L,电解质示 K⁺ 5.8mmol/L,予5%碳酸氢钠针 125ml 纠酸降钾治疗,并输红细胞悬液 3U,新鲜冰冻血浆 600ml。

检验项目	结果	单位	参考值	检验项目	结果	单位	参考值
白细胞	14.7 ↑	10⁹/L	3.5~9.5	血红蛋白	69 ↓	g/L	130~175
中性粒细胞数	13.1 ↑	10⁹/L	1.8~6.3	红细胞压积	19.9 ↓	%	40.0~50.0
中性粒细胞	89.1 ↑	%	40.0~75.0	平均红细胞体积	93.4	fL	82.0~100.0
淋巴细胞数	0.8 ↓	10⁹/L	1.1~3.2	平均血红蛋白含量	32.4	pg	27.0~34.0
淋巴细胞	5.6 ↓	%	20.0~50.0	平均血红蛋白浓度	347	g/L	316~354
单核细胞数	0.8 ↑	10⁹/L	0.1~0.6	红细胞分布宽度	12.9	%	11.0~14.5
单核细胞	5.2	%	3.0~10.0	血小板	46 ↓	10⁹/L	125~350
嗜酸性粒细胞数	0.00 ↓	10⁹/L	0.02~0.52	平均血小板体积	11.1	fL	6.5~13.0
嗜酸性粒细胞	0.0 ↓	%	0.4~8.0	血小板压积	0.05 ↓	%	0.11~0.28
嗜碱性粒细胞数	0.0	10⁹/L	0.0~0.06	血小板分布宽度	12.60	%	10.00~17.00
嗜碱性粒细胞	0.1	%	0.0~1.0	血小板(手工)	46.0 ↓	10⁹/L	100.0~300.0
红细胞	2.13 ↓	10¹²/L	4.30~5.80				

图 42-7　血常规

检验项目	结果	单位	参考值	检验项目	结果	单位	参考值
凝血酶原时间	18.6 ↑	S	10.5~14.0	活化部分凝血活酶时间对照	28.0	S	
凝血酶原时间对照	12.0	S		部分凝血活酶比值	2.50 ↑		0.80~1.20
凝血酶原国际比值	1.58 ↑		0.83~1.15	凝血酶时间	23.8 ↑	S	14.0~21.0
纤维蛋白原	70 ↓	mg/dl	200~400	凝血酶时间对照	16.0	S	
活化部分凝血活酶时间	69.5 ↑	S	23.5~36.0	凝血酶时间比值	1.40 ↑		0.80~1.20

图 42-8　凝血功能

7月 27 日 SpO₂ 逐渐降至 90% 以下,查体两下肺呼吸音低,可闻及少量湿啰音,15:00 开始予高流量吸氧(10L/min)。急查床边 B 超提示双侧胸腔及腹腔少量积液,查胸片考虑肺部感染(图 42-9),予头孢呋辛针 1.5g q12h 抗感染治疗。

高流量吸氧下,SpO₂ 仍持续下降,考虑合并急性呼吸衰竭,18:35 行气管插管,机械通气(FiO₂ 80%,SpO₂ 90%)。

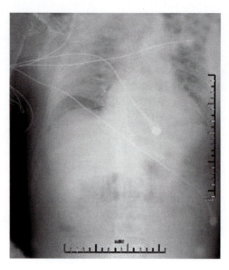

图 42-9　床边胸片
提示肺部感染

19:00 行纤维支气管镜检查,见右侧主支气管较多黄色带血黏稠痰液附着,予吸除痰液后 SpO_2 上升至 95% 以上(FiO_2 60%)。

7 月 28 日 14:50 行床边 B 超提示胸腔积液明显增多,行右侧胸腔穿刺置管,引流出暗红色血性液体。复查血常规:Hb 64g/L,PLT 19×10^9/L,予输注红细胞悬液 600ml、血小板 10U、新鲜冰冻血浆 600ml。根据痰培养药敏结果,改抗生素方案:头孢哌酮钠舒巴坦钠 2.0g q12h 抗感染。查生化提示白蛋白 26g/L,予输白蛋白纠正低蛋白血症。

15:42 行床边 B 超提示腹腔积液较前明显增多,行腹腔穿刺置管引流术,引流出黄色腹水 200ml。

16:45 输红细胞时出现寒战,T 38.8℃,HR 170 次/min,考虑输血反应,立即予停止输血,予地塞米松、葡萄糖酸钙、咪达唑仑对症处理,17:20 寒战停止,T 39.6℃,予物理降温。

7 月 29 日患者高热,考虑继发革兰阳性、阴性菌同时感染可能,改抗生素方案:比阿培南 0.3g q6h 联合替考拉宁 0.4g qd 抗感染。

复查血常规予输新鲜冰冻血浆 490ml、红细胞悬液 400ml,预约血小板 10U。

7 月 31 日输注血小板 10U。

8 月 2 日拔除气管插管,改高流量吸氧。

8 月 5 日转普通病房。

8 月 9 日~9 月 2 日持续予以对症以及康复等治疗,患者病情稳定。

9 月 2 日出院。

【诊断】

1. 高处坠落致多发伤(ISS 34)

　　1.1　面部损伤

　　　　1.1.1　右下颌骨骨折(AIS 3)

09：32 查头颅、颈椎、胸部、全腹部 CT（图 43-2~图 43-4）示："左额骨骨折，颈 7 及胸 1 椎体骨折，两侧多肋骨骨折，两肺挫伤，两侧血气胸，右侧胸壁皮下气肿，腹腔内脏损伤伴出血"，考虑张力性气胸，急诊予以两侧胸腔闭式引流，并予输血、补液，留置尿管及头面部清创缝合等处理。10：13 血压升至 96/58mmHg，P 114 次/min，SpO₂ 94%，R 28 次/min。

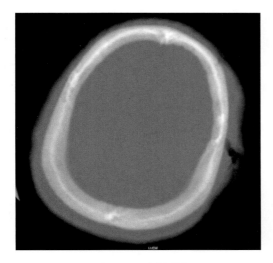

图 43-2　头颅 CT
左额骨骨折

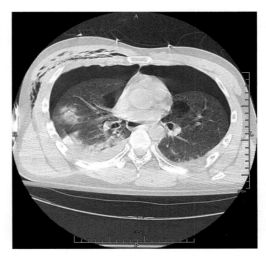

图 43-3　胸部 CT
双侧多发肋骨骨折，双肺挫伤，双侧血气胸

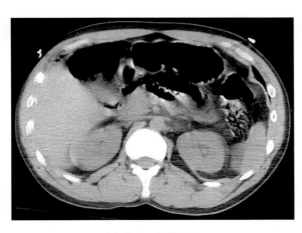

图 43-4　腹部 CT
腹腔内脏损伤伴出血

10：30 转入创伤 ICU，T 36.5℃，血 BP 129/87mmHg，P 120 次/min，R 27 次/min，SpO₂ 94%（面罩吸氧 5L/min），予吸氧、保温、加温补液、氨甲环酸 1g 微泵止血、抗感染等治疗。

20：30 患者腹痛逐渐加重，查体腹部压痛、反跳痛明显，肠鸣音 6 次/min，行床边 B 超提示腹腔积液明显，考虑腹腔内脏损伤出血加重，存在剖腹探查指征。21：00 急诊在全麻下行剖腹探查术（腹部正中切口）。术中探查见腹腔积血约 1 000ml，脾脏上极脏面近脾蒂处见挫伤渗血，脾脏后缘见长 5cm 深 3.5cm 挫裂伤，局部渗血，胰腺尾部轻度挫伤，乙状结肠中段见长 4cm 的浆肌层挫裂伤，大网膜可见长约 4cm 裂口，局部渗血。未见其他脏器损伤。术中告知家属脾脏破裂，有脾脏切除指征，家属要求保脾。故给予"脾脏修补止血、乙状结肠修补、大网膜修补"手术。术中留置左膈下双套管引流 1 根，盆腔引流管 1 根，23：30 术毕。术中共自体血回输 750ml，输冷沉淀 10U，晶体液 2 000ml，胶体液 500ml。

23：45 带气管插管，全麻未醒转回创伤 ICU，予以哌拉西林他唑巴坦针抗感染，芬太尼微泵镇痛，奥美拉唑抑酸等对症以及补液支持治疗。术后 FIB 177mg/dl，APTT 87.7 秒，输悬浮红细胞400ml纠正贫血,输新鲜冰冻血浆370ml改善凝血功能。

1月27日患者GCS评分1+T+3。左侧胸腔闭式引流管引流出90ml,右侧胸腔引流管引出110ml,盆腔引流管引出20ml血性积液,脾周引流管引出150ml血性积液。

1月28日患者神志清,指令动作配合,GCS评分4+T+6(图43-5),血常规提示Hb 73g/L,HCT 22.0%,有输血指征,故予输红细胞悬液400ml纠正贫血以及新鲜冰冻血浆200ml改善凝血功能。

1月31日患者肛门排气,鼻胃管试喂水后无明显不适。

2月3日自行拔除气管插管,拔管后鼻导管吸氧下氧饱和度维持95%以上。考虑创伤后谵妄,请神经内科会诊后予以氟哌啶醇2.5mg肌内注射临时控制症状,短期奥氮平片2.5mg口服qn,改善症状。

2月4日患者神志清,无呼吸费力,肛门已排便,腹胀好转,转入创伤普通病房(图43-6)。

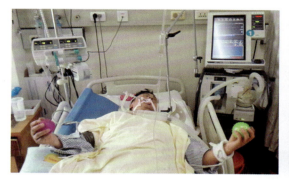

图43-5   患者状态
神志转清,能自主睁眼,能双手捏球康复锻炼

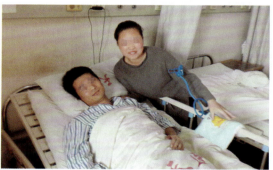

图43-6   转入普通病房时

2月5日改为半流质饮食。

2月6日复查胸腹部CT(图43-7、图43-8),左侧腹腔及两侧胸腔引流管无明显液体引出,均予拔除。

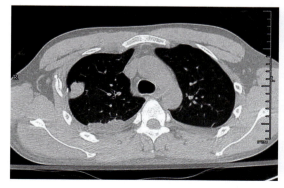

图43-7   2月6日胸部CT
提示胸腔积气,积液不明显

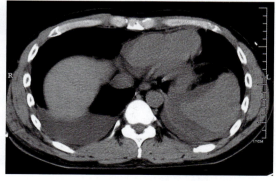

图43-8   2月6日复查胸腹部CT
提示胸腹水较前明显减少

2 月 11 日患者体温正常,血象正常,停用抗生素。

2 月 23 日床边 B 超提示左侧胸腔积液明显,予行左侧胸腔闭式引流,当日引流出 600ml 淡黄色清亮液体。

2 月 26 日左侧胸腔引流管无引流液,予拔除。

3 月 18 日复查胸部 B 超:右侧见液性暗区厚约 76mm。予行右侧胸腔闭式引流,当日引流出 500ml 淡血性液体。完善胸水常规、生化、CEA 检查均未见明显异常。

3 月 21 日右侧胸腔闭式引流未见水柱波动,无引流液引出,予拔除。

3 月 29 日复查胸腹部 B 超未见积液,生命体征平稳,出院。

【诊断】

1. 交通事故致多发伤(ISS 45)
    1.1　头颈部损伤
        1.1.1　右额骨骨折(AIS 2)
        1.1.2　头皮裂伤(AIS 1)
        1.1.3　颈 7 椎体骨折(AIS 2)
    1.2　胸部损伤
        1.2.1　双肺挫伤(AIS 4)
        1.2.2　双侧多发肋骨骨折伴双侧血气胸(AIS 4)
        1.2.3　胸 1 椎体骨折(AIS 2)
    1.3　钝性腹部损伤
        1.3.1　脾脏挫裂伤伴出血(AIS 4)
        1.3.2　乙状结肠浆肌层挫裂伤(AIS 2)
        1.3.3　大网膜挫裂伤(AIS 2)
        1.3.4　胰尾挫伤(AIS 2)
2. 损伤并发症
    2.1　失血性休克
    2.2　创伤后凝血功能障碍
    2.3　急性呼吸衰竭
    $ISS = 2^2 + 4^2 + (4+1)^2 = 45$

【预后及随访】

ICU 9 天,住院 64 天。

半年后复查,一般情况良好(图 43-9)。

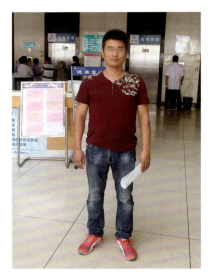

图 43-9　半年后复查，一般情况良好

【经验与体会】

　　胸部挤压伤，可引起血气胸、纵隔血气肿与心包压塞，抢救不及时可导致外伤性心搏呼吸骤停。对于此类患者，早诊断早救治十分关键，甚至可挽救患者生命。在急诊初次评估时应规范，严格按 ABCDE 步骤进行。气道不通，给以插管；对气促、呼吸不畅，应查气管是否居中，有无张力性气胸，纵隔血气肿、心包压塞可能，本例患者胸部查体不全面，未进行听诊及胸腔试穿，而是直接 CT 检查，阅片后才紧急做了胸腔闭式引流，幸亏后续抢救及时，未造成严重后果。如果损伤更凶险一点，年龄更大一些，可能在做 CT 途中就会心搏呼吸骤停，造成严重医疗事故。危重患者初次评估时应做到边检查边救治，相对稳定后才是二次检查，初次检查是救命，二次检查是确定性治疗。因而在呼吸障碍、血压不稳定时应更加注重查体，可优先进行床边 FAST、摄床边胸片、骨盆片、留置胃管、导尿管，并作相应的补液扩容、减压等救命性操作。一味地等待生命平稳，只会延误最佳抢救时机。

　　胸腹部闭合性损伤常伴血流动力学不稳定。本例双侧胸腔闭式引流后血压上升并逐步平稳，考虑休克的主要原因为张力性气胸引起的梗阻性休克。腹部损伤早期的出血量较小，患者年轻机体代偿能力较强，生命体征尚能保持平稳。尽管 CT 提示"腹腔内脏损伤伴出血"，仍可行保守治疗，减少腹部手术的二次打击。但应密切观察生命体征变化，做好手术准备。本例患者晚上 8 时左右，腹痛加重，床边 B 超示腹内出血增加，急诊行腹腔手术探查治疗。术中若出血量较大、无空腔脏器穿孔污染，提倡行自体血回输。闭式引流术后仍应监测患者生命体征，复查血常规，警惕术后再次出血。

　　提倡伤后早期康复锻炼。早期锻炼可提高患者自信心，加快机体康复，让伤者早日回归社会。本例多发伤患者，伤后第三天即开展双上肢功能锻炼，故获得满意效果。

【专家点评】

　　本例患者遭受严重的胸腹部挤压伤，入院时神志尚清，BP 80/50mmHg，HR 125 次/min，SpO_2 90%，R 32 次/min，烦躁，呼吸急促，左颞部活动出血，胸壁挫伤痕，局部肿胀，压痛，皮下捻发感明显,胸廓挤压征阳性,下腹部压痛阳性,右腰部压痛阳性,骨盆挤压及分离试验阴性。笔者单位初始评估非常迅速,救治过程果断有效,在 12 分钟内完成了出血部位的包扎,补液、给氧和备血,开始了全身 CT 扫描,体现出非常默契和高效的团队协助精神;同时,CT检查过程中,病情发展可能危及气道安全,准备了气管插管包,这些措施都非常重要而且关键。对于一名严重多发伤的患者,初始评估过程中,救治优先次序显得尤为重要;国际上,美国外科学院创伤委员会 ATLS ®(Advanced Trauma Life Support)[1]课程强调的就是初始过程中的优先次序,教导一种系统性的安全评估方法,传播一种共同语言,也就是笔者提到的ABCDE 方法。A 指的是气道管理和颈椎保护,B 指的是呼吸和通气管理,C 指的是循环管理和出血控制,D 指的是神经系统的评估,E 指的是体格检查时的充分暴露和环境温度的控制。面对一名严重多系统损伤的创伤患者,这种系统性的 ABCDE 评估方法可以起到边诊断和边治疗的作用,以科学的方法找到或者排除危及生命的情况并且最大程度地稳定患者,为下一步进行确定性治疗赢得宝贵时间。

　　本例患者完成 CT 检查后发现双侧血气胸,考虑存在张力性气胸,进行了双侧胸腔闭式引流术;同时,进行了输血、补液、留置尿管及头面部清创缝合术,随后患者各项生命体征好转。笔者指出对于呼吸障碍、血压不稳定的患者应该注重查体,优先考虑床边 FAST、床边胸片、骨盆片、留置胃管和尿管,同时进行补液、减压等救命性操作,这个概念至关重要！对于时间敏感性非常高的严重创伤患者,预期获得最佳救治效果需要两个关键因素,其中一个就是多学科创伤团队的提前和及时到位;另外一个关键因素,就是拥有一个设置合理的创伤复苏单元。创伤复苏单元(也称创伤复苏区域,trauma resuscitation bay,TRB)是一所医院用来接收和复苏创伤患者的地方,这个区域通常配备医生和护士所需要的各种设备和物品——包括足够大的面积和空间、配备可拍片移动床、悬吊式/移动式数字化成像系统、FAST、转运呼吸机、复苏系统、复苏性开胸开腹手术配套系统、各种必需药品、其他相关配套设备、装置和耗材——以便快速和高效地救治严重创伤患者[2]。创伤复苏单元可以为多学科创伤团队提供一个非常科学合理的救治环境,同时也可以创造一个非常及时高效的救治条件。当然,创伤复苏单元的建设需要足够的资源,如果拥有理想的创伤复苏单元,系统性的 ABCDE 评估方法将可以在创伤单元里完成,第一时间床边胸片检查可以提示双侧张力性气胸,即刻可以进行双侧胸腔闭式引流术;可以再次行床边胸片检查,确定双侧胸管的位置是否合适;生命体征不稳定的患者进行全身CT 扫描存在危险;在建立确定性气道,胸腔减压,并且给予适当液体复苏,包括早期输注 O型红细胞悬液,稳定患者生命体征后进行全身 CT 扫描,是更加安全和被推荐的做法。

　　脾脏损伤的处理方式包括保守治疗、脾切除术、动脉栓塞和脾修补术。国内和国际上的经验与做法已经表明,在过去 20 年当中,脾脏损伤的处理方式已经表现出从手术干预为主(脾切除术、脾修补术)转移到非手术治疗为主(动脉栓塞、保守观察治疗)的趋势[3-4]。保守观察治疗是在严密监护血流动力学是否稳定的前提下,允许损伤脾脏自愈。保守观察治疗的适应证通常是 AIS = 2 或者 AIS = 3 的患者,也就是脾脏损伤严重程度评级 I ~ III 的患者[5]。本例患者脾脏损伤严重程度,根据术中发现,脾脏上极脏面近脾蒂处见挫伤渗血,脾脏后缘长 5cm 深 3.5cm 挫裂伤,评级为 IV 级,这也是该例患者脾脏损伤保守观察治疗不成功的原因。术中应家属要求,采取了保脾手术,进行了脾修补术,术后患者恢复顺利,这不仅体现了医者父母心的仁爱,也展现出精湛的手术技巧,以及单位娴熟的团队手术能力。

(章桂喜　副主任医师　香港大学深圳医院

Email:zhanggx@hku-szh. org)

【参考文献】

［1］章桂喜.高级创伤生命支持(Advanced Trauma Life Support,ATLS®)［M］.美国外科学院中国-香港分院.北京:人民卫生出版社,2016.

［2］章桂喜,万新红,彭海峰,等.创伤复苏单元的设计与建设［J］.当代医学,2014,20(35):49-151.

［3］MIKOCKA-WALUS A,BEEVOR HC,GABBE B,et al. Management of spleen injuries: the current profile［J］. ANZ J Surg,2010,80:137-161.

［4］PACHTER HL,GUTH AA,HOFSTETTER SR,et al. Changing patterns in the management of splenic trauma: the impact of nonoperative management［J］. Ann Surg,1998,227: 708-717.

［5］GLEN TINKOFF,THOMAS J ESPOSITO,JAMES REED,et al. American Association for the Surgery of Trauma Organ Injury Scale Ⅰ: Spleen,Liver,and Kidney,Validation Based on the National Trauma Data Bank［J］. Journal of American College of Surgeons,2008,207(5):646-655.

第 4 篇

骨盆损伤为主的多发伤

第44章

开放性骨盆多处骨折伴尿道断裂及阴道撕裂伤

【导读】

开放性骨盆骨折常常合并阴道及尿道损伤,原则上应尽可能一期修复。骨盆环骨折有多种分类方法,应根据患者以及就诊医院的具体情况合理应用。

【病例简介】

患者女,53 岁。

因"碾压伤致下腹部疼痛伴会阴部出血约 2 小时"于 1 月 10 日 16:15 急诊入院。

患者于入院前 2 小时不慎被铲车碾压下腹部,当时神志清,自觉下腹部疼痛,大片皮肤软组织青紫、疼痛,会阴部(尿道及阴道)出血,症状进行性加重。急诊于当地县医院,未作特殊处理,后转入上级医院。

入院查体:T 36.0℃,P 118 次/min,R 22 次/min,BP 90/60mmHg。神志清,痛苦貌,自主睁眼,对答切题,可遵嘱动作。心肺未见阳性征。脊柱、四肢无明显异常。专科检查:下腹部压痛明显,反跳痛可疑。左髂部及腹股沟区皮肤可见大片青紫瘀斑,会阴部有活动性出血。创伤指数(TI)为 19。

入院后立即进入绿色通道抢救。予持续吸氧、生命体征监测,开通两条静脉通道,留取血标本送检,右侧锁骨下静脉穿刺置管,积极补液扩容(羟乙基淀粉 1 000ml 及平衡液 500ml)、输血、抗休克等治疗,保持室内恒温,棉被覆盖保暖,给予骨盆固定带外固定,请泌尿外科、妇科会诊,通知手术室,充分医患沟通,讲明病情及风险,签手术同意书。

16:30 化验提示:Hb 88g/L,HCT 26.8%,WBC 26.69×10^9/L,PLT 87×10^9/L。予输注悬浮红细胞 1 200ml。血压升至 125/74mmHg,护送下急查 CT 示:胸部 CT 平扫未见明显异常;盆部软组织内积气;骨盆多处骨折(左侧骶髂关节脱位,左侧耻骨支骨折,右侧耻骨支、坐骨支骨折,耻骨联合分离)Bucholz-Ⅲ 型;左侧大腿后方软组织损伤(图 44-1、图 44-2)。

17:40,由泌尿外科及妇科联合在"气管插管+全身麻醉"下急诊行"剖腹探查+阴道修补+尿道吻合+膀胱造瘘术"。取下腹正中纵行切口。术中见:耻骨联合分离,阴道前壁破裂,尿道完全断裂。行"阴道修补+尿道吻合+膀胱造瘘术",腹膜后留置引流管。术中输红细胞悬液 1 200ml、新鲜冰冻血浆 400ml。手术时间约 3 小时。

21:50,术后转入 EICU 继续治疗。查体:T 36.3℃,P 86 次/min,R 12 次/min,BP 123/79mmHg。呼吸机辅助通气(PCV 模式,PC 15cmH_2O,PEEP 5cmH_2O,FiO_2 50%),抗感染、抗

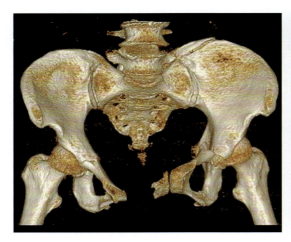
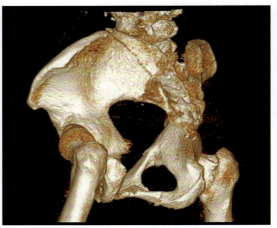

图 44-1　盆腔 CT
骨盆多处骨折(左侧骶髂关节脱位,左侧耻骨支骨折,右侧耻骨支、坐骨支骨折,耻骨联合分离)

图 44-2　盆腔 CT
骨盆多处骨折(左侧骶髂关节脱位,左侧耻骨支骨折,右侧耻骨支、坐骨支骨折,耻骨联合分离)

炎、抑酸、补液、营养支持、止痛等治疗,骨盆带固定骨盆。化验提示:Mb 2 621ng/ml,CK 1 308μg/L,CK-MB 37.2μg/L,TPr 44.8g/L,ALB 24g/L,Lac 38.10mg/dl,ALT 113.70U/L,AST 75.20U/L,血气分析 pH 7.29,BE −7.50mmol/L。

1 月 11 日,神志清楚,自主呼吸试验正常,停用呼吸机,拔除气管插管。

1 月 12 日,诉腰骶部疼痛难以忍受,应用止痛药物(地佐辛+芬太尼)治疗。

1 月 13 日,24 小时腹膜后引流血性液约 200ml。彩超提示:盆腔内未见明显积液。

1 月 14 日,24 小时腹膜后引流血性液约 120ml。

1 月 17 日,24 小时腹膜后引流血性液约 30ml,拔除引流管。

1 月 18 日,化验提示:Hb 89g/L,WBC 8.4×10⁹/L,PLT 318×10⁹/L。

1 月 20 日,化验提示:TPr 59.0g/L,ALB 34.10g/L,ALT 109.30U/L,AST 38.90U/L。

1 月 21 日,于全麻下行"骨盆多处骨折切开复位内固定术"。避开原切口取双侧耻骨联合上方横行切口,向右侧弧形延长。

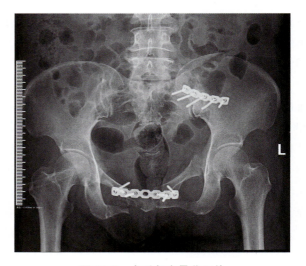

图 44-3　术后复查骨盆平片

术中将双侧耻、坐骨支骨折及左侧骶髂关节半脱位复位,分别用钛板及螺钉内固定。术后常规抗感染、支持、对症等治疗,并逐渐进行功能锻炼。

1 月 29 日复查骨盆平片(图 44-3)。

3 月 11 日自动出院,由泌尿外科随访。

【诊断】

1. 碾压致多发伤(ISS 38)
   1.1　腹部损伤
      1.1.1　尿道断裂(AIS 3)
      1.1.2　阴道撕裂伤(AIS 1)
   1.2　四肢及骨盆损伤
      1.2.1　骨盆环骨折,后环不全性受损(AIS 5)
      1.2.2　双侧耻、坐骨支骨折(AIS 2)
      1.2.3　左侧骶髂关节半脱位(AIS 2)
   1.3　体表损伤
      1.3.1　下腹部皮肤软组织挫裂伤(AIS 2)
2. 损伤并发症
   2.1　失血性休克(重度)
   2.2　肝功能不全
   2.3　低蛋白血症(重度)
   ISS = $3^2 + 5^2 + 2^2 = 38$

【预后及随访】

先后在 EICU 治疗 7 天,共住院 60 天。
近期随访,功能恢复良好。

【经验与体会】

骨盆骨折常常合并阴道及尿道损伤,病情允许情况下尽可能急诊一期修复阴道及尿道损伤,而骨盆骨折留待全身情况稳定后再二期处理。

骨盆骨折有多种分类方法,对于确定手术指征及方案具有指导意义和价值。其中 Bucholz 分类是一种较为简单的分类方法,便于临床应用。而 Buigess 分类则是基于创伤的力学机制提出的一种分类方法,有助于分析具体患者骨折的稳定性并采取适当的复位与固定策略。本患者按 Bucholz 分类为Ⅲ型,按 Buigess 分类为 APC-Ⅲ型,骨盆存在垂直和旋转两个方向的不稳定,有手术适应证。

骨盆骨折主要的死亡原因为大量失血。对于出血无法自限的骨盆骨折,有多种止血方法。包括骨盆带、抗休克裤、骨折外固定或内固定以及受损血管的介入堵塞或手术结扎等,应根据患者以及就诊医院的具体情况合理应用。此患者急诊术后用骨盆带固定骨盆,较为简单且经济实惠,适合经济有限及基层医院应用。

严重损伤的不稳定骨盆骨折,大多需要进行切开复位内固定手术。确定性手术原则上应尽早完成,但多数患者急性期存在大量失血导致休克状态,常常难以耐受较为复杂的内固定手术。因此急性期大多采取外固定临时处置手段作为过渡,内固定手术在患者全身情况以及局部软组织条件允许后再择期完成。此患者于伤后 10 天行"骨盆多处骨折切开复位内固定术",手术顺利,术后功能恢复满意。

【专家点评】

开放性骨盆骨折患者,常常合并尿道、阴道或直肠损伤。本例一期手术,予阴道修补、尿道吻合及膀胱造瘘术,腹膜后留置引流管。恢复尿道连续性与完整性,减少了尿瘘、感染等并发症的发生[1]。但远期可能发生膀胱挛缩。

　　开放性骨盆骨折的多发伤患者,早期救治的重点在控制出血,要重视内出血与外出血的情况,先是伤口填塞压迫,恢复骨盆腹膜后空间的完整性,减缓出血。并应用骨盆床单包裹、骨盆外支架固定骨盆控制骨盆容积,结合腹膜后填塞止血,乃至 DSA 栓塞等止血。开放性骨盆骨折急救措施包括:①损害控制性复苏;②伤口填塞及床单或骨盆带加压包裹;③外固定架;④动脉造影及栓塞;⑤腹膜外填塞[2]。本例一期急诊多学科团队手术没有骨科医师参加,仅采用骨盆带加压包裹。建议:①使用外固定架。②腹膜外填塞。③建立并提前启动多学科创伤团队。

（肖仁举　主任医师　贵州省兴义市人民医院
Email:xiaorenju120@163. com）

【参考文献】

　　[1]　肖仁举,陈伟,李波,等.腔镜下尿道会师术治疗外伤性尿道断裂(附 17 例报告)[J].中国医疗前沿,2010,5(17):89-90.

　　[2]　张连阳.骨盆骨折大出血救治到外科技术[J].创伤外科杂志,2015,17(1):1-4.

第45章
严重多发伤伴失血性休克引起致命三联征

【导读】

　　严重失血性休克极易引起致命三联征,死亡率高。缩短创伤救治过程中的各个时间节点,尽快实施手术控制出血,是避免发生致命三联征的关键措施。同时手术方案必须简洁有效,避免手术时间过长、二次创伤过大,导致患者病情恶化。因此,损害控制理念及方法均需要牢固掌握,酌情及时适当应用,才能取得最佳救治效果。

【病例简介】

　　患者男,23 岁。

　　因"碾压伤致下腹部及骨盆疼痛伴出血 1 小时"于 11 月 2 日 17:00 急诊入院。

　　患者于 1 小时前骑摩托车行驶中不慎被大车撞倒并碾压致伤,当时患者意识清楚,自觉下腹部及骨盆等多处疼痛、出血,伤后面色苍白,120 到现场行简单包扎后,急送入院。

　　入院查体:T 36.5℃,P 110 次/min,R 19 次/min,BP 63/35mmHg,神志清楚,被动体位,头颈部以及心肺均未见明显阳性征。专科检查:下腹部及双侧腹股沟区可见大面积皮肤软组织剥脱伤,创口深达骨质,创面污染严重,有活动性出血。左前臂皮肤软组织挫伤。创伤指数(TI)为 17(图 45-1、图 45-2)。

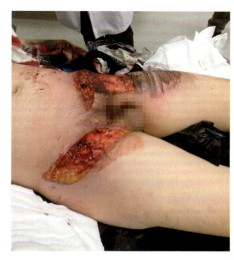

图 45-1　术前创面外观

下腹部及双侧腹股沟区大面积皮肤软组织剥脱伤

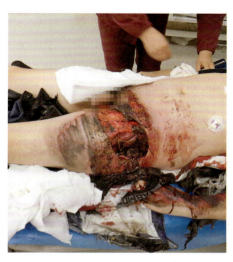

图 45-2　术前创面外观

下腹部及双侧腹股沟区大面积皮肤软组织剥脱伤

入院后急诊医学科立即进行抢救。进入绿色通道系统,持续吸氧、生命体征监测;建立两条静脉通道,右侧锁骨下静脉穿刺置管,快速补液(羟乙基淀粉 500ml 及转化糖电解质 500ml)扩容、止痛(地佐辛 10mg,肌注)、止血药物(氨甲环酸 2.0g 静脉滴注,尖吻蝮蛇凝血酶 2U 入壶)、抗感染(左氧氟沙星 0.5g,静脉滴注)等;予无菌敷料包扎创面,骨盆固定带外固定保护,加厚棉被覆盖全身保温;请骨科及泌尿外科会诊。

17:30 给予输红细胞悬液 1 200ml 及新鲜冰冻血浆 400ml。血压升至 103/71mmHg,护送下行急诊 CT 检查示:颅脑及双肺 CT 平扫未见明显异常;腹壁左侧皮肤撕裂伤,皮下积气,软组织内点状高密度影,结合外伤病史异物不除外;直肠后方软组织结构增厚,考虑血肿可能;双侧耻骨支、坐骨支骨折(图 45-3)。

19:02 入急诊手术室"静脉全麻+气管插管"下行"清创探查+骨盆外固定架固定+创腔填塞止血+VSD 灌洗引流+膀胱造瘘术"。术中探查见:全身多处创面,煤渣、泥土及植物枝叶等异物污染严重。左

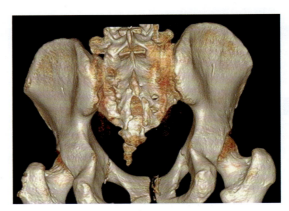

图 45-3　CT 检查
示:双侧耻骨支、坐骨支骨折

侧半身皮肤软组织大面积潜行剥脱,从近至远剥脱范围自左侧季肋部平面延伸至左侧大腿中上段前、外、后侧,前侧剥脱至接近与腹中线平齐,后侧剥脱至骶骨外侧半,并与腹膜后腔隙相通。创面内可见髂骨外露,臀部及大腿近端肌群大量挫灭;右侧半身皮肤软组织亦发生大面积潜行剥脱,剥脱范围从右侧下腹部延伸至右侧大腿中上段前、外侧,前侧剥脱至髂前上棘内侧大约 5cm,后侧剥脱至接近骶骨。创面内髂骨外露,臀部及大腿近端肌群大量挫灭。

骨科行"清创探查+骨盆外固定架固定+创腔填塞止血+VSD 灌洗引流术";泌尿外科行"膀胱造瘘术"(图 45-4)。术中多次出现血压下降,积极给予输血、补液、抗休克、对症等治疗。术中输血:红细胞悬液 2 800ml、血浆 400ml。手术时间约 2 小时。

21:20 术后转入 EICU 继续治疗。呼吸机辅助机械通气,测血压为 77/33mmHg,多巴胺持续泵入维持血压于 90/60mmHg 以上,同时给予输红细胞悬液 1 200ml、新鲜冰冻血浆 600ml。哌拉西林他唑巴坦+莫西沙星抗感染,乌司他丁控制全身炎症反应等。

22:00 化验提示:PLT($55×10^9$/L)和 ALB(10.7g/L)显著降低、凝血功能障碍(FIB 89.00mg/dl)、乳酸增高(85.4mg/dl)及代谢性酸中毒(pH 7.28,BE-8.1mmol/L),予输冷沉淀 10U 改善凝血功能,碳酸氢钠 125ml 纠正酸中毒,人血白蛋白 20g 改善低蛋白血症。

23:00 测体温为 35℃,予提高室内温度、棉被覆盖等积极保暖。

11 月 3 日,患者体温逐渐升高,血压逐渐稳定,予停用升压药物。自主呼吸恢复,给予拔除气管插管。

15:00 体温升至 38.7℃,化验提示:WBC、CRP、PCT 均增高。改用头孢哌酮舒巴坦(舒普深)+莫西沙星抗感染。每天更换伤口外部无菌敷料。

11 月 6 日,在全麻下行"二次清创探查+VSD 负压引流灌洗术",取出伤口内填压的纱布(图 45-5)。清除部分坏死的皮肤及肌肉组织,腰背部剥脱伤口浅层及大腿外侧剥脱伤口浅层各放入 VSD 引流装置,大腿正面及会阴部伤口用 VSD 引流装置覆盖,并持续负压吸引(图 45-6、图 45-7)。

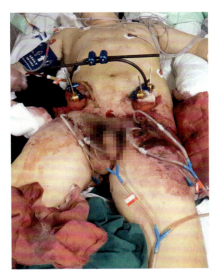

图 45-4　术后创面外观

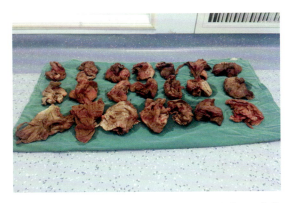

图 45-5　第二次清创探查术及 VSD 灌洗术,取出伤口内填压的纱布

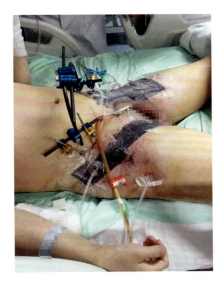

图 45-6　第二次清创探查术及 VSD 灌洗术
腰背部剥脱伤口浅层及大腿外侧剥脱伤口浅层各放入 VSD 引流装置,大腿正面及会阴部伤口用 VSD 引流装置覆盖,并持续负压吸引

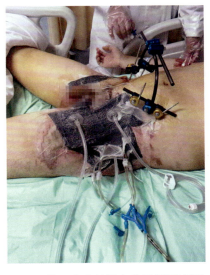

图 45-7　第二次清创探查术及 VSD 灌洗术
腰背部剥脱伤口浅层及大腿外侧剥脱伤口浅层各放入 VSD 引流装置,大腿正面及会阴部伤口用 VSD 引流装置覆盖,并持续负压吸引

11 月 13 日,在腰麻下行第三次清创探查术。

11 月 21 日,在全麻下行"尿道会师+清创探查+自体皮移植术"。

12 月 25 日,去除骨盆外固定架。

12 月 28 日,在局部麻醉下再次行"清创+二次自体皮移植术"。

1 月 9 日,在局部麻醉下行"三次自体皮移植术"。

2 月 2 日,给予"尿道狭窄扩张术"。

2 月 9 日,给予输尿管镜检查,行"二次尿道狭窄扩张术",再次留置尿管。

2月26日,行"三次尿道狭窄扩张术"。

3月19日,创面痊愈后出院。

4月10日~5月7日,在泌尿外科二次住院,多次行"尿道狭窄扩张术"。

7月3日~7月30日,在普通外科三次住院,行"左侧腹壁切口疝无张力修补术"。

【诊断】

1. 交通事故致多发伤(ISS 57)
  1.1　腹部损伤
    1.1.1　后尿道断裂(AIS 3)
    1.1.2　尿道后组织毁损(AIS 4)
  1.2　四肢及骨盆损伤
    1.2.1　开放性骨盆骨折(AIS 5)
  1.3　体表损伤
    1.3.1　大面积皮肤软组织剥脱伤(>30%)(AIS 4)
2. 损伤并发症
  2.1　失血性休克(重度)
  2.2　凝血功能障碍
  2.3　乳酸酸中毒
  2.4　低体温
  2.5　低蛋白血症(重度)

$ISS = 4^2 + 5^2 + 4^2 = 57$(本例开放性骨盆骨折 AIS 5 分,已将失血量>20%计入。)

【预后及随访】

EICU 治疗 22 天,共住院 199 天。

一年后随访,功能恢复良好(图 45-8)。

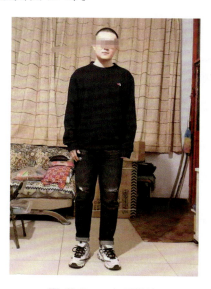

图 45-8　一年后随访

【经验与体会】

严重开放性骨盆损伤本身可以引起难以控制的大出血,加之伤口周围大范围皮肤软组织剥脱,进一步加重了出血程度。此患者手术过程中出现多次血压下降,面临术中可能死亡的巨大风险,给手术顺利完成造成了很大影响。因此手术时按照损害控制性理念要求,尽可能减少不必要的操作,从而有效缩短了手术时间。此患者术中以骨盆外支架固定骨盆后,用大量碘伏浸湿的棉纱垫填塞所有剥脱皮肤下的创面止血,并应用 VSD 引流装置持续灌洗并负压吸引,防止继发感染。

出现酸中毒、低体温及凝血功能障碍等"致命三联征",是严重创伤患者预后不良的重要征兆。此患者在术后一小时内即发现"致命三联征",且意识状况不佳,同时伴有持续低血压。予积极输血,在补充红细胞及血浆同时,给予冷沉淀改善凝血功能,并给予人血白蛋白纠正低蛋白血症,应用乌司他丁治疗全身炎症反应综合征并防止发生毛细血管渗漏综合征。如此综合治疗,患者症状很快得到改善,为后期恢复创造了条件。

此患者皮肤软组织剥脱伤范围大,深部肌肉组织损伤严重,后期处理十分棘手。为此我们采取分步骤清创、多次植皮,逐渐缩小并最终消灭创面。避免一次手术范围过大,对患者全身状况造成再次打击。虽然此患者住院时间较长,但后期恢复顺利,功能良好。手术治疗方案值得加以重视,需要根据患者自身不同情况细致研究、充分准备,争取使患者获得最大益处。

【专家点评】

损害控制理念的核心是重视患者的生理状态,当患者已达生理代偿极限时,采用简化的手术方式,优先控制出血和污染,然后进行复苏。待患者生理指标稳定后,再进行确定性手术治疗。复苏过程中,应遵循损害控制性复苏原则,识别和预防低体温,纠正酸中毒,尽快纠正凝血病。

损害控制外科技术主要包括填塞止血、外固定支架临时固定骨折、VSD 覆盖创面等。从事创伤救治的医师应对各种技术有充分了解,在临床工作中根据患者具体情况,灵活应用,以取得最佳治疗效果。

骨盆骨折除引起大出血外,往往导致膀胱、尿道、直肠等多个邻近脏器损伤,且有相当比例合并邻近皮肤软组织广泛挫伤,病情更为复杂严重[1]。

该患者下腹部和臀部广泛损伤,全身情况稳定后,可考虑行结肠造口,减少臀部和会阴部创面的粪便污染,以利于创面愈合。

(李占飞　主任医师　华中科技大学同济医学院附属同济医院

Email:lezhfei@163.com)

【参考文献】

[1] 韦功滨,高劲谋,胡平,等.多发伤伴严重骨盆骨折的救治[J].创伤外科杂志,2016,18(5):265-268.

第46章

严重创伤致不稳定骨盆骨折

【导读】

骨盆骨折是高能量损伤,死亡率达 40%~60%,而难以控制的大出血往往是其最主要的死亡原因。临床中如何以最快的速度快速评估骨盆骨折的严重程度以及如何有序地快速展开紧急救治,是提高救治成功的关键。

【病例简介】

患者女,55 岁,已婚。

因"高处坠落致多处疼痛 1 小时"于 4 月 15 日 15:20 入院。

患者 1 小时前不慎自 5m 高处坠落致头面部、胸部、腹部、髋部受伤,感胸部、腰背部及髋部疼痛明显,为钝痛,呈持续性加重,较剧烈,难以耐受,由 120 送入医院急诊科就诊。

入院查体:T 36.2℃,P 115 次/min,R 23 次/min,BP 79/50mmHg,SpO_2 98%,神志淡漠,精神软,痛苦面容,GCS 评分 14,左侧头面部肿胀、压痛,双侧瞳孔等大等圆,直径 2mm,对光反射灵敏,颈软,气管居中,胸廓对称无畸形,双侧胸部压痛,两肺听诊可闻及湿啰音,腹部平坦,腹软,肝区及右侧肾区叩击痛,左髋部肿胀、压痛,活动受限,有瘀青,骨盆挤压、分离实验阳性,直肠指检阴性,双侧肩部压痛,活动受限,余四肢无畸形,生理反射存在,病理反射未引出。

患者入院后首先按"ABCDE"法则,遵循 CRASHPLAN 查体顺序快速行病情评估,同时开通静脉通路、抽取血常规、凝血功能、急诊生化等实验室检查并在第一时间备血(红细胞悬液 400ml、新鲜冰冻血浆 800ml)。考虑患者是高处坠落伤,先保护其颈椎予以颈托固定,且高度怀疑有骨盆骨折,予以骨盆固定带固定。然后在镇静、镇痛的同时开通两条静脉通路,一路复方氯化钠 1 000ml 静滴,另一路先输注"氨甲环酸 1.0g""人凝血酶原复合物 400IU"及"纤维蛋白原 4.0g"以纠正其凝血功能,防止出现创伤性凝血病。第一时间启动 MDT,同时积极与患者家属沟通,签署知情同意书,告病危、FAST 评估、PICCO 监测、预防感染、输血(红细胞悬液 800ml、新鲜冰冻血浆 250ml)、留置导尿、床旁摄骨盆平片。患者入院后于 15:27 第一次检查血常规(图 46-1),动态监测血常规、凝血功能、肝肾功能、尿量等;密切观察患者意识、瞳孔等变化。

16:20 在积极的抗休克治疗下,患者生命体征稍稳定后立即行 CT 检查提示:两肺挫伤,两侧胸腔少许积气,双侧锁骨骨折,肝周积液,双侧耻骨上下支、左侧股骨颈、右侧髂骨、骶骨、左侧第二腰椎横突、右侧第三腰椎横突骨折。右下腹壁及盆壁血肿(图 46-2~图 46-4)。

16:50 此时患者血流动力学仍然还是不稳定,床旁予以行骨盆骨折闭合复位外固定支架固定术(图 46-5)。

	检验项目	结果		单位	参考范围		检验项目	结果		单位	参考范围
1	白细胞计数	22.1	↑	10⁹/L	3.5~9.5	14	红细胞压积	34.3	↓	%	35.0~45.0
2	中性粒细胞(%)	83.7	↑	%	40.0~75.0	15	平均红细胞体积	91.5		fl	82.0~100.0
3	淋巴细胞(%)	14.3	↓	%	20.0~50.0	16	平均血红蛋白量	30.1		pg	27.0~34.0
4	单核细胞(%)	2.0	↓	%	3.0~10.0	17	平均血红蛋白浓度	329		g/L	316~354
5	嗜酸性粒细胞(%)	0.0	↓	%	0.4~8	18	红细胞分布宽度	13.3		%	11.5~14.5
6	嗜碱性粒细胞(%)	0.0		%	0.0~1.0	19	血小板计数	261		10⁹/L	125~350
7	中性粒细胞	18.5	↑	10⁹/L	1.8~6.3	20	平均血小板体积	10.9		fl	7.4~12.5
8	淋巴细胞	3.2		10⁹/L	1.1~3.2	21	血小板压积	0.280		%	0.050~0.282
9	单核细胞	0.4		10⁹/L	0.1~0.6	22	血小板分布宽度	12		fl	9~18
10	嗜酸性粒细胞	0.01	↓	10⁹/L	0.02~0.52	23	超敏C反应蛋白	6		mg/L	0~8
11	嗜碱性粒细胞	0.01		10⁹/L	0.00~0.06	24	血型	A		型	/
12	红细胞计数	3.75	↓	10¹²/L	3.80~5.10	25	RH(D)血型	阳性			/
13	血红蛋白	113	↓	g/L	115~150						

图 46-1　血常规

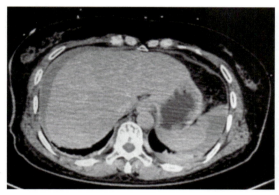

图 46-2　腹部 CT

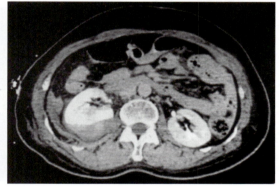

图 46-3　腹部 CT

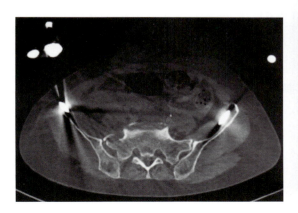

图 46-4　骨盆 CT

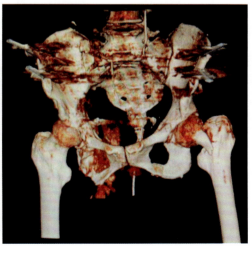

图 46-5　行骨盆骨折闭合复位外固定支架固定术

17:42输血后再次复查血常规示:红细胞计数及血红蛋白、血细胞比容均非常低(图46-6)考虑患者生命体征仍不稳定,骨盆骨折可能致动脉出血,18:00行"盆腔动脉造影+出血动脉栓塞术+肝动脉造影术"(图46-7)。手术顺利后收住EICU进一步生命支持治疗,晚上23:09再次复查血常规示:红细胞计数及血红蛋白、血细胞比容较前升高(图46-8),病情稳定后转骨科继续治疗多发性骨折。

	检验项目	结果		单位	参考范围	检验项目	结果		单位	参考范围
1	白细胞计数	9.6	↑	10⁹/L	3.5~9.5	13 血红蛋白	68	↓	g/L	115~150
2	中性粒细胞(%)	91.2	↑	%	40.0~75.0	14 红细胞压积	20.3	↓	%	35.0~45.0
3	淋巴细胞(%)	6.0	↓	%	20.0~50.0	15 平均红细胞体积	89.8		fl	82.0~100.0
4	单核细胞(%)	2.6	↓	%	3.0~10.0	16 平均血红蛋白量	30.1		pg	27.0~34.0
5	嗜酸性粒细胞(%)	0.1	↓	%	0.4~8	17 平均血红蛋白浓度	335		g/L	316~354
6	嗜碱性粒细胞(%)	0.1		%	0.0~1.0	18 红细胞分布宽度	13.3		%	11.5~14.5
7	中性粒细胞	8.7	↑	10⁹/L	1.8~6.3	19 血小板计数	100	↓	10⁹/L	125~350
8	淋巴细胞	0.6	↓	10⁹/L	1.1~3.2	20 平均血小板体积	9.9		fl	7.4~12.5
9	单核细胞	0.3		10⁹/L	0.1~0.6	21 血小板压积	0.100		%	0.050~0.282
10	嗜酸性粒细胞	0.01	↓	10⁹/L	0.02~0.52	22 血小板分布宽度	11		fl	9~18
11	嗜碱性粒细胞	0.01		10⁹/L	0.00~0.06	23 超敏C反应蛋白	4		mg/L	0~8
12	红细胞计数	2.26	↓	10¹²/L	3.80~5.10					

图46-6 血常规

示红细胞计数及血红蛋白、血细胞比容均非常低

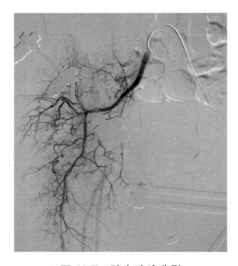

图46-7 髂内动脉造影

	检验项目	结果		单位	参考范围		检验项目	结果		单位	参考范围
1	白细胞计数	12.9	↑	10^9/L	3.5~9.5	13	血红蛋白	96	↓	g/L	115~150
2	中性粒细胞(%)	93.7	↑	%	40.0~75.0	14	红细胞压积	28.1	↓	%	35.0~45.0
3	淋巴细胞(%)	2.5	↓	%	20.0~50.0	15	平均红细胞体积	88.1		fl	82.0~100.0
4	单核细胞(%)	3.8		%	3.0~10.0	16	平均血红蛋白量	30.1		pg	27.0~34.0
5	嗜酸性粒细胞(%)	0.0	↓	%	0.4~8	17	平均血红蛋白浓度	342		g/L	316~354
6	嗜碱性粒细胞(%)	0.0		%	0.0~1.0	18	红细胞分布宽度	13.7		%	11.5~14.5
7	中性粒细胞	12.1	↑	10^9/L	1.8~6.3	19	血小板计数	118	↓	10^9/L	125~350
8	淋巴细胞	0.3	↓	10^9/L	1.1~3.2	20	平均血小板体积	10.6		fl	7.4~12.5
9	单核细胞	0.5		10^9/L	0.1~0.6	21	血小板压积	0.100		%	0.050~0.282
10	嗜酸性粒细胞	0.00	↓	10^9/L	0.02~0.52	22	血小板分布宽度	11		fl	9~18
11	嗜碱性粒细胞	0.00		10^9/L	0.00~0.06	23	超敏C反应蛋白	14	↑	mg/L	0~8
12	红细胞计数	3.19	↓	10^{12}/L	3.80~5.10						

图 46-8　血常规

示红细胞计数及血红蛋白、血细胞比容较前升高

【诊断】

1. 高处坠落致多发伤(ISS 43)

　1.1　头部损伤(AIS 1)

　1.2　钝性胸部损伤

　　1.2.1　肺挫伤(AIS 3)

　　1.2.2　双侧气胸

　1.3　钝性腹部损伤

　　1.3.1　右肾挫伤(AIS 3)

　　1.3.2　腹腔积液

　　1.3.3　左侧第二腰椎横突骨折/右侧第三腰椎横突骨折(AIS 2)

　1.4　骨盆骨折(AIS 5)

　　1.4.1　耻骨上下支骨折

　　1.4.2　右侧髂骨、骶骨骨折

　1.5　四肢骨折

　　1.5.1　双侧锁骨骨折(AIS 2)

　　1.5.2　左侧股骨颈骨折(AIS 3)

2. 损伤并发症

　2.1　失血性休克

ISS $= 3^2+3^2+5^2 = 43$(失血性休克,即失血量>20%,只能计入导致最多失血的一处损伤,本例已计入骨盆,不再计入肾损伤。)

【预后及随访】

患者住院月余,后期恢复基本满意。

【经验与体会】

怀疑有骨盆骨折的患者,应该尽早在第一时间行骨盆固定带固定,以减少骨盆腔的

容积。

血流动力学不稳定的骨盆骨折,在血浆未到之前,尽早地使用氨甲环酸等止血药及凝血酶原复合物、纤维蛋白原等,以改善患者的凝血功能,防止创伤性凝血病的发生。

血流动力学不稳定的骨盆骨折,一方面是积极的抗休克治疗,更重要的是创造条件要把不稳定的骨盆骨折变成稳定的骨盆骨折,所以要尽早行骨盆骨折外固定支架手术或者床边行盆腔填塞。

如果经上面治疗处理后血流动力学还不稳定的,怀疑有动脉血管出血的,还要考虑到可以行血管造影+栓塞、髂内血管结扎等。

【专家点评】

血流动力学不稳定的骨盆骨折,是创伤救治中的难点。救治成功的关键是综合应用多种技术控制出血,同时合理应用损害控制复苏理念,积极有效地复苏。

骨盆骨折出血来源,约10%来自动脉出血,约30%来自骨折断端,而约60%~70%来自骨盆静脉丛出血[1]。因此,对血流动力学不稳定骨盆骨折,急诊救治首先采用骨盆带固定。有手术条件时,首先采用外固定支架稳定骨盆,缩小骨盆容积并初步将骨盆骨折复位,以控制骨折断端和静脉丛出血。以外固定支架稳定骨盆并缩小骨盆容积后,可行盆腔填塞进一步控制出血。必须明确,应该先以外固定支架稳定骨盆和缩小骨盆容积后,才能再做盆腔填塞,否则盆腔填塞没有意义,反而加重出血。

若采取以上措施后,仍不能有效控制出血,在积极复苏下仍不能维持血流动力学稳定,则应考虑可能存在动脉来源出血。对动脉来源出血,血管造影栓塞术是有效的措施,效果优于双侧髂内动脉结扎[2]。但在部分患者,血管造影时,可能因患者血压低,或出血暂时停止,而得到阴性结果。

关于血流动力学不稳定骨盆骨折患者的处理流程,争论焦点在于施行盆腔填塞和血管造影栓塞术的时机与先后顺序。一般而言,因骨盆骨折时动脉来源出血所占比例较少,多数学者主张稳定骨盆后,首先施行盆腔填塞,之后再考虑行血管造影栓塞术。最理想的是在杂交手术室,以外固定支架稳定骨盆后,同时施行盆腔填塞术和血管造影栓塞术。

(李占飞　主任医师　华中科技大学同济医学院附属同济医院
Email:lezhfei@163.com)

【参考文献】

[1] DYER GS,VRAHAS DR. Review of the pathophysiology and acute management of haemprrhage in pelvic fracture[J]. Injury,2006,37:602-613.

[2] JESKE HC,LARNDORFER R,KRAPPINGER D,et al. Management of hem-orrhage in severe pelvic injuries[J]. J Trauma,2010,68(2):415020.

第 47 章

车祸致开放性骨盆、右股骨骨折伴右大腿皮肤脱套伤

【导读】

开放性骨盆、右股骨骨折伴右大腿皮肤脱套伤死亡率较高。致死的主要原因是难以控制的大出血,因而止血是早期救治的关键。本例采用清创、骨盆、股骨外固定架及 VSD 负压吸引,达到了止血目的,最后成功救治患者。

【病例简介】

患者女性,42 岁,已婚。

因"车祸伤致右下肢疼痛、流血 1 小时余"于 5 月 9 日 20:31 入院。

患者于 1 小时余前坐电动车时被从侧方驶来的货车撞倒,连人带车摔倒在地,伤后感右下肢剧烈疼痛,伴有右大腿伤口流血(具体出血量不详),自诉受伤后无昏迷,无胸闷、气促,腹痛,由 120 接诊,120 医护人员给予右下肢包扎及夹板固定,开通静脉通道补液后送入院。

入院时患者烦躁不安,面色苍白,BP 112/72mmHg,P 80 次/min,R 25 次/min,急诊立即给予告病危,紧急建立深静脉通道输液、导尿、进一步加压包扎止血扩容、抗休克等抢救措施,同时完善术前相关准备,二次评估生命征,同时办理入院收入我科。

入院查体:神清,烦躁,面色苍白,四肢皮肤冰凉,双侧瞳孔等大等圆,直径约 3mm,对光反射灵敏,头部、颈部未见明显异常,双侧胸廓对称无畸形,胸廓挤压征(-),双肺呼吸音清,未闻及干湿性啰音,腹软,未见胃肠型及蠕动波,全腹无压痛及反跳痛,肠鸣音 3 次/min,右下肢夹板外固定,呈外旋畸形,右腹股沟区可见一长约 30cm 的撕裂伤口,右下肢外敷料有血性液体渗出,右侧足背动脉搏动较弱。余肢体未见异常。

术前骨盆及右股骨 X 线片见图 47-1、图 47-2。

22:15 送手术室行"右大腿脱套伤清创探查+骨盆骨折、右股骨骨折外固定架固定+VSD负压吸引术"手术历时 6 小时 55 分钟。

术中所见:右大腿自根部腹股沟区皮肤肌肉组织脱套,至右膝关节以下,皮肤、肌肉、筋膜毁损严重,可见右股骨干骨折,断端外露,右侧腹股沟区可探及右侧耻骨支、坐骨支骨折端,断端持续性出血,右下肢伤口股动静脉连续性存在,股动脉搏动存在,股神经在大腿中断离断,远端缺如,大腿各肌群、筋膜、血管及主要神经分支毁损严重,胫骨上端骨折,并累及膝关节面、关节囊,膝关节韧带半月板严重损伤,可触及腘动脉搏动。

术中出血:术中失血量 800ml。

术中输血:术中输红细胞悬液 2 400ml,冰冻血浆 1 050ml,冷沉淀凝血因子 12U。

术中补液:晶体液 7 000ml,胶体液 1 500ml。

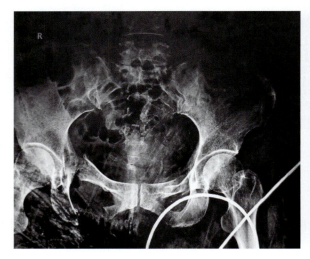

图47-1   入院骨盆平片
骨盆骨折

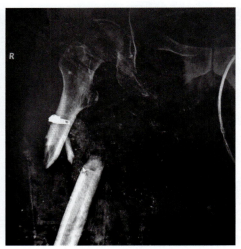

图47-2   入院右股骨平片
右股骨干骨折

术中所见如图47-3。

术后送重症医学科监护治疗,04:50
到达重症医学科,术后监测生命体征,BP
138/72mmHg,P 120 次/min,R 25 次/
min,予以告病危、呼吸机辅助呼吸、镇
静、镇痛、心电监护、抗感染、清除炎症介
质、雾化化痰、维持水电解质酸碱平衡等
处理。

5月13日患者病情稳定,从重症医
学科转回创伤医学中心治疗。

5月15日在硬膜外麻醉下行右大腿
大面积脱套伤清创+VSD更换术。

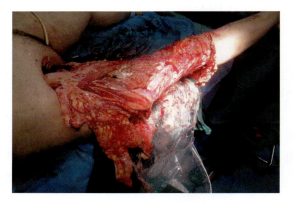

图47-3   术中所见

5月20日在硬膜外麻醉下行右大腿大面积脱套伤清创+VSD更换术+骨盆、右大腿外固
定调整术。

5月27日在全麻下行右大腿脱套伤清创植皮+拆除VSD装置术。

6月9日患者入院1个月,一般情况良好,体温不高,骨盆外固定架钉孔处干燥,右大腿
伤口外层敷料干洁,双足无肿胀,双足趾无被动牵扯痛,末梢感觉、运动、血供良好。

6月26日复查骨盆正位、右股骨正侧位及右膝正侧位X线片示:骨折端对位可,固定物
位置正常。

7月5日右髋部三维CT提示骨折愈合情况(图47-4)。

7月9日患者入院2个月,一般情况良好,双足踝主动背伸、环转活动可。

7月17日在全麻下行右大腿脱套伤清创植皮术。

8月9日患者入院3个月,情况较前好转。

8月13日在全麻下行骨盆骨折外固定架调整+右股骨骨折外固定架部分拆除术。

9月14日复查骨盆正位片及右股骨正侧位片骨折愈合情况(图47-5、图47-6)。

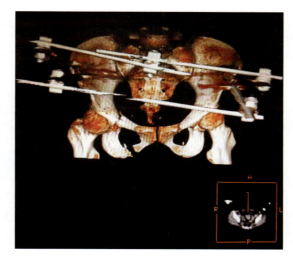

图 47-4　复查右髋三维 CT

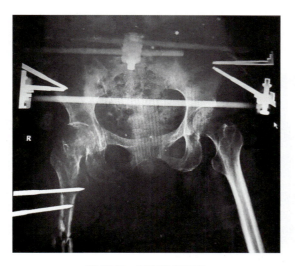

图 47-5　复查骨盆正位

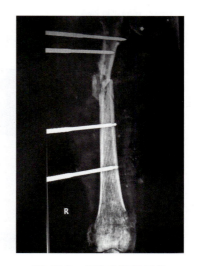

图 47-6　复查右股骨平片

9 月 18 日在全麻下行骨盆骨折外固定架拆除+右股骨骨折外固定架调整术。

9 月 27 日停用抗生素。

10 月 9 日患者入院 5 个月,右大腿外固定钉孔处无明显渗出,左大腿创面愈合。

10 月 28 日在全麻下行右股骨骨折外固定架拆除术+右股骨骨折切开复位钢板内固定术+右膝关节松解术。术中出血约 2 000ml,术中输红细胞悬液 800ml,新鲜冰冻血浆 200ml。

11 月 10 日患者入院 6 个月,右大腿伤口敷料包扎完好,换药见内层敷料有少许渗出。

12 月 6 日复查骨盆、股骨骨折愈合情况(图 47-7、图 47-8)。

12 月 9 日患者入院 7 个月,患者自述右大腿疼痛较前缓解,创面愈合良好。

2016 年 1 月 8 日在硬膜外麻醉下行右股骨骨折自体骨髓干细胞移植术。

2016 年 1 月 14 日患者诉双大腿无明显疼痛,愈合良好,出院。

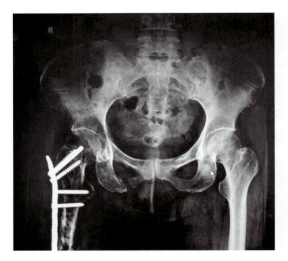

图 47-7　复查骨盆正位片

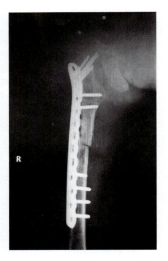

图 47-8　复查右股骨平片

【预后及随访】

ICU 3 天,住院 246 天(图 47-9)。

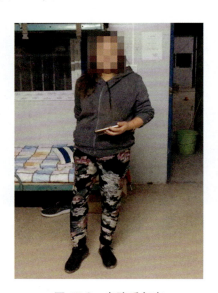

图 47-9　出院后复查

【诊断】

1. 多发伤(ISS 25)

 1.1　四肢损伤

  1.1.1　右股骨开放性骨折(AIS 3)

  1.1.2　右胫骨上端骨折(AIS 2)

  1.1.3　右胫骨髁间嵴撕脱性骨折(AIS 2)

　　　1.1.4　右胫骨平台内侧、股骨内髁缺损(AIS 2)

　　　1.1.5　右膝内侧副韧带缺损(AIS 2)

　　　1.1.6　右膝内侧半月板部分缺损(AIS 2)

　　　1.1.7　右股神经离断并缺损(AIS 2)

　　　1.1.8　右缝匠肌离断并缺损(AIS 2)

　　　1.1.9　右股四头肌部分离断(AIS 2)

　　　1.1.10　右大腿大面积脱套伤(AIS 1)

　　1.2　骨盆开放性骨折(AIS 5)

2. 损伤并发症

　　2.1　创伤性失血性休克

ISS = 5^2 = 25

【经验与体会】

　　碾压致血流动力学不稳定骨盆、股骨骨折的多发伤患者,早期救治的重点在于控制出血,首先要重视内出血与外出血的情况,然后是伤口填塞压迫,恢复骨盆腹膜后空间的完整性,减缓出血。并应用骨盆床单包裹、骨盆外支架固定骨盆减少盆腔容积,结合腹膜后填塞止血。

　　右大腿大面积脱套伤等应急诊手术清创,应用填塞止血时应加强感染防治,并注意观察伤后有无感染,及时处置,避免脓毒症的恶化。

【专家点评】

　　本例 ISS 达 34 分。ICU 住院时间为 3 天,病房住院 246 天。出院后 4 个月能站立,缓慢行走,反映了较高的救治水平。

　　骨盆骨折占所有骨折 3%,是最常见的多发伤种类,其中 13% 伴有大出血。开放性骨盆骨折的紧急救治策略包括 5 个方面:①损害控制性复苏;②伤口填塞及床单或骨盆带加压包裹;③外固定架;④动脉造影及栓塞;⑤腹膜外骨盆填塞[1]。本例正是采用了损害控制性复苏、伤口填塞及床单或骨盆带加压包裹、外固定架、腹膜外骨盆填塞等策略和技术,才成功救治,为救治此类患者提供了很好的借鉴。

　　失血性休克救治需要争分夺秒,首先是控制或减缓出血和在确定性控制出血之前维持生命器官的灌注(即允许性低压复苏)。创伤中心建设的首要任务就是创伤后大出血救治的流程、团队、技术和效果优化[2]。本例在急诊科用床单包裹限制骨盆容积,在伤后4 个小时送入手术室,并采取手术填塞止血、输血止血和外支架限制骨盆容积,成功控制出血。

　　对于车祸引起的开放性创伤,彻底的清创最为关键,多次清创+VSD 负压吸引术,避免引起后期的伤口感染起到巨大的作用;抗生素应用重要性虽然次于外科感染源控制,但恰当、及时的经验性抗生素覆盖是创伤后感染治疗的重要手段,应在创伤后尽早或发生脓毒症后1 小时内使用广谱抗生素,建议持续 4~7 天[3],或者持续到患者白细胞和体温正常、经口进食后。本病例便是采用了上述两种方法,避免了患者伤口感染的可能。

　　对于毁损伤的病例,手术探查需要积极保护好软组织,重视软组织损伤、制定完善的围术期软组织干预策略对闭合性骨折的治疗至关重要,可明显减少术后伤口并发症的发生[4]。本病例在术中积极保护软组织,多次植皮及术后营养支持,患者在后期复查骨盆、股骨多处骨折平片恢复可,体现了保护好软组织及营养支持对于严重创伤性患者预后的重要性。

(郭庆山　副主任医师　中国人民解放军陆军特色医学中心
Email:dr. guoqingshan @163. com)

【参考文献】

[1]　张连阳.骨盆骨折大出血救治到外科技术[J].创伤外科杂志,2015,17(1):1-4.

[2]　创伤中心建设标准(贵州省)专家委员会.Ⅱ级创伤中心(贵州省)建设标准(2017版)[J].中华创伤杂志,2017,33(12):5-8.

[3]　HEDRICK TL,EVANS HL,SMITH RL,et al. Can we define the ideal duration of antibiotic therapy? [J]Surg Infect,2006,7(5):419-432.

[4]　王焱,李公,潘恒,等.软组织评估及干预策略对预防跟骨骨折术后伤口并发症的临床意义[J].中华创伤骨科杂志,2012,14(8):659-663.

第48章
高处坠落致骨盆多发骨折伴全身多发性损伤

【导读】

骨盆骨折多由交通事故、高处坠落等高能量暴力所致,不仅导致骨盆本身严重损伤,而且常伴有复杂严重的多发伤,严重者危及生命,资料显示,骨盆骨折合并低血容量休克的患者死亡率约为43%,因此,合并严重多发伤的骨盆骨折的急救处置是降低死亡率的重要环节之一。本例采用骨盆外固定架固定骨折以及联合多学科手术处理全身多处损伤,最后成功救治患者。

【病例简介】

患者女性,27 岁。

因高处坠落致伤伴意识障碍 1 小时于 5 月 7 日 09:10 入院。

患者 1 小时前因乘坐摩托车撞击护栏后从高架桥坠落,伤后即出现意识障碍,无恶心、呕吐,无大小便失禁,由路人拨打 120 送入急诊科抢救。予开通静脉通道(右锁骨下深静脉、上肢浅静脉通道)、补充血容量、留置尿管、留置左侧胸腔闭式引流并引流出气体及血性液体、骨盆兜固定等抢救处理。

入院查体:T 36℃,P 141 次/min,R 45 次/min,BP 113/48mmHg,神志模糊,面色苍白,左侧额颞部、右侧额部头皮可见皮下血肿,大小约 3cm×2.5cm,颈部颈托固定在位,左肺呼吸音弱,两肺呼吸音粗,未闻及干湿性啰音,胸廓挤压征阳性。HR 141 次/min,律齐,未闻及杂音。双上肢和双下肢可见大面积皮肤挫擦伤,有少量渗血、渗液,未见明显畸形、骨擦感及骨擦音。臀部可见淤青斑,肿胀,尿袋引出黄色尿液,直肠指检未查。

行头颅+颈部+胸部+腹部+骨盆 CT 检查示:右侧颞枕叶脑挫裂伤;左侧额颞部、右侧额部头皮软组织血肿形成;左侧液气胸、左肺组织受压约20%;双肺创伤性湿肺,左侧胸壁皮下积气及积液;右侧锁骨、肩胛骨、多根肋骨骨折;寰椎左侧及 C_3 椎体骨折;肝右前叶小钙化灶;左肾低密度灶,考虑挫伤;盆腔积液,盆腔左侧软组织肿胀;L_4、L_5 右侧横突骨折、左侧髂骨、骶骨、髋臼、股骨头、耻骨多处骨折征象(图 48-1~图 48-5)。

18:00 在全麻下行骨盆骨折外固定

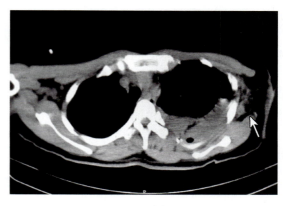

图 48-1　胸部 CT

左侧液胸

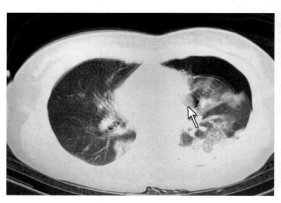

图48-2　胸部CT

左侧液气胸

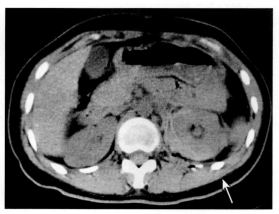

图48-3　腹部CT

左肾挫伤

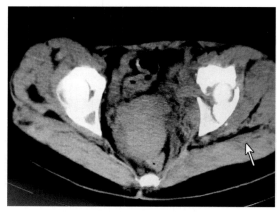

图48-4　骨盆CT

左髋臼骨折

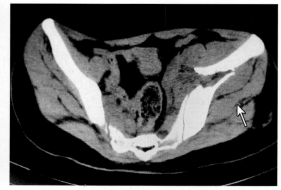

图48-5　骨盆CT

左耻骨骨折

架术+左股骨髁上牵引术。术中透视见:左侧髂骨骨折,断端分离移位。在左右髂前上棘及髂前下棘分别各取两个约0.5cm的小口,术中在C臂透视下分别钻入一根schanz螺纹针,在C臂透视下复位满意后,安装外固定架,关闭切口,由于患者伤势较重,术后送入ICU监护治疗,术中失血少,手术时间1小时。

19:29手术结束转入ICU,继续呼吸机机械通气(呼吸机模式:SIMV模式,FiO$_2$ 45%,VT 450ml,I:E1 1:1.2,F16次/min,PEEP3cmH$_2$O),治疗上予以持续心电监护抗感染、抑制胃酸分泌、护胃、化痰、补液、镇痛等对症治疗。

5月8日01:42凝血功能示凝血功能障碍(FT 15.1秒,PT-INR 1.39,APTT 34.7秒,FDP30.2μg/ml,D-二聚体7.58mg/L),给予补液、纠正微循环、动态观察。

5月9日09:50患者突然出现躁动不安,随后出现面色发绀,心电监护提示血压测不出,心律出现室性心动过速后转为心室颤动,大动脉搏动消失,双侧瞳孔散大,直径约5mm,对光反射消失。立即予以吸痰、吸机辅助呼吸,同时持续胸外按压,静脉推注肾上腺、胺碘酮及电除颤双相波200J除颤复律。经积极抢救6分钟后,患者恢复窦性心律及自主呼吸,仍有意识障碍。心电监护提示：HR 120 次/min，R 12 次/min，SpO₂ 93%，BP 120/50mmHg，抢救有效。

5月10日11:50，凝血功能示凝血功能障碍：D-二聚体 41.9md/L，FDP 10.7μg/L 考虑和创伤后凝血功能障碍有关，给予输注 800ml 新鲜冰冻血浆及 800ml 悬浮红细胞。

5月11日22:00，患者左侧胸腔闭式引流管仍可引流出淡红色液体，血红蛋白持续下降（前次测 Hb 81g/L），Hb 76g/L，考虑有少量活动性出血，19:00 予以输注悬浮红细胞 800ml。输血后复查血常规：Hb 116g/L。

5月12日20:28，患者左侧呼吸音明显减低，行床旁彩超示胸腔积液仍然

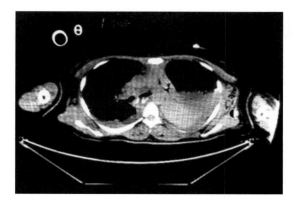

图 48-6　胸部 CT
左侧膈肌破裂，并膈疝形成，疝入物：胃腔

较多（深度约 88mm）。但引流较少，引流管不通畅，更换胸腔引流管。

5月13日00:15，患者更换胸腔引流管后，可见水封瓶内有大量草绿色液体，约 900ml。引流液性质与胃液相似。完善胸部 CT 检查（图 48-6~图 48-8）：左侧膈肌破裂，并膈疝形成，疝入物：胃腔。考虑膈肌破裂后，胃腔疝入左侧胸腔，闭式引流物为胃液。

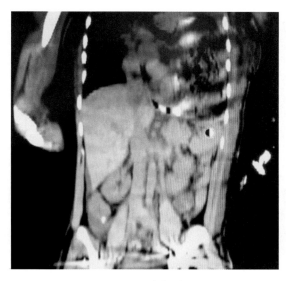

图 48-7　胸部 CT
左侧膈肌破裂，并膈疝形成，疝入物：胃腔

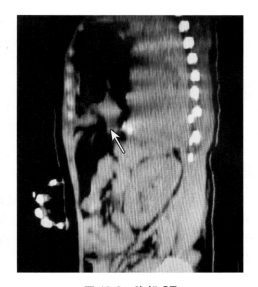

图 48-8　胸部 CT
左侧膈肌破裂，并膈疝形成，疝入物：胃腔

5月13日17:06，患者在全麻下行剖胸探查+胃破裂修补术+肝、胃回纳+膈肌修补+肋骨骨折固定术，术中见左侧胸壁多处肋骨骨折，呈斜行骨折，肋骨断端刺穿胃壁致胃破裂，以及胃壁多处刺伤，膈肌见一不规则破裂伤，长约 7cm，致使肝左外叶及胃突入胸腔，左侧胸腔大量积液，量约 1 000ml，探查脾脏未见异常。术后入 ICU 监护治疗。

5月20日停呼吸机。

5月21日拔除气管套管。

7月12日病情好转,伤口愈合出院。

【诊断】

1. 多发伤(ISS 50)
  1.1　颅脑损伤
    1.1.1　右侧颞枕叶脑挫裂伤(AIS 3)
    1.1.2　寰椎左侧及 C_3 椎体骨折(AIS 3)
  1.2　胸部损伤
    1.2.1　左侧液气胸(AIS 3)
    1.2.2　创伤性膈疝(AIS 4)
    1.2.3　左侧多根肋骨骨折(AIS 3)
  1.3　腹部损伤
    1.3.1　创伤性胃破裂(AIS 4)
    1.3.2　右肾挫裂伤(AIS 2)
    1.3.3　L_4/L_5 右侧横突骨折(AIS 2)
  1.4　右肢和骨盆损伤
    1.4.1　右锁骨骨折(AIS 2)
    1.4.2　右肩胛骨骨折(AIS 2)
    1.4.3　骨盆多发骨折(AIS 4)
2. 创伤性失血性休克
3. 凝血功能障碍

$$ISS = 3^2 + 4^2 + (4+1)^2 = 50$$

【预后及随访】

ICU 住院 15 天,住院 65 天。

半年后来院复查,恢复好。

【经验与体会】

高处坠落伤致血流动力学不稳定骨盆骨折的多发伤患者,早期救治的重点在控制出血,首先要重视内出血与外出血的情况,首先是伤口填塞压迫,恢复骨盆腹膜后空间的完整性,减缓出血。并应用骨盆床单包裹、骨盆外支架固定骨盆减少盆腔容积,结合腹膜后填塞止血,乃至 DSA 栓塞等止血。

多发性骨盆骨折合并创伤性膈疝较为罕见,且同时合并多根多处肋骨骨折及脾破裂,容易漏诊导致严重后果,漏诊原因多为膈疝症状不典型或者被严重创伤所掩盖,骨盆多发骨折合并创伤性膈疝如能及时确诊给予相应治疗,预后是良好的。

创伤性膈疝漏诊问题因为患者伤势较重,查体不配合,主管医生查体不够仔细,后期发现胸腔闭式引流引流量增多,患者肺部呼吸困难,且引流量大为草绿色胃液,考虑膈疝为胃破入胸腔,好在及时发现及时手术,后期患者恢复可,但延诊客观存在,应引起重视。

【专家点评】

本例因乘坐摩托车撞击护栏后从高架桥坠落致伤,从初期评估判断属于严重多发伤。

创伤后诊断处理是否及时准确往往比伤情本身更影响生存率,紧急情况下不允许进行耗时的辅助检查,胸腹腔穿刺为简便有效的常规诊断方法,结合损伤机制分析、快速体检伤员,即可迅速作出是否手术的基本判断。

　　严重骨盆骨折大多数由交通事故及高处坠落所致的高能量损伤引起,常伴有大出血、毗邻脏器和远隔脏器损伤,易出现休克,从而导致致命三联征(代谢性酸中毒、低体温和凝血功能障碍)的发生,临床救治难度大,因此应尽量争取在低体温、酸中毒、凝血障碍发生发展前完成复苏及手术。2006 年,在损伤控制外科(damage control surgery,DCS)的基础上,由美军创伤外科顾问 Holcomb 上校正式提出损伤控制性复苏(damage control resuscitation,DCR)概念[1],其核心内容是限制性液体复苏、止血性复苏和损伤控制性手术。实质是尽力缩短受伤至手术时间,把复苏移至手术室并到达 ICU。对合并骨盆骨折的严重多发伤伴失血性休克的患者在限制性液体复苏同时,启动止血性复苏。止血性复苏是指在休克早期应以血液制品输注为主,控制晶体液输注,避免使用胶体液。大量输血时重视血制品比例,开始输血时即输入足量凝血因子,强调新鲜全血的价值。止血性复苏的根本着眼点在于重视预防凝血障碍而不是治疗,以减少致命三联征的发生[2]。而损害控制性手术的主要方式有稳定骨盆环、双侧髂内动脉栓塞和腹膜外填塞。本例较好的应用了损害控制性手术,并取得良好疗效。

　　膈肌损伤是一种常见的损伤,而且是合并严重创伤的标志。由于漏诊和延误诊断,确切的膈肌损伤发生率难以估计。文献报道,由于腹部或胸部的穿透性或钝性暴力所致的膈肌损伤约占创伤的 5%~7%,在交通事故伤住院患者中占 5%,在穿透性胸部创伤中占 10%~15%。损伤同时累及胸腔、腹腔脏器和膈肌者称为胸腹联合伤(thoracoabdominal injury),该病例即属于典型的胸腹联合伤而被而漏诊。鉴于膈肌的特有运动功能和解剖学上的优点,膈肌损伤的发生往往不是单独的,而是作为联合损伤的一部分。胸腹联合伤早期诊断面临巨大挑战,而且其并发症发生率和病死率高。导致膈肌损伤的机制(钝性与穿透性)不同,其临床特点和处理上各具特殊性。手术前难以准确诊断,其成功处理有赖于对临床高度可疑者,进行仔细的胸部 X 线或 CT 检查和尽早手术探查。

　　钝性暴力致伤伤情复杂,钝性膈肌损伤多合并胸部多根多处肋骨骨折和严重肺挫伤,常伴有明显的腹腔内、外的损伤,如颅脑、脊柱、骨盆和四肢等严重多发伤。文献报道,钝性膈肌损伤同时伴随腹部器官损伤的比例分别为肝(48%)、脾(35%)、肠道(34%)、肾脏(16%),伴随胸部损伤的比例分别为肋骨骨折(28%)、血胸和/或气胸(47%)、胸主动脉损伤(4%),伴随其他部位损伤:肢体骨折(17%)、骨盆骨折(14%)、颅脑伤(11%)、脊髓损伤(4%)。Meyers 等报道,40%钝性膈肌损伤合并骨盆骨折,25%伴肝破裂、25%伴脾破裂,5%伴胸主动脉破裂;Boulanger 等报道,发生钝性膈肌损伤时,右侧膈肌破裂 100%合并腹腔内损伤,93%合并肝脏损伤;左侧膈肌破裂 77%合并腹腔内损伤,24%合并肝脏损伤。

　　钝性膈肌破裂因其临床上具有隐匿性特点,易发生漏诊或延迟诊断,从而错过最佳治疗时机,导致严重并发症甚至危及生命。总体上,膈肌损伤术前 X 线胸片诊断仅占 51%,剖腹探查明确诊断占 37%,诊断遗漏高达 12%。因此临床医师在面对严重多发伤的患者应警惕创伤性膈肌破裂的能。临床辅助诊断主要方法有 B 超、胸腹 X 线片、胸片结合鼻胃管或行上消化道造影、CT、MRI 等[2],初步评估时,急诊室便携式 X 线机摄取胸部 X 线片,20%~50%病例 X 线片正常或非特征性改变。主要征象如膈肌抬高、膈面模糊、膈顶不规则、膈上高密度影或胃肠腔影、胃管在膈上或胃肠造影剂进入膈上等。近年多层螺旋 CT 多平面重组诊断创伤性膈肌破裂,具有良好的敏感度、特异度和准确度,膈肌局部中断缺损、膈疝形成及"束腰征"是比较可靠的征象[3]。

无论钝性或穿透性胸外伤,一旦怀疑有膈肌破裂,都应积极手术治疗[4]。①通常钝性伤时,胸腔内脏伤往往不需剖胸手术(钝性伤剖胸术占4%,穿透伤则为20%～30%),经胸腔闭式引流即可使一般血气胸得到合理治疗,仅极少数需开胸处理。②钝性膈肌损伤合并全身多发伤时,要明确伤及部位及哪一部位的损伤更直接危及生命,予以优先处理。③钝性伤常伴腹部多脏器损伤,需要剖腹探查治疗(约75%)。因此,钝性膈肌损伤宜经腹手术入路,选择全麻,以保证修补膈肌时肺的通气功能。④钝性腹腔脏器损伤无一定规律,应按顺序仔细探查,防止遗漏。

（杨俊　副主任医师　重庆市急救医疗中心
Email:dudingyuan@qq. com）

【参考文献】

[1] HESS JR,HOLCOMB JB,HOYT DB. Damage control resuscitation:the need for specific blood products to treat the coagulopathy of trauma[J]. Transfusion,2006,46(5):685-686.

[2] 孔令文,都定元.创伤性膈肌破裂诊治策略[J].创伤外科杂志,2016,18(2):127-128.

[3] 刘军,岳伟东,王文静,等.多层螺旋CT多平面重组诊断创伤性膈肌破裂[J].创伤外科杂志,2014,16(2):186-188.

[4] 都定元.胸部创伤为主的多发伤.//付小兵.中华战创伤学(第六卷):胸腹部战创伤[J].郑州:郑州大学出版社,2016:211-238.

第49章
"多学科联合救治"在严重车祸伤中的应用

【导读】

　　严重的车祸伤往往涉及患者多解剖部位的创伤,怎样将不同学科无缝衔接、优化救治流程、提高救治速率,对于最大限度挽救多发伤患者的生命是重中之重。

【病例简介】

　　患者男,35岁。

　　因车祸伤后昏迷、会阴部及双下肢出血3小时急诊来院,到达急诊科时间6月26日03:30。

　　查体:P 140次/min,BP 65/30mmHg,昏迷、肢体湿冷。左大腿中段以下毁损严重、畸形、创面污染严重,沙粒样异物充填肌肉表面及间隙;左大腿近端后侧和外侧皮肤广泛撕脱,近端至腰骶部;右小腿及右足毁损严重,大部肌肉坏死,颜色灰暗,创面可见大量沙粒样异物,创面广泛渗血;左侧腹股沟广泛挫裂伤;会阴部广泛撕裂,创面污染及渗血,深至耻骨及坐骨支,左侧睾丸外露(图49-1)。

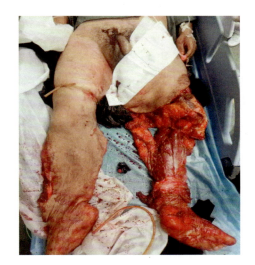

图49-1　双下肢大体照

　　在无家属陪同的情况下,紧急开通绿色通道。双大腿近端给予充气止血带止血,包扎伤口。同时给予吸氧、心电监护,紧急开放外周静脉通路、置入中心静脉导管、气管插管,给予限制性液体复苏(补液方案为晶/胶比例2~3:1,待患者血压回升至80/60mmHg左右时,控制液体输入),同时抽取血液标本,申请输血;并给予凝血酶原复合物等药物止血、质子泵抑制剂预防应激性溃疡、抗生素预防感染、纠正水电解质及酸碱平衡紊乱等对症支持治疗。

　　急诊科血气分析6月26日03:45):pH 7.21,K^+ 3.1mmol/L,Glu 16.8mmol/L,HCT 17%,BE-13.1mmol/L,Hb 46g/L,Lac 5.7mmol/L。

　　03:57急诊行头颅及胸腹部CT、骨盆CT及三维成像、双下肢DR等影像学检查。

　　04:10入住ICU后进一步完善血常规、肝肾功、电解质、传染病等相关实验室检查。给予心电监护及无创通气;输注冰冻血浆800ml、输红细胞悬液1 200ml、胶体等补充血容量(6月26日04:20);补充电解质及碱性液体,纠正水电解质平衡紊乱及酸碱平衡紊乱;输注冷沉淀 6U、浓缩血小板 4 个治疗量等补充凝血因子及血小板,给予凝血酶原复合物止血药物等,纠正凝血功能障碍;给予抗生素预防感染;给予营养心肌药物保护心功能;给予保肝药物保护肝功能;给予质子泵抑制剂预防应激性溃疡,同时留置胃管,准备急诊手术。

　　组织急诊医学部、骨科、普外科等相关专业会诊。考虑到患者会阴部广泛撕裂、肛门毁损严重及双下肢情况,急诊由普通外科和创伤骨科联合行结肠造口及会阴部清创+双下肢截肢术(6 月 26 日 08:30)(图 49-2)。

　　术后转入 ICU(6 月 26 日 14:10),患者生命体征趋于稳定(图 49-3)。

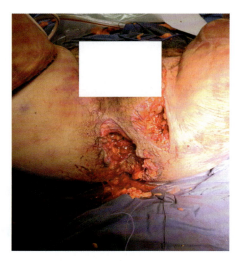

图 49-2　会阴部大体照

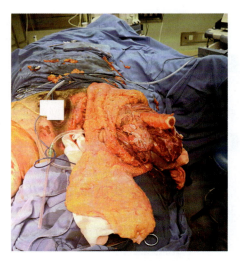

图 49-3　第一次急诊手术术中图片

　　术后 2 天,患者双下肢残端皮肤大量坏死,颜色黑褐色,味臭,遂当日急诊行"双下肢残端及会阴部清创术",术中取组织及分泌物送细菌培养和特殊细菌涂片,根据耐药性检测调整抗生素。

　　之后行 3 次双下肢及会阴部清创术(7 月 5 日、12 日、19 日)(图 49-4～图 49-6),反复取

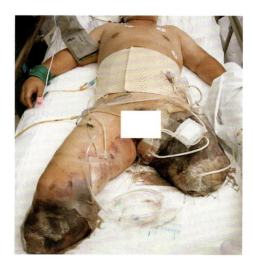

图 49-4　双下肢残端坏死感染

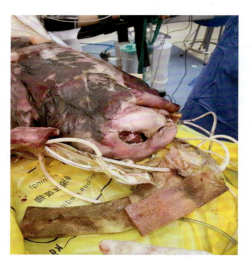

图 49-5　创面内大量肌肉坏死

创面内组织送细菌培养及药敏试验。培养结果均为金黄色葡萄球菌,根据药敏试验:先用左氧氟沙星治疗,后调整为哌拉西林舒巴坦。最后双下肢创面肉芽组织生长良好(图 49-7),行植皮手术(7 月 28 日)后顺利出院(8 月 9 日)。

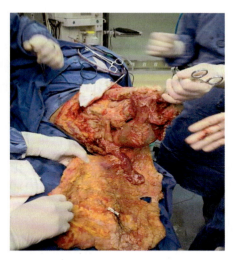

图 49-6 创面内大量肌肉坏死

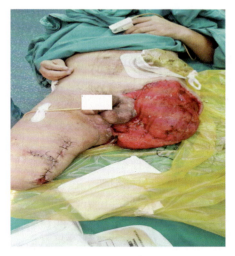

图 49-7 双下肢创面肉芽组织生长良好

【诊断】

1. 多发伤(ISS 41)

  1.1 腹部钝性伤

    1.1.1 会阴部毁损伤(AIS 4)

  1.2 骨盆及四肢损伤

    1.2.1 骨盆多发骨折(AIS 2)

    1.2.2 双下肢毁损伤(AIS 4)

2. 损伤并发症

  2.1 失血性休克

  2.2 低蛋白血症

  2.3 高钾血症

  2.4 双侧胸腔积液

  2.5 双侧肺炎

  2.6 凝血功能障碍

$$ISS = 4^2 + (4+1)^2 = 41$$

【预后及随访】

ICU 住院时间为 8 天,总住院时间 44 天。

5 个月后来院复查,创面愈合良好,择期来院行肛门重建及肠造口还纳。

【经验与体会】

患者来院时生命垂危,一切救治的前提是挽救生命。迅速建立补液通道进行限制性液体复苏、止血是救治的前提。同时完善检查,是明确病因、防止漏诊和误诊的必需条件。绿色通道的建立为患者提供了最大的生命保障。立即请相关科室会诊,必要时联合手术。多学科、一体化是多发伤患者救治的必要充分条件。建立完备的创伤急救队伍,势在必行。急诊 ICU 的建立保证了更专业化的创伤救治的实施,本例中 ICU 在患者早期生命复苏中起到了举足轻重的作用。

遵循损害控制手术理念,提高患者存活率,改善生活质量。患者生命体征不稳定,双下肢毁损严重,截肢是明智的选择。另外会阴部损伤严重、肛门毁损,早期腹部造口是会阴部创面处理的前提,可以有效地控制会阴部创面的感染,方便护理。及时的清创手术,保证了患者平安渡过感染关。同时细菌培养和药敏试验为抗生素应用提供了循证医学的支持。

由于患者生命体征不稳定,首次手术无机会给予骨盆骨折处理。之后的手术也未对骨盆骨折进行处理,但由于患者双下肢截肢的原因,可能对患者生活质量影响不大。

多发伤不是各种创伤单独的叠加,而是一种对全身状态影响较大,病理生理变化较严重,且危及生命的一种损伤。在处理多发伤过程中,经常面临的一个问题是整体与局部关系的处理,恰当的局部处理可有利于整体的治疗,反之,亦可导致整体救治的失败。绿色通道的建立,给患者提供了更多存活的机会。多学科联合救治,不是简单的学科的堆砌,建立完备的创伤急救队伍,势在必行。务必加强创伤中心的组织管理,并建立一支训练有素的创伤急救队伍。事实说明,有组织的创伤急救系统和检查急救程序可使严重多发伤病员增加抢救存活机会。

【专家点评】

本案为一例严重的车祸外伤导致的多发伤病例,通过多学科联合的整体救治,使得患者转危为安。及时有效的抢救措施、无缝衔接的创伤救治、客观循证的治疗手段使得患者得到了有效的救治。

多年来我国医院内创伤救治尚未形成统一模式,主要有两类[1]:①分科分段式,分科指由急诊科根据伤情邀请相关专科会诊处理各部位损伤,分段指在时间节点上急诊科、专科手术和重症监护(intensive care unit,ICU)等分属不同科室,这一模式为在 2018 年前为大多数综合性医院,以及"发展较快"区、县医院采用;②整体一段式,由专业化的创伤外科或急诊外科(以下称为"创伤中心")负责创伤患者的院内早期救治,包括手术和监护,对多发伤救治、复苏性的手术具有明显优势,近年来取得较快发展,基本特征是"多发伤等严重创伤患者集中病房收治"和"实体化的多外科和重症医师团队"。

正如作者总结的经验,多学科联合救治,不是简单的学科的堆砌,有组织的创伤急救系统和检查急救程序可使严重多发伤病员增加抢救存活机会。紧急救治阶段有明确的主体责任负责人,是持续提高此类创伤救治质量和时效性的关键,通常推荐由急诊外科或创伤外科的值班团队负责,值班团队本身应具备实施损害控制外科手术的能力,在此基础上可能需要其他外科专科支持。创伤中心的医疗主任或专家委员会负责其质量持续改进。

严重创伤救治的损害控制策略是针对严重创伤患者进行阶段性修复的外科策略,旨在避免因"致命三联征"(lethal triad)(低体温、凝血病、酸中毒)互相促进而引起的不可逆的生理损伤,对机体造成的严重威胁。实施损害控制外科包括不同的 3 个步骤,首先控制出血与污染,快速关闭胸、腹腔;其次在 ICU 进一步纠正生理功能紊乱;最后进行有计划地再次确定性手术。当失血量达总血量的 20% 以上时,患者就可表现出休克症状,如失血达到总血量的 40% 以上,体内各组织器官就会发生供血不足和缺氧,如不能及时补充血容量,这些组织器官就会发生不可逆转的损害,进而导致患者的死亡。故在紧急救治阶段的关键就是控制出血和污染,一切流程、策略、技术和用药等,都有紧扣、围绕这一中心任务,衡量流程、策略、技术和用药等正确与否的标准就是看是否是控制出血和污染所必需的,如果不是必需的就不应遵循或使用[2]。本例在紧急救治阶段(包括急诊科和重症医学科)用药涉及面较广,势必耽误宝贵的黄金救治时间,不能抓住主要矛盾实施救治。如止血药物限伤后 3 小时内者给以氨甲环酸,而凝血酶原复合物等不推荐使用,质子泵抑制剂等也不是重点。维护心、肝等脏器功能,更主要依靠未控制出血之前的损害控制性复苏和确定性止血后的充分复苏,而不是依靠营养心肌药物、保肝药物等。

（张连阳　主任医师　中国人民解放军陆军特色医学中心
Email:hpzhangly@163.com）

【参考文献】

[1] 邓进,张连阳.我国创伤中心建设的困境与对策[J].中华灾害救援医学,2017,5(8):464-466.

[2] 张连阳.严重创伤漏诊引发医疗纠纷二例反思[J].临床误诊误治,2015,28(4):77-79.

第 50 章

创伤性阴部内动脉损伤

【导读】

　　骨盆骨折是一种严重创伤,创伤后发生出血量可达 2 500ml 左右,易导致患者低血压、休克甚至死亡。血流动力学不稳定是指通过血流动力学监测观察到血液在循环系统中运动的作用力、流量和容积的不稳定状态,是休克的一种严重表现。由于骨盆特殊的解剖关系,其损伤常常伴发一些大动脉损伤出血,在评估不足和处理不当时可致休克死亡。

【病例简介】

　　患者男性,27 岁,因"高处坠落伤伴意识障碍 2 小时"急诊入院。

　　11 月 25 日 20:40 由当地卫生院 120 车急诊送入急诊科。

　　11 月 25 日 20:50 测生命征:P 135 次/min,R 20 次/min,BP 114/92mmHg,SpO$_2$ 92%,生命征平稳后送影像科检查。

　　11 月 25 日 21:05 返回急诊抢救室,测生命征:P 140 次/min,R 24 次/min,BP 80/50mmHg,SpO$_2$ 70%,患者出现意识障碍加深,呼吸急促,立即行气管插管,多巴胺 100mg、生理盐水 250ml 静脉滴注维持血压,呼吸囊辅助呼吸。

　　11 月 25 日 21:07 气管插管成功(图 50-1)。

　　11 月 25 日 21:15 作右侧锁骨下深静脉置管成功(图 50-2)。

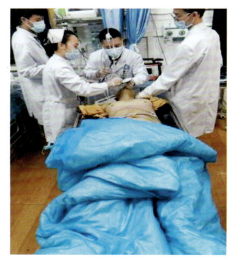

图 50-1　气管插管及深静脉置管

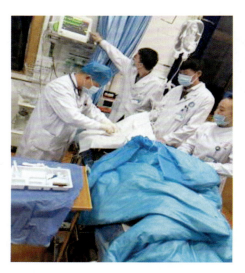

图 50-2　气管插管及深静脉置管

11 月 25 日 21：37 予扩容及呼吸囊辅助呼吸，ICU、骨科、泌尿外科、心胸外科会诊，以"严重多发伤"收住 ICU。出急诊抢救室生命体征：P 128 次/min，R 22 次/min，BP 102/60mmHg，5L/分吸氧，SpO₂ 74%。21：48 送入 ICU。

入急诊后快速伤情评估：ISS 评分为 45 分，GCS（3+1+4）8 分，患者是严重多发伤，神志昏迷。予保持气道通畅，患者血压低，有创伤失血性休克，骨盆予床单加压包扎，控制性液体复苏。

2018 年 11 月 25 日 21：37 紧急影像检查评估报告（图 50-3~图 50-12），抽血查血常规、定血型、凝血功能等，立即请胸外科、骨科、ICU、泌尿外科急会诊，收 ICU 生命支持治疗。

11 月 25 日 21：50 收入 ICU 后，予机械通气，呼吸机供氧，禁饮禁食，留置胃管行胃肠减压，监测生命体征，记 24 小时出入量；予晶体扩容、输注去白细胞悬浮红细胞补充失血、新鲜冰冻血浆及冷沉淀补充凝血因子、去甲肾上腺素维持血压、氨甲环酸及凝血酶止血、依达拉奉清除氧自由基、兰索拉唑预防应激性溃疡、碳酸氢钠纠酸、氨溴索祛痰、舒芬太尼及地佐辛镇痛。目前情况：患者持续呼吸机辅助呼吸，持续泵入去甲肾上腺素维持血压、舒芬太尼及地佐辛镇痛、咪达唑仑镇静（图 50-13）。

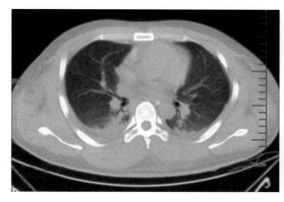

图 50-3　胸部影像检查
示双肺渗出

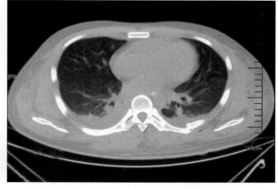

图 50-4　胸部影像检查
示双肺渗出

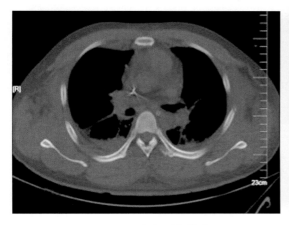

图 50-5　胸部影像检查
示多发肋骨骨折

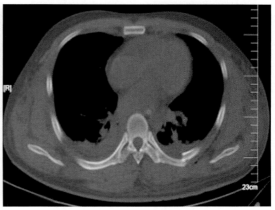

图 50-6　胸部影像检查
示多发肋骨骨折

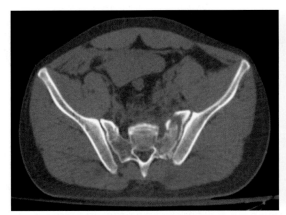

图 50-7　盆腔 CT

左侧坐骨骨折、左侧耻骨骨折

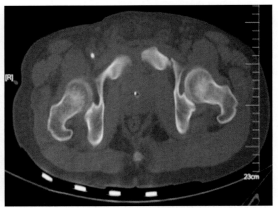

图 50-8　盆腔 CT

左侧坐骨骨折、左侧耻骨骨折

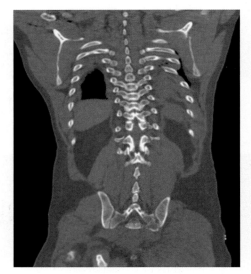

图 50-9　腹部 CT

脊柱胸 12、腰 1 骨折,脊柱横突骨折及骶尾骨左翼骨折

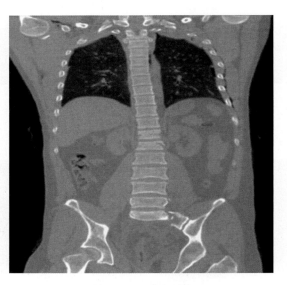

图 50-10　腹部 CT

脊柱胸 12、腰 1 骨折,脊柱横突骨折及骶尾骨左翼骨折

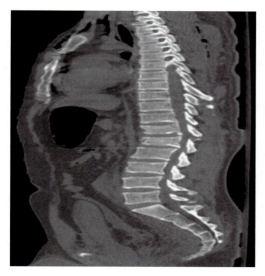

图 50-11　腹部 CT

脊柱胸 12、腰 1 骨折,脊柱横突骨折及骶尾骨左翼骨折

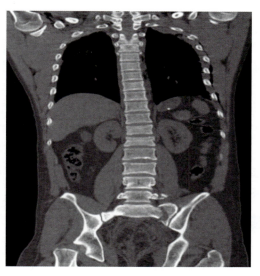

图 50-12　腹部 CT

脊柱胸 12、腰 1 骨折,脊柱横突骨折及骶尾骨左翼骨折

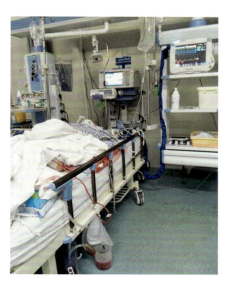

图 50-13　ICU 监护救治及骨盆区血管造影

11 月 25 日 22:20 查血常规:红细胞 2.22×10^{12}/L↓;血红蛋白 66g/L↓;血细胞比容 21.4%↓,中度失血性贫血。予输悬浮红细胞 600ml。

11 月 26 日 复查血常规:红细胞 1.90×10^{12}/L↓;血红蛋白 57g/L↓;血细胞比容 18.0%↓。予输注去白细胞悬浮红细胞 3 000ml,新鲜冰冻血浆 3 000ml,冷沉淀 20U。

11 月 27 日患者持续呼吸机辅助呼吸,持续泵入去甲肾上腺素维持血压、舒芬太尼及地佐辛镇痛、咪达唑仑镇静。发热,无寒战,无呃逆、呕吐,腹稍胀,无腹泻。昨日体温波动在 36.7～39.0℃,血压波动在 84～122/47～75mmHg,CVP6～13cmH₂O,血糖波动在 1.8～18.9mmol/L,总入量为 8 208ml,总出量 4 570ml。心电监护示:HR 126 次/min,R 21 次/min,BP 90/54mmHg,SpO₂ 97%。查体:T 37.6℃,模糊状,头颅五官无畸形,双侧瞳孔圆形等大,直径约 3.0mm,对光反射均迟钝,全身皮肤黏膜较前稍红润。气管插管通畅、在位,胸廓无畸形,左、右胸腔闭式引流通畅在位,分别引出 890ml、690ml 血性液体,双肺呼吸音粗,可闻及少许湿性啰音,未闻及干啰音,心率 126 次/min,各瓣膜区未闻及杂音。腹稍胀,压痛及反跳痛不详,无肌紧张,肠鸣音未闻。四肢肌力无法测,肌张力无增强或减弱。左髋部及骶尾部软组织肿胀,未触及明显骨擦感,肢端血循环差。导尿管仍引流出淡血性液体。输注去白细胞悬浮红细胞 3 200ml,新鲜冰冻血浆 3 200ml,冷沉淀 20U。

11月27日12:33作右侧股静脉穿刺置入血液透析导管术。

11月27日14:16上机行CRRT治疗。

11月28日　共输注去白细胞悬浮红细胞3 200ml、新鲜冰冻血浆1 600ml,患者血红蛋白继续下降、凝血功能稍有改善,但患者目前仍处于活动性出血状态。

11月28日07:28下机停止CRRT治疗。

11月28日15:30作全院疑难病例讨论,最后综合会诊,考虑骨盆骨折合并有大血管损伤,建议作血管造影检查,必要时栓塞损伤血管。

11月28日18:45目前患者病情极为危重,向家属交待病情及治疗措施及存在的风险,家属要求转上级医院继续治疗,于19:00签字后,在输血维持生命征情况下由120转送至上级医院治疗。

【诊断】

1. 严重多发伤(ISS 45)
　　1.1　胸部损伤
　　　1.1.1　双肺挫伤(AIS 4)
　　　1.1.2　双侧肋骨骨折(AIS 2)
　　　1.1.3　第12胸椎骨折(AIS 2)
　　1.2　腹部损伤
　　　1.2.1　膀胱破裂(AIS 2)
　　　1.2.2　第1腰椎、第3腰椎骨折(AIS 2)
　　　1.2.3　腰2、4、5左侧横突骨折(AIS 2)
　　1.3　四肢骨盆损伤
　　　1.3.1　骨盆环骨折伴失血量>20%(阴部内动脉损伤)(AIS 5)
　　　1.3.2　骶尾骨左翼骨折(AIS 2)
　　　1.3.3　左侧坐骨骨折(AIS 2)
　　　1.3.4　左侧耻骨骨折(AIS 2)
2. 创伤并发症
　　2.1　创伤失血性休克
　　2.2　凝血功能障碍
　　2.3　酸中毒
　　2.4　多器官功能不全
　ISS $= 4^2 + 2^2 + 5^2 = 45$

【预后及随访】

患者转上级医院,紧急作经骨盆区血管造影检查示左侧阴部内动脉破裂出血(图50-14),选择超远端阴部内动脉在髂内动脉分支处下进行栓塞,术后造影检查无出血征象。经栓塞止血,病情稳定。11月29日作膀胱镜检查,示膀胱破裂出血,紧急予膀胱修补术。

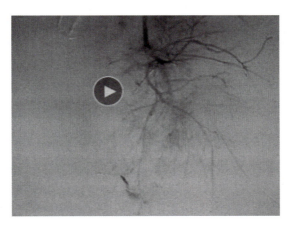

图 50-14　阴部内动脉破裂出血及栓塞治疗

【经验与体会】

　　患者骨盆闭合性骨折伴血流动力学不稳定时,要考虑到可能有大血管的损伤[1]。通过在 ICU 积极的生命支持治疗,临床效果不佳,且患者贫血加重。复查胸腹部 CT 检查,胸腹部出血并未增多,盆腔增强 CT 检查除左侧的坐骨、耻骨骨折外,并未发现异常,而患者病情加重,贫血加重是何原因呢? 立即执行多科会诊大讨论,请泌尿外科、影像科、骨科会诊,单纯考虑膀胱挫伤,大量输血后并未纠正患者贫血;影像科会诊,亦未发现重要脏器损伤出血。在讨论中虽然提出要作骨盆区 DSA,但由于 DSA 技术不成熟,风险较大,家属强烈要求转上级医院治疗。

　　血管成像检查在严重多发伤检查中具较高的诊断价值,而多层螺旋 CT 是多发伤伤情评估的革命性进步,在骨盆损伤时,特别是失血量大于 20% 的骨盆损伤时,在选择检查时,就应该考虑到可能会伴有大血管的损伤,在检查时就应评估骨折与邻近血管的关系。医院膀胱镜检查开展较早,为何没有做膀胱镜检查? 同时医院在介入方面仍开展较好,而在这一例患者上为何没去做 DSA? 虚拟 MDT 团队仍存在一个较大问题:由各专科组成的 MDT,仍强调本专科疾病无特殊性,所幸该患者动脉损伤不是髂总动脉及其分支损伤出血,在输血治疗过程中基本保持出与进的平衡,但在治疗过程中患者出现了凝血功能障碍、酸中毒。在早期诊疗时就应该把骨盆区血管 DSA 完善,减少患者大量输血负担,防治致死性三联征的出现,这才是创伤中心建设的意义。在创伤中心建设中,更要强调加强硬件(设备)和软件(人才)的建设,才能保障严重多发伤的诊断水平,才不会延误对患者的救治,甚至发生医疗事故。

　　创伤患者 80% 在基层医院,特别是县级医院,而县级医院创伤救治往往都是专科救治,在救治的观念和意识存在上着较大的差异,因此县级医院必须加强创伤中心建设,且必须建立在急诊科,以此带动急诊急救能力提升。

【专家点评】

　　骨盆骨折是一种严重创伤,易合并大出血导致患者低血压、休克甚至死亡。骨折所导致的血流动力学不稳定是指通过血流动力学监测观察到血液在循环系统中运动的作用力、流量和容积的不稳,该例患者符合上述血流动力学不稳定所导致的休克表现。相关研究报道骨盆骨折伴有血流动力学不稳定的骨盆骨折患者死亡率为18%~40%不等。

对于该类患者应立即进行的急救措施包括:①控制性液体复苏;②床单或骨盆带加压包裹;③外固定架;④动脉造影及栓塞;⑤腹膜外骨盆填塞。本例在早期救治过程中使用控制性液体复苏和床单包裹骨盆两项技术,从而为患者的最终恢复赢得手术时间。

机体处于有活动性出血的创伤失血性休克时,通过控制性液体输注的速度,使机体血压维持在一个较低且可耐受水平,直到彻底止血[2]。限制性液体复苏在有效保证重要组织器官正常灌注的同时,能更好地改善患者凝血功能紊乱,又不至于过度稀释血液,可有效预防血栓脱落,从而减少出血,逐渐建立及改善微循环,有利于改善组织的血供和氧供,减轻代谢性酸中毒和提高长期生存率,限制性液体复苏能够维持骨盆骨折患者的血流动力学稳定,为能进一步早期手术争取时间,是治疗骨盆骨折伴失血性休克患者的有效方法。

床单或骨盆带加压包裹方法简单易操作,可迅速稳定骨折,减少骨盆容积,控制出血效果类似外支架,适用于院前减少骨盆容积,控制出血效果类似外支架,适用于院前临时急救时。临时急救包裹时应以股骨大转子为中心,髂窝加棉垫后加压包扎,利用骶髂关节后侧"张力带"关书样作用,使骨盆逐渐复位固定。若骨折复位矫枉过正,可能导致神经血管损伤及骨盆内脏器损伤,或压迫损伤皮肤。需要定时松解,一般使用应≤36小时。

骨盆呈环状,由一块骶骨及两侧髋骨组成,无内在稳定性,需要韧带及骶髂关节加强。骨盆血液供应丰富,主要由髂内动脉分支供应,髂内动脉可分为前干及后干,后干分支有骶外侧动脉、髂腰动脉、臀上动脉、臀下动脉及阴部内动脉等,前干分支有脐动脉、膀胱下动脉、直肠下动脉、输精管动脉(或卵巢子宫动脉)、闭孔动脉等。其中髂腰动脉、骶外侧动脉、臀上动脉、臀下动脉、闭孔动脉为壁支,距骨盆壁较近。同时盆腔的动脉有广泛侧支循环,组成吻合环。静脉之间也相互吻合,在脏器周围形成丛。当骨盆骨折损伤这些血管时,往往引起大出血,出血致死率高达69%。

动脉损伤可分为直接暴力损伤及间接暴力损伤,直接暴力损伤为骨折块直接刺伤及局部骨折移位引起,主要为走行距骨壁较近的血管,为髂腰动脉,骶外侧动脉及闭孔动脉,臀上动脉。间接暴力损伤为半骨盆移位后牵拉及撕裂,主要为臀上动脉,臀下及阴部内动脉,髂内、髂外及髂总动脉。直接暴力引起的血管损伤与骨折部位及骨折严重程度有关。而间接暴力引起的血管损伤与局部骨折严重程度不成正比,而与半骨盆移位程度有关,与受伤机制有关。骨盆骨折的出血来源,认为有以下几种:①骨折端松质骨出血。②骨折周围软组织中的微小动静脉。③骨盆的中小动静脉(髂内血管的分支)。④大的动静脉,指髂总、髂内、髂外动静脉。⑤骨盆的静脉丛。本例是因耻骨支骨折而造成阴部内动脉损伤,如能认识到骨盆解剖与动脉出血的关系,可早期预测到哪种动脉受到损伤,从而选择适宜的止血方法,可减少大量输血及由此产生的相关并发症[3-6]。

动脉造影栓塞术:患者在24小时内需要输入>4U或48小时输入>6U的红细胞则需要采取积极的止血措施。患者在ICU共住院4天,输红细胞50U,新鲜冰冻血浆7 800ml,冷沉淀60U,但仍然血流动力学不稳定,还是存在不明原因的出血,这时候得考虑应用血管造影术探查出血原因。本例经多学科会诊认识到了这个问题,但终究因DSA技术不成熟,无法实施,实属无奈。所幸的是该患者不是大血管的出血,通过积极的输血扩容,使患者赢得了手术时间,没有对其造成大的伤害。

(袁伟　彭磊　主任医师　海南医学院第一附属医院

Email:15607662705. 163. com)

【参考文献】

［1］张连阳.骨盆骨折大出血救治到外科技术.创伤外科杂志,2015,17(1):1-4.

［2］刘凡孝,周东生,崔昊旻,等.早期液体复苏在骨盆骨折急救中的应用进展[J].中国矫形外科杂志,2014,22(17):1600-1602.

［3］HAK DJ,SMITH WR,SUZUKI T. Management of hemorrhage in life-threatening pelvic fracture[J]. J Am Acad Orthop Surg,2009,17(7):447-457.

［4］PANETTA T,SCLAFANI SJ,GOLDSTEIN AS,et al. Percutaneous transcatheter embolization for massive bleeding from pelvic fractures[J]. J Trauma,1985,25(11):1021-1029.

［5］张奉琪,潘进社,张英泽,等.骨盆骨折血管损伤的解剖学基础[J].中国临床解剖学杂志,2004,22(2):116-119.

［6］DAVIS JW,MOORE FA,MCINTYRE RC,et al. Western trauma association critical decisions in trauma:management of pelvic fracture with hemodynamic instability[J]. The Journal of Trauma:Injury,Infection,and Critical Care,2008,65(5):1012-1015.

第51章

货车碾压致开放性骨盆骨折、四肢损伤

【导读】

随着现代建筑业和交通工具的飞速发展,各种高能量损伤在临床上有不断增多的趋势,而且病情复杂、所造成的损伤重加上各种损伤之间的协同作用,导致的并发症多且预后差。严重多发伤早期死亡的主要原因是难以控制的大出血,继而陷入"致命三联征"(代谢性酸中毒、低体温和凝血功能障碍)的恶性循环。因此创伤后早期有效的控制各种原发损伤,维持机体内环境的稳定、降低并发症的发生和危害,使患者安全度过创伤的急性反应期,是提高严重多发伤救治成功率的关键。本例采用股动脉结扎、DSA 栓塞止血、损伤控制性手术,达到了止血目的,最后成功救治患者。

【病例简介】

患者女,17 岁。

因"货车碾压致全身多处疼痛出血、神志淡漠 55 分钟"于 5 月 3 日 07:05 入院。患者入院前 55 分钟不慎被大货车碾压致全身多处疼痛,活动时加剧,伴有会阴部、左大腿流血不止(图 51-1),途中出血约 2 000ml,伴口渴,大小便未解。伤后面色苍白,淡漠,无胸痛、呼吸困难,无恶心、呕吐。院前予棉垫纱布包扎、夹板固定,建立多条外周静脉通道后(院前补液约 600ml)直接送入院。

入院查体:血压测不出,球结膜苍白,浅昏迷,全身皮肤湿冷,体表大动脉搏动弱;双侧瞳孔等大等圆对光反射灵敏;双肺呼吸音清;HR 160 次/min,心音低钝,律齐,腹平软,下腹部压痛;左前臂肿胀畸形,触及骨擦感,活动受限。会阴部至臀部、右下肢见大面积皮肤撕脱,肌肉外露,活动性出血,会阴及腹股沟区伤口可触及骨折断端,探查见前尿道离断。左大腿肿胀、畸形,可触及骨擦感(图 51-2)。毛细血管充盈时间 4 秒。

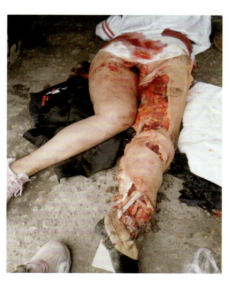

图 51-1　事故现场

急诊处理:入科后立即予右锁骨下深静脉置管,扩容、升压、强心、纠酸等处理,同时备血,行双侧股动静脉结扎止血,伤口加压包扎止血、

夹板外固定,骨盆行床单固定、保温等处理。完善相关抽血检查,行床边彩超提示:肝、胆、胰、脾、双肾声像图无明显异常发现,腹腔少量积液。

07:50,开始持续输血治疗。

08:12,送导管室行 DSA 示双侧髂内动脉破裂(图 51-3),予双侧髂内动脉栓塞术,09:15 患者深昏迷,双侧瞳孔直径 5mm,光反射消失,无自主呼吸,血压测不出,立即予气管插管接呼吸机控制呼吸,持续输注红细胞、血浆、冷沉淀等,于 11:20 介入手术结束(瞳孔直径约 4mm,光反射迟钝,无自主呼吸,由呼吸机控制呼吸,血氧饱和度 100%,去甲肾上腺素维持 BP 94/73mmhg,HR 92 次/min),手术时间 3 小时 8 分钟。

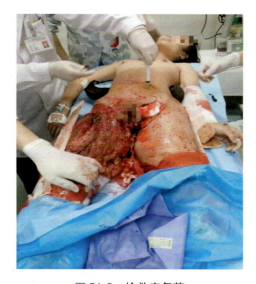

图 51-2　抢救室复苏

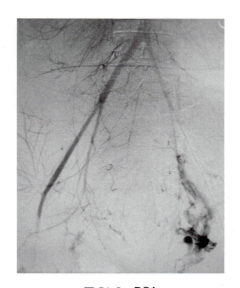

图 51-3　DSA
示双侧髂内动脉破裂

11:20,送入麻醉科行右髋部离断+会阴部探查止血+左胫骨结节牵引+左前臂石膏外固定术(术中持续输血治疗,至手术结束累计输血量约 12 000ml,术中 Hb 最低达 12g/L,手术时间 5 小时 55 分钟)。

20:15,术毕,送重症医学科进一步治疗,予呼吸机辅助呼吸、升压、持续性血液透析、抗休克、输血、抗感染等处理。

5 月 4 日,神志蒙眬,双侧瞳孔对光反射灵敏,继续去甲肾上腺素维持血压;左下肢坏死诊断明确,全麻下行左髋关节离断术。

5 月 6 日,行双髋部、会阴部扩创+探查填塞止血术。

5 月 10 日,行双髋部、会阴部扩创术。

5 月 12 日,行横结肠造瘘+双髋部、会阴部扩创术。

5 月 14 日,血流动力学稳定,停用升压药。

5 月 16 日,行双髋部、会阴部扩创+VSD 引流术。

5 月 17 日,行气管切开。

5 月 20 日,停用呼吸机。

5 月 26 日,行双髋部、会阴部扩创+VSD 引流术。

5 月 29 日,行双髋部、会阴部扩创+VSD 引流术(图 51-4)。

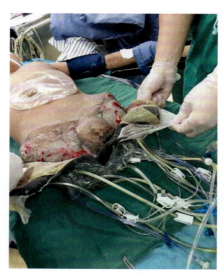

图 51-4　多次扩创及 VSD 术后

6 月 6 日,行双髋部、会阴部扩创+VSD 引流术+右尺桡骨骨折切开内固定术。

6 月 9 日,转烧伤整形科,此后多次性扩创、整形手术。

11 月 21 日,出院。

【诊断】

1. 货车碾压致多发伤(ISS 41)
   1.1　腹部损伤
      1.1.1　会阴部毁损伤(AIS 4)
      1.1.2　前尿道断裂(AIS 3)
      1.1.3　闭合性腹部损伤(AIS 3)
      1.1.4　双侧髂内动脉破裂(AIS 3)
      1.1.5　腹膜后血肿(AIS 3)
   1.2　四肢和骨盆损伤
      1.2.1　骨盆环骨折伴后环完全性破坏,失血量>20%(AIS 5)
      1.2.2　两侧耻骨上下支骨折(AIS 4)
      1.2.3　骶骨粉碎性骨折(AIS 2)
      1.2.4　右下肢毁损伤(AIS 4)
      1.2.5　左股骨干骨折(AIS 3)
      1.2.6　左尺桡骨骨折(AIS 3)
2. 损伤并发症
   2.1　失血性休克
   2.2　低体温
   2.3　创伤性凝血病
   2.4　肺部感染

2.5　急性肾功能不全

2.6　肝功能异常

$$ISS = 4^2 + 5^2 = 41$$

【预后及随访】

ICU 37 天,住院 203 天。

半年后坐轮椅来院复查,恢复好。

【经验与体会】

创伤是时间敏感性疾病,救治流程中的各个环节均可影响救治成功率。完整的多发伤救治流程包括:院前救治、复苏室损伤控制性复苏、损伤控制性手术、ICU 监护治疗、康复治疗。该例在院前救治的 55 分钟内提供基础生命支持;包扎、固定、初步止血、快速转运;早期启动创伤救治体系,较好完成院前救治与院内救治的衔接;为伤员赢得宝贵的后续治疗时间。急救室提供高级生命支持进一步稳定呼吸、循环系统;准确的伤情评估,直面出血与止血的主要救治矛盾;快速有效地控制外出血;以血浆为主的损伤控制性复苏,保障微循环灌注的同时减少再出血、纠正创伤性凝血病;完美衔接急救室损伤控制性复苏与损伤控制性手术是救治成功的关键。为多发伤救治积累了很多成功的救治经验。

根据"黄金 1 小时"(golden hour)创伤救治理念,创伤后 1 小时内得到确定性治疗治疗可显著改善预后、降低伤员死亡率[1]。该病例中启动 EMSS 后 15 分钟到达现场,启动 EMSS 后 55 分钟伤员送到复苏室。故缩短 EMSS 反应时间、转运时间成为变得至关重要;本地区致力于健全急救网络,缩短抢救半径;建立良好的交通网络;加强宣传,提高公众敬畏生命意识(体现在对急救车的主动避让),为伤员赢得宝贵救治时间。

血流动力学不稳定多发伤患者,早期救治的重点在控制出血。该例出现骨盆开放性粉碎性骨折、右下肢毁损伤、会阴部毁损伤、前尿道断裂等严重损伤,活动性出血。院前予止血带止血、敷料加压包扎、固定止血,但止血效果不佳,入抢救室时敷料渗血严重;抢救室予双侧股动脉结扎止血后下肢渗血减少,会阴部仍渗血明显,血流动力学不稳定,意识障碍进行性加重,考虑骨盆骨折、会阴毁损伤所致出血仍未控制。急诊 DSA 检查提示双侧髂内动脉活性出血,予栓塞止血后会阴渗血较前减少。该例中常规止血手段下止血效果差,血流动力学不稳定,意识障碍进行性加重,急诊双侧股动脉缝扎止血、介入栓塞止血后出血较前控制,但后期不可避免行双下肢截肢术及盆底软组织大量坏死;探索是否可以考虑球囊介入治疗,暂时止血并尽量保肢。

【专家点评】

本例 ISS 达 41 分。37 天出 ICU,203 天出院,该患者从抢救成功到康复出院,反映了较高的严重创伤的救治水平。

临床上骨盆骨折为主的严重多发伤多由高能量损伤所致,骨盆骨折占所有骨折 3%,临床资料统计骨盆骨折仅占全身骨折的 3%~8%,每年发病率为 20/10 万~35.2/10 万,严重骨盆骨折后失血性休克发生率高达 19%~50%,死亡率达 5%~20%。由于骨盆解剖关系特殊,有丰富的静脉及动脉丛,骨盆骨折合并血管损伤多、出血量大,救治结果往往不理想,因此,及时有效地控制出血将成为挽救生命的关键。根据其解剖来说骨盆骨折的出血主要源自于:①骨盆壁血管;②盆腔静脉丛;③盆腔内脏器;④骨折断端;⑤盆壁软组织。急诊急救时由于出血量大常难以判断出血的来源,因此,对于临床骨科医生处理比较棘手。各种止血措施的应用效果与出血血管的走行分布密切相关;临床上对于开放性骨盆骨折的紧急救治策略包括5个方面:①损害控制性复苏;②伤口填塞及床单或骨盆带加压包裹;③外固定架;④动脉造影及栓塞;⑤腹膜外骨盆填塞[2]。该病例中常规止血手段下止血效果较差,急诊双侧股动脉缝扎止血、介入栓塞止血后出血相对控制,但后期不可避免行双下肢截肢术及出现盆底软组织大量坏死;救治此类患者可考虑采用复苏性球囊阻断术,在止血的同时兼顾保肢。

骨盆骨折往往由严重创伤造成,休克的发生率高达30%或更多,且伤后血流动力学不稳定的患者死亡率较高。对于骨盆骨折合并急性失血性休克的患者,动脉造影及栓塞是控制动脉源性出血的标准方法,根据骨折的类型可栓塞臀上动脉、阴部动脉或髂内动脉等;早期对左右髂内动脉各分支进行造影、选择性栓塞,手术操作简单,时间短,创伤小,治疗具有定位准确、操作迅速、止血效率高和并发症低的特点[3-5]。而动脉造影栓塞如髂内动脉主干栓塞极大地提高了栓塞术后的各类并发症,部分患者甚至出现臀肌坏死、直肠穿孔、性功能障碍或下肢麻木等严重并发症。根据患者病情应进行选择性的动脉栓塞造影,以减少其带来的严重并发症。

对于开放性骨盆骨折纱布填塞术操作难度小,相对于动脉造影-栓塞术来说其准备时间短,纱布填塞技术可以有效减小骨盆的有效控制容积(在外固定控制容积的前提下),止血效果显著(物理加压可以控制骶前静脉丛的出血),特别是对于隐性静脉的出血(DSA对于隐性静脉的控制较差)该技术操作便捷,对于急诊抢救来说技术难度低,可以提高抢救的成功率,使患者减少血制品的输注及改善生理参数,也适用于DSA栓塞后的不能止血及顽固出血患者;该技术适合于早期开放性骨折患者和基层医院对骨盆骨折的急救,但易出现感染。

本例患者急诊行DSA检查后提示双侧髂内动脉破裂,及时行双侧髂内动脉栓塞术后出血得到有效控制,为后续的抢救赢得时间。因此临床治疗骨盆骨折引起的大出血可根据患者出血情况选取适当的止血方法,以增强止血效果,从而降低患者的死亡率。

严重创伤引起的肢体毁损,对于其治疗仍以保命为主,截肢技术发展最早、最成熟,其手术时间短,术后并发症少,可以减少住院时间;但是对于损伤特别严重、手术耐受差患者来说,尽管术后容易出现残端疼痛及患肢痛等特点,截肢保命仍是较好的选择;而保肢手术难度大,对于手术医师来说技术要求较高,并且手术时间长,术后并发症较多,住院时间长,总费用高,术后恢复慢甚至丧失肢体功能,有部分患者对保肢治疗并不满意。在临床中是否截肢我们根据MESS(损伤肢体严重程度评分)评分来指导治疗,而临床上对于截肢还是保肢并没有统一的诊断标准,在众多的肢体创伤评分标准中,MESS评分系统由于其简单可靠而被广泛应用,MESS评分<7分的情况下保肢成功率较高,MESS评分>7分的患者行截肢术较为稳妥,本病例患者下肢毁损MESS评分大于7分达到截肢标准,行截肢术后患者生命体征恢复可。MESS评分系统并不能作为判断截肢或保肢的唯一标准,还应结合患肢的热缺血时间、神经损伤情况、是否伴有严重的并发伤及患者年龄进行综合的分析评价。

(卞阳阳　彭磊　主任医师　海南医学院第一附属医院
Email:15607662705@163.com)

【参考文献】

[1]　唐华民.创伤救治"黄金1h"——美国创伤系统介绍[J].创伤外科杂志,2017,19

（8）：638-640.

［2］张连阳.骨盆骨折大出血救治到外科技术［J］.创伤外科杂志,2015,17（1）:1-4.

［3］VARELA JE,COHN SM,DIAZ I,et al. Splanchnic perfusion during delayed,hypotensive,or aggressive fluid resuscitation from uncontrolled hemorrhag［J］. Shock,2003,20（5）:476-480.

［4］胡波,涂洪波,吴思宇,等.骨盆骨折为主严重多发伤的救治［J］.实用骨科杂志,2009,9:692-694.

［5］武钢,桑显富.骨盆骨折大出血急救有关血管的应用解剖［J］.创伤外科杂志,2004,6（5）:389-391.

第52章

铲车碾压致骨盆骨折伴左下肢毁损救治

【导读】

失血性休克多为多发伤所致,伴有严重骨折且常合并多脏器损伤,全球约 10% 的死亡和 16% 的致残病例因创伤所致,同时创伤也是全球 40 岁以下人群的首要死因,彻底的止血是早期救治的关键。本例采用术前髂内动脉栓塞及预置腹主动脉球囊,达到了早期止血目的,最后成功救治患者。鉴于此,我们将此类介入技术在急诊应用于多发伤手术前的抗休克治疗。

【病例简介】

患者男,42 岁。

因"铲车碾压致左髂部疼痛、出血 1 小时余"于 12 月 22 日 11:00 入急诊抢救室。

患者于入院前 1 小时因铲车碾压致左髋部致伤处疼痛(图 52-1),伴有左大腿流血不止,由当地县医院 120 急转诊入院,转运过程中出血约 800ml,伴口渴,大汗淋漓、大小便未解。伤后面色苍白,神志蒙眬,无胸痛、呼吸困难。

入院查体:T 36.5℃,P 118 次/min,R 26 次/min,BP 86/54mmHg,神志蒙眬,面色苍白,胸廓未见明显畸形,两肺呼吸音粗,未闻及干湿性啰音。HR 130 次/min,律齐,未闻及杂音。腹软,左下腹部可见擦伤,左腹股沟处可见巨大裂伤,深及肌层,渗血明显,左大腿明显畸形,活动受限(图 52-2),左上肢疼痛明显,活动受限,余肢体活动尚可。

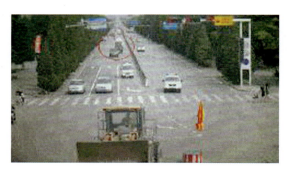

图 52-1　事故现场视频截图

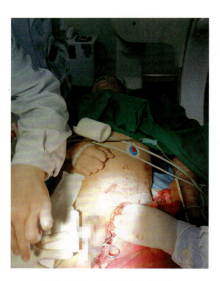

图 52-2　左腹股沟创面

在急诊科给予左腹股沟创面布叠纱 2 块填塞止血,吸氧、心电监护、左上肢单路静脉及右锁骨下静脉开通输液,并于急诊行预置腹主动脉球囊减少创面出血(图 52-3、图 52-4)。

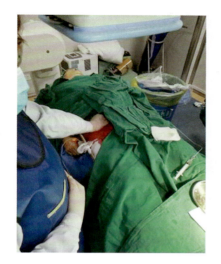

图 52-3　预置腹主动脉球囊

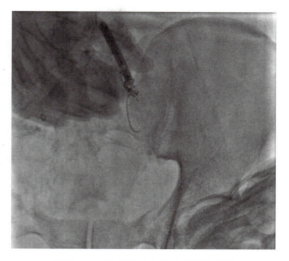

图 52-4　髂内动脉口以远预置球囊

11:30 输红细胞悬液 600ml,血浆 400ml。行全腹部 SCT 平扫、骨盆 SCT 平扫(图 52-5、图 52-6)示:腹腔少量积液;腰 3、4、5 右侧横突骨折,建议三维重建;双侧耻骨上下支及左侧耻骨联合骨折,右侧骶骨粉碎性骨折,盆部软组织广泛肿胀并局部少量积气;左股骨中段骨折。

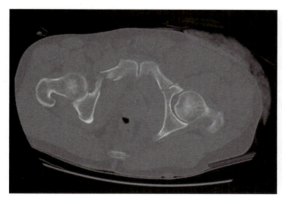

图 52-5　骨盆 CT
示双侧耻骨上下支及左侧耻骨联合骨折

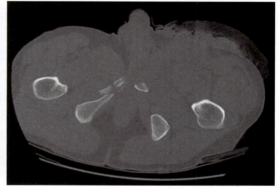

图 52-6　骨盆 CT
示右侧骶骨粉碎性骨折

12:37 在局麻下行左侧髂内动脉栓塞术、术后出血较前明显改善,予髂外动脉口以远预置球囊充气止血(图 52-7)。手术时间 1 小时 10 分。

12 月 23 日 15:30 入手术室行左大腿截肢术+骨盆骨折外固定架固定术。探查发现:左腹股沟处见长约 20cm 伤口,伤口污染严重,伤口内可见破裂股动脉及股静脉,伤口内可见左侧耻骨骨折,端端移位明显。行"左股骨粗隆下截肢+骨盆外固定架固定术"。术中失血约 2 800ml,血红蛋白最低至 57g/L,术中输红细胞悬液 3U,输血浆 450ml,手术时间约 4 小时 20 分。

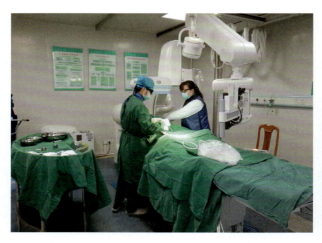

图 52-7 预置腹主动脉球囊及髂内动脉栓塞术

20:30,手术结束转入 ICU,继续呼吸机机械通气,给予头孢噻肟钠舒巴坦钠注射剂(0.75g)Ⅱ+奥硝唑抗感染,止血三联及尖吻蝮蛇凝血酶注射剂止血对症;继续申请输注红细胞悬液及新鲜冰冻血浆;予地佐辛注射液、氟比洛芬酯注射液止痛对症,减少氧耗;补充白蛋白对症,奥美拉唑抑酸、保护胃黏膜,乌司他丁稳定细胞膜,维持正常脏器功能运行。

22:14,给予输注红细胞悬液 600ml,普通冰冻血浆 340ml。

12 月 23 日 15:20,因凝血功能异常输注悬浮红细胞 600ml、普通冰冻血浆 200ml。

12 月 24 日,停镇静、拔除气管插管。

12 月 26 日,患者各项生命体征平稳,腹胀明显,左下肢残肢伤口渗出多,部分皮缘暗红血运不佳,骨盆外固定架在位。转入烧伤整形科进一步诊疗。

12 月 28 日 14:40,在全麻下行左下肢截肢残端扩创术。术中所见:术中见左大腿截肢皮肤缝合口部分发黑坏死,残端肌肉大部分坏死,色泽晦暗,异味明显。行左下肢截肢残端扩创+肌瓣转移+皮瓣转移+植皮+左股骨残端截除+VSD 引流+左肩关节手法复位术。出血约 1 000ml,输红细胞悬液 1 740ml,手术时间 3 小时 46 分。

12 月 29 日,因血氧饱和度持续低、血气提示氧分压差,再次由烧伤科转入 ICU。

12 月 29 日,患者腹胀无明显缓解,血氧饱和度低,予禁食、持续胃肠减压、制酸、补液、护肝、降黄、大黄灌肠,芒硝外敷,头孢噻肟钠+奥硝唑联合抗感染。

12 月 30 日,创面分泌物培养提示阴沟肠杆菌生长,结合药敏改用亚胺培南+莫西沙星,于 12 月 31 日给予行连续性血液净化清除炎症介质。

1 月 1 日,进一步行腹部 CT+增强提示肠淤积,肠胀气。腹腔穿刺液培养提示鲍曼/溶血不动杆菌生长,根据药敏改用美罗培南、左氧氟沙星抗感染。再次给予行床边彩超定位下行下经皮腹腔穿刺抽液术,抽出暗黄色带血性液体约 1 200ml。穿刺液淀粉酶 920U/L,胆红素 196.91μmol/L。

1 月 4 日,15:10 在全麻下剖腹探查术,术中所见:腹腔内见约 2 000ml 血性、脓性混合液体,腹腔肠管广泛粘连,并被大网膜包裹覆盖,肠管间可见大量黄白色脓苔形成,距屈氏韧带110cm 处空肠可见一直径约 3cm 破裂孔,其上段肠管扩张明显,末端回肠浆肌层可见一长约4cm 裂伤。余段肠管、胃、肝、胆囊、脾、胰腺探查未见明显异常。行剖腹探查+腹腔粘连松解

+小肠破裂修补+小肠减压+腹腔脓肿冲洗引流术。出血约 100ml,输注红细胞悬液 3U,新鲜冰冻血浆 490ml。手术时间 3 小时 40 分。

1 月 14 日,由 ICU 转烧伤科进一步治疗。

2 月 4 日 14:25,行腹部、左大腿截肢残端清创植皮+右大腿取皮+VSD 引流术。术中见创面深至网状层。出血约 30ml,手术时间 1 小时。

2 月 22 日,出院。

【诊断】

1. 铲车碾压致多发伤(ISS 31)
　　1.1　腹部损伤
　　　　1.1.1　小肠破裂(AIS 3)
　　　　1.1.2　腰 3、4、5 右侧横突骨折(AIS 2)
　　1.2　骨盆及四肢损伤
　　　　1.2.1　骨盆多发骨折(Tile B 型)(AIS 5)
　　　　1.2.2　右侧骶骨粉碎性骨折(AIS 2)
　　　　1.2.3　左股骨干骨折(AIS 2)
　　　　1.2.4　左肩关节脱位(AIS 2)
2. 损伤并发症
　　2.1　失血性休克
　　2.2　凝血功能障碍
　　2.3　左大腿截肢术后
　　2.4　腹腔脓肿
ISS $= 3^2 + 5^2 = 31$

【预后及随访】

ICU 19 天,住院 68 天。

【经验与体会】

由于盆腔内出血主要来源于髂内血管,且研究表明双侧髂内血管吻合支丰富,选择性栓塞一侧髂内动脉不会造成盆腔内组织血供的障碍,所以本例患者术前 2 小时均栓塞患侧髂内动脉,以迅速减少患侧盆壁血供。手术时发现,栓塞髂内动脉后骨折端及骶前静脉丛出血明显减少,出血量 440~3 350ml,平均 1 550ml,手术视野清晰,便于骨折复位和神经探查及松解[1]。该技术应用过程应注意球囊必须放置在双侧肾动脉水平以下、腹主动脉分叉以上水平,并妥善固定。球囊单次阻断时间应控制在 45~60 分钟,以免造成缺血远端组织坏死及重要脏器缺血性损伤。

【专家点评】

本例 ISS 达 31 分。68 天出院,创伤性失血性休克,急诊行术前髂内动脉栓塞及预置腹主动脉球囊,虽然未能保住患肢、但争取到了手术机会、挽救了生命,体现了较高的社会价值。同时,推广早期预置腹主动脉球囊进行抗休克治疗有助于提高多发伤患者的抢救成功率。

　　多发伤是指在同一致伤因素作用下,机体同时或相继有两个以上解剖部位或脏器的严重损伤,而这些创伤即使单独存在,也属于严重伤。本例正是除了采用了除 DSA 外辅以预置腹主动脉球囊的策略和技术,争取了宝贵的手术时机、挽救了生命。

　　髂内动脉栓塞结合腹主动脉临时球囊阻断的优势:骨盆部位解剖结构复杂,自身血供丰富。既往对这类患者常采用术前血管栓塞、术中控制性降压、髂内动脉或腹主动脉套扎方法,实践证明,血管栓塞效果不理想,术中控制性降压不能从根本上控制出血,而髂内动脉和腹主动脉套扎,操作繁杂同时增加手术创伤[2]。而主动脉临时球囊阻断可在短时间内完成操作。本例在急诊科应用在伤后 2 小时成功减少了出血。该技术应用过程还应注意以下几点:术中给药与补液应考虑到腹主动脉阻断后 有效循环血量较少的特殊情况,勿超量快速滴注,以免增加心肺负担;术中部分肝素化,维持 ACT 200 秒左右,以防血栓形成;术后球囊导管拔出后压迫穿刺部位 10~15 分钟,防止局部血肿及假性动脉瘤形成;严重动脉粥样硬化或合并斑块脱落患者,肿瘤已侵犯患侧或双侧股动脉,穿刺部位感染等列为禁忌[3]。

　　对骨盆骨折大出血患者急诊评估和诊疗非常重要,需要一跨学科、能及时评估和管理患者的合作团队,如外科、骨科、介入放射科医生及血库人员的参与。骨盆骨折大出血患者常伴有失血性休克,乃低血压的主要原因,可有全身一处或多处出血。骨盆骨折部位出血通常并不是造成出血性休克的唯一原因,其他部位出血也会造成严重大出血。如果排除其他部位慢出血之后患者仍表现血流动力学不稳定状态,则高度怀疑骨盆骨折大出血的可能[4]。

（陈春　主任医师　贵州省兴义市人民医院

Email:1398460301@qq.com）

【参考文献】

　　[1] 杨述华,程福平,许伟华.髂内动脉栓塞后观察侧支循环重建的实验研究[J].中华骨科杂志,2000,20(7):431.

　　[2] 周志道.重度骨盆骨折的现代救治[J].中华创伤杂志,2000,16(8):453.

　　[3] 张兰,屠重棋,刘进,等.腹主动脉内球囊阻断术在骨盆和骶骨手术中的应用[J].中华麻醉学杂志,2004,24:151-152.

　　[4] ULLMARK G,HOVELIUS L,STRINDBERG L,et al. Reduced bleeding through temporary balloon occlusion in hip and knee revision surgery[J]. Acta Orthop Scaud,2000,71 (1),51-54.

第53章

高处坠落致全身多发骨折合并胸部损伤

【导读】

目前,高处坠落伤为急诊救治中常见的严重创伤,其发生率及致死率近年不断升高。高处坠落伤多全身外伤轻、内伤重,常出现多发性的严重骨折,多数存在骨盆骨折。骨盆骨折属于重创性骨关节外伤,50%以上骨盆骨折患者伴有多处创伤或多种合并症,不稳定骨盆骨折合并多发伤时,在全身炎症的影响下,患者有明显的低体温以及凝血功能障碍等表现,另外创伤导致的大量出血,诱发失血性休克,直接危及生命安全。本例通过早期闭合开放创面、胸腔闭式引流及 DSA 栓塞止血等早期损伤控制,虽未能达到完全止血目的,但为后期手术治疗争取时间,后期采用体外膜肺氧合术(V-V ECMO)并串联 CRRT 治疗方案,虽最终因伤重不治,但希望能为多发骨折合并多处创伤的救治提供治疗经验,提高生存率。

【病例简介】

患者男,14 岁。

因"高处坠落致神志不清、多处出血半小时"于 7 月 9 日,06:00 入院。

患者入院前半小时不慎从六楼坠落,面朝下着地,落地后即出现神志不清,呼之不应,伴呼吸急促,下颌、胸部、腹部、四肢等多处出血;无抽搐及大小便失禁,家属立即送至急诊。

入院查体:HR 178 次/min,BP 80/53mmHg,SpO$_2$ 60%。查体:神志昏迷,双侧瞳孔等大等圆,直径约 2.5mm,对光反射灵敏,颜面部可见多处裂伤灶,渗血明显,胸部可触及明显气肿及捻发感,双下肢多处裂伤、畸形。入院后急诊予气管插管,双侧胸腔闭式引流术,接呼吸机辅助呼吸、心电监护、左上肢 2 路静脉及右锁骨下静脉开通输液,应用保温措施。

06:25 输红细胞悬液 600ml,血浆 400ml。行头胸腹部及骨盆 CT 检查示:颅内未见明显血肿;下颌骨及左侧上颌骨粉碎性骨折,上牙槽多发牙齿缺损,左侧上颌窦积液,颅面部软组织损伤(图 53-1~图 53-3);颈椎未见脱位与错位骨折;两肺挫伤,双侧气胸,纵隔气肿,左侧第 1 肋骨骨折;考虑胸椎骨折;左肱骨上段骨折(图 53-4、图 53-5)。全腹部脏器未见明显损伤;腰 4、5 左侧横突骨折;骨盆多发骨折,左侧骶髂关节分离,双侧髋关节腔少量积液(图 53-6~图 53-8)。

07:00,在局麻下分两组同时行口腔及下颌裂伤缝合止血及骨盆外固定架固定术。血压及氧合仍无法维持。

08:00,入介入室行双侧髂内动脉造影+选择性栓塞术。

11:50,手术结束转入重症医学科,入科后继续予呼吸机机械通气,并予纤支镜吸痰,保持气道通畅,氧合差,给予头孢他啶及替考拉宁抗感染,输注碳酸氢钠纠酸、抑制胃酸分泌、芬太尼镇痛。

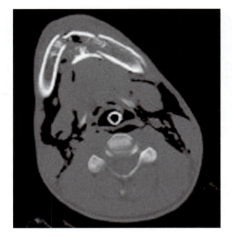

图 53-1　头部 CT

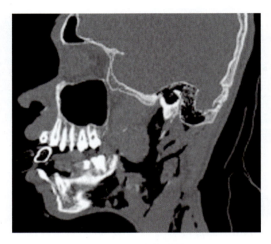

图 53-2　头部 CT

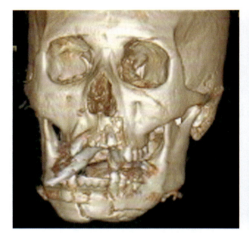

图 53-3　头部 CT

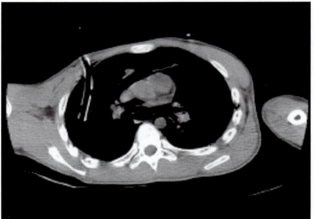

图 53-4　胸部 CT

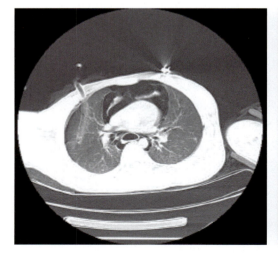

图 53-5　胸部 CT

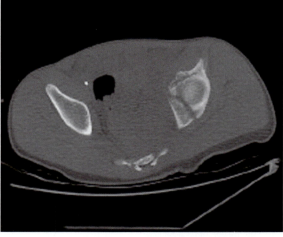

图 53-6　骨盆 CT

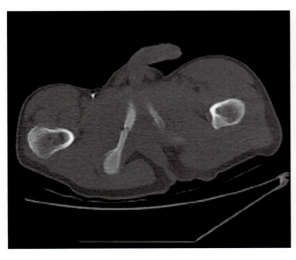 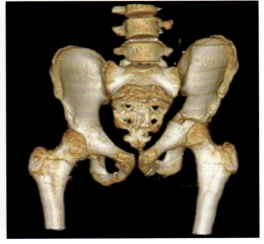

图 53-7　骨盆 CT　　　　　　　　　　图 53-8　骨盆 CT

12:30,继续予申请输血补充血容量,补充蛋白,快速补液,维持血压,碳酸氢钠纠正酸中毒。

13:30,取得家属同意后行体外膜肺氧合术(V-V ECMO),并串联 CRRT(CVVH 模式,血流速 100ml/min,碳酸氢钠 250ml/h,置换液 1 200ml/h)。

13:50,出现心率血压进行性下降并停止,予持续胸外心脏按压,反复静脉注射肾上腺素及多巴胺,并行临时心脏起搏器植入术。

14:07 及 14:26 心电监护示心室颤动,行电复律术(200J),并继续胸外心脏按压,抢救至 15:40,心率、血压仍未恢复,心电图示全心停搏,向家属告知病情,家属理解并同意停止抢救。

【诊断】

1. 高处坠落致多发伤(ISS 50)
  1.1　面部损伤
    1.1.1　下颌骨及左侧上颌骨粉碎性骨折(AIS 3)
    1.1.2　上牙槽多发牙齿缺损(AIS 2)
  1.2　胸部损伤(AIS 5)
    1.2.1　双肺挫伤并血气胸(AIS 4)
    1.2.2　纵隔气肿(AIS 2)
    1.2.3　胸椎骨折
    1.2.4　左侧第 1 肋骨骨折
  1.3　四肢及骨盆损伤(AIS 4)
    1.3.1　骨盆多发骨折
    1.3.2　左侧骶髂关节分离
    1.3.3　腰 4、5 左侧横突骨折
    1.3.4　左肱骨上段骨折

2. 损伤并发症
　　2.1　失血性休克
　　2.2　低体温
　　2.3　弥散性血管内凝血(DIC)
　　2.4　代谢性酸中毒
　　2.5　重度急性呼吸窘迫综合征
ISS = $3^2 + 4^2 + 5^2 = 50$

【预后及随访】

死亡。

【经验与体会】

　　血流动力学不稳定的骨盆骨折患者的多发伤患者,早期救治的重点在控制出血,首先要重视内出血与外出血的情况,首先是伤口填塞压迫,恢复骨盆腹膜后空间的完整性,减缓出血。并应用骨盆床单包裹、骨盆外支架固定骨盆减少盆腔容积,结合腹膜后填塞止血,乃至DSA 栓塞等止血。

　　在合并血气胸的纵隔气肿中,强调首先行胸腔闭式引流,经此排出大量气体后纵隔气肿缓解者无须进一步处理。但对胸腔闭式引流后颈胸部皮下积气仍有进一步扩散者,要高度怀疑纵隔内支气管裂伤可能,在纵隔气肿引流排气改善后,应及时性纤维支气管镜检查明确,以便早期手术修补。

　　1/4 的创伤患者在早期即可发生凝血功能障碍及凝血病,其死亡率更是高达 80%,是世界性的治疗难题,应引起重视。临床上创伤性凝血功能障碍及创伤性凝血病的治疗原则是,以最快速度、简单有效的外科手段止血,同时控制性复苏并改善凝血功能,尽早打破"组织损伤、代谢性酸中毒、低血容量性休克、血液稀释与低体温"之间相互影响的恶性循环,彻底止血后再行完全复苏。

　　目前体外膜肺技术(ECMO)已经成为危重症领域一种重要支持手段,对于创伤患者的临床救治经验表明即使在休克患者发生弥散性血管内凝血的情况下,ECMO 的使用未必会导致出血。

【专家点评】

　　本例 ISS 达 50 分。虽因病情危重最终死亡,但救治过程反映了较高的救治水平。

　　骨盆骨折占所有骨折3%,是最常见的多发伤种类,其中 13%伴有大出血。开放性骨盆骨折的紧急救治策略包括 5 个方面:①损害控制性复苏;②伤口填塞及床单或骨盆带加压包裹;③外固定架;④动脉造影及栓塞;⑤腹膜外骨盆填塞[1]。本例正是采用了外固定架、DSA,对于此类患者提供了很好的借鉴。

　　本例患者血气胸合并严重纵隔气肿,出现急性呼吸窘迫综合征,早期行气管插管呼吸机辅助通气及胸腔闭式引流,患者氧合改善不明显,不排除张力性纵隔气肿可能。对于重症胸外伤并纵隔气肿出现急性呼吸窘迫综合征患者,及早行气管切开不仅可以排出纵隔积气,还有利于维持呼吸道通畅,提高治愈率。对于张力性纵隔气肿,应及早纵隔切开降压。

　　本例患者为多发伤患者,早期即出现创伤性凝血病,治疗上可采取止血控制复苏[2,3]。

止血控制复苏观点认为,在快速、有效的止血措施基础上,在实施大量输血治疗方案之前,对血流动力学不稳定的患者输注一定量的血小板和血浆并结合血栓弹力图监测及指导输血治疗能明显改善大量出血患者的凝血功能。如此既能降低输血不足导致的组织灌注不足、创伤性凝血病所致出血过多,又能避免因输血过量而增加急性呼吸窘迫综合征、脓毒症、多器官功能损伤的危险。

本例患者出现严重呼吸、循环衰竭,行 ECMO 联合 CRRT 治疗,虽最终因病情危重出现死亡,但为体外膜肺技术联合 CRRT 治疗在重症患者中的使用提供宝贵经验。ECMO 目前多应用于难治性的呼吸和或循环衰竭的患者。由于心肺功能严重衰竭、大量血管活性药物应用,以及 ECMO 辅助后的缺血再灌注损伤以及全身炎症反应,易出现循环超负荷和急性肾损伤,导致患者死亡率增加。同时肾损伤也是 ECMO 的并发症之一,大量研究表明接受 ECMO 治疗的患者肾损伤的发生率比未接受者增高。持续性肾替代治疗主要作用是持续稳定的控制氮质血症和水电解质平衡,清除循环中的炎性介质,稳定血流动力学,改善营养有利于营养支持治疗。

(赵小纲　主任医师　浙江大学医学院附属第二医院

Email:zxghxd@126.com)

【参考文献】

[1] 创伤中心建设标准(贵州省)专家委员会. Ⅱ级创伤中心(贵州省)建设标准(2017版)[J]. 中华创伤杂志,2017,33(12):5-8.

[2] SPINELLA PC, HOLCOMB JB. Resuscitation and transfusion principles for traumatic hemorrhagic shock[J]. Blood Rev,2009,23(6):231-240.

[3] 蒋国平,文怀,蔡挺.创伤性凝血病发生机制及其止血控制复苏整体观[J].中华危重症医学杂志,2012,5(3):37-42.

第54章
车祸后甩出致血流动力学不稳定性骨盆骨折合并颈髓损伤

【导读】

骨盆骨折合并血流动力学不稳定的多发伤患者,其死亡率高达 30%~40%;此类患者的救治优先次序应该如何进行? 剖腹探查、骨盆外固定、腹膜外骨盆填塞、血管造影和栓塞、ICU 治疗及其他专科治疗应该如何安排?

【病例简介】

患者男,55 岁。

因"车祸时被甩出车外昏迷 30 分钟"于 7 月 16 日 06:47 由救护车送入急诊科。

患者 30 分钟前乘车时未佩戴安全带,发生车祸时被甩出车外,致全身多处损伤,伴神志不清,呼之不应。院前急救人员给予脊柱板外固定,给予吸氧和建立静脉通道后紧急送入院。

入院查体:T 36.1℃,P 136 次/min,R 20 次/min,BP 138/101mmHg,SpO_2 89%,神志不清,GCS 评分 E1V1M5,气道见少许血性分泌物,颈椎颈托外固定。胸廓起伏正常,双肺呼吸音清,HR 136 次/min,律齐。腹部未见明显伤痕,下腹部压痛阳性,使用骨盆固定带固定骨盆,床边 FAST 提示腹腔积液,床边胸片提示右下肺渗出,肛门指检前列腺可触及,指套无血染,肢体可见多处软组织擦裂伤痕。在急诊科给予气管插管保护气道,呼吸机辅助呼吸,双上肢建立静脉通道输注温生理盐水。初始评估过程中患者血压下降至 92/47mmHg,血流动力学不稳定,07:00 启动创伤复苏单元卫星血库,予"O"型 Rh^- 血 400ml 输注,同时给予温毯保温。

07:30,行头颅、颈、胸 CT 平扫,全腹 CT 平扫及增强检查提示:头部多处软组织损伤;C_2 椎弓、C_3 横突及椎板骨折(图 54-1、图 54-2);双侧胸腔少量积液,双下肺挫伤;腹腔积液(图 54-3);骨盆多发粉碎性骨折、多发骶椎骨折、L_1~L_4 左侧横突骨折(图 54-4)。

07:48,患者由 CT 室直接送入手术室。

08:04,在全麻下行剖腹探查术,取腹部正中切口,探查发现:肝脾未见明确损伤;腹膜后巨大血肿,后腹膜挫裂伤,活动性渗血,膀胱破裂,升结肠近回盲部外侧浆肌层挫裂伤及系膜挫裂伤,活动渗血;升结肠近肝曲腹膜后巨大血肿,后腹膜挫裂伤,活动渗血。填塞干纱布压迫止血;打开盆腔腹膜外空间,可见大量血液渗出,触及右侧骨盆骨折断端,腹膜外骨盆两侧各填入大的干纱布三块,填塞后渗血明显减少;随后进行膀胱破裂修补及肠管、系膜和后腹膜挫裂伤修补;骨科同时进行骨盆支架外固定术。手术过程包括:剖腹探查+腹膜外骨盆填

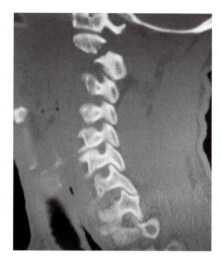

图 54-1　头颅 CT

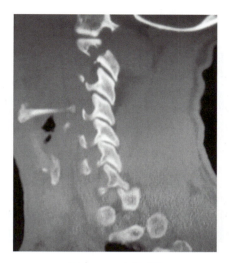

图 54-2　头颅 CT

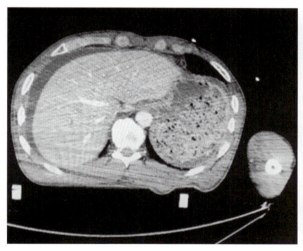

图 54-3　胸部 CT

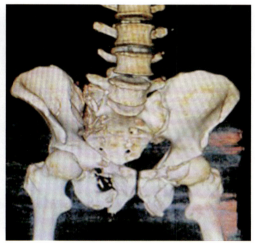

图 54-4　全腹 CT

塞+膀胱破裂修补术+升结肠及系膜挫裂伤修补术+后腹膜挫裂伤修补术+骨盆外固定术（图54-5）。术前启动大量输血程序，患者术中给予悬浮红细胞 10U 及新鲜冰冻血浆 500ml，手术持续时间 2 小时 11 分钟，术后患者血压及心率未能完全稳定，决定送介入室行 DSA 造影检查。

　　11:25 至导管室行双侧髂内动脉造影+双侧髂内动脉栓塞术（图54-6），介入手术时间1 小时 10 分钟。

　　13:31，DSA 术后转入 ICU（图54-7），继续呼吸机辅助呼吸，颈托固定，抗感染，补液，去甲肾上腺素稳定血压。

　　7 月 17 日 03:36，凝血功能提示患者凝血功能障碍，给予同型冷沉淀 10U，新鲜冰冻血浆600ml。

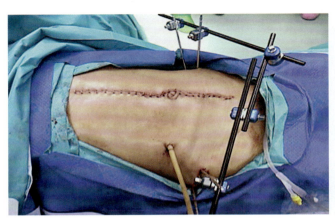

图 54-5 行剖腹探查术

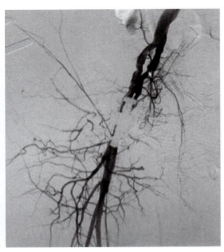

图 54-6 行双侧髂内动脉造影+双侧髂内动脉栓塞术

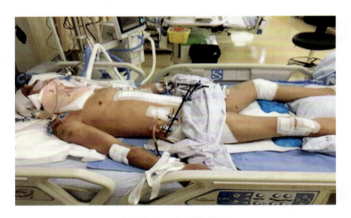

图 54-7 术后转 ICU

07:37,复查血常规提示 Hb 77g/L,给予同型悬浮红细胞 400ml,冷沉淀 8U 输注。患者有发热,最高 37.5℃,给予哌拉西林他唑巴坦治疗。

20:00,给予新鲜冰冻血浆 400ml,血小板一个治疗量,悬浮红细胞 400ml 输注。

7 月 19 日 11:44 手术室行盆腔腹膜外纱布取出术+腹腔盆腔清洗引流术+肠粘连松解术,经原手术切口进入,纱布取出过程顺利,腹膜外盆腔无继续活动出血(图 54-8),腹腔探查未见迟发性脏器损伤,留置右侧结肠旁沟、盆腔、腹膜外耻骨后间隙引流管各一根。手术时间 1 小时 35 分钟,术后返回 ICU 继续监测治疗。

7 月 20 日,患者发热,最高 38.7℃,抗生素治疗改为美罗培南。

7 月 21 日,患者仍有发热,最高 39.5℃。患者 7 月 19 日腹水、腹腔填塞物培养为大肠埃希菌感染,抗生素治疗改为左氧氟沙星。

7 月 25 日,开始尝试脱机。

7 月 27 日,送手术室行气管切开术。

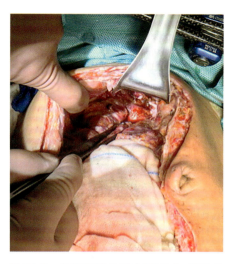

图 54-8 盆腔腹膜外纱布取出术+腹腔盆腔清洗引流术+肠粘连松解术

纳造瘘口（图 54-10）。

7 月 29 日，脱机，给予气管切口处氧疗湿化。

8 月 2 日，转出 ICU，转入骨科。

8 月 16 日，行颅骨牵引术，颈椎滑脱复位。患者存在四肢不同程度肌力减退，伴双上肢麻木感，考虑患者颈髓损伤，存在中央脊髓束综合征，因骨盆外固定支架，延迟行颈椎 MRI 检查。

8 月 29 日，患者颅骨牵引和骨盆外固定支架拆除。颈椎 MRI 检查提示：C_2 两侧椎弓根骨折并 C_2 椎体 II 度前滑脱；C_2 左侧横突及 C_3 两侧横突、椎板骨折；$C_2 \sim C_3$ 椎体水平脊髓损伤（图 54-9）。

9 月 1 日，行颈椎 Halo 架固定。

9 月 21 日，转入脊柱外科。

9 月 27 日，行腹部伤口清创，发现小肠（回肠）外瘘形成，行回肠造瘘术；术后患者营养状态可通过正常普通饮食维持正常，计划择期手术，回

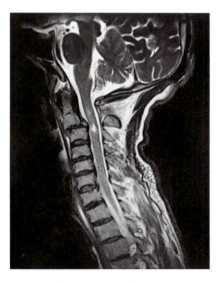

图 54-9 颈椎 MRI

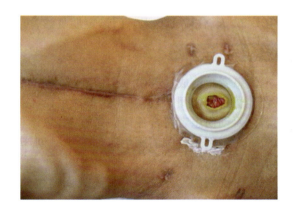

图 54-10 小肠（回肠）外瘘形成，行回肠造瘘术

11 月 19 日，出院，可自行行走，四肢神经功能基本恢复，手部活动无明显异常。

【诊断】

1. 交通事故致多发伤（ISS 43）

  1.1 头颈部损伤

    1.1.1 颈椎骨折合并滑脱及颈髓损伤（AIS 3）

    1.1.2 头皮挫裂伤（AIS 1）

  1.2 颌面部损伤

合理重建脊柱稳定性,早期康复,为神经修复创造合适的内外环境,促进功能恢复,减少并发症的发生,使患者尽早重返社会[4]。急性颈段脊柱脊髓损伤患者的综合评估推荐采用 SLIC(subaxial injury classification)分型、CSISS(cervical spine injury severity score)分型或新 AO 分类系统。对于新鲜颈椎骨折伴脊髓损伤的患者,在条件允许的情况下应在 24 小时内行手术治疗。如无条件在 24 小时内手术,则应尽量在 72 小时内行手术治疗。对于存在脊髓压迫的中央型颈段脊髓损伤,推荐于伤后 2 周内行手术治疗[5]。本例住院 30 天行颅骨牵引术,颈椎滑脱复位。发现患者存在四肢不同程度肌力减退,伴双上肢麻木感,考虑患者颈髓损伤,存在中央脊髓束综合征,拆除患者颅骨牵引和骨盆外固定支架,颈椎 MRI 检查,提示 C_2 两侧椎弓根骨折并 C_2 椎体 Ⅱ 度前滑脱;C_2 左侧横突及 C_3 两侧横突、椎板骨折;$C_2 \sim C_3$ 椎体水平脊髓损伤。行颈椎 Halo 架固定。避免漏诊是多发伤救治永恒的主题。避免遗漏诊断的关键策略是遵循 CRASHPLAN 系统查体,尤其是动脉(arteries) 和神经(nerves)功能检查。动脉主要是外周动脉搏动和损伤情况,可行超声多普勒、CT 血管造影或 DSA 检查。神经功能则要求检查感觉、运动,明确各重要部位神经有无损伤及定位体征,建议创造条件尽早行 MRI 检查。

(肖仁举　主任医师　贵州省兴义市人民医院

Email:xiaorenju120@163.com)

【参考文献】

[1] GLASS NE,BURLEW CC. Preperitoneal pelvic packing:how and when[J]. Curr Trauma Rep,2015,1:1-7.

[2] 张连阳.骨盆骨折大出血救治到外科技术[J].创伤外科杂志,2015,17(1):1-4.

[3] 张连阳,李阳.创伤失血性休克进展[J].临床急诊杂志,2018,19(3):145-148.

[4] 中国康复医学会脊柱脊髓专业委员会.《新鲜下颈段脊柱脊髓损伤评估与治疗》的专家共识[J].中国脊柱脊髓杂志,2015,25(4):378-384.

[5] 中国医师协会骨科医师分会,中国医师协会骨科医师分会《成人急性下颈段脊柱脊髓损伤循证临床诊疗指南》编辑委员会.中国医师协会骨科医师分会骨科循证临床诊疗指南:成人急性下颈段脊柱脊髓损伤循证临床诊疗指南[J].中华外科杂志,2018,56(1):5-9.

第55章
铲车挤压致闭合性骨盆损伤合并髂外动脉闭塞

【导读】

铲车挤压可导致骨盆严重多发骨折,不仅仅会损伤髂内动脉引起后腹膜血肿,失血性休克,需要 DSA 下的血管栓塞。同时也可能导致髂外动脉闭塞,下肢缺血坏死,由此引起一系列的临床问题和并发症,临床处理非常棘手,正确决策显得尤为重要,应该引起高度重视。VSD 在感染创口中的应用是一个重要的技术手段。

【病例简介】

患者男,61 岁,已婚。

因"铲车挤压致全身多处疼痛 1.5 小时"于 2 月 16 日 11:04 入院。

患者 1.5 小时前因铲车挤压致全身多处疼痛,以胸部及下腹部为著,休息制动无缓解,活动时加重,伤后不能自行站起。当时无神志不清,无呼吸困难,无恶心呕吐,大小便未解,急送至急诊,送院途中患者逐渐出现烦躁,急诊创伤外科医师立即接诊。

查体:T 37.8℃,P 120 次/min,R 20 次/min,BP 83/50mmHg。意识朦胧,烦躁不安,对答部分切题,有疼痛反应,贫血貌,双侧瞳孔 4mm,等大等圆,对光反射灵敏,颈软,气管居中。右胸壁压痛(+),两肺呼吸音粗,未及干湿啰音,心律齐。全腹膨隆,无明显压痛反跳痛,肠鸣音 3 次/min。脊柱生理弯曲存,骶椎 4、5 棘突有压痛,双髋部及会阴部可见淤青肿胀,右下肢皮温低,感觉减退,足背动脉搏动未触及,但肢端皮肤颜色和活动尚正常。

11:10,完成心电监护、吸氧,开通左上肢 2 路外周静脉及右颈内静脉通路,常规血检验套餐,备红细胞悬液 1 200ml、新鲜冰冻血浆 600ml。林格液 1 000ml,骨盆带固定、留置导尿管。

11:30,FSAT"腹腔、心包和胸腔未见明显积液"给予去甲肾上腺素针 4mg/h 维持。

12:00,T 36℃,P 125 次/min,R 20 次/min,BP 94/50mmHg(去甲肾上腺素针 4mg/h)。输红细胞悬液 400ml、新鲜冰冻血浆 400ml。行腹部 CT 检查(图 55-1~图 55-4)示两侧髂骨翼、右侧髋臼及耻骨下支骨折伴右侧骶髂关节及髋关节脱位;耻骨联合分离;右下腹壁及右髋关节周围软组织挫裂伤;S_4 椎体骨折;右侧第 3~8 肋骨骨折。

12:30,MDT:急诊创伤外科医师主持,创伤骨科、血管外科和 DSA 医师讨论后,决定首先行 DSA 下的血管栓塞术。

14:00,T 37.5℃,P 115 次/min,R 21 次/min,BP 96/45mmHg(去甲肾上腺素针 3.2mg/h 维持)。在全麻下行双侧髂内动脉栓塞术(图 55-5),发现两侧髂内动脉迂曲、痉挛,见多发造影剂外溢,右侧髂外动脉血流截断。行髂内动脉栓塞,请血管外科术中会诊。

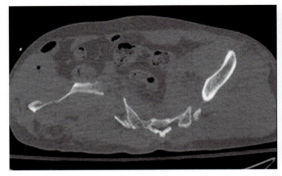

图 55-1　骨盆三维 CT

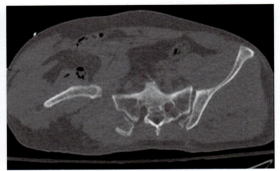

图 55-2　骨盆三维 CT

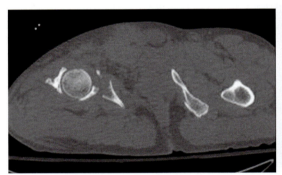

图 55-3　骨盆三维 CT

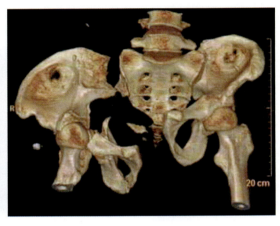

图 55-4　骨盆三维 CT

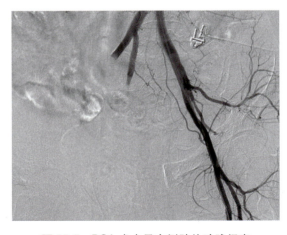

图 55-5　DSA 术中见右侧髂外动脉闭塞

14：30，全麻下行右腹股沟区切开探查术，术中见右腹股沟区手术创口内大量出血，术野无法暴露，探及右股动脉，呈空虚塌陷状态。右下肢全肢皮色苍白，皮温偏低。考虑患者骨盆粉碎性骨折，后腹膜打开后可能导致大量失血，危及生命。将目前探查结果告知患者家属，放弃进一步手术治疗，逐层缝闭皮下组织及皮肤。术中输红细胞悬液2 000ml、新鲜冰冻血浆 1 000ml、晶体液2 500ml，手术时间约 3 小时。

17：30，手术结束转入 ICU。T 37.9℃，HR 143 次/min，R 28 次/min，BP 100/49mmHg(去甲肾上腺素针 3mg/h 维持)。经口气管插管接呼吸机辅助通气，复查血系列；咪达唑仑针+芬太尼镇静镇痛，积极输血补液抗休克，亚胺培南-西司他丁钠抗感染等治疗。

20:30,患者凝血功能差,予以输红细胞 400ml,新鲜冰冻血浆 1 030ml。

22:50,血生化提示肝肾功能衰竭,代谢性酸中毒,高钾血症,无尿。

2 月 17 日,生命体征不稳定 T 36.8~38.8℃,R 116~165 次/min,R 16~31 次/min,NBP 68~149/31~81mmHg(去甲肾上腺素 2.8~6mg/h 维持下)。

10:30,全院大讨论(急诊创伤外科、血管外科、普外科、骨科、超声影像科、重症医学科、DSA 参加,医务处主持)。

患者股动脉断裂,右下肢坏死,脓毒血症性休克,有高位截肢的指征。但目前并发多器官功能不全,生命体征不稳,病情极其危重,手术风险极大,预后极差。急诊创伤外科认为不截肢无生存希望,目前仍能存活是有赖于 CRRT 支持,力主截肢手术。骨科认为血压不稳,要求先排除腹部危急情况。

11:30,床旁 B 超提示盆腹腔大量积液,查体肛门指诊指套无血迹,小便无血性液,腹穿抽出淡血性液,急诊创伤外科认为盆腔积液为严重骨盆骨折出血渗出所致,目前无证据指向脏器破裂,再次明确腹部情况暂无特殊处理,骨科先行截肢手术。

12:00,经与家属充分告知和沟通后,家属表示理解,愿意放手一搏,同意手术治疗,予以安排急诊手术。再输红细胞 300ml,新鲜冰冻血浆 800ml。

13:00,急诊在全麻下行右髋关节离断+骨盆骨折支架外固定术。术中见右下肢冰冷,右大腿皮肤可见多个暗紫色斑纹,右足背动脉搏动未及,切开后见大腿近端前侧、内侧、后侧、外侧肌群均呈缺血性坏死改变,继续向近端探查见臀大肌、臀中肌、臀小肌、髂腰肌等肌肉均呈缺血性坏死改变,无明显活动性出血。术中出血约 800ml,术后患者安返 ICU。

17:45,T 38.5℃,HR 147 次/min,R 29 次/min,NBP131/75mmHg(去甲肾上腺素针 2mg/h 维持下)。化验检查 Hb 50g/L,PLT 60×10⁹/L,血栓弹力图提示凝血因子及纤维蛋白功能低下,开始输悬浮红细胞 6U,新鲜冰冻血浆 1 560ml。

2 月 18 日 2:00,停用去甲肾上腺素。

2 月 19 日 19:50,镇静镇痛状态,呼吸机辅助通气。P 93~105 次/min,R 12~17 次/min,NBP 118~148/61~72mmHg,血化验血小板低,凝血功能差,输血小板 10U。

2 月 20 日,因患者右下肢高位截肢后创口与肛门距离近,为防止大便污染截肢残端创口,拟行乙状结肠预防造瘘术。经家属同意后,在全麻下行剖腹探查+乙状结肠造瘘术,继续亚胺培南-西司他丁钠联合利奈唑胺抗感染治疗。

2 月 22 日,高热,高峰一直在 39℃ 以上,截肢创口渗液极多,恶臭明显,考虑创口感染。经急诊创伤外科会诊后联合骨科行右髋关节离断术后肌肉软组织坏死清创+灌洗引流术以及腹壁缺损暂时性关闭+VSD 引流术(图 55-6~图 55-8)。

2 月 23 日,停用镇静药物后评估神志清,予以脱机,经口气管插管接 35% 文丘里给氧,生命体征平稳。创口分泌物

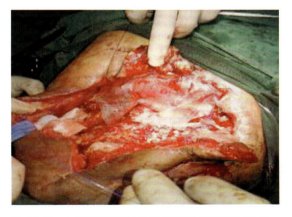

图 55-6　右髋关节离断术后肌肉软组织坏死清创+灌洗引流术以及腹壁缺损暂时性关闭+VSD 引流术

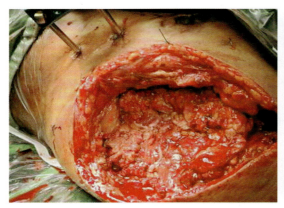

图 55-7　右髋关节离断术后肌肉软组织坏死清创+灌洗引流术以及腹壁缺损暂时性关闭+VSD 引流术

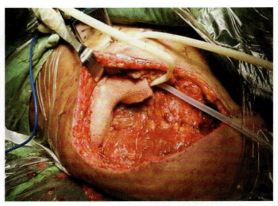

图 55-8　右髋关节离断术后肌肉软组织坏死清创+灌洗引流术以及腹壁缺损暂时性关闭+VSD 引流术

培养为屎肠球菌,血培养 5 天无细菌生长。故继续予亚胺培南-西司他丁钠+克林霉素+利奈唑胺抗感染,庆大霉素+生理盐水持续冲洗 VSD 引流。

2 月 27 日,创口引流液培养出鲍曼不动杆菌及屎肠球菌,多重耐药菌(MDRO),根据培养结果选用敏感抗生素,今停亚胺培南-西司他丁钠+克林霉素,改头孢哌酮舒巴坦钠+替加环素(首剂加倍)静滴联合抗感染,继续利奈唑胺抗球菌治疗。

2 月 28 日～3 月 28 日,转出 ICU,急诊创伤外科普通病房继续治疗,治疗期间多次行右髋关节离断术后坏死肌肉软组织清创 VSD 引流术。期间各项生命体征平稳。

3 月 30 日,患者腹膜已达瘢痕愈合,遂转手显微外科继续创面治疗,予头孢哌酮舒巴坦钠抗感染治疗。

4 月 6 日,创面细菌培养提示屎肠球菌,今右髋扩创 VSD 术后改用万古霉素针抗感染。

4 月 12 日,出现腹胀等肠梗阻表现,暂禁食,加强营养支持,加用奥硝唑抗感染治疗。多次清创后补充诊断右侧髂骨翼坏死、骨髓炎。

4 月 14 日,近期体温反复,最高约 39.5℃。经全院讨论后行右侧半骨盆离断术。转入 ICU 进一步监护治疗,予以美罗培南联合利奈唑胺抗感染,等待手术。

4 月 17 日 14:00,全麻下行右半骨盆离断(骨科)+肠管回纳、缺损腹膜修补、暂时性腹腔关闭(急诊创伤外科)(图 55-9~图 55-11)。手术顺利,术后继续予美罗培南联合利奈唑胺抗感染,营养支持等治疗。尿培养回报白假丝酵母菌,2% 碳酸氢钠膀胱冲洗。术后夜间髋部 VSD 引流管引流出大量血性液,停创口生理盐水冲洗,继续持续负压吸引,动态观察引流液情况,共输红细胞悬液 1 200ml,新鲜冰冻血浆 530ml。

4 月 18 日,P 100 次/min,R 20 次/min,NBP 112/75mmHg(去甲肾上腺素 2mg/h 维持下)。复测 Hb 65g/L,继续输红细胞悬液 700ml,新鲜冰冻血浆 970ml。

4 月 20 日,T 37.0～37.6℃,P 80～108 次/min,R 13～21 次/min,BP 126～173/70～99mmHg(已停用去甲肾上腺素)。转外科普通病房治疗创面,继续美罗培南针感染。

4 月 23 日,行 VSD 更换术,术中见右髋部创面外露,存在一个巨大的腔室,脓性渗出,炎症水肿,可见肠瘘,创面中肠液和内容物外露,创面坏死组织较多。

4 月 24 日,因肠管外露,肠瘘,VSD 吸引疼痛难忍,转急诊创伤外科治疗。

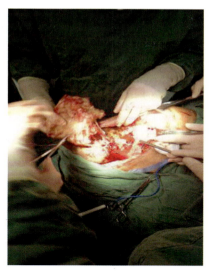

图 55-9　右半骨盆离断（骨科）+肠管回纳、缺损腹膜修补、暂时性腹腔关闭

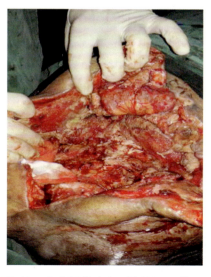

图 55-10　右半骨盆离断（骨科）+肠管回纳、缺损腹膜修补、暂时性腹腔关闭

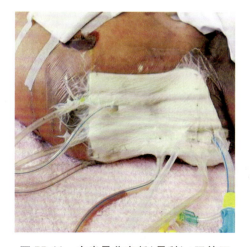

图 55-11　右半骨盆离断（骨科）+肠管回纳、缺损腹膜修补、暂时性腹腔关闭

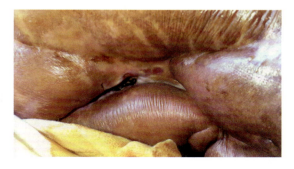

图 55-12　右髋部创口

4 月 27 日，全麻下行右髋创口清创、肠瘘瘘口缝合、回肠结肠端侧吻合转流术。继续美罗培南抗感染，营养支持治疗，右髋创口持续 VSD 冲洗引流。

6 月 13 日，患者近来自觉右下肢刀割样疼痛，补充诊断：幻肢痛，对症处理，必要时可行脊髓电刺激植入术。

9 月 20 日，全麻下行瘘口切除+小肠端端吻合，并拆除 VSD。

10 月 25 日，全麻下行小肠切除吻合+肠瘘回纳+腹腔粘连松解术。

11 月 10 日，出院。右髋部创口愈合（图 55-12）。

【诊断】

1. 多发伤（ISS 34）
　1.1　胸部损伤
　　1.1.1　右侧第 3~8 肋骨骨折（AIS 3）
　1.2　闭合性骨盆粉碎性骨折（Tile C3 型）（AIS 5）
　　1.2.1　腹膜后血肿
　　1.2.2　右侧骶髂关节脱位
　　1.2.3　骶尾椎粉碎骨折
　　1.2.4　右侧髂骨骨折
　　1.2.5　两侧坐骨、耻骨骨折
　　1.2.6　右侧髂外动脉栓塞
2. 损伤并发症
　2.1　创伤性失血性休克
　2.2　低体温
　2.3　凝血功能障碍
　2.4　右髋部切口感染
　2.5　肠瘘
　2.6　腹壁疝
　ISS = $3^2 + 5^2 = 34$

【预后及随访】

住院 267 天，ICU 20 天，骨科 19 天，急诊创伤外科 228 天。
一年后扶拐步行来院复查，恢复好（图 55-13、图 55-14）。

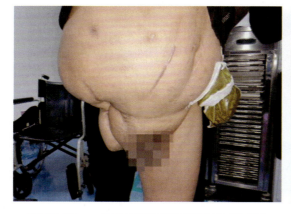
图 55-13　一年后扶拐步行来院复查（前面观）

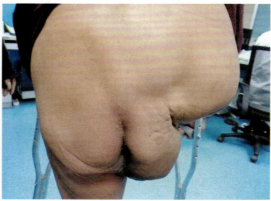
图 55-14　一年后扶拐步行来院复查（后面观）

【经验与体会】

本例严重创伤病例救治无疑是成功的，最终挽救了生命。遵循了血流动力学不稳定骨盆骨折救治急诊专家共识的意见,包括快速评估、骨盆床单包裹、血制品的使用、止血剂及创伤凝血病的纠正,最终 DSA 下栓塞止血等。遵循了损害控制原则,没有勉强去修复髂外动脉,而转入 ICU 复苏。

多学科团队协作的重要作用。整个救治过程中共输红细胞 5 700ml、血浆 5 240ml、血小板 10U,先后有急诊创伤外科、骨科、普外科、ICU、DSA、血管外科、麻醉科、血库等专业学科参与,以急诊创伤外科为主导,保证了救治有序和高效。从右髋关节离断到右半髋离断,根据病情需要,果断推进。创面的坏死感染和肠外露,急诊创伤外科和骨科密切合作,多次清创和 VSD 应用,肠瘘的有效处理都是协助患者渡过感染关的重要保证。ICU 的生命支持技术在严重创伤中的保障作用不容忽视。

【专家点评】

骨盆骨折有较高死亡率,可达 10%~50%[1],Rothen-berger[2]指出其中有 69%死于早期的大出血,所以骨盆骨折的早期止血治疗显得极为重要。开放性骨盆骨折急救措施包括:①损害控制性复苏;②伤口填塞及床单或骨盆带加压包裹;③外固定架;④动脉造影及栓塞;⑤腹膜外骨盆填塞[3]。本例正是采用 DSA 技术才成功救治。

血管介入栓塞止血治疗的优势:①诊断与治疗相结合,操作简单有效、创伤小、不增加出血。②可以在短时间找到出血源,并迅速止血。③选择性或者超选择性血管造影栓塞术可以准确地找到出血源。④作用类似血管的结扎止血,但保留了器官的毛细血管和吻合支。⑤即使血管造影栓塞术止血不理想,可以马上在介入手术床上进行剖腹探查术结扎血管。⑥可以同时造影明确其他脏器损伤出血情况。⑦介入栓塞不仅可以栓塞髂内动脉主干,也可栓塞髂内动脉的一系列分支,杜绝了因主干栓塞后其远端压力骤降致侧支循环快速建立所引起的再出血,也较髂内动脉结扎有明显优势。

血管介入栓塞止血治疗目前尚没有统一的手术指征,随着介入设备的普及和技术的提高,我们认为可以适当放宽适应证,其指征应为:①排除骨盆以外的出血源,有明显的失血症状体征;②CT 或超声提示有腹膜后血肿或盆腔血肿;③开放伤口难以止血;④受伤当日输血 1 000ml 以上仍未能稳定血压;⑤剖腹探查止血后仍不能维持血流动力学稳定;⑥不能确定骨盆出血状况且病情允许搬动者,可行介入造影检查,视情况可栓塞止血。

髋部及会阴部创面坏死感染早期行乙状结肠预防造瘘非常重要,本例患者创面感染难以控制,行造瘘术后有效减少了粪便污染,同时创面多次应用 VSD 负压封闭引流技术,才有效控制感染。早期应用足够广谱抗生素是治疗的重要辅助手段。会阴及髋部开放性外伤多为多种细菌混合感染,大多合并厌氧菌感染。一旦确诊,早期应选用对需氧菌和厌氧菌有效的广谱抗菌药物,并采用静脉联合、足量用药。亚胺培南-西司他丁钠+万古霉素+甲硝唑是临床上针对多种病原体所致的需氧菌/厌氧菌混合感染的首选药物[4]。一旦感染控制,体温、白细胞恢复正常,应注意停用抗菌药物,防止二重感染。

(赵刚　主任医师/博士生导师　山东大学附属中心医院
Email:zhaogang198@163.com)

【参考文献】

[1] NE GS,LEIT ME,GRUNE RJ,et al. The acute management of hemodynamically unstable multiple trauma patients with pelvic ring fractures[J]. J Trauma,1994,36:706-711.

［2］ROTHENBERGER DA,FISCHER RP,STRATE RG,et al. The mortatily associated with pelvic fractures［J］. Surgery,1978,84:356.

［3］张连阳. 骨盆骨折大出血救治到外科技术［J］. 创伤外科杂志,2015,17(1):1-4.

［4］ANDREASEN TJ,GREEN SD,CHILDERS BJ. Massive infectious soft tissue injury:diagnosis and management of necrotizing fasciitis and purpura fulminosa［J］. Plast Reconst Surg,2001,107(4):1025-1035.

第 56 章

重物砸伤致全身严重多发伤

【导读】

　　严重多发指单一致伤因素造成,2 个或 2 个以上解剖部位的损伤,至少有 1 个部位的损伤是严重伤。随着社会经济和交通事业的迅猛发展,严重多发伤的发病率明显上升。由于这类患者伤情较重,死亡率和致残率居高不下,是创伤救治的一个难点。损害控制理念最早是由 Stone 等教授提出,为临床救治严重多发伤患者提供了新的思路,是近二十年来创伤外科领域中涌现出来的一个极有实用价值的外科原则,包括采用简便可行、有效而损伤较小的应急救命手术处理致命性创伤;进一步复苏和计划分期手术处理非致命性创伤处理模式。损害控制性手术目的是救命、保全伤肢;控制污染;避免生理潜能进行性耗竭;为计划确定性手术赢得时机。

【病例简介】

　　患者女,31 岁,以"重物砸伤致下腹部、腰骶部疼痛 6 小时余"为主诉于 7 月 25 日 07:35 入院。

　　6 小时余前因重物砸伤致下腹部、腰骶部疼痛,当即无法站立行走,伴会阴部疼痛、阴道流血,出血量多(具体不详),伴心悸、出冷汗,并出现排尿障碍,无意识不清、呼之不应,无胸闷、胸痛、气促等不适。急诊于当地医院,查 CT 提示:右侧耻骨上下支骨折;左侧骶骨骨折;L_5 椎体左侧横突骨折宫颈血肿可能,盆底少量积血,腹盆腔皮下软组织挫伤;予"输血、补液"等处理后上述症状无明显缓解,遂转至上级医院,急诊查血常规:WBC 15.1×10^9/L,NEUT% 89.1%,Hb 77g/L,HCT 0.223;予骨盆兜带固定、输血、扩容、抗休克等处理,并请妇产科及泌尿外科急会诊,考虑多发性骨盆骨折、阴道裂伤、尿道断裂,急诊予阴道纱布填塞止血后阴道出血减少。现为求进一步诊治,急诊以全身严重多发伤、多发性骨盆骨折、阴道裂伤、尿道断裂、失血性休克收住入院。既往史无特殊。

　　入院查体:T 36.8℃,P 110 次/min,R 25 次/min,BP 81/55mmHg,急性贫血面容,表情痛苦,神志淡漠,查体不合作。双侧瞳孔等大等圆,对光反射灵敏。双肺呼吸音清晰,未闻及干湿性啰音。HR 110 次/min,律齐,各瓣膜听诊区未闻及杂音。腹平软,右下腹压痛,无反跳痛,余腹无压痛、反跳痛,未触及包块,肝脾肋下未触及,肠鸣音 4 次/min。专科查体:被动卧位,车送入院。脊柱生理弯曲度存在,无侧弯、前后凸畸形,腰 5 棘突及椎旁、左侧腰骶部压痛、叩击痛,腰椎活动受限,活动范围因疼痛无法配合。骨盆兜带固定状态,右下腹、髋部、会阴部可见多处软组织挫伤、皮下淤血,压痛明显,未触及明显骨擦感,骨盆分离、挤压试验阳性。双侧髋关节活动受限,活动范围因疼痛无法配合。阴道纱布填塞状态,可见鲜红色血性液体流出。双侧足背动脉搏动良好,末梢血运良好,感觉检查未见明显异常。

辅助检查:胸肺腹 CT(当地医院,7 月 25 日)示:右侧耻骨上下支骨折,左侧骶骨骨折,L_5 椎体左侧横突骨折,宫颈血肿可能,盆底少量积血,腹盆腔局部皮下软组织挫伤、积气。血常规(上级医院,7 月 25 日):WBC $15.1×10^9$/L,NE 89.1%,Hb 77g/L。

患者"全身严重多发伤、多发性骨盆骨折",已出现失血性休克,骨盆环不稳定,并出现阴道裂伤、尿道断裂,具备急诊手术指征。但患者循环系统不稳定,耐受性差,无法承受较重的二次打击。传统骨盆骨折切开复位内固定手术可以直视下复位并固定骨折,手术效果确切,但手术出血多、耗时长、风险极大,故暂不考虑内固定手术。根据损害控制理论,首先考虑使用简单有效、手术时间短、创伤小的应急救命手术处理骨盆骨折,待生命征相对平稳后再制定分期、分次手术治疗方案。故入院后立即在气管插管全麻下行双侧骨盆外固定架固定术+耻骨上膀胱造瘘术,顺利完成。术后继续予输血、补液扩容、升压等处理。但患者血压持续不稳,查体见阴道内填塞纱布渗血明显,见大量鲜红色血液溢出。考虑阴道裂伤,阴道内仍大量出血,请妇产科后会诊后立即行阴道裂伤缝合术+阴道血肿清除术。术中见:阴道下段 10 点至 2 点位置见一弧形裂伤,长度约6cm,阴道左侧裂伤深度约3cm,右侧向阴道深部裂伤至侧盆壁,前壁向盆壁裂伤,深探不到底,尿道断裂。术毕送急诊 ICU 继续加强监测、复苏。

术后返回急诊 ICU 复查血常规:WBC $9.0×10^9$/L,NEUT% 88.5%,Hb 64g/L,PLT $93×10^9$/L。血液学:PT 15.8 秒,INR 1.39,APTT 43.0 秒,FIB 0.90g/L,纤维蛋白(原)降解产物 14.6μg/ml,D-二聚体4.79mg/L。降钙素原 0.11ng/ml。尿常规:隐血(红细胞)+,红细胞数 52.4 个/μl。(7.26)生化:总蛋白 45g/L,白蛋白 29g/L,球蛋白 16g/L,钠 136mmol/L,钙 1.95mmol/L,镁 0.73mmol/L,前白蛋白 132.7mg/L。继续予输注悬浮红细胞、新鲜冰冻血浆及冷沉淀以扩容、纠正贫血并补充凝血因子。凝血全套提示 D-二聚体升高,予小剂量普通肝素泵入抗凝预防血栓形成。骨盆骨折致阴道及尿道裂伤,予头孢哌酮钠舒巴坦钠联合奥硝唑加强抗感染。余治疗予抑酸、营养支持、镇静、止痛等处理。患者生命征逐步趋于稳定,阴道出血基本控制。

术后 3 天复查血常规:WBC $11.1×10^9$/L,NEUT% 78.2%,Hb 61g/L,PLT $84×10^9$/L。凝血:PT 14.0 秒,INR 1.22,FIB 5.76g/L,纤维蛋白(原)降解产物 7.0μg/ml,D-二聚体 1.94mg/L。血红蛋白仍低,继续予输注红细胞以纠正贫血。由于复查凝血功能逐步改善,故予改用低分子肝素抗凝治疗。

此后患者病情相对平稳,无活动性出血征象,术后 6 天转回急诊外科病房继续予抗感染、抗凝、止痛、营养支持等处理。术后 8 天患者诉少许尿液从尿道口流出,后阴道持续排少量淡红色血性液体,请泌尿外科前来会诊,考虑尿道损伤:尿道阴道漏。留置 F16 导尿管 1 根,尿色淡黄。建议夹闭膀胱造瘘管,若尿管引流通畅,可拔除膀胱造瘘管。2 个月后尝试拔除尿管。故予夹闭膀胱造瘘管,见尿管引流通畅。

术后 10 天复查:血常规:WBC $11.4×10^9$/L,NEUT% $8.5×10^9$/L,Hb 78g/L,PLT $424×10^9$/L。患者多发性骨盆骨折,已行骨盆外固定架固定术,现患者生命征相对平稳。但外固定架增加护理难度,患者持续无法翻身,骨折及外固定架钉道处疼痛难忍,舒适度差,且根据文献报道,骨盆骨折切开复位内固定术尽可能于创伤后 2 周内完成,否则软组织粘连、骨痂生长将显著增加术野暴露及骨折复位难度,故拟行骨盆骨折二期手术治疗。考虑到患者右侧耻骨上下支及左侧骶骨均有骨折,需行骨盆骨折切开复位钢板内固定术以稳定骨盆前环,并且需行左侧骶髂关节螺钉内固定术以固定骶髂关节,恢复骨盆纵向稳定性。但骨盆骨折手术难度高,出血量多,耗时长,且上述两种手术体位不同,若同时行上述两种手术势必导致手术及麻醉时间过长、创伤过大、风险过高。考虑到患者生命征初步恢复稳定,根据损害控制理论,拟采用分期、分次手术方案。

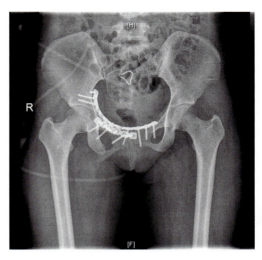

图 56-1　骨盆骨折切开复位钢板内固定术

8 月 7 日在气管插管全麻下行骨盆骨折切开复位钢板内固定术,术中见:盆腔内较多血凝块,予以去除血凝块并暴露双侧耻骨上下支及耻骨联合,可见右侧耻骨上支骨折,耻骨联合分离明显。术中出血约 600ml,输浓缩红细胞 800ml,血浆 200ml。术后继续予抗感染、补液、抗凝、营养支持等治疗。术后第 2 天患者即可适当翻身,加强双下肢活动。术后第 2 天复查血常规:WBC 17.5×10^9/L,NEUT% 85.9%,Hb 103g/L,PLT 488×10^9/L。血红蛋白明显升高。术后复查骨盆正位片示:双侧耻骨上肢骨折对位对线良好,内固定物位置满意(图 56-1)。

术后患者生命征平稳,于骨盆骨折切开复位内固定术后第 8 天行"经皮左侧骶髂关节螺钉内固定术",术顺。术后继续予抗感染、止痛、营养神经、补钙、补液等对症处理。术后复查X 线片如图 56-2、图 56-3。

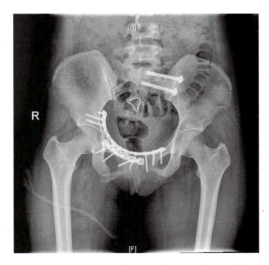

图 56-2　经皮左侧骶髂关节螺钉内固定术

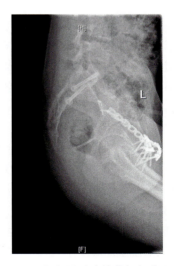

图 56-3　经皮左侧骶髂关节螺钉内固定术

术后 6 天,患者病情稳定,办理出院手续。

【诊断】

1. 多发伤(ISS 34)

　1.1　腹部损伤

　　1.1.1　尿道断裂（AIS 3）

　　1.1.2　阴道裂伤（AIS 1）

　　1.1.3　L5 左侧横突骨折（AIS 2）

　1.2　骨盆损伤（AIS 3）

　　1.2.1　骨盆环骨折（AIS 5）

　　1.2.2　右侧耻骨上下支骨折

　　1.2.3　左侧骶骨骨折

2. 损伤并发症

　2.1　失血性休克（中度）

$$ISS = 3^2 + 5^2 = 34$$

【预后及随访】

　　患者术后 1 个月、3 个月定期返院复查，骨折愈合良好，未出现明显并发症，治疗效果满意。

【经验与体会】

　　在严重多发伤的治疗中，由于患者生命体征不稳定，早期、全面处理手术时间长，创伤大，患者无法耐受，反而增加了患者的死亡风险。因此损害控制理念逐步成为临床上处理严重多发伤的主流。损害控制性手术紧急处理威胁生命的创伤，如控制出血、减轻污染、骨折的局部稳定等，平衡了患者耐受能力差与手术时间、手术创伤两方面，为进一步的全面处理赢得了时间。处理严重多发伤时首先要对患者进行全面的评估、控制出血、骨折临时固定、清创、严密观察生命指征及生理指标。在各项生理指标恢复或接近正常后，再对患者进行骨折内固定手术。损害控制性手术的具体实施步骤有：①早期止血、清创、临时固定骨折；②入 ICU，纠正低体温、凝血功能紊乱以及血容量不足；③待病情稳定行骨折的最终固定。该患者诊疗过程中充分体现了损害控制理念，是运用损害控制理论成功救治严重多发伤患者的典型病例。

【专家点评】

　　损害控制外科主要是指针对那些严重创伤患者，改变以往在一开始就进行复杂、完整手术的策略，而是采用分期手术的方法，首先以快捷、简单的操作，维护患者的生理机制，控制伤情进一步恶化，使遭受严重创伤的患者获得复苏的时间和机会，然后再进行完整、合理的手术或分期手术。

　　本例早期确诊了骨盆骨折合并的尿道、阴道损伤，首先考虑使用简单有效、手术时间短、创伤小的应急救命手术处理骨盆骨折和阴道损伤，在全麻下行双侧骨盆外固定架固定+耻骨上膀胱造瘘术，请妇产科后会诊后立即行阴道裂伤缝合+阴道血肿清除术，待生命征相对平稳后再制定分期、分次制定了骨盆骨折手术治疗方案，分次在全麻下行骨盆骨折切开复位钢板内固定术和左侧骶髂关节螺钉内固定术。

　　骨盆骨折是创伤救治永恒的话题，骨盆环损伤约占全身骨折的 3%，其发生率为 19~37/10 万人年。在多发伤患者中，其发生率可上升到 25%，而在交通伤中骨盆骨折的发生率则高达 42%。由于骨盆与盆腔器官、神经血管、空腔脏器及泌尿生殖结构紧密相邻，所以这些损伤如果不能获得早期诊断和治疗，会导致广泛严重的并发症及晚期后遗症。

骨盆损伤的评估一定要基于以下几个方面：①反复检查患者的各项生命体征（血流动力学指标）；②详细的临床检查（骨盆稳定性、伴随的骨盆周围损伤、神经系统）；③骨性结构的影像学评估。一般可根据骨盆的平片作出急诊诊断，在损伤早期或晚期一旦怀疑有特定的损伤，则应采用超声、膀胱尿道造影、EMG 等其他辅助检查技术。本例患者为挤压伤，损伤部位相对局限，为诊断提供了便利，早期进行创口的探查，完善了诊断。

骨盆创伤救治可分为两个方面：血流动力学不稳定骨盆骨折的处理、骨盆骨折的分型和处理。血流动力学不稳定骨盆骨折多为高能量所致的严重创伤，早期难以控制的失血引起血流动力学不稳定及持续休克，是导致患者早期死亡和晚期多器官功能衰竭等并发症的主要原因[1-2]，近年来早期应用外固定支架、盆腔填塞、动脉造影和栓塞作为主动抢救血流动力学不稳定骨盆骨折的急救措施，已经成为血流动力学不稳定骨盆骨折的专家共识[3]（图 56-4）：

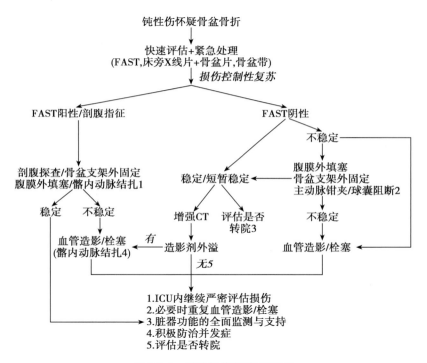

图 56-4　骨盆损伤救治流程图

其要点是在早期复苏的基础上进行外固定架固定及盆腔填塞等相对简易处理，其次考虑行造影栓塞等复杂治疗，然后转 ICU 进行进一步复苏。本例患者在早期复苏的基础上进行了外固定架的处理，但考虑到血流动力学不稳定，仅进行了创口的清创及填塞，未进行介入栓塞等进一步的止血治疗而控制失血不失为一种明智的选择。

由于存在尿道、阴道、直肠等开放腔道，同时局部组织疏松，开放性骨盆骨折的死亡率高达 60%～80%，早期确诊处理潜在的开放骨盆骨折是关键，对于骨盆骨折患者，采取常规行导尿以排查尿道损伤、常规阴道直肠指检等以排查阴道直肠损伤，对于合并创口大失血的患者，急诊即行经创口填塞止血，本例患者合并尿道损伤、阴道损伤，考虑致伤机制，应为开放性骨盆骨折的一种，早期进行了阴道填塞止血，并立即进行了清创以防止严重感染，为后续治疗创造了条件,是治疗成功的关键。

骨盆创伤确定性手术:由于骨盆骨折手术的复杂性,除非有利于血流动力学稳定,不主张进行骨盆骨折的早期确定性手术,如切开复位内固定,尤其对于血流动力学不稳定骨盆骨折不宜进行复杂的手术操作。Marvin Tile 确认的原则,后期确定性手术时机通常在 5~7 天左右,手术方案根据骨折的分型,少部分 B 型及大部分 C 型骨折考虑行内固定或微创内固定手术,外固定架可作为最终的治疗措施。

本例开放性骨盆骨折早期进行了创口的止血及清创,防止了继续失血及感染扩散,为开放性骨盆骨折的损伤患者救治提供了可供借鉴的案例。

（李新志　主任医师　三峡大学附属仁和医院

Email:Lixpj@163. com）

【参考文献】

[1] HAK DJ,SMITH WR,SUZUKI T. Management of hemorrhage in life-threatening pelvic fracture[J]. J Am Acad Orthop Surg,2009,17(7):447-457.

[2] SUZUKI T,SMITH WR,MOORE EE. Pelvic packing or angiography:Competitive or complementary? [J]Injury,2009,40(4):343-353.

[3] 张茂,赵小纲.血流动力学不稳定骨盆骨折急诊处理专家共识[J].中华急诊医学杂志,2015,1224(12):1314-1317.

第 57 章

高处坠落致头、颈、胸腹、骨盆损伤

【导读】

多发肋骨骨折伴胸腔积血时，多数胸外科医师担心出血来源于肋间动脉损伤，开放手术止血困难，因此不敢轻易手术，往往延误救治。如伴腹腔内脏器损伤、骨盆不稳定骨折，更是缺少愿意担当的手术医生，多次的 MDT，更是拖延时间，延误救治，但实体化的创伤中心在此类患者救治中可有更好的流程与结果。本中心救治的一例高处跌落伤患者，诊断为颅脑损伤、寰椎不稳定骨折合并严重胸外伤、腹腔内脏损伤、骨盆不稳定骨折、四肢不全瘫、失血性休克，ISS 评分 50 分，经中心独立救治，抢救成功。

【病例简介】

患者男，49 岁。

因"高处坠落致神志不清半小时"于 3 月 28 日 11:10 入院。

患者半小时前从约 8m 高处坠落至水泥地面，中间无阻挡，臀背部着地，当即神志不清，口腔流血，无恶心呕吐，无大小便失禁，由工友呼叫 120，120 接诊后予颈托固定颈部、开放静脉通路、给予氨甲环酸 1.0g 静推止血后转入院。

入院查体：体温无法测出，HR 132 次/min，R 28 次/min，BP 65/32mmHg，SpO$_2$ 80%，神志不清，两侧瞳孔等大等圆，直径 2.0mm，对光反射迟钝，口腔内可见血迹，多颗牙齿缺损或松动，颈部颈托固定在位，右肩部、右胸部可见大面积淤青伤痕，右肺呼吸音明显减低，左肺呼吸音粗，腹肌紧张，腹腔穿刺见不凝血，骨盆畸形明显，四肢无畸形，刺痛无反应。

急诊立即予以：①气管插管，机械通气，开放上肢。两路浅静脉通路及右侧锁骨下深静脉留置，快速补液（温林格液、羟乙基淀粉溶液）抗休克，氨甲环酸 1.0g 微泵静推止血，留置导尿、留置胃管、骨盆兜临时固定骨盆。②考虑低体温，予以加盖被褥，加温毯升温，温林格液补液。③查血常规、生化全套、凝血功能图、肝炎系列、血气分析、血型、交叉配血、HIV、梅毒抗体（图 57-1、图 57-2）。血常规提示血红蛋白、血细胞比容明显降低，立即联系血库输血（红细胞悬液 1 200ml，血浆 600ml）。

血气分析示代谢性酸中毒，予输 5% 碳酸氢钠 250ml 纠正酸中毒。

11:35 经积极抗休克后患者血压升至 92/62mmHg，急查 CT 提示：头颅 CT 未见明显异常，颈 1 椎体粉碎性骨折，右侧锁骨骨折。右侧多肋骨折，右肺挫伤，右侧血气胸，纵隔积气，肝脏包膜下出血，腹膜后血肿，右侧髂骨、髋臼、两侧耻骨上下支骨折，右侧髂骨周围血肿形成。腹、盆腔积血（图 57-3~图 57-6）。

检验项目	结果	单位	参考值	检验项目	结果	单位	参考值
白细胞	17.5 ↑	10^9/L	3.5~9.5	红细胞	2.33 ↓	10^{12}/L	4.30~5.80
中性粒细胞数	14.7 ↑	10^9/L	1.8~6.3	血红蛋白	74 ↓	g/L	130~175
中性粒细胞	84.2 ↑	%	40.0~75.0	红细胞压积	20.7 ↓	%	40.0~50.0
淋巴细胞数	2.3	10^9/L	1.1~3.2	平均红细胞体积	88.8	fL	82.0~100.0
淋巴细胞	12.9 ↓	%	20.0~50.0	平均血红蛋白含量	31.8	pg	27.0~34.0
单核细胞数	0.3	10^9/L	0.1~0.6	平均血红蛋白浓度	357 ↑	g/L	316~354
单核细胞	1.9 ↓	%	3.0~10.0	红细胞分布宽度	13.1	%	11.0~14.5
嗜酸性粒细胞数	0.14	10^9/L	0.02~0.52	血小板	186	10^9/L	125~350
嗜酸性粒细胞	0.8	%	0.4~8.0	平均血小板体积	8.9	fL	6.5~13.0
嗜碱性粒细胞数	0.0	10^9/L	0.00~0.06	血小板压积	0.17	%	0.11~0.28
嗜碱性粒细胞	0.2	%	0.0~1.0	血小板分布宽度	8.90 ↓	%	10.00~17.00

图 57-1　急诊血常规
提示血红蛋白明显降低

检验项目	结果	单位	参考值	检验项目	结果	单位	参考值
病人温度	37.00	摄氏度		氧饱和度	97.3	%	91.9~99.9
pH	7.22 ↓		7.35~7.45	红细胞压积	23 ↓	%	37~47
二氧化碳分压	36.0	mmHg	35~45	血红蛋白	7 ↓	g/dl	11~16
氧分压	114 ↑	mmHg	80~100	剩余碱	−12.20	mmol/L	
病人温度校正PH值	7.22 ↓		7.35~7.45	标准碳酸氢根浓度	14.60	mmol/L	
病人温度校正PCO$_2$值	36	mmHg	35~45	碳酸氢根浓度	14.1	mmol/L	
病人温度校正PO$_2$值	114.0 ↑	mmHg	80~100	乳酸	3.70 ↑	mmol/L	0.44~1.78

图 57-2　急诊血气分析
提示酸中毒明显

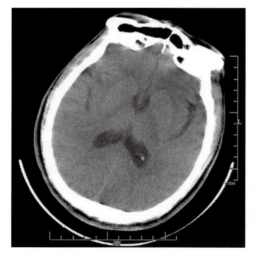

图 57-3　头颅 CT
提示未见明显异常

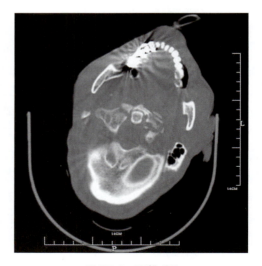

图 57-4　颈椎 CT
提示颈 1 椎体粉碎性骨折

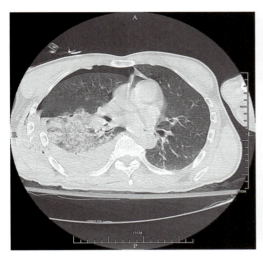

图 57-5　胸部 CT
提示右肺挫伤,右侧血气胸,纵隔积气

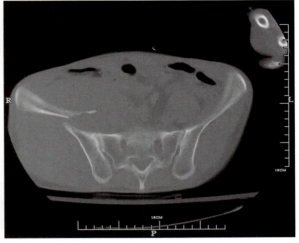

图 57-6　骨盆 CT
提示右侧髂骨、髋臼、两侧耻骨上下支骨折,右侧髂骨周围血肿形成

　　胸部 CT 提示右侧血气胸,立即行右侧胸腔闭式引流术,当即引出血性液体 750ml(图 57-7)。

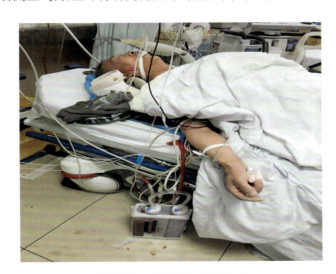

图 57-7　行胸腔闭式引流术

　　患者失血性休克,考虑出血主要来源为胸腔及盆腔,可行出血动脉栓塞或剖腹探查术。DSA 介入栓塞止血可以兼顾胸腔、盆腔,手术优势明显,故决定行 DSA 手术。

　　12:10 送至 DSA 室急诊行介入治疗,术中见右髂内动脉分支、右侧第 8 肋间动脉及右侧肝固有动脉分支造影剂外溢明显,遂决定行两侧髂内动脉栓塞术+第 8 肋间动脉栓塞术+肝动脉超选择性栓塞术(术中所用栓塞材料为明胶海绵颗粒及 cook 公司生产的弹簧圈)术中共输红细胞悬液 800ml,新鲜冰冻血浆 400ml(图 57-8)。

　　14:40 手术结束,患者转入创伤 ICU。查体:T 36.5℃,HR 109 次/min,BP 117/80mmHg。气管插管,机械通气,两侧瞳孔等大等圆,直径 2.0mm,对光反射迟钝,右侧胸腔闭式引流管引流通畅,水封瓶内气体溢出明显,少量血性液体引出,右肺呼吸音粗,闻及湿性啰音,左肺

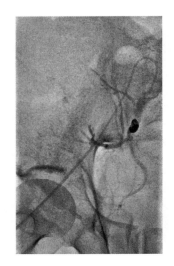

图 57-8　介入术中情况

呼吸音清,未闻及明显湿啰音,腹肌紧张,四肢无刺痛反应,四肢无畸形。予头孢他啶经验性预防感染、吗啡镇痛、咪达唑仑镇静及护胃、营养支持等对症治疗。

14:30 考虑不稳定型骨盆骨折、颈1椎体粉碎性骨折,于床旁行骨盆外固定支架固定术+颅骨牵引术。

17:10 复查血常规示 Hb 83g/L,患者血红蛋白较前无明显下降,T 36.7℃,HR 99 次/min,BP 121/76mmHg。

3 月 29 日 9:00 患者中深度昏迷,两侧瞳孔基本等大,直径 2.0mm,对光反射迟钝,气管插管接呼吸机通气下血氧饱和度 95%,BP 105/60mmHg,右肺呼吸音低,右侧胸腔闭式引流管通畅,水封瓶见明显气体溢出,两肺呼吸音粗,可闻及少许干湿性啰音,腹胀,四肢无活动。

10:00 予复查头颅 CT、胸部 CT 及腹部 CT 后发现右侧气胸,胸腔积液,心包积气,腹腔积气,考虑腹腔内空腔脏器破裂可能,完善术前准备后送手术室(图 57-9)。

11:00 开始手术,取腹部正中探查切口,探查腹腔,见腹腔内有积血约 450ml,脾脏膈面见不规则裂伤,长约 5cm,深 3.5cm,渗血不止,右肝膈面多处挫伤,可见渗血。探查升结肠旁沟,结肠肝曲,后腹膜及肾周见广泛血肿;膀胱挫伤伴局部血肿。切开结肠肝曲,见十二指肠降部挫伤,其他脏器未见明显异常。给予脾切除+肝脏电凝止血术。

13:10 手术结束,返回创伤 ICU。查体:患者中深度昏迷,两侧瞳孔等大,直径 2.0mm,对光反射迟钝,气管插管,血氧饱和度 95%,HR 120 次/min,心律齐,BP 116/77mmHg。继续予以预防感染、护胃、补液、营养支持等对症治疗。

4 月 4 日,查房见患者中深度昏迷,BP 124/73mmHg,HR 109 次/min,SpO_2 98%(FiO_2 40%),两肺听诊呼吸音粗,腹软,肠鸣音 3~5 次/min,四肢未见自主活动。开始肠内营养。

4 月 6 日,考虑肋骨骨折错位明显,行肋骨骨折切开复位内固定术+右锁骨骨折切开复位内固定术+气管切开术(图 57-10)。

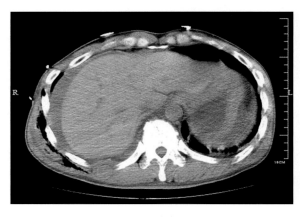

图 57-9　腹部 CT
提示腹腔积气,考虑腹腔内空腔脏器破裂可能

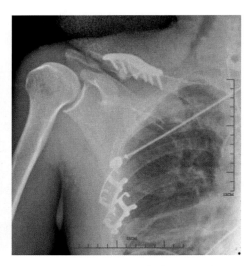

图 57-10　肋骨、锁骨骨折术后复查情况

4 月 8 日患者中度昏迷,GCS 评分 1+T+2。

4 月 9 日患者浅昏迷,GCS 评分 4+T+3,有自主睁眼,无配合动作,腹壁反射、提睾反射存。

4 月 16 日患者神志模糊,GCS 评分 4+T+4 分,有自主睁眼。

4 月 18 日成功脱机。

4 月 19 日转入创伤外科普通病房。

4 月 21 日患者要求转回当地医院继续治疗,予出院(图 57-11)。

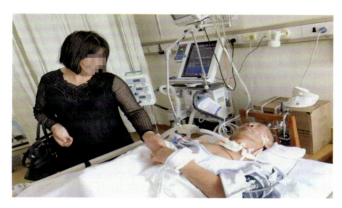

图 57-11　出院情况

【诊断】

1. 高处坠落致多发伤(ISS 50)

　1.1　头颈部损伤

　　1.1.1　左侧额部硬膜下出血(AIS 4)

　　1.1.2　两侧额顶部挫伤伴小血肿(AIS 4)

　　1.1.3　颈 1 椎体粉碎性骨折(AIS 5)

　1.2　胸部损伤

　　1.2.1　右肺挫伤(AIS 3)

　　1.2.2　右侧创伤性血气胸(AIS 4)

　　1.2.3　右侧多发肋骨骨折(AIS 3)

　1.3　腹部损伤

　　1.3.1　创伤性脾破裂(AIS 3)

　　1.3.2　肝挫裂伤(AIS 3)

　1.4　骨盆及四肢损伤

　　1.4.1　不稳定型骨盆骨折(C1 型)伴后腹膜血肿(AIS 4)

　　　1.4.1.1　右侧髂骨骨折

　　　1.4.1.2　右侧髋臼骨折

　　　1.4.1.3　两侧耻骨上支骨折

　　　1.4.1.4　右侧耻骨下支骨折

　　1.4.2　右侧锁骨骨折(AIS 2)

2. 损伤并发症

 2.1 失血性休克

 2.2 后腹膜血肿

 2.3 创伤性低体温

$$ISS = 4^2 + 3^2 + (4+1)^2 = 50$$

【预后及随访】

ICU 住 2 天,共住院 23 天。好转出院。

【经验与体会】

合并颅脑损伤、寰椎骨折、两侧多发肋骨骨折、腹内脏器损伤、骨盆不稳定骨折的多发伤患者是临床上最容易推诿的患者。若没有实体化创伤中心,易被延误治疗。创伤中心实体化救治团队,来院后考虑胸腹骨盆都需要止血,用 DSA 能够同时进行三个出血部位的栓塞止血,微创、手术范围广,符合损害控制复苏理念。DSA 栓塞止血应从最大可能损伤的血管或脏器开始,此例是不稳定型骨盆骨折,CT 提示右侧腹膜后血肿明显,故先行右侧髂内动脉栓塞,对双重动脉供血的脏器建议同时进行栓塞,故骨盆骨折本中心常规行双侧髂内动脉栓塞术。DSA 栓塞止血只对动脉性出血有效,对静脉性出血无效,如肝脏同时存在动静脉供血,一旦外伤,栓塞动脉后仍存在静脉持续出血可能,因而仍应密切关注生命体征的变化。

多发伤患者救治中手术探查可能加重患者损伤,出现二次打击,但不采取手术所造成的漏诊、误诊可能引起不可估量的后果,甚至导致死亡。本例患者 CT 提示腹腔积气,尽管剖腹探查未寻及破裂的空腔脏器,但却意外发现脾脏损伤、动脉出血,避免了漏诊漏治。

创伤性休克与颅脑损伤均可出现神志不清,因而休克合并颅脑损伤时,病情易被掩盖。故此类患者应及时复查头颅 CT,动态监测颅内情况,明确有无颅内损伤或迟发性颅内出血。本例患者入院时头颅 CT 提示颅内未见明显出血,此后复查头颅 CT 提示颅内出血、脑挫伤。

颈椎骨折患者,气管插管与气管切开都有较大风险,临床处置中常难以抉择。本例患者为寰椎粉碎性骨折,CT 明确后,按标准规范插管,亦无不良事件发生,只是应告知患者家属可能存在的操作风险。当然肋骨切开手术复位时,摆放体位也存在骨折颈椎移位风险,需同样告知风险。

此类患者预后均不佳,家庭的经济条件与家属的期望值应该知晓。本例患者家庭经济能力差,家属对患者的预后期望值不高,知晓病情后依从性差。后期治疗常不积极配合,造成医疗治疗欠及时。但在患者家属放弃救治前,本中心仍规范救治,最后患者平安出院,没有医疗纠纷产生,这点很值得点赞,也应引起大家关注。

【专家点评】

多发伤是当今世界的主要公共卫生问题之一,是 40 岁以下人群死亡的主要原因。多发伤的救治目标始终是降低致死率和致残率,张连阳认为速度是多发伤救治的灵魂,把握救治的时机则是有效救治的关键[1]。本例多发伤救治成功是建立在以急诊创伤中心为主体一体化模式的基础上,为该类患者的救治提供了一种不同于多发伤 MDT 和传统多科分诊的模式,更能体现多发伤救治的及时性、连续性、整体性、有效性。

多发创伤强调时效性,应充分体现多发伤救治的及时性、连续性、整体性、有效性。一体化救治团队实施多发伤患者的全部诊疗过程,避免大多数多发伤早期救治多专科会诊延误时间、忽视整体等问题,符合多发伤救治的"时间就是生命"的核心要求。目前国内对于多发伤的救治尚没有固定、统一、成熟的救治模式[2];多发伤国内创伤急救模式主要包括分散型和一体化两种类型。分散型就是将患者带到各专科或者请各专科会诊的模式,这种模式容易导致每个都负责、每个都不负责的推诿模式,常常是各种会诊及检查延误了黄金救治时间。一体化救治模式,是有意识地以一个创伤外科医师团队为主导,将患者指定在相对固定地点进行集中救治的模式,该模式重在突出创伤救治的整体性、及时性、连续性、有效性,强调以患者为中心的理念。为切实提升创伤救治能力,必须走实体化道路,坚持学科平台的"实体化病房+实体化团队"两个基本点[3]。

严重多发伤合并意识障碍的情况下很容易出现漏诊,腹部脏器损伤仍是最大的"黑箱",肝脾破裂及肠道损伤等的漏诊仍是多发伤患者严重并发症和死亡的重要因素,FAST 有助于迅速发现胸腹腔的大出血等,但对空腔脏器损伤还得依靠物理学检查和动态 CT,结合使用有利作出紧急手术等决策,本例脾脏损伤就是得益于一体化创伤中心的连续动态观察和创伤中心外科医生的素养。

本例患者有严重颅脑损伤、胸部外伤和颈 1 椎体骨折,昏迷并肺通气不足、血氧交换少、脊柱护理困难,有低氧血症、存在误吸和加重颈椎损伤可能等。气管切开术应尽早实施,达到保障呼吸通畅,建立长期人工通气,为患者临床抢救诊疗争取时间。

(陈春 主任医师 贵州省兴义市人民医院
Email:1398460301@qq.com)

【参考文献】

[1] 张连阳.努力提高多发伤救治速度[J].中华创伤杂志,2007,23(4):241-243.

[2] 代明盛,赵伟军,屠传建.成立创伤抢救小组在多发伤救治中的临床价值[J].浙江创伤外科,2015,1:162-164.

[3] 创伤中心建设标准(贵州省)专家委员会.Ⅱ级创伤中心(贵州省)建设标准(2017版)[J].中华创伤杂志,2017,33(12):5-8.

第58章
高处坠落致骨盆骨折合并会阴、直肠开放性损伤

【导读】

据文献报道开放性骨盆骨折常伴失血性休克死亡率高达40%~60%。救治不当极易发生严重不良后果：早期往往死于难以控制的大出血，后期则因感染引起脓毒血症危及生命。本例是合并会阴、直肠裂伤、尿道断裂的血流动力学不稳定性开放性骨盆骨折患者，急行DSA髂内动脉栓塞止血后，行尿道会师、膀胱造瘘，乙状结肠造瘘，最终救治成功。

【病例简介】

患者男，59岁，有"慢性支气管炎"病史10年。

因"高处坠落致多处疼痛伴出血1小时"于4月11日10:00入院。

患者1小时前从约1m高处坠落至水泥地面，臀部先着地，头、胸部依次着地，伤后即感头部、胸部、腹部、盆腔等多处疼痛，有恶心，无呕吐，无视物模糊，无胸闷气促，无小便失禁，由家属送入院。入院查体：神志清，精神软，BP 73/46mmHg，HR 106次/min，T 36.3℃，急性痛苦貌，前额可见2cm伤口，渗血明显，创缘不齐，两侧瞳孔等大等圆，直径约2.0mm，对光反射灵敏，颈软，无压痛，胸廓无明显畸形，两肺呼吸音粗，腹稍胀，无明显腹肌紧张，无压痛及反跳痛，肠鸣音3~4次/min，会阴部见一创口，长约5cm，活动性出血，肛门口可见血性液体流出（图58-1），阴囊肿胀明显，无明显触痛。肛门指检可触及直肠前壁破裂约1cm，指套染血。四肢活动尚可，皮温湿冷。

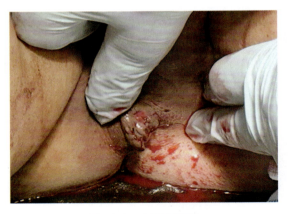

图58-1 会阴部撕裂

考虑骨盆骨折合并直肠会阴开放性损伤，立即予以快速补液抗休克（林格液、羟乙基淀粉酶溶液），并予会阴纱布条填塞止血、骨盆兜临时固定骨盆。因留置导尿失败，考虑合并尿道损伤可能，行床边膀胱穿刺置管造瘘，引出血性尿液。并予查血常规（图58-2）、凝血功能、生化全套、HIV+梅毒抗体、血气分析、血型、交叉配血、肝炎系列。

10:20患者收缩压上升至85mmHg后急查CT，结果提示"鼻骨骨折；右侧第1、3、4肋，左侧第1~5肋见骨折线影，两肺挫伤（图58-3、图58-4）；盆腔积液、积血、积气，骶骨右侧、右侧髂骨骨折；耻骨联合脱位、阴囊内积血、积气"（图58-5、图58-6）。依据患者失血性休克，会

阴伤口出血不止。考虑骨盆骨折动脉性出血可能性大,存在介入栓塞止血及剖腹探查指征。骨盆骨折出血开放性手术止血困难先行 DSA 下髂内动脉栓塞止血术。

检验目的:血常规(五分类)				备注:		
检验项目	结果	单位	参考值	检验项目	结果	单位	参考值

检验项目	结果	单位	参考值	检验项目	结果	单位	参考值
白细胞	13.8 ↑	10^9/L	3.5~9.5	红细胞	3.32 ↓	10^{12}/L	4.30~5.80
中性粒细胞数	11.2 ↑	10^9/L	1.8~6.3	血红蛋白	108 ↓	g/L	130~175
中性粒细胞	81.7 ↑	%	40.0~75.0	红细胞压积	30.8 ↓	%	40.0~50.0
淋巴细胞数	1.5	10^9/L	1.1~3.2	平均红细胞体积	92.8	fL	82.0~100.0
淋巴细胞	10.5 ↓	%	20.0~50.0	平均血红蛋白含量	32.5	pg	27.0~34.0
单核细胞数	0.9 ↑	10^9/L	0.1~0.6	平均血红蛋白浓度	351	g/L	316~354
单核细胞	6.8	%	3.0~10.0	红细胞分布宽度	12.5	%	11.0~14.5
嗜酸性粒细胞数	0.13	10^9/L	0.02~0.52	血小板	227	10^9/L	125~350
嗜酸性粒细胞	0.9	%	0.4~8.0	平均血小板体积	9.5	fL	6.5~13.0
嗜碱性粒细胞数	0.0	10^9/L	0.0~0.06	血小板压积	0.22	%	0.11~0.28
嗜碱性粒细胞	0.1	%	0.0~1.0	血小板分布宽度	9.70 ↓	%	10.00~17.00

图 58-2　入院血常规

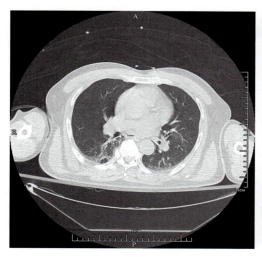

图 58-3　胸部 CT
肋骨骨折,两肺挫伤

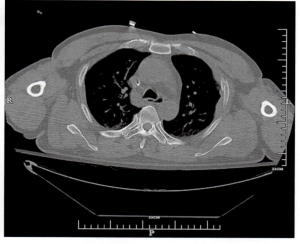

图 58-4　胸部 CT
肋骨骨折,两肺挫伤

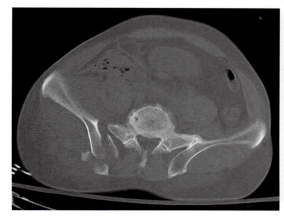

图 58-5　盆腔 CT
右侧骶骨骨折,骶髂关节分离

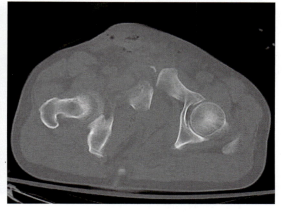

图 58-6　盆腔 CT
右侧骶骨骨折,骶髂关节分离

10:40～11:40(图58-7)行两侧髂内动脉栓塞术,术中见两侧髂内动脉分支均有造影剂外溢,予以适量明胶海绵颗粒及 cook 弹簧圈栓塞两侧髂内动脉主干(图58-8)。术后收缩压升至95mmHg,转送手术室行剖腹探查术。

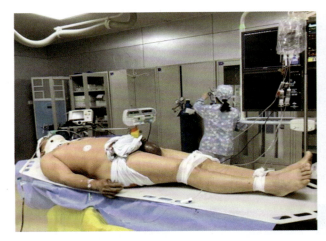

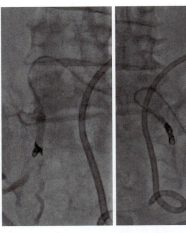

图58-7　患者位于导管室等待手术　　　　　　图58-8　两侧髂内动脉栓塞术术中

12:10～14:30 全麻成功后,取下腹部正中切口,探查腹腔见腹腔内无出血,肠管无损伤,腹膜后见一血肿约 10cm×10cm,尿道膜部断裂、分离。另见会阴部见一创口,长约 5cm,距肛周 3cm 处直肠前壁一裂口约 1cm,阴囊肿胀明显。给以直肠修补+乙状结肠造口+尿道会师+膀胱造瘘+会阴部清创术+骨盆外固定支架固定术(图58-9、图58-10)。术中出血约 500ml,共输红细胞悬液 1 200ml,新鲜冰冻血浆 980ml。术后转入创伤 ICU,T 36.8℃,HR 107 次/min,BP 159/104mmHg,予哌拉西林他唑巴坦 3.375g 静滴 q8h 经验性预防感染及补液支持等对症治疗。查血常规、凝血功能,血红蛋白较术前略下降,凝血功能未见明显异常。

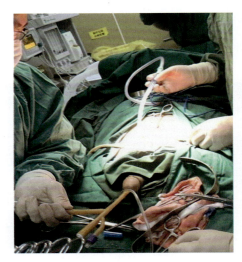

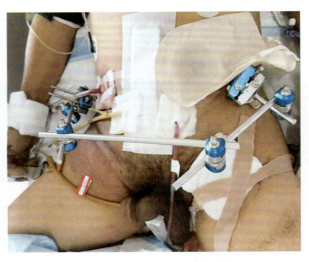

图58-9　直肠修补+乙状结肠造口+尿道会师+膀胱造瘘+会阴部清创术+骨盆外固定支架固定术

图58-10　直肠修补+乙状结肠造口+尿道会师+膀胱造瘘+会阴部清创术+骨盆外固定支架固定术

4月12日09:00,术后第一天,查体:神志清,精神软,T 38.1℃,HR 90 次/min,BP 100/52mmHg,气管插管,机械通气(呼吸机 PSV 模式),镇静镇痛状态,头部敷料包扎干洁,腹部切口敷料包扎干洁,各引流管通畅,腹腔引流管引出 45ml 血性液体;膀胱造瘘口共引出 100ml 液体;直肠引流管引出 480ml 血性液体;皮下引流管引出 290ml 血性液体;盆腔引流管引出 30ml 血性液体;肛门造瘘口未见明显液体,肠鸣音 3~4 次/min,骨盆外固定支架固定在位,阴囊肿胀明显,无明显触痛。留置导尿在位,可见血性尿液引出。四肢活动尚可。

4月13日患者咳嗽有力,给予脱呼吸机,拔除气管插管。

4月15日患者生命体征平稳,转创伤病房。

4月18日床边B超提示腹腔及盆腔内未见明显积液,故予以拔除腹腔及盆腔引流管。

4月25日行骨盆骨折伴脱位切开复位钢板内固定术,术后复查X线及重建(图58-11)。

5月5日拆线出院(图58-12)。

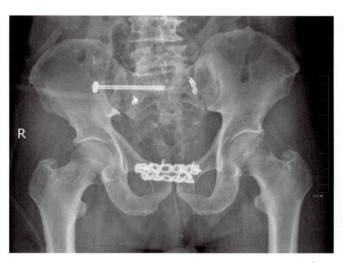
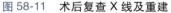

图 58-11　术后复查 X 线及重建

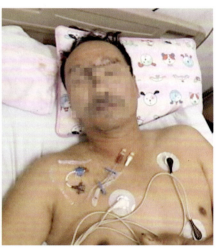

图 58-12　出院前

【诊断】

1. 高处坠落致多发伤(ISS 50)

　1.1　头部损伤

　　头皮裂伤(AIS 1)

　1.2　颌面部损伤

　　鼻骨骨折（AIS 1）

　1.3　胸部损伤

　　1.3.1　双肺挫伤(AIS 4)

　　1.3.2　双侧多发肋骨骨折(AIS 4)

　1.4　腹部损伤

　　1.4.1　直肠破裂(AIS 3)

　　1.4.2　尿道断裂(AIS 3)

　1.5　骨盆骨折(C1 型)(AIS 5)

　　1.5.1　右侧髂骨骨折

　　1.5.2　右侧骶骨骨折

　　1.5.3　耻骨联合脱位

　　1.5.4　会阴裂伤

　　1.5.5　阴囊血肿

2. 损伤并发症

　2.1　失血性休克

$ISS = 4^2 + 5^2 + 3^2 = 50$

【预后及随访】

　　患者共住院 24 天,其中创伤 ICU 2 天。

　　出院时患者神志清,小便正常,腹部、会阴部切口愈合佳,四肢运动、感觉无异常。11 个月后复查患者恢复可(图 58-13)。

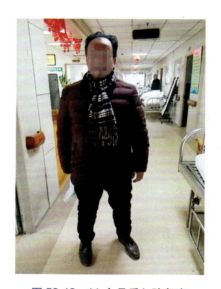

图 58-13　11 个月后入院复查

【经验与体会】

　　开放性骨盆骨折因无后腹膜的包裹作用,伤口往往流血不止,骨盆骨折有效的控制出血是救治的关键,可行 DSA 下栓塞止血、髂内动脉结扎术、腹膜后填塞、骨盆外固定支架临时固定等措施。如果骨盆骨折伴有动脉性损伤出血,DSA 下栓塞止血是最佳的治疗方法。在微创、局麻下即可完成,对血压影响不大,契合损害控制理念。更何况两侧髂内动脉栓塞同时,还可进行腹腔干、肠系膜动脉、肾动脉等造影诊断相应脏器有无出血,可一并栓塞止血。当然开放性骨盆骨折急诊早期的伤口填塞止血也很重要,可以尽可能减少伤口的出血。

　　直肠肛管、会阴裂伤是骨盆骨折的常见合并伤。直肠上中 1/3 损伤可导致急性弥漫性腹膜炎,下 1/3 损伤易引起直肠周围间隙严重感染,甚至脓毒血症。骨盆骨折合并伤的早期处置相对简单,关键在于早期发现。若出现下腹部疼痛、腹膜炎体征、血便、肛门指诊带血,则直肠肛管损伤基本可以确定。直肠肛管及会阴开放损伤可Ⅰ期清创缝合修补但一定需结肠改道、乙状结肠造瘘，并根据破损位置是否进行腹腔冲洗引流与骶前引流。因腹膜外直肠肛管周围组织间隙疏松，一旦感染容易扩散。而乙状结肠造瘘可以减少肠内容物对创口的污染，有效地减少感染机会。对于尿道损伤，需及时进行尿道会师与膀胱造瘘，可在结乙状结肠造瘘时同时完成。

【专家点评】

开放性骨盆骨折是一种高能量损伤，大部分为不稳定性骨折，骨折端与皮肤、直肠、尿道、阴道相通，合并大出血死亡率高达26%~50%[1]。开放性骨盆骨折的死亡可以分三个阶段，第一个阶段是多发伤合并开放性骨盆骨折，早期由于合并颅脑或者大血管损伤死亡；第二个阶段是骨盆骨折大出血死亡，近年这类死亡逐渐降低；第三个阶段是后期的脓毒血症导致的死亡。对外科医生而言开放性骨盆骨折的抢救与治疗是一个很具挑战性的工作。本例采取了早期紧急联合多种方法控制骨盆出血成功救治、尿道会师、直肠肛管损伤控制手术、术后入住ICU，成功救治该患者，为该类患者的救治提供了有益的借鉴。

针对骨盆骨折出血来源采取措施是急诊的首要目标。骨盆骨折出血的来源主要是骨折断端、盆底内静脉丛和动脉出血，开放性骨盆骨折还有周围组织出血。所以有效的骨盆固定稳定骨盆、髂内动脉栓塞和腹膜后填塞止血法等多方式联合使用在严重骨盆骨折的止血中有着重要的作用[2]。

在骨盆骨折中膀胱和尿道损伤的发生率为13%。对开放性骨盆骨折的患者，常规行导尿，对无法导尿，或者少量血性尿液流出，可以明确诊断，早期剖腹探查，传统的做法是膀胱造瘘或尿道会师术即可，预后良好。

对骨盆骨折，常规行直肠指检，指套染血，可以明确诊断直肠肛管损伤。周东生等[3]认为伴有直肠、肛管损伤的开放性骨盆骨折具有较高的死亡率，创口彻底清创引流，早期结肠造瘘及骨盆固定是此类损伤急救处理的关键。

开放性骨盆骨折的患者抗生素的使用时机，应当早期联合使用抗生素，最迟宜在生命支持复苏后立即给予联合抗生素治疗，同时手术彻底清创及充分引流、手术后入住创伤ICU并持续抗生素治疗，是防止后期脓毒血症导致死亡的关键。

（陈春　主任医师　贵州省兴义市人民医院
Email：1398460301@qq.com）

【参考文献】

［1］DUCHESNE JC，BHARMR HM，DINI AA，et al. Open-book pelvic fractures with perineal open wounds：a significant morbid combination[J]. Am Surg，2009，75（12）：1227-1233.

［2］OSBORN PM，SMITH WR，MOORE EE，et al. Direct retroperitoneal pelvic packing versus pelvic angiography：a comparison of two management protocols for haemodynamically unstablt pelvic fractures[J]. Injury，2009，40（1）：54-60.

［3］周东生，董金磊，王伯珉，等.伴直肠肛管损伤的开放性骨盆骨折的早期急救处理策略及死亡危险因素分析[J].中华骨科杂志，2010，11（30）：1121-1126.

第59章

压路车碾压致开放性骨盆损伤

【导读】

开放性骨盆损伤病死率高达 50%。致死的主要原因是难以控制的大出血,因而止血是早期救治的关键。本例采用腹膜外、盆腔内盐水巾填塞,达到了止血目的,最后成功救治患者,可供不具备 DSA 栓塞止血能力的医院借鉴。

【病例简介】

患者女,29 岁,已婚。

因"压路车碾压下腹后疼痛伴外阴流血半小时"于 7 月 5 日 18:20 入院。

患者半小时前因压路车碾压下腹部致伤处疼痛,为持续性撕裂样疼痛,活动时加剧,伴有会阴部流血不止,由 120 急送入院,途中出血约 500ml,伴口渴,大小便未解。伤后面色苍白,无意识障碍,无胸痛、呼吸困难,无恶心、呕吐。

入院查体:体温不能测出,P 120 次/min,R 20 次/min,BP 75/40mmHg,神志清,面色苍白,全身皮肤多处挫伤。两肺呼吸音粗,未闻及干湿性啰音。HR 120 次/min,律齐,未闻及杂音。下腹部可见轮胎压痕,大片皮肤挫伤,下腹部压痛、反跳痛明显。会阴部见 20cm 裂口,深及肌层,伴肛管毁损,指诊肛缘上 4cm 处右侧直肠壁可扪及 2cm 裂口,可触及骨折断端(图 59-1、图 59-2)。双上肢无异常,双下肢肌力检查不合作。在急诊科给予会阴部伤口盐水巾 4 块填塞止血,吸氧、心电监护、左上肢 2 路静脉及右锁骨下静脉开通输液,应用保温措施,给予骨盆床单包裹固定。

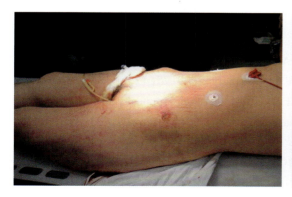

图 59-1 下腹及盆部碾压伤痕

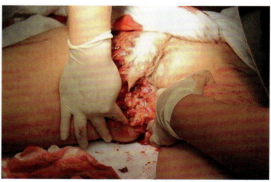

图 59-2 会阴部裂口

19：07 输红细胞悬液 600ml，血浆 480ml。行腹部 CT 检查（图 59-3、图 59-4）示右下腹壁软组织结构紊乱，内见气体影；腰 5 椎体右侧横突骨折，骶尾椎粉碎骨折，伴两侧骶髂关节脱位，右侧髂骨骨折，两侧坐骨、耻骨骨折。

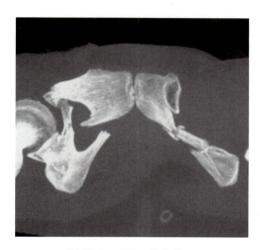

图 59-3　CT 示骨盆前环

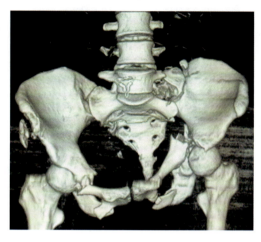

图 59-4　骨盆三维成像

19：30 在全麻下分两组同时行剖腹探查和会阴部清创术。探查发现：子宫前壁多处挫裂伤（图 59-5），腹膜后广泛血肿；会阴部裂伤伤口与盆腔相同，肛管毁损，内外括约肌粉碎断裂。请肛肠科及妇科会诊，行子宫及直肠修补+乙状结肠腹壁造口+盆腔内弹力绷带填塞、腹膜后盐水巾填塞+骨盆外支架固定+肛管成形+会阴清创+双下肢胫骨结节牵引术。术中失血约 2 000ml，血红蛋白最低至 37g/L，术中输红细胞悬液 2 000ml，输新鲜冰冻血浆 1 080ml，手术时间 3 小时。

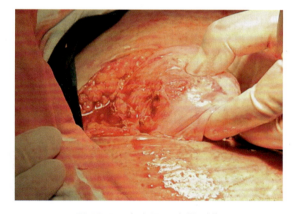

图 59-5　术中见子宫挫裂伤

22：30 手术结束转入 ICU，继续呼吸机机械通气，给予头孢他啶及替考拉宁抗感染，输注碳酸氢钠纠酸、抑制胃酸分泌、芬太尼镇痛。

23：24 凝血功能示凝血功能障碍，给予输新鲜冰冻血浆 830ml、红细胞悬液 800ml。

7 月 6 日 09：40 输冰冻血浆 1 010ml、红细胞悬液 600ml，至中午渗血明显改善。体温 41℃，改用亚胺培南-西司他丁钠+替考拉宁治疗。

7 月 7 日 09：54 输冰冻血浆 640ml 与血小板 10U。

7 月 9 日在全麻下取出盆腔内及腹膜后填塞绷带纱布（图 59-6）。

7 月 11 日腹部创面与手术切口出现红肿、渗出，考虑腹部切口感染，给予敞开换药（图 59-7）。

7 月 15 日患者出现高热，腹腔引流物培养提示鲍曼不动杆菌，改用头孢哌酮-舒巴坦抗感染。

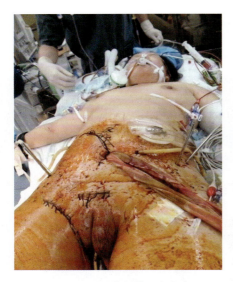

图 59-6　取出腹膜后盐水巾

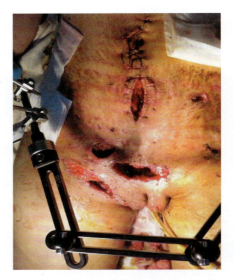

图 59-7　填塞物取出术后第 3 天

7 月 19 日患者诉右下肢活动受限、感觉异常。补充诊断右股神经、坐骨神经损伤伴右下肢不全瘫。行气管切开术。

7 月 20 日患者体温 39.5℃,痰、血、导管培养均为多重耐药鲍曼不动杆菌,根据药敏结果,加用替加环素抗感染。

7 月 25 日患者体温正常,继续,改头孢哌酮-舒巴坦抗感染。

7 月 29 日停呼吸机。

7 月 31 日拔除气管套管。

8 月 1 日腹部伤口愈合(图 59-8)。

8 月 2 日在 CT 引导下行“双侧骶髂关节螺钉内固定术”(图 59-9)。

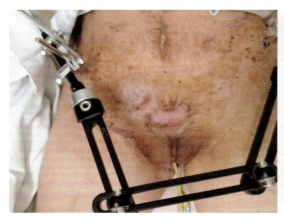

图 59-8　腹部伤口愈合

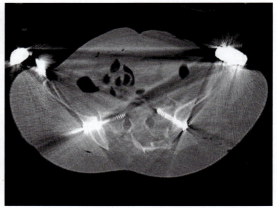

图 59-9　CT 引导下行骶髂关节复位螺钉固定术

9 月 16 日拆除骨盆外固定支架。

9 月 18 日出院。

【诊断】

1. 交通事故致多发伤(ISS 50)
　　1.1　腹部穿透伤
　　　　1.1.1　肛管直肠毁损伤(AIS 5)
　　　　1.1.2　子宫裂伤(AIS 3)
　　　　1.1.3　会阴部撕裂伤(AIS 2)
　　　　1.1.4　腰 5 椎体右侧横突骨折(AIS 2)
　　1.2　开放性骨盆粉碎性骨折(TILE C3 型)(AIS 5)
　　　　1.2.1　两侧骶髂关节脱位(AIS 4)
　　　　1.2.2　骶尾椎粉碎骨折(AIS 2)
　　　　1.2.3　右侧髂骨骨折(AIS 2)
　　　　1.2.4　两侧坐骨、耻骨骨折(AIS 2)
　　　　1.2.5　右股神经、坐骨神经损伤伴右下肢不全瘫(AIS 2)
2. 损伤并发症
　　2.1　失血性休克
　　2.2　低体温
　　2.3　凝血功能障碍
　　2.4　腹部切口感染
　　2.5　腹膜后血肿(AIS 3)
　　ISS = $5^2 + 5^2 = 50$

【预后及随访】

ICU 35 天,住院 75 天。

半年后步行来院复查,恢复好(图 59-10)。

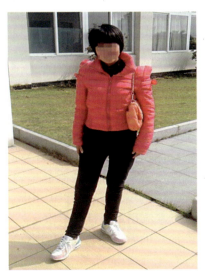

图 59-10　出院半年后步行来院

【经验与体会】

碾压致血流动力学不稳定骨盆骨折的多发伤患者,早期救治的重点在控制出血,要重视内出血与外出血的情况,首先是伤口填塞压迫,恢复骨盆腹膜后空间的完整性,减缓出血。并应用骨盆床单包裹、骨盆外支架固定骨盆减少盆腔容积,结合腹膜后填塞止血,乃至 DSA 栓塞等止血。

腹部碾压伤一定要注意腹壁坏死缺损的问题,要及时给予清创。会阴部裂伤、直肠破裂等应急诊手术清创,应用填塞止血时应加强感染防治,并注意观察伤后、腹腔内有无感染,及时处置,避免脓毒症的恶化。

因为患者伤势较重,查体不配合,主管医生查体不够仔细,会阴部伤口愈合后才开始发现右下肢无法活动,考虑骨盆骨折后相邻神经受损,好在神经营养药物早已应用,当时担心骶神经损伤,影响大小便功能。但延诊客观存在,应引起重视。

【专家点评】

本例 ISS 达 50 分。35 天出 ICU,75 天出院,半年后行走来院,完全康复,反映了较高的救治水平。

骨盆骨折占所有骨折 3%,是最常见的多发伤种类,其中 13% 伴有大出血。开放性骨盆骨折的紧急救治策略包括 5 个方面:①损害控制性复苏;②伤口填塞及床单或骨盆带加压包裹;③外固定架;④动脉造影及栓塞;⑤腹膜外骨盆填塞[1]。本例正是采用了除 DSA 外的其他 4 项策略和技术,才成功救治,为不具备 DSA 的单位救治此类患者提供了很好的借鉴。

失血性休克救治需要争分夺秒,首先是控制或减缓出血和在确定性控制出血之前维持生命器官的灌注(即允许性低压复苏)。创伤中心建设的首要任务就是创伤后大出血救治的流程、团队、技术和效果优化[2]。本例在急诊科用床单包裹限制骨盆容积,并采取手术填塞止血、输血止血和外支架限制骨盆容积,从而在伤后 15 小时成功控制出血。晶体液作为一种平衡盐溶液用于液体复苏,可恢复细胞外液容量,在大部分失血性休克病例中减少输血量,使容量恢复。最新的观点是在非控出血阶段,高渗盐水、高渗右旋糖酐、白蛋白与生理盐水复苏效果类似,应遵循最少量晶体液输注(前 6 小时 <3L)原则[3]。晶体液体复苏的量不应快速达到与大出血量相匹配的程度。本例在急诊科时左上肢 2 路静脉及右锁骨下静脉开通输液,应注意大量输注等渗晶体液可增加呼吸衰竭、间隙综合征及凝血病等风险。

本例存在肛管直肠毁损伤、开放性骨盆损伤和重度失血性休克,尤其是采用盆腔和腹膜外填塞,感染风险极高,应监测外周血白细胞、C 反应蛋白和降钙素原等感染指标的变化,明确通过查体等定位感染灶。由于多数外科医师对填塞止血技术应用经验不多,常常不轻易采用,或者填塞后不敢拔除。前者可能会导致部分患者失去成功控制出血的机会,后者则导致纱布周围感染。笔者曾经遇到肝周填塞 2 周转诊来的患者。填塞止血术后 24~48 小时,患者血流动力学稳定后,应计划性再次手术去除填塞物,若拔出纱布后再出血,可再次填塞。本例在填塞后 4 天拔出纱布。抗生素应用重要性虽然次于外科感染源控制,但恰当、及时的经验性抗生素覆盖是创伤后感染治疗的重要手段,应在创伤后尽早或发生脓毒症后 1 小时内使用广谱抗生素,建议持续 4~7 天[4],或者持续到患者白细胞和体温正常、经口进食后。本例在手术后先后使用了头孢他啶、替考拉宁、亚胺培南-西司他丁钠、替加环素等。替考拉宁为糖肽类药物,是治疗耐药阳性球菌(特别是 MRSA)的强效抗菌药物。头孢他啶为 3 代头孢,对阴性菌感染治疗效果较好,特别是对铜绿假单胞菌抗菌活性强大。亚胺培南-西司他丁钠(泰能)也是主要用于阴性菌感染的药物,特别适于治疗青霉素类和头孢类耐药的阴性菌的治疗。头孢他啶+替考拉宁或亚胺培南-西司他丁钠+替考拉宁一般常用于两种情况:①早期用于未查明病原体的严重细菌性感染的经验性治疗,在获得病原学证据应及时降阶梯治疗。②用于耐药的阳性菌、阴性菌混合感染。普通的非耐药菌引起的混合感染,一般不推荐。这两种临床常见的经验性联合用药属于无奈之举。这些方案几乎囊括了人体常见的致病菌和正常菌群,抗菌活性强大,长时间使用极易引起人体正常菌群紊乱,引起二重感染;并易筛选出多重耐药菌,一旦发生后续治疗非常困难。故使用上述方案应谨慎,且须及时评估,及时降阶梯或停药。本例 2 周后根据培养结果使用替加环素和头孢哌酮钠舒巴坦钠,逐渐控制感染。

避免漏诊是多发伤救治永恒的主题。与疾病不同,严重多发伤救治争分夺秒,接触患者后首要的任务是紧急救治挽救生命,在控制气道、呼吸循环功能稳定后才涉及诊断问题,而这一过程可能耗时数分钟到数小时,甚至更长时间。故多发伤诊断(或称伤情评估)更强调动态性和紧急性,其面临的挑战包括确定救治方案、避免遗漏或错误诊断等,临床上多发伤漏诊率在 2%～40% 之间。本例患者除开放性骨盆损伤等需要紧急手术外,查体时"双下肢肌力检查不合作"是遗漏诊断的关键环节,医师可能"想当然"认为是伤口疼痛、骨盆骨折等所致。避免遗漏诊断的关键策略是遵循 CRASHPLAN 系统查体,尤其是动脉(arteries)和神经(nerves)功能检查。动脉主要是外周动脉搏动和损伤情况,可行超声多普勒、CT 血管造影或 DSA 检查。神经功能则要求检查感觉、运动,明确各重要部位神经有无损伤及定位体征。本例右股神经、坐骨神经损伤伴右下肢不全瘫可能与双侧骶髂关节脱位、右侧髂骨骨折等相关,通过感觉、运动功能检查应有所发现。所幸本例患者不是更严重的脊髓损伤或坐骨神经断裂。

肛管直肠损伤主要通过会阴部查体、肛管直肠指诊、CT 及直肠或乙状结肠镜检查确诊。术中怀疑腹膜外段直肠损伤时,有作者提出根据致伤机制、便血等即推论直肠损伤而行近端结肠造口。黏膜完整性是除外直肠损伤(尤其是穿透伤)的金标准。但此时是否切开盆底腹膜探查争议较大,故对于骨盆穿透伤等高度怀疑有直肠损伤者应取截石位,便于术中行直肠镜或乙状结肠镜检查。本例通过查体发现会阴部伤口累及肛管,且直肠指诊可通过直肠裂口扪及骨折断端,从而确诊。肛管直肠损伤均需手术,手术是否分期依据肠壁损伤程度(累及肠管周径、组织缺损、去血管否等)、粪便污染、手术延迟、合并损伤和休克等的程度而定。本例为肛管直肠毁损伤,伴骨盆骨折和重度休克,采取乙状结肠造口及直肠修补、肛管成形术,策略恰当[5]。但由于盆腔、腹膜外填塞,以及括约肌毁损等,术后可能出现肛管直肠狭窄。在拟行乙状结肠造口还纳前应评估肛管直肠有无狭窄、肛门控制功能,包括行钡灌肠、肠镜、盆底 MRI 或 CT,甚至肛肠测压和排粪造影检查等。

(孙士锦　张连阳　主任医师　中国人民解放军陆军特色医学中心
Email:hpzhangly@163.com)

【参考文献】

[1]　张连阳.骨盆骨折大出血救治的外科技术[J].创伤外科杂志,2015,17(1):1-4.

[2]　创伤中心建设标准(贵州省)专家委员会.Ⅱ级创伤中心(贵州省)建设标准(2017版)[J].中华创伤杂志,2017,33(12):5-8.

［3］ Cannon JW. Hemorrhagic Shock［J］. N Engl J Med,2018,378(4):370-379.

［4］ Hedrick TL,Evans HL,Smith RL,et al. Can we define the ideal duration of antibiotic therapy?［J］Surg Infect,2006,7(5):419-432.

［5］ 张连阳.结直肠损伤救治的进展与陷阱［J］.世界华人消化杂志,2018,26(18):1083-1088.

第60章

骨盆骨折伴严重凝血功能障碍

【导读】

骨盆骨折占骨折总数的 1%~3%,多由高能量损伤所致,半数以上伴有合并伤,以失血性休克较为常见,救治不当死亡率极高。腹膜外盐水巾填塞、髂内动脉 DSA 下栓塞止血、骨盆兜或骨盆外支架固定等措施是血流动力学不稳定骨盆骨折救治的指南与国内外专家共识推广的主要方法,如何选用争议颇多。因当时本院无 DSA 设备,本例患者应用髂内动脉结扎+盆腔内盐水巾填塞+腹膜后盐水巾填塞+腹腔 VSD 造口,并予输注凝血酶原复合物、血浆、血小板等处理,最后成功救治。

【病例简介】

患者男,65 岁。

因"坠落伤致烦躁不安伴活动受限半小时"于 6 月 28 日 16:00 急诊入院。

患者半小时前从约 10m 高处坠落至水泥地面,臀部先着地,伤后致臀部、腰背部疼痛,无恶心呕吐、无头昏头疼,无昏迷。由家属送入院。入院查体:体温无法测出、BP 80~60/60~40mmHg,HR 120 次/min,神志清,精神软,面色苍白,两侧瞳孔等大等圆,直径 2.5mm,对光反射灵敏,胸腹部无明显压痛,腰背部压痛,活动受限,双下肢足背动脉搏动可触及。急诊予以保温并输加温液体、备血、抗休克治疗等处理。血压回升至 90/60mmHg 后行 CT 检查,提示:腰 1 椎体压缩性骨折,骶尾椎粉碎性骨折,左侧髂骨及左右耻骨上下支粉碎性骨折(图60-1,图 60-2),查血常规(图 60-3)。FAST 提示:未见腹腔及胸腔积液。

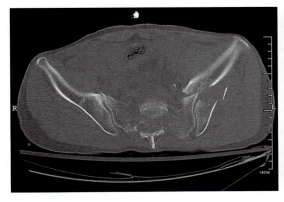

图 60-1 入院时急诊查 CT
提示:骶尾椎粉碎性骨折,左侧髂骨及左右耻骨上下支粉碎性骨折

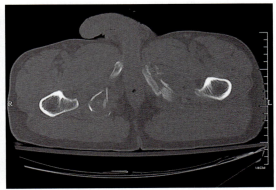

图 60-2 入院时急诊查 CT
提示:骶尾椎粉碎性骨折,左侧髂骨及左右耻骨上下支粉碎性骨折

项目名称	结果	单位	参考范围	提示
中性粒(手工)	77	%	40~75	↑
淋巴细胞(手工)	15	%	20~50	↓
单核细胞(手工)	7.0	%	3.0~10.0	→
嗜酸细胞(手工)	1.0	%	0.4~8	→
白细胞	6.2	10^9/L	3.5~9.5	→
中性粒细胞数	4.8	10^9/L	1.8~8.3	→
中性粒细胞	77.2	%	40.0~75.0	↑
淋巴细胞数	1.0	10^9/L	1.1~3.2	↓
淋巴细胞	15.4	%	20.0~50.0	↓
中值细胞	0.5	10^9/L	0.1~0.8	→
中值细胞比例	7.4	%	3.0~8.0	→
红细胞	2.03	10^{12}/L	4.30~5.80	↓
血红蛋白	57	g/L	130~175	↓
红细胞压积	18.7	%	40.0~50.0	↓
平均红细胞体积	92.0	fL	82.0~100.0	→
平均血红蛋白含量	28.1	pg	27.0~34.0	→
平均血红蛋白浓度	305	g/L	316~354	↓
红细胞分布宽度	13.6	%	11.0~14.5	→
血小板	47	10^9/L	125~350	↓
平均血小板体积	9.2	fL	6.5~13.0	→
血小板压积	0.4	ml/L	1.1~2.8	↓
血小板分布宽度	16.4	%	15.0~18.0	→
血小板(手工)	47.0	10^9/L	100.0~300.0　…	↓

图 60-3　入院时查血常规

16:25 收入创伤 ICU 继续复苏监护等对症治疗。入创伤 ICU 约 30 分钟后患者出现腹部饱满,血压下降至 70/35mmHg,FAST 提示:腹腔大量积液,考虑腹腔大出血,17:10 急诊送手术室,行全麻下行剖腹探查+两侧髂内动脉结扎+腹腔内盐水巾填塞+腹膜后盐水巾填塞+VSD 腹腔扩容+骨盆外固定支架固定术。

全麻后作腹部正中剖腹探查切口长约 25cm。腹腔内见明显出血给予吸引作自体血回输准备。探查腹腔见腹膜后从盆底到上腹部出血后形成巨大血肿(图 60-4),腹腔内广泛渗血,考虑腹膜后静脉丛出血,另做耻骨联合上切口长约 5cm,给以腹膜后两侧髂窝处盐水巾各 2 条填塞止血。因担心腹膜后巨大血肿,止血困难,伴有凝血障碍倾向,术中征求家属同意后决定再行两侧髂内动脉结扎+盆腔内盐水巾填塞止血+VSD 腹腔扩容术。探查未见腹腔内其他脏器明显损伤,吸净腹内积血,冲洗腹腔见后腹膜仍有渗血,考虑凝血功能障碍,取 4 条盐水巾填塞于后腹膜渗血处,放置盆腔引流管 1 条从右下腹引出固定。因腹腔内压力高,关腹困难,给予 VSD 2 块连接后与腹壁两侧全层缝合并用 3M 粘贴密封,接负压吸引(图 60-5),未见漏气,外敷盐水纱布保暖。骨盆外固定支架连接两侧固定针,调整骨盆后固定妥当。手术顺利,术中患者血压波动明显,术中出血(腹腔内估计出血量)5 000ml,输入自体血 750ml,血浆 1 480ml,红细胞悬液 800ml,晶体液 4 000ml,胶体液 1 000ml。

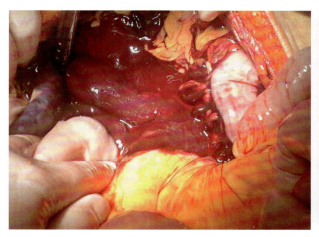

图 60-4　术中探查腹腔见后腹膜从盆底到上腹部出血后形成巨大血肿

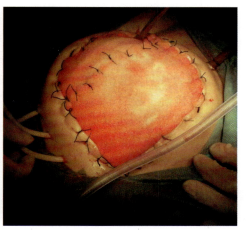

图 60-5　关腹困难,接负压吸引

10:30 术后转入创伤 ICU 病房,体温无法测出,血压 90/55mmHg,予以心电监护,机械通气,保温毯升温,输加温液体、抗休克治疗。继续予抗感染、止血、动态复查血常规、凝血功能、血压变化。

6 月 29 日 01:50 查 APTT 75.9 秒(图 60-6),肌钙蛋白+BNP 肌钙蛋白 I:弱阳性。考虑凝血功能障碍。因已经给予血小板 10U、凝血酶原复合物、血浆输注纠正,继续观察。心内科会诊,肌钙蛋白弱阳性考虑为休克原因导致。

项目名称	结　果	单　位	参考范围	提示
凝血酶原时间对照	12.0	S		→
活化部分凝血活酶…	28.0	S		→
凝血酶时间对照	16.0	S		→
活化部分凝血活酶…	75.9	S	23.5~36.0	↑
部分凝血活酶比值	2.71		0.80~1.20	↑
纤维蛋白原	76	mg/dl	200~400	↓
凝血酶时间	33.2	S	14.0~21.0	↑
凝血酶时间比值	2.10		0.80~1.20	↑
凝血酶原时间	17.3	S	10.5~14.0	↑
凝血酶原国际比值	1.45		0.85~1.15	↑

图 60-6　凝血功能

提示:凝血功能障碍

09:02 患者 BP 100/75mmHg,P 101 次/min,T 37.8℃,呼吸机辅助呼吸,两肺可闻及少量啰音,HR 101 次/min,未闻及心脏杂音。接化验室电话示肌钙蛋白 I:弱阳性,考虑和外伤相关,已予心内科会诊无特殊处理,关注心律及血压变化。

7 月 1 日 14:27 床边 B 超提示:两侧胸腔见液性暗区,左侧厚约 30mm,右侧厚约 35mm,

量少未定位;肝肾隐窝及脾肾隐窝见液性暗区厚约 7mm。生命体征平稳故未做处理。

7月2日00:05患者血常规提示"Hb 78g/L",且血红蛋白持续下降,有输血指征,故予输红细胞悬液 400ml 纠正贫血、改善氧供。

14:26 复查 PLT 53×10⁹/L,凝血功能:PT 11.9 秒,APTT 34.5 秒,FIB 507mg/dl,本预备行"腹膜后及两侧髂窝填塞纱布取出术+胸腔闭式引流术",应考虑到患者血小板低,易出血不止,待输血小板纠正后再行手术。

18:28 患者血常规提示 PLT 31×10⁹/L,有输血小板指征,故予输血小板 10U 补充血小板、减少自发性出血风险。

7月3日10:33 复查血常规提示:PLT 99×10⁹/L。今拟行"腹膜后及盆腔内填塞纱布取出术"。

13:00 在全麻下行腹腔内及腹膜后两侧髂窝填塞纱布取出术+腹腔造口关闭术。手术经过:患者平卧位,取除骨盆外固定支架连接杆,消毒后铺巾。选择盆腔填塞原切口处进入盆腔,见盆腔内少量淡血性液体,见填塞纱布,用止血钳拔除 5 块止血纱布,并用碘伏及大量生理盐水冲洗盆腔。腹部原 VSD 引流切口剪开进入腹腔,见腹腔少量淡血性液体,未见明显脓性液体,左右腹部共取出纱布 4 块,应用大量生理盐水及碘伏冲洗腹腔后未见明显鲜血渗出,后关腹(图 60-7,图 60-8)。手术顺利,生命体征平稳,安返创伤 ICU 病房。

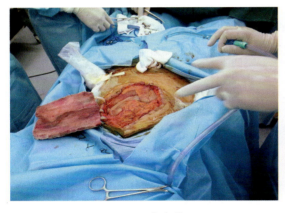
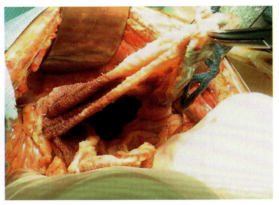

图 60-7　术中所见　　　　　图 60-8　术中所见

7月4日11:38 返回创伤 ICU 病房,BP 110/72mmHg,HR 98 次/min,辅助呼吸,继续抗感染治疗,关注患者腹部情况,再次告知患者注意腹腔再次出血可能。

14:30 患者凝血功能提示:FIB 430mg/dl,血常规提示:PLT 99×10⁹/L。

7月6日14:25 患者前后两天两次呼吸机改 PSV 模式后均感呼吸费力,无法耐受,考虑肺功能差,延迟脱机,并予复查肺部 CT。

7月7日16:00 胸部 CT:右侧少量气胸。两肺挫伤,两侧胸腔积液。大量胸腔积液,予以胸腔闭式引流;骨盆 CT:骨盆粉碎骨折,碎骨周围见软组织肿胀,支架外固定,金属伪影伴随。腹部 CT:肝脏后缘积液,右侧膈肌挫伤。患者改 PSV 模式后感呼吸乏力,考虑和右胸大量积液有关。患者腹腔引流管未见明显液体流出,故拔除腹腔引流管,余治疗同前。

7月9日09:58 目前腹腔内出血已控制,但骨盆骨折严重,有手术指征,限期手术治疗。

7 月 10 日 14:32 予脱机后面罩吸氧,氧饱和度可,无胸闷、气促。

7 月 14 日 09:20 患者生命体征平稳,今转创伤科病房继续治疗。

7 月 17 日 14:27 全麻下在 CT 室行骨盆骨折骶髂关节螺钉内固定术(图 60-9)。

7 月 18 日 15:06 复查骨盆 CT 提示:术后扫描螺钉位于骶 1 椎体内,位置好。给予哌拉西林他舒巴坦针预防感染、对症等处理。

8 月 1 日出院(图 60-10)。

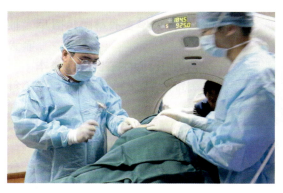

图 60-9　骨盆骨折骶髂关节螺钉内固定术

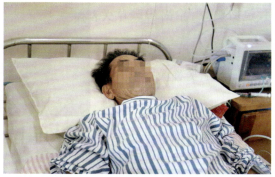

图 60-10　患者基本康复,出院前

【诊断】

1. 高处坠落致多发伤(ISS 45)
    1.1　胸部损伤
        1.1.1　两侧肺挫伤(AIS 4)
        1.1.2　两侧多根肋骨骨折(AIS 3)
    1.2　腹部损伤
        1.2.1　第一腰椎椎体骨折(AIS 2)
    1.3　闭合性骨盆损伤
        1.3.1　骨盆 C3 型骨折伴腹膜后巨大血肿(AIS 5)
            1.3.1.1　骶尾椎粉碎性骨折
            1.3.1.2　左侧髂骨粉碎性骨折
            1.3.1.3　左右耻骨上下支粉碎性骨折
2. 损伤并发症
    2.1　失血性休克
    2.2　凝血功能障碍
    2.3　低体温

ISS = $5^2+4^2+2^2$ = 45

【预后及随访】

住院 34 天,其中 EICU 14 天。

2 个月后在医院复查情况可(图 60-11)。

功,关键在于实体中心体系建设,动态评估并因地制宜的采取适宜的联合技术手段,早期关注并处理"致命三联征"的整体观的体现。

（陈春　主任医师　贵州省兴义市人民医院
Email:1398460301@qq.com）

【参考文献】

［1］ American college of surgeon. Advanced trauma life support［M］. 9th ed. ACS Committee on Trauma,Chicago:American College of Surgeons,2012:174-199.

［2］ RIZOLI SB,BOULANGER BR,MCLELLAN BA,et al. Injuries missed during initial assessment of blunt trauma patients［J］. Accid Anal Prey,1994,26(5):681-686.

第61章
车祸致骨盆骨折合并创伤性脑疝、膈疝、下肢开放性骨折

【导读】

重型颅脑损伤合并血流力学不稳定型骨盆骨折是临床救治的难点,伤者病情重、进展快,是真正考验创伤中心救治流程与业务能力的一类多发伤患者。本例患者不稳定骨盆骨折合并脑疝、膈疝、左下肢开放性骨折,ISS 评分 66 分,病情极其危重,经过努力,患者存活了7天,救治经过报告如下。

【病例简介】

患者男,59 岁。既往体健。

因"车祸致神志不清1小时"于 3 月 17 日 19:20 入院。

患者1小时前在雨中骑电瓶车横穿马路时被小汽车从左侧撞击,发生车祸,患者被撞飞5m 后头部着地,当即神志不清,120 接诊后途中予以吸氧、颈托固定、左下肢包扎夹板固定、开放上肢静脉通路等处理。

入院查体:深昏迷,GCS 评分:1+1+1。体温无法测出,P 127 次/min,R 22 次/min,BP 120/70mmHg,两侧瞳孔不等大,左侧 5.0mm,对光反射消失,右侧 2.0mm,对光反射迟钝,胸廓无畸形,胸廓挤压征(-),两肺听诊呼吸音粗,可闻及散在湿性啰音,心律齐,心音有力,未闻及病理性杂音,腹平软,左上腹可见大片擦伤痕,腹穿抽出不凝血,肛门指检指套未染血,左小腿中下段及外踝处各有一皮肤裂口,长度均约 10cm,分别见胫骨断端与腓骨骨折端外露,伤口污染明显,四肢皮温低,两侧足背动脉搏动弱。

急诊予以气管插管、机械通气、心电监护,开放右锁骨下深静脉,快速补液抗休克,并予以留置导尿,骨盆兜固定骨盆,左下肢加压包扎止血,申请输血(红细胞悬液 800ml,新鲜冰冻血浆 500ml),考虑低体温,予加盖被褥,加温毯升温,输加温液体。

血气分析结果考虑代谢性酸中毒合并呼吸性碱中毒,予以 5% 碳酸氢钠注射液 125ml 静滴纠正酸中毒。

19:45 送至 CT 室,查 CT 提示:左侧额颞部急性硬膜下血肿、蛛网膜下腔出血;左肺挫伤、左侧胸腔外伤性膈疝(胃肠疝入);左第 12 肋骨骨折;左侧腹腔内高密度出血,脾破裂、右侧髂骨、两侧骶骨、两侧耻骨上支、右侧耻骨下支骨折(图 61-1~图 61-3)。考虑失血性休克、脑疝、腹腔内脏损伤,存在开颅及剖腹探查指征。立即联系手术室,并做术前准备。

20:00 送至手术室,测 P 100 次/min,R 机械通气,BP113/67mmHg。分 3 组同时进行手术:神经外科组行去骨瓣减压术,普外科组行剖腹探查术,骨科组行骨盆+左下肢清创+外固定支架固定术(图 61-4)。

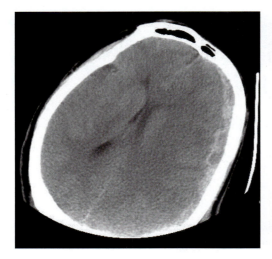

图 61-1 头部 CT
左侧额颞部急性硬膜下血肿、蛛网膜下腔
出血

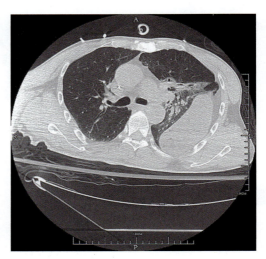

图 61-2 胸部 CT
左肺挫伤、左侧胸腔外伤性膈疝

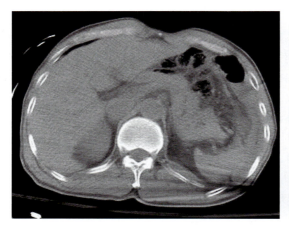

图 61-3 胸部 CT
左侧腹腔内高密度出血,脾破裂

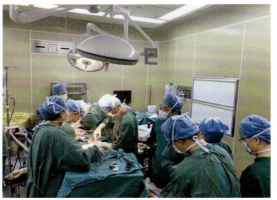

图 61-4 三组同时手术

神经外科组:颅内见左侧硬膜下血肿 40ml,左颞顶叶表面挫伤,遂行左侧硬膜下血肿清除术+去骨瓣减压术。

普外科组:探查腹腔见左侧膈肌破裂,长约 15cm,脾脏、胃、小肠疝入左侧胸腔,将脾脏、胃、小肠回纳入腹腔,见脾门血管挫伤伴出血不止,胃壁极度扩张,胃壁多处浆肌层挫裂,盆腔后腹膜见一血肿,大小约 10cm×10cm,腹腔及胸腔内积血约 800ml。探查其他脏器未见异常。决定行膈肌修补+脾脏切除+胃壁修补+左侧胸腔闭式引流术(图 61-5、图 61-6)。

骨科组:左小腿中下段及外踝可见两处不规则皮肤裂口,创口长度均为 10cm,分别可见胫骨断端与腓骨骨折端外露,胫腓骨呈粉碎性骨折,骨膜大片毁损,骨折端渗血。遂行左胫腓骨开放性骨折清创+外固定支架固定术,同时行骨盆外固定支架固定术(图 61-7)。

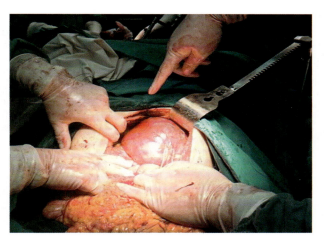

图 61-5　胃壁极度扩张

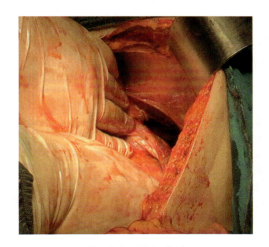

图 61-6　膈肌破裂

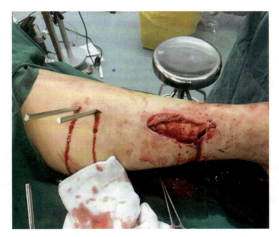

图 61-7　左胫腓骨开放性骨折清创术+外固定支架固定术

　　三组手术同时进行,术中血压最低降至 70/30mmHg,予去甲肾上腺素 6mg/50ml 微泵维持,术中出血约 800ml,共输晶体液 2 000ml,新鲜冰冻血浆 500ml,羟乙基淀粉 1 000ml,输红细胞悬液 1 600ml,尿量共 700ml。

　　23:00 手术结束,转入创伤 ICU(图 61-8)。入创伤 ICU 时患者神志昏迷,GCS 评分:1+T+1。气管插管,机械通气,T 35.7℃,P 88 次/min,BP 127/83mmHg(去甲肾上腺素 6mg/50ml,30ml/h 微泵),SpO$_2$ 86%(图 61-9)。头部切口敷料干洁,骨窗压力低,两侧瞳孔不等大,左侧 6.0mm,对光反射消失,右侧 3.5mm,对光反射迟钝,双肺呼吸音粗,可闻及湿性啰音,腹部切口敷料干洁,骨盆外固定支架固定在位,左下肢外固定支架固定在位,足背动脉搏动弱。继续予机械通气(PCV A/C 模式),保温、予亚胺培南-西司他丁钠 0.5g q6h 经验性预防感染及补液抗休克等对症治疗。

　　23:10 患者出现躁动,有不自主拔除气管插管动作(考虑麻醉变浅),给予芬太尼、吗啡针镇静、镇痛。

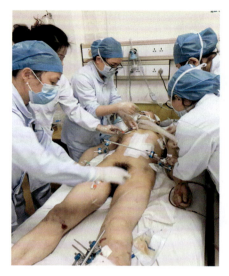

图 61-8　转入创伤 ICU 病房

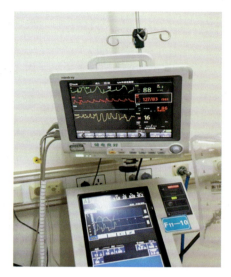

图 61-9　转入创伤 ICU 时生命体征

3月18日00:13复查血气分析提示酸中毒纠正,血红蛋白85g/L,较前无明显下降。查凝血功能提示 APTT、PT、INR 明显异常,予输注新鲜冰冻血浆 400ml、凝血酶原复合物 600U 纠正凝血功能异常(图 61-10)。患者血压趋向稳定,逐步下调去甲肾上腺素针剂量。

检验项目	结果	单位	参考值	检验项目	结果	单位	参考值
D-二聚体	45.99 ↑	mg/L	0.00~0.55	活化部分凝血活酶时间	>150 ↑	S	23.5~36.0
凝血酶原时间	>100 ↑	S	10.5~14.0	活化部分凝血活酶时间对照	28.0	S	
凝血酶原时间对照	12.0	S		凝血酶时间	>100 ↑	S	14.0~21.0
凝血酶原国际比值	>10 ↑		0.83~1.15	凝血酶时间对照	16.0	S	
纤维蛋白原	66 ↓	mg/dl	200~400				

图 61-10　查凝血功能

提示 APTT、PT、INR 明显异常

03:00 测 BP 127/86mmHg,予停去甲肾上腺素针。

08:40 测 BP 144/89mmHg,查血常规明显下降(图 61-11)Hb 58g/L,血细胞比容 26.1%,血红蛋白持续性下降,考虑骨盆骨折所致盆腔内出血可能性大,急诊行两侧髂内动脉栓塞术。

09:30 行两侧髂内动脉栓塞术(术中见两侧髂内动脉分支均有造影剂外溢,予以适量明胶海绵颗粒及 cook 弹簧圈栓塞两侧髂内动脉主干),10:35 术毕,术中共输红细胞悬液 800ml,新鲜冰冻血浆 400ml(图 61-12)。术后回创伤 ICU。生命体征:BP 143/85mmHg,HR 97 次/min,SaO_2 100%,瞳孔左侧 5.5mm,对光反射消失,右侧 2.5mm,对光反射迟钝。

3月19日09:50测 BP 135/69mmHg,HR 93 次/min,复查血常规提示血红蛋白 82g/L,血红蛋白较前上升,血流动力学稳定,考虑盆腔内活动性出血已基本控制。

13:15 患者 BP 145/85mmHg,左侧瞳孔散大 6mm,右侧瞳孔 4mm,骨窗压力偏高,急查头颅 CT 提示左额部血肿,中线结构右偏,脑室系统及纵裂池积血对照前片有进展(图 61-13)。

立即予以甘露醇针 250ml 脱水降颅内压,改善脑水肿。请神经外科会诊后急诊行左侧颅内血肿清除术。

检验项目	结果	单位	参考值	检验项目	结果	单位	参考值
超敏C-反应蛋白	314.3 ↑	mg/L	0.0~10.0	嗜碱性粒细胞	0.2	%	0.0~1.0
白细胞	7.8	10⁹/L	3.5~9.5	红细胞	1.89 ↓	10¹²/L	4.30~5.80
中性粒细胞数	6.5 ↑	10⁹/L	1.8~6.3	血红蛋白	58 ↓	g/L	130~175
中性粒细胞	83.6 ↑	%	40.0~75.0	红细胞压积	18.0 ↓	%	40.0~50.0
淋巴细胞数	0.7 ↓	10⁹/L	1.1~3.2	平均红细胞体积	95.3	fL	82.0~100.0
淋巴细胞	9.4 ↓	%	20.0~50.0	平均血红蛋白含量	30.8	pg	27.0~34.0
单核细胞数	0.5	10⁹/L	0.1~0.6	平均血红蛋白浓度	323	g/L	316~354
单核细胞	6.8	%	3.0~10.0	红细胞分布宽度	15.5 ↑	%	11.0~14.5
嗜酸性粒细胞数	0.00 ↓	10⁹/L	0.02~0.52	血小板	31 ↓	10⁹/L	125~350
嗜酸性粒细胞	0.0 ↓	%	0.4~8.0	平均血小板体积	10.4	fL	6.5~13.0
嗜碱性粒细胞数	0.0	10⁹/L	0.0~0.06	血小板(手工)	33.0 ↓	10⁹/L	100.0~300.0

图 61-11　血常规

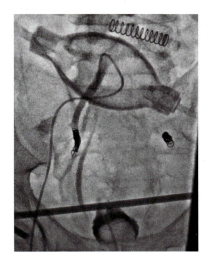

图 61-12　两侧髂内动脉栓塞术

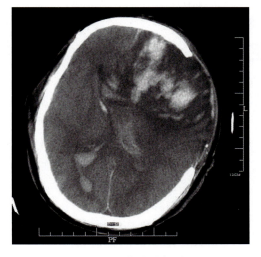

图 61-13　急查头颅 CT

14:05 行左侧脑内血肿清除术(取原左侧开颅手术切口,见硬膜呈蓝色,张力极高,见大量血凝块,清除左额颞顶叶广泛脑内血肿及失活脑组织约 80ml 后发现颅内压逐渐增加,伴脑膨出明显,途中血压不稳,取免缝神经补片一张减张修补硬脑膜,全层缝合头皮)。

15:40 术毕,术中血压偏低,最低至 80/45mmHg,予去甲肾上腺素针 20mg/50ml 微泵升压,术中共出血约 300ml,输红细胞悬液 800ml、新鲜冰冻血浆 400ml,晶体液 1 000ml。

15:45 手术结束,回创伤 ICU。查体:T 37.7℃,P 110 次/min,R 12 次/min,BP 122/72mmHg(去甲肾上腺素 10mg/50ml,15ml/h 微泵),神志中深度昏迷,GCS 评分 1+T+1,气管插管机械通气,双侧瞳孔散大 5.5mm,不等圆,对光反射消失。

16:10 术后复查头颅 CT 提示:左颞顶部术后伴颅内积气。左额部血肿,中线结构右偏。脑室系统及纵裂池积血,全脑肿胀明显(图 61-14)。

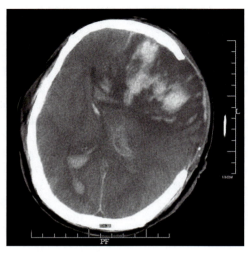

图 61-14 术后复查头颅 CT

3月20日00:10患者突发血压下降(低至87/54mmHg),自主呼吸明显减弱,双侧瞳孔散大,固定,d 6.0mm,对光反射消失,GCS1+T+1,考虑合并中枢性呼吸循环衰竭,立即加大去甲肾上腺素量(去甲肾上腺素20mg/50ml,15ml/h微泵)并加用垂体后叶素(12U/50ml 5ml/h)维持血压在120～140/70～100mmHg。

3月21日11:13接化验室危急值报告:钠167mmol/L,患者电解质紊乱,予减少静脉钠盐补充,继续生命支持治疗。

3月22日23:00患者神志深昏迷1+T+1,双侧瞳孔散大6.0mm,对光反射消失,测BP 132/86mmHg,HR 92次/min,予停垂体后叶素,并下调去甲肾上腺素针20mg/50ml 4ml/h微泵。

3月25日03:20患者出现心率下降,迅速出现心搏骤停,立即予心肺复苏,抢救无效,03:58宣布死亡。

【诊断】

1. 交通事故致多发伤(ISS 66)
   1.1　颅脑损伤
     1.1.1　脑挫伤(AIS 5)
     1.1.2　创伤性蛛网膜下腔出血(AIS 5)
     1.1.3　左侧创伤性硬膜下出血(AIS 5)
   1.2　胸部损伤
     1.2.1　左肺挫伤(AIS 3)
     1.2.2　左侧创伤性膈疝(AIS 3)
     1.2.3　左侧第12肋骨折(AIS 1)
   1.3　腹部损伤
     1.3.1　创伤性脾破裂(AIS 4)
     1.3.2　胃壁浆肌层挫裂伤(AIS 2)
   1.4　骨盆骨折(AIS 5)
     1.4.1　右侧髂骨骨折
     1.4.2　两侧骶骨骨折
     1.4.3　两侧耻骨上支骨折
     1.4.4　右侧耻骨下支骨折
   1.5　四肢损伤
     左胫腓骨开放性骨折(AIS 2)
2. 损伤并发症
   2.1　失血性休克

2.2　脑疝

2.3　凝血功能障碍

2.4　低体温

2.5　后腹膜血肿

2.6　电解质紊乱

$$ISS = 5^2 + 4^2 + 5^2 = 66$$

【预后及随访】

患者共住创伤 ICU 7 天,最后结局为死亡。

【经验与体会】

血流动力学不稳定骨盆骨折合并严重颅脑损伤,常因颅脑损伤症状明显、病情重而掩盖了骨盆骨折造成的损害[1]。失血性休克需及时止血,大量补液,抗休克,而脑疝患者需及时手术减压和/或者药物脱水降颅内压,临床存在降颅内压与升血压之间的矛盾,以及开颅减压手术与骨盆止血手术之间的矛盾。如何取得一个平衡点仍需值得探讨。该患者合并颅脑损伤,并发脑疝,则行开颅减压越早越好。而本例患者同时进行颅脑、胸腹、骨盆四肢手术,缩短了手术时间,及早确切止血。虽然最终因颅内再次出血、脑水肿脑疝、中枢性呼吸循环衰竭而抢救失败死亡,但前期的抢救值得借鉴。

骨盆骨折合并严重颅脑损伤,第一次手术是否需要同时手术?哪个手术先做呢?一直是讨论的焦点,止血手术应尽早进行,这一点意见一致。可脑疝呢,不做,脑外科肯定不同意,不减压会导致脑功能障碍,脑死亡可能,这个也不能推迟,幸运的是两台手术互不影响,可同时手术。因而作者选择了头颅减压和腹部探查止血同时进行。同时也将胃复位、破裂的膈肌修补,碎裂的脾切除止血。稳定骨盆、减少出血,作者想到了骨盆外支架固定,然后将开放的下肢伤口简单清创缝合后,作了个外支架固定,这样利于护理,这就是作者首次手术的临床思维。

首次手术回创伤 ICU 后不久(可能为麻醉变浅)患者双手乱动,似有拔管动作,让作者看到了清醒的希望与手术的效果,可最终结果不尽人意。再次患者脑肿胀的原因呢?是脑外科首次去骨瓣减压范围不够?还是颅内压监测不够,没有低温保护?还是再次手术不够及时?还是三者都存在。

二次止血应用 DSA 栓塞止血技术,符合损害控制理念[2]。术中造影剂外溢,确有出血,DSA 栓塞止血效果明确。但 DSA 救治时,观察病情不够仔细,术中血气分析、凝血功能指标没有监测,更没有纠正内环境,这是多数基层 DSA 室存在的问题。因而建议 DSA 室也应该常规配备血气分析设备,或者应有医者在 DSA 室中随时监测,纠正内环境。

【专家点评】

这是一例典型的严重多发伤,ISS 评分 66 分,虽然最后的结局患者死亡,但前期的抢救措施仍可圈可点。

该患者存在血流动力不稳定的骨盆骨折、颅脑损伤、腹腔内实质脏器破裂、膈肌破裂、肢体损伤,前三者是治疗的重点和难点。当血流动力不稳定的骨盆骨折合并脑伤时,颅内高压导致的心率减慢可以部分掩盖失血导致的心率增加,从而对失血性休克判断不足,而休克缺血缺氧会进一步加剧脑组织肿胀,颅内压更增高,形成恶性生理循环[3]。当这两种损伤同时存在时,也带来治疗矛盾。骨盆骨折出血未得到确切止血前,可以采取限制性液体复苏策略,收缩压不超过 90mmHg,而这个血压对于颅脑灌注是不够的,要求收缩压至少保持在 90~100mmHg[4]。

骨盆骨折的外科止血手段主要包括髂内动脉断血术(髂内动脉栓塞和髂内动脉结扎)、骨盆填塞、骨盆外固定[5]。如果没有腹内脏器损伤,患者年龄较大,可以选择微创技术-髂内动脉介入栓塞,如果需要开腹手术处理腹腔或盆腔内脏器损伤,则选择行髂内动脉结扎更节省时间和费用。骨盆填塞可以单独采用或联合其他止血技术。在填塞的同时,骨盆要有一个相对稳定的固定,这样才会使填塞有效,否则可能会发生无限制的填塞。骨盆外固定架主要是稳定骨盆,减少断端出血和继发性损伤,但对血流动力不稳定骨盆骨折单独采用往往难以奏效,需要结合其他止血技术。

对于多发伤,胸腹腔内出血往往临床医师有高度警惕并能得到及时处理,而骨盆骨折出血相对更隐匿,而且止血更困难,值得创伤医师重视!

(黄光斌   副主任医师   重庆市急救医疗中心
Email:hgbin563@163. com)

【参考文献】

[1] 陈大庆,陶洁茹,孟伟阳,等.血流动力学不稳定骨盆骨折诊治中若干问题探讨[J].中华创伤杂志,2016,32(7):582-586.

[2] COCCOLINI F,STAHEL PF,MONTORI G,et al. Pelvic trauma:WSES classification and guidelines[J]. World Journal of Emergency Surgery,2017,12:5.

[3] 吴新宝.不稳定骨盆骨折的治疗[J].中华创伤杂志,2010,26(7):577-580.

[4] 黄光斌,胡平,高劲谋,等.严重骨盆骨折 76 例早期救治分析[J].创伤外科杂志,2019,21(1):14-18.

[5] 高劲谋,胡平,田显扬,等.髂内动脉断血术在创伤急救中的应用[J].中华急诊医学杂志,2005,14(8):676-678.

第 5 篇

四肢损伤为主的多发伤

【导读】

机器绞扎肢体，导致肢体离断，同时机器继续挤压胸部导致的多发伤临床并不常见，需要紧急对血气胸进行处理，需要早期控制出血，需要早期进行胸廓的成型，如果上述过程处理及时，患者通常能够成活，相反则极易导致患者死亡。本例患者抢救室及时进行血气胸的处理，同时多学科进行肢体残肢离断、修复、胸廓成型，达到了止血、胸廓成型、VSD保护创面的目的，最后成功救治患者，这为类似患者的处置提供借鉴。

【病例简介】

患者男，54岁，已婚。

因"机器绞压左侧上肢致疼痛出血伴呼吸困难1小时"于6月25日16:13入院。

患者1小时前因工作时机器绞压左侧上肢，上肢离断缺损，伴有活动性出血，同时伴有胸部出血、呼吸困难，为持续性撕裂样疼痛，左侧颜面部损伤出血，对侧肢体活动正常，院外出血约1 000ml，伴口渴，大小便未解。伤后面色苍白（图62-1），由120急送入院。

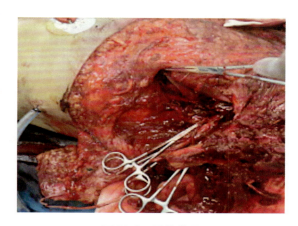

图 62-1 受伤外观
腋窝胸壁塌陷，出血

入院查体：体温不能测出，P 122次/min，R 27次/min，BP 77/52mmHg，神志清，呼吸急促，面色苍白，气管基本居中，面部可见大范围擦伤，瞳孔等大等圆，直径2mm，对光反射迟钝，左侧上肢前臂及上臂大部分缺损，肱骨骨折端外露，血管断端外露，活动性出血，局部皮肤、软组织、肌肉均缺损。左侧胸壁凹陷，腋窝完全暴露，腋动静脉均断裂。左侧呼吸音减弱，未闻及干湿性啰音。心律齐，未闻及杂音。腹部无明显压痛，肝脾未触及，肝肾区叩击痛阴性，右侧上肢、双侧下肢无异常，双下肢肌力正常，神经系统检查阴性。

16:15，开通静脉通道，留置静脉并颈内静脉置管，静脉滴注温复方氯化钠500ml；留取血标本，查血常规、肝肾功能电解质、血型鉴定及配血，血气分析、凝血功能测定等；血管钳钳夹暴露的腋动、静脉，包扎止血。

16:20,气管插管,颈托保护,左侧胸腔引流,可见气体排出,呼吸机辅助呼吸。

16:27,床旁 B 超:少量胸腔积液,心包腔、腹盆腔未见积液,血气分析 pH 7.34,PCO_2 40mmHg,SpO_2 89%,BE −4mmol/L,Lac 2.8mmol/L。

16:45,抢救室伤情评估完毕,生命体征:神志不清,气管插管,镇静状态,GCS 10 分;P 13 次/min;呼吸机辅助 R 20 次/min;BP 90/54mmHg(去甲肾上腺素维持);SpO_2 95%。

16:50,急诊多学科讨论,输血容量复苏同时需要急诊行清创止血+剖胸探查术,送手术室途中进行相关影像学检查。

17:05,转运影像学检查,影像学检查提示:颅内未见明显出血,颈部未见明显骨折,左侧胸壁塌陷,肋骨骨折,胸腔积液,肺挫伤(图62-2、图62-3)。

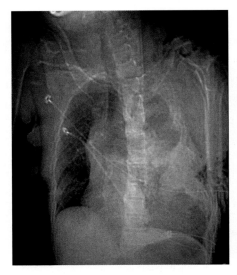

图 62-2   胸部 CT 定位片

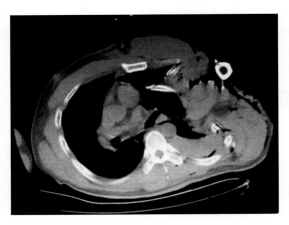

图 62-3   胸部 CT
胸壁塌陷,肋骨骨折,胸腔积液

17:42,送手术室,创伤科、手外科、麻醉科、输血科等多学科手术。

18:30,开始手术:术中见左胸壁乳头以下向腋下及后侧至胸背部胸椎处、向上沿胸骨左侧部至颈部、再向后跨过肩部至胸椎处皮肤缺损,左侧胸壁塌陷,多根多处肋骨骨折,多处骨折肋骨向内刺入左上肺,肋间肌撕裂,开放性血气胸。左上臂肱骨近端 10cm 以远缺如,肱骨断端外露,肱三头肌游离,从左侧塌陷断裂胸壁进入胸腔,肱二头肌断裂缺损,胸大肌、前锯肌、背阔肌撕裂游离,左胸小肌撕脱大部分游离,左肩胛骨断裂,左锁骨中段粉碎性骨折,左腋动静脉及神经均断裂,血管闭塞。术中行左胸壁清创软组织覆盖多根多段肋骨骨折切复内固定+左胸腔闭式引流+左锁骨切复内固定+左肩关节解脱+左肩峰部分切除+左前锯肌、背阔肌前缘重建胸壁及三角肌加强+肱三头肌、肩袖肌填塞重建肩峰+创面 VSD 覆盖术。手术历时 150 分钟,术中出血 2 500ml,术中输红细胞悬液 15U,新鲜血浆 1 560ml,冷沉淀 10U。术后在 EICU 进一步复苏(图62-4~图62-6)。

6月25日至7月2日 EICU 进行输血,容量复苏,维持呼吸等支持治疗。

7月2日第一次清创,行左侧胸部清创,VSD 覆盖术。

7月11日第二次左侧胸部清创,VSD 覆盖术,同时行气管切开术。

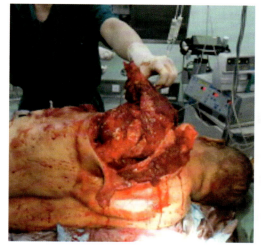

图 62-4　左侧前臂，上臂部分缺失，背面观

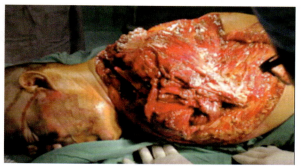

图 62-5　左侧前臂，上臂部分缺失，前面观

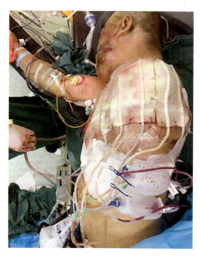

图 62-6　VSD 封闭引流术后所见

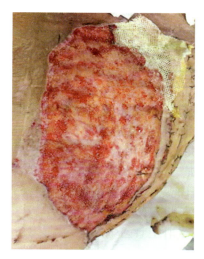

图 62-7　7 月 19 日清创所见
肉芽生长新鲜

7 月 19 日第三次行左侧肩胸部清创，左大腿取皮肩胸部植皮术，VSD 封闭引流术（图 62-7）。

7 月 28 日第四次左侧肩胸部清创，右大腿取皮肩胸部植皮术，VSD 封闭引流术。

7 月 29 日停呼吸机。

8 月 1 日拔除气管套管。

8 月 5 日转入创伤科。

8 月 17 日患者出院。

【诊断】

1. 多发伤（ISS 41）

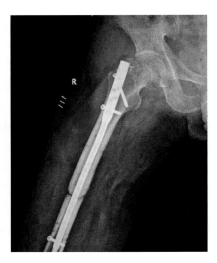

图 63-4　右股骨骨折复位术后复查正侧位片

11 月 27 日伤口拆线。

4 月 5 日安装假肢后患肢无疼痛,无皮肤磨损,可缓慢行走。

4 月 27 日出院。

【诊断】

1. 多发伤(ISS 29)

 1.1　四肢和骨盆损伤

  1.1.1　开放性骨盆环骨折(AIS 5)

  1.1.2　耻骨联合分离(AIS 2)

  1.1.3　左骶髂关节分离(AIS 2)

  1.1.4　左髂骨骨折(AIS 2)

  1.1.5　右下肢耻骨肌、长收肌离断(AIS 2)

  1.1.6　右股骨开放性粉碎性骨折(AIS 3)

  1.1.7　右小腿离断伤(AIS 3)

 1.2　体表损伤(AIS 1)

  1.2.1　右大腿中下段皮肤撕脱伤(AIS 2)

  1.2.2　右腹股沟区皮肤撕脱伤

2. 损伤并发症

 创伤性失血性休克

 $ISS = 5^2 + (1+2)^2 = 34$

【预后及随访】

ICU 3 天,住院 327 天,患者伤后右小腿已完全离断,手术清除创面后植皮成功,残端、大腿中下段及腹股沟区皮肤撕脱伤区域已完全愈合,住院期间装好右小腿义肢,积极行功能锻炼,目前已能自己借助义肢行走,预后较为满意。

【经验与体会】

面对严重的肢体毁损伤截肢还是保肢是每个创伤医师必须面临的决策。本例患者下肢损伤严重,MESS 评分为 9 分,有截肢指征,并且查体下肢血运差,污染严重,部分软组织已缺如,肌肉对缺血反应十分敏感,若强行保留下肢,血管重建恢复概率小,术后感染风险高,若保留肢体发生感染则需要再次行截肢术,对患者造成二次打击。

正确选择截肢的平面,早期及时的清创,多次行 VSD 引流术减少创面污染,保持创面的干燥,定时观察创面血运,若发现感染,应该及时行病原学检查,选择敏感抗生素,避免软组织进一步坏死,待软组织稳定,无感染迹象后延期闭合切口。

急诊救治肢体毁损主要是修复与重建肢体,但是若肢体毁损已严重影响全身血流动力学稳定,危及生命,则应果断截肢。因此,无论是否截肢,对于严重下肢毁损伤的患者伤肢处理需要注意彻底、尽早清创。早期彻底清创目前依然是减少局部细菌量,清除细菌赖以定植、繁殖的条件,防止创伤感染的有效措施。

患者为中年男性,知道四肢对生活以及工作劳动的重要性,突发事件使其心理毫无准备,同时由于高额的医疗费用更易让患者产生悲观绝望心理。因此,对于意识清醒的患者应及时给予安慰和心理辅导,树立患者信心,增强生活的勇气和毅力,有助于患者回归社会生活。

【专家点评】

本例 3 天出 ICU,327 天出院,完全康复,反映了较高的救治水平。

下肢毁损伤伴骨盆骨折往往由于多处血管损伤及骨折出血,造成失血性休克。紧急救治策略包括 5 个方面:①快速评估肢体动脉情况,损伤组织有无修复及保留价值,予止血带和伤口填塞加压止血;②限制性液体复苏,纠正低血容量休克,防治致命三联征;③介入动脉造影及栓塞;④骨盆外固定架固定,减少骨折进一步移位及继发性损伤。⑤根据下肢毁损程度,正确确定截肢平面,减少术后感染风险及增加创面存活率。本例正是采用了除 DSA 外的其他 4 项策略和技术,才成功救治,为不具备 DSA 的单位救治此类患者提供了很好的借鉴。

损害控制性复苏:失血性休克救治需要争分夺秒,首先是控制或减缓出血和在确定性控制出血之前维持生命器官的灌注(即允许性低压复苏)。本例在急诊科快速补液,留置尿管,立即予去甲肾上腺素升压,抢救过程中持续监测生命体征及患者意识情况,有效防止了低血容量性休克的进展。

晶体液作为一种平衡盐溶液用于液体复苏,可恢复细胞外液容量,在大部分失血性休克病例中可减少输血量,使容量恢复。最新的观点是在非控出血阶段,高渗盐水、高渗右旋糖酐、白蛋白与生理盐水复苏效果类似,应遵循最少量晶体液输注(前 6 小时<3L)原则[1]。晶体液体复苏的量不应快速达到与大出血量相匹配的程度。本例在急诊科时上肢两路静脉及右锁骨下深静脉开通输液,应注意大量输注等渗晶体液可增加呼吸衰竭、间隙综合征及创伤性凝血病等风险。

肢体毁损伤截肢和软组织的修复。肢体毁损伤临床上有 PSI、MESS、NISSSA 等评分标准评估是否考虑截肢,虽然对临床治疗有一定的指导意义,但每个伤者伤情各异,仅仅根据评分结果不可能完美预测肢体存活的可能性。临床多根据肢体损伤实际情况、医师经验和技术以及医院的设备条件综合考量来决定患者截肢还是保肢[2]。本例患者 MESS 评分为 9 分，并且查体下肢血运差，污染严重，部分软组织已缺如，肌肉对缺血反应十分敏感，若强行保留下肢，血管重建恢复概率小，术后感染风险高，予下肢截肢。

无论是急诊还是二期截肢，肯定都存在利用带血管或不带血管的组织进行回植的可能性。临床上需要做下肢截肢时，应当设法利用肢体的有用部分来修复缺失的软组织，以达到缩小创面的目的[3]。本例术中行腰臀部皮瓣回植术，后期回植组织基本成活，使得大面积皮肤软组织缺损得到有效的修复。

创伤后感染防治：本例肢体毁损伤由高能量损伤所致，不仅损伤范围大，而且污染程度严重，截肢术后伤口感染风险高。应监测血常规白细胞、CRP、血沉及降钙素原等感染指标的情况，并定期评估伤口情况以及查体明确感染部位。

早期伤口清创后敞开创面，加强换药后待二期缝合，这种治疗方法不仅延长患者的住院周期，而且容易导致创面渗出物引流不畅，并发创面的二重感染和骨髓炎，延缓软组织修复周期，影响骨折断端的血运，增加了骨不连的风险；同时，频繁的换药会给患者带来疼痛的刺激，会对患者心理和生理方面造成影响。而 VSD 引流技术覆盖创面，形成密闭的空间，不仅可以引流创面的渗出物，保持创面的干燥和清洁，减少感染风险，而且负压吸引可以缩小创面，促进新小血管和成纤维细胞的生长，从而刺激肉芽组织覆盖创面，有利于创伤后创面的愈合。本例骨盆骨折通过外固定架固定，创面早期通过多次清创以彻底清除坏死组织，并采用 VSD 引流技术控制创面感染，并促进创面的愈合[4]。

（郭庆山　副主任医师　中国人民解放军陆军特色医学中心
Email：dr. guoqingshan @163. com）

【参考文献】

[1] CANNON JW. Hemorrhagic shock[J]. N Engl J Med,2018,378(4):370-379.

[2] 曾炳芳.下肢毁损伤的治疗策略—截肢还是重建[C].全军创伤骨科学术大会,2015.

[3] 曾炳芳,眭述平,姜佩珠,等.膝关节毁损伤的功能重建[J].中华创伤骨科杂志,2005,12:1104-1107.

[4] LABLER L,RANCAN M,MICA L,et al. Vacuum-assisted closure therapy increases local interleukin-8 and vascular endothelial growth factor levels in traumatic wounds[J]. Journal of Trauma,2009,66(66):749-757.

第64章
损害控制原则在多发骨折合并失血性休克治疗中的应用

【导读】

车祸伤多为高能量损伤,易发生创伤"致死三联征",死亡率较高。本例系车祸伤致胸部闭合伤、多发肋骨骨折、血气胸、双侧股骨、左侧胫腓骨及右肘、腕关节多发粉碎骨折患者,患者骨折部位多,合并失血性休克,因此,严格遵循损害控制原则在治疗中极为重要。

【病例简介】

患者男性,43岁。

因"车祸伤致双下肢和左上肢肿痛、活动受限18小时"于2018年2月3日15:38入院。

患者18小时前因车祸伤致左肘、左下肢、右膝疼痛伴活动受限,伴胸痛、胸闷,无恶心、呕吐、意识障碍。急送至当地医院,予输悬浮红细胞、补液以及石膏外固定等对症处理。后家属为求进一步治疗,遂转至上级医院。

入院查体:T 36.2℃,P 120次/min,BP 85/43mmHg,患者神志淡漠,贫血貌,胸廓挤压试验阳性,左肘、左下肢、右膝处可见石膏外固定,左下肢外旋畸形,双侧足背动脉搏动可触及。患者既往有痛风病史。

15:38患者到达急诊抢救室。

(1)紧急评估:120急送至抢救室,T 36.2℃,P 122次/min,BP 85/40mmHg,无气道梗阻,无呼吸困难,无体表大范围出血,处于昏迷状态。

(2)对症处理:给予吸氧、心电监护,快速输注乳酸钠林格液1 000ml,羟乙基淀粉氯化钠注射液500ml纠正休克。

(3)进行快速全面体格检查,行四肢长骨DR、头颅及胸腹部CT、骨盆CT及三维成像等影像学检查,检查结果提示:右侧桡骨远端粉碎性骨折、右侧掌骨多发骨折(图64-1),右侧股骨远端粉碎性骨折(图64-2),左股骨干粉碎性骨折(图64-3、图64-4),胸部闭合伤、多发肋骨骨折(图64-5),左胫腓骨骨折(图64-6、图64-7)。

16:12转至普通病房。①纠正休克:扩容补液:平衡盐:胶体=2:1;输血:悬浮红细胞800ml,血浆400ml。②抗感染治疗:头孢他啶加左氧氟沙星针;③给予质子泵抑制剂奥美拉唑预防应激性溃疡。④给予雾化吸入。⑤纠正电解质紊乱:补钾、补钠。

2月4日输红细胞悬液6U、血浆800ml,血压93/51mmHg。

2月6日输红细胞悬液400ml,血浆200ml。血压恢复正常,神志渐清晰,可自主进流食。

2月7日全麻下行右股骨粉碎骨折切开复位内固定+左胫腓骨骨折切开复位内固定+左股骨中段粉碎性骨折闭合复位内固定术+右桡骨远端骨折石膏固定术。术中输红细胞悬液10U、血浆600ml。手术时间约7小时。术后转至ICU(术后X线片如图64-8~图64-13)。

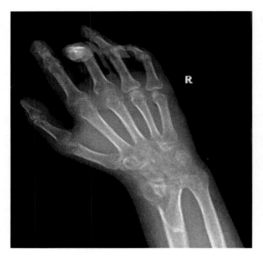

图 64-1   右手及前臂 X 线片

右侧桡骨远端粉碎性骨折、右侧掌骨多发骨折

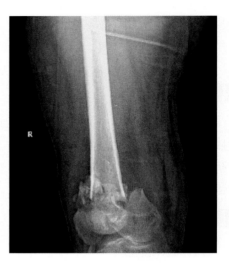

图 64-2   右股骨 X 线片

右侧股骨远端粉碎性骨折

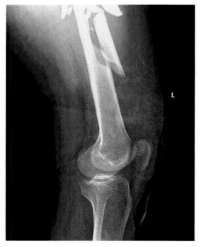

图 64-3   左膝关节 X 线片

左膝关节未见明显异常

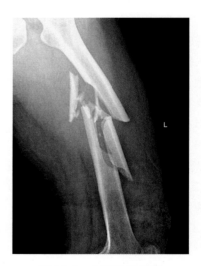

图 64-4   左股骨 X 线片

左股骨干粉碎性骨折

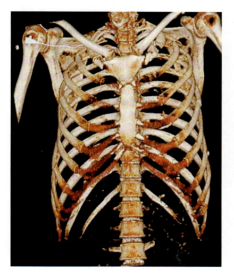

图 64-5　胸部 CT 三维成像
多发肋骨骨折

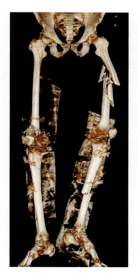

图 64-6　双下肢三维成像
左胫腓骨骨折

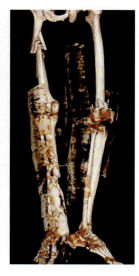

图 64-7　双下肢三维成像
左胫腓骨骨折

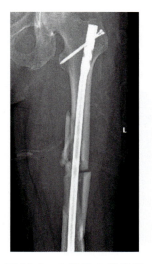

图 64-8　左股骨中段粉碎
性骨折闭合复位内固定术
后 X 线片

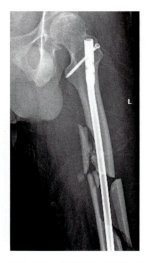

图 64-9　左股骨中段粉碎
性骨折闭合复位内固定术
后 X 线片

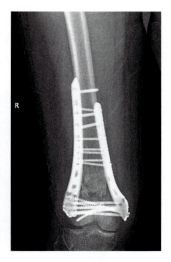

图 64-10　右股骨粉碎骨折切
开复位内固定术后 X 线片

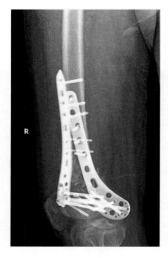

图 64-11　右股骨粉碎骨折切开复位内固定术后 X 线片

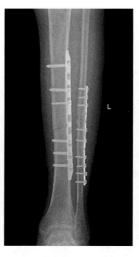

图 64-12　左胫腓骨骨折切开复位内固定术后 X 线片

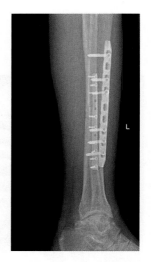

图 64-13　左胫腓骨骨折切开复位内固定术后 X 线片

19:20 手术结束。患者烦躁明显,手术耗时长,麻醉苏醒差,遂转至 ICU。

①纠正休克:深静脉置管(CVP),有创动脉压力监测(ART);扩容补液:平衡盐:胶体 = 2:1;②呼吸机辅助呼吸:FiO$_2$ 100%;PEEP 12cmH$_2$O;③抗感染治疗:哌拉西林他唑巴坦针加左氧氟沙星针;④复温;⑤输注碳酸氢钠,纠正水电解质酸碱失衡;⑥抑制胃酸分泌;⑦芬太尼镇痛。

2 月 9 日患者神志渐清晰,可自主进食。

2 月 11 日行左肱骨远端粉碎性骨折切开复位内固定+右桡骨远端粉碎性骨折切开复位内固定术。术中输红细胞悬液 400ml、冰冻血浆 200ml。手术时间持续约 3 小时(术后复查 DR 如图 64-14~图 64-17 所示)。术后转入 ICU。

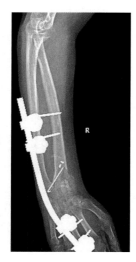

图 64-14　右桡骨远端粉碎性骨折切开复位内外固定术后 X 线片

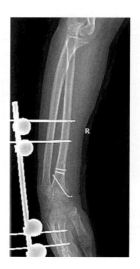

图 64-15　右桡骨远端粉碎性骨折切开复位内外固定术后 X 线片

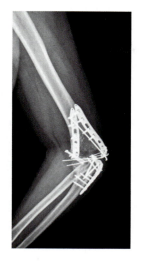

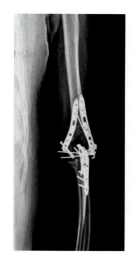

图 64-16　左肱骨远端粉碎性骨折切开复位内固定后 X 线片

图 64-17　左肱骨远端粉碎性骨折切开复位内固定后 X 线片

2 月 13 日 10:00 转入普通病房。

2 月 16 日病情稳定出院观察。

【诊断】

1. 多发伤(ISS 34)

  1.1　胸部钝性伤

    1.1.1　血气胸(AIS 3)

    1.1.2　多发肋骨骨折(AIS 2)

  1.2　四肢损伤

    1.2.1　双侧股骨骨折(AIS 4)

    1.2.2　左侧胫腓骨骨折(AIS 3)

    1.2.3　右侧桡骨远端粉碎性骨折(AIS 2)

    1.2.4　右侧掌骨多发骨折(AIS 2)

2. 损伤并发症

  失血性休克

$$ISS = 3^2 + (4+1)^2 = 34$$

【预后及随访】

ICU 住院时间为 4 天,总住院时间 13 天。患者病情稳定,术后 5 个月随访,肢体运动功能良好。

【经验与体会】

损害控制性外科(damage control surgery,DCS)是近年来外科创伤领域出现的一个极具实用价值的外科原则。DCS 包括损伤救治全过程(院前和院内),主要由损害控制性诊断和损害控制性治疗两部分。创伤处理必须遵循四个原则:①严重伤优先处理原则;②不必因诊断不明确而延误有效的治疗原则;③详细病史对急性创伤患者的评估在一开始是不必要的;④选择必须检查项目而合理安排检查顺序。DCS 包括 3 个阶段,第 1 阶段:早期手术,用最简单的方法控制出血和污染;第 2 阶段:重症监护室的复苏,包括纠正低体温、凝血功能障碍、酸中毒和呼吸支持;第 3 阶段:当患者条件允许时实施确定性手术。

损害控制性手术(damage control operation,DCO)既不同于常规手术,也不同于一般的急诊手术,是一种复杂外科问题应急分期手术的理念,它的核心是把存活率放在中心部位,放弃追求手术成功率的传统治疗模式。旨在尽快控制出血、减轻污染,以术后的生活质量为前提,避免严重创伤患者生理潜能的耗竭以及"致死三联征"的出现,降低严重创伤患者的死亡率。

致死三联征包括低体温、凝血功能障碍、代谢性酸中毒。严重多发伤对全身各系统造成严重损伤,特别对生命支持系统构成巨大威胁。由于存在严重的内环境紊乱,表现为"致死三联征"。①体温不升:由于失血、大量液体复苏等使热量丢失增加,加之产热功能损害,严重创伤患者中心温度明显降低。低体温会导致心律失常、心搏出量减少、外周血管阻力增加、血红蛋白氧离曲线左移、氧释放减少;并且抑制凝血激活途径导致凝血障碍;低体温还会抑制免疫系统功能。②凝血机制紊乱:低体温引起凝血酶、血小板量减少和功能损害,凝血因子 V、Ⅷ合成减少;纤溶系统激活,纤维蛋白原裂解产物(FDP)大量增加;大量液体复苏引起的血液稀释又进一步加重了凝血障碍。③代谢性酸中毒:持续低灌注状态下细胞能量代谢由需氧代谢转换为厌氧代谢,导致体内乳酸堆积。升压药物及低温所致心功能不全进一步加重酸中毒,而酸中毒又进而损害凝血功能。三者互为因果,恶性循环,而时间的复杂外科手术及麻醉进一步引起失血、热量丢失、酸中毒、全身炎症反应综合征(SIRS)和免疫系统损害,使患者自身创伤修复能力严重受损。

目前对于休克的纠正,补液是最为关键的步骤。但对于补液量的多少,仍存在分歧。开放性液体复苏旨在:尽早、尽快地充分进行液体复苏,恢复有效血容量,使血压恢复至正常水平,以保证脏器和组织的灌流。限制性液体复苏的主旨是:手术控制出血前输入较少量液体,使血压维持在较低水平,维持重要生命器官的血液灌注和氧供。早期开放性液体复苏可降低病死率,但过度液体复苏损伤脑心肺肾功能,增加死亡率。有人提出:大量液体复苏可能导致严重的组织水肿,损伤器官功能,导致充血性心力衰竭。盲目通过大量输液提升血压,并不能有效改善组织灌注压,反而扰乱机体对失血的代偿机制,引起血液过度稀释,导致机体各组织器官的氧供减少。限制性液体复苏可以避免过分扰乱机体的各种代偿机制及内环境,有效地改善休克期组织脏器的灌注及氧供,且维持血压在适当水平,减轻酸中毒,减少并发症,从而改善预后,提高生存率。

【专家点评】

本案为一例车祸外伤导致的严重多发伤病例,严格遵循了损害控制原则,挽救患者生命的同时最大限度地恢复了患者的生理功能。通过本案的学习,我们明确了车祸所致严重多发伤救治的要点,确定性手术顺序的选择也可引发更多的思考。

创伤患者的早期评估和管理是一个关键时期,其目标是:稳定患者的生命功能,经过严格的损伤评估,定义治疗策略。这种管理必须组织起来,以尽量减少对患者预后有害的时间损失。因此,在患者到达之前,启动相应级别的警报,每个人都应该提前知道自己的角色,团队应该由一个人（创伤领导者）管理，以避免决策冲突。快速创伤损伤评估的目的不仅在于指导复苏，而且还在于确定血流动力学不稳定（开腹、开胸、动脉栓塞）的关键干预措施。

严重创伤的损害控制。患者四肢多处骨干和关节内骨折，护理难度比较大，长期卧床会出现较多并发症，不利于患者的进一步恢复。转入重症病房进行有效液体复苏、稳定生命体征后择期行骨折固定手术，从而减轻护理难度。越来越多的观点认为，在出现显著的不能逆转的生理损害之前，应尽早制定损害控制策略。在本病例中如果一次将四肢手术全部完成，手术耗费时间长，创伤大，患者可能会出现显著的生理损害，不利于患者全身恢复。二次手术时机根据患者液体复苏情况和全身状况再决定。

（王天兵　主任医师/博士生导师　北京大学人民医院

Email：wangtianbing@pkuph. edu. cn）

第65章
损害控制性手术理论用于同侧肢体多处损伤

【导读】

损害控制性手术理论(DCS)在近几年被频繁提及,它既不同于一般的急诊手术,也不同于常规手术,是一种复杂外科分期手术理念。在面临急性和亚急性创伤时,其中心思想是:救命、保全伤肢;控制污染。本例患者同侧肢体多处损伤,如何设计手术的顺序以及流程很关键。

【病例简介】

患者男,42 岁。

以"车祸致右下肢畸形、疼痛、出血 12 小时"为主诉于 4 月 12 日 16:40 入院。

患者 12 小时前车祸后出现右下肢畸形、肿痛,无恶心、呕吐、头痛头晕、胸闷、喘息、呼吸困难、意识障碍等,余肢体无活动性障碍。120 送至当地急救中心包扎止血,并予冰冻血浆 400ml 补充血容量。为求进一步治疗,转至上级医院。

入院查体:T 35.6℃,P 114 次/min,R 21 次/min,BP 101/78mmHg。右小腿中段见宽 7cm 环形伤口,深达骨质(图 65-1),肌肉损伤较重,腓骨中段多段骨折,右胫骨远端外露并内踝、后踝骨折,踝关节脱位,关节面损伤较重(图 65-2)。右足背及足底皮肤缺损并软组织挫伤较重,右足蹈趾中节骨质缺损并毁损,第 2 趾远端不全离断并骨质缺损,足底皮肤完全脱

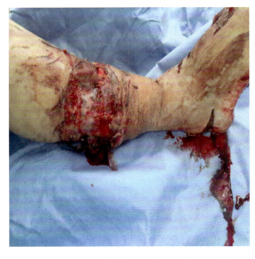

图 65-1　小腿外侧环形裂口,肌肉断裂

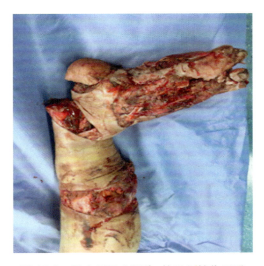

图 65-2　足内侧重度污染,软组织挫伤严重

404

套,伤口内大量泥沙样组织,伤口污染较严重。右髋部压痛、叩击痛明显,右侧胸部可见皮下淤血,局部明显压痛、叩击痛,可有骨擦感。

急诊行 DR 以及 SCT 检查示:右侧股骨头骨折合并髋关节脱位、右胫腓骨粉碎性骨折并踝关节脱位(图 65-3、图 65-4)。

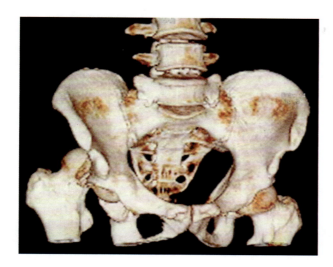

图 65-3　髋关节脱位合并股骨头骨折

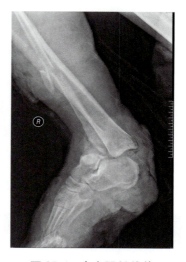

图 65-4　右小腿 X 线片

胫腓骨骨折合并踝关节脱位

17:20 急诊收入 ICU。①纠正休克:深静脉置管(CVP),有创动脉压力监测(ART);扩容补液:平衡盐:胶体 = 2:1;输血、止血:红细胞悬液:冰冻血浆:冷沉淀 = 800ml:400ml:2U;尖吻蝮蛇凝血酶 2U;②呼吸机辅助呼吸:FiO$_2$ 100%;PEEP 12cmH$_2$O;③抗感染治疗:哌拉西林他唑巴坦+替考拉宁;④复温;⑤纠正水电解质酸碱失衡。

17:30 组织急诊医学部骨创伤组会诊,考虑右胫腓骨远端胫前动脉及腓动脉断裂,踝关节损伤较重,皮肤撕脱较多,感染严重。建议急诊手术治疗。

20:10 急诊行右下肢扩创+血管、神经、肌腱探查修复+骨折复位+外固定术,术中探查:创面污染重,创腔内大量血性渗出物及血凝块,肌肉组织坏死严重,胫前动脉损伤。仔细清创十分重要,可有效降低感染概率,减少住院时间。清创固定后,牵引将髋关节复位。术中输悬浮红细胞 800ml,冰冻血浆 400ml。手术时间 4 小时(图 65-5~图 65-7)。

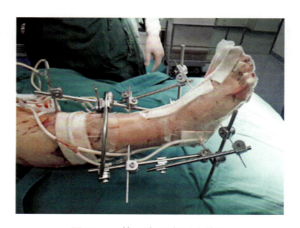

图 65-5　第一次手术后大体照

4 月 13 日输注悬浮红细胞 2U,冰冻血浆 400ml。

4 月 14 日 09:00 全麻下行右侧股骨头骨折切开复位内固定。14:00 手术结束,转入普通病房(图 65-8、图 65-9)。

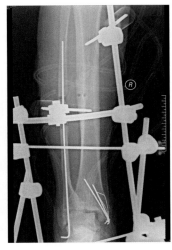

图 65-6   术后复查胫腓骨及踝关节 X 线片

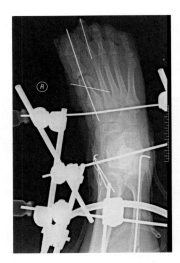

图 65-7   术后复查右足 X 线片

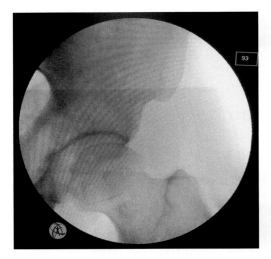

图 65-8   急诊行髋关节闭合复位

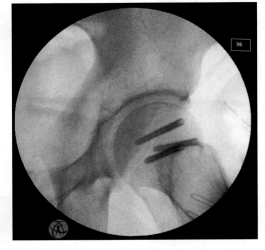

图 65-9   择期行股骨头骨折切开复位内固定术

4 月 15 日输红细胞悬液 400ml、冰冻血浆 400ml。

4 月 17 日全麻下行右下肢慢性溃疡修复术。

4 月 23 日再次行右下肢慢性溃疡修复术。术中取血性分泌物送细菌培养。结果提示：未见细菌生长。

4 月 30 日、5 月 7 日、5 月 14 日分别行右下肢慢性溃疡修复术。

5 月 21 日，创面肉芽组织生长可，行自体皮移植术。

5 月 31 日，病情好转出院。

【诊断】

1. 车祸多发伤(ISS 29)

　　1.1   胸部损伤

1.1.1　肺挫伤(AIS 3)

1.1.2　右侧胸腔积液

1.2　四肢损伤

1.2.1　右股骨头骨折并脱位(AIS 3)

1.2.2　右足 1~3 趾不全离断伤(AIS 2)

1.2.3　右踝关节骨折脱位(AIS 3)

1.3　体表损伤

右足皮肤脱套伤(AIS 2)

2. 损伤并发症

失血性休克

$$ISS = 3^2 + (3+1)^2 + 2^2 = 29$$

【预后及随访】

ICU 住院时间为 6 天,总住院时间 45 天。患者病情稳定,精神可,饮食睡眠可,院外随诊,恢复好,可自主无痛步行超过 500m。

【经验与体会】

损害控制性手术(damage control surgery,DCS)是一种复杂外科问题分期手术理念,把救命放在核心地位,既不同于常规手术,也不同于一般传统手术。DCS 最早由 Stone 等提出,其目的是:救命、保全伤肢;控制污染;避免生理潜能进行性耗竭;为计划确定性手术赢得时机。一般分为三个阶段:救命手术、ICU 复苏、后期计划性再手术。入院后首先采取"救命手术",术后转入 ICU,待患者血流动力学基本稳定,体温正常,凝血功能基本正常后再行后期确定性手术,大大提高患者救治率和生存率。DCS 理念的临床应用是严重创伤疾病救治的灵魂,这种治疗方案打破了对严重创伤患者实施过大打击的复杂手术所造成的恶性循环,带来治疗结局的改善。DCS 的应用已使危重创伤患者生存率得到提高并使并发症减少。本患者入院时患肢感染严重,血管神经损伤可能性极大,应先行血管神经探查,避免肢体缺血、感染坏死。在保住肢体的基础上,再考虑其他择期手术。

无论是开放复位还是闭合复位,均应在伤后 12 小时内进行,减少股骨头缺血坏死的发生。闭合复位只可尝试一次或者两次,一旦失败应进行开放复位,以防对股骨头造成进一步损伤。本患者合并开放伤,不可进行一期股骨头骨折内固定术,因此在急诊手术时,先进行闭合复位。

早期开放性液体复苏可降低病死率,但过度液体复苏损伤脑心肺肾功能、加重腹腔间隙综合征,增加死亡率。新的证据表明,积极的液体复苏导致严重的组织水肿,损伤器官功能,导致充血性心力衰竭,从而导致"致命三联征"。盲目通过大量输液提升血压,并不能有效改善组织灌注压,反而扰乱机体对失血的代偿机制,增加出血量,引起血液过度稀释,导致机体各组织器官的氧供减少。限制性液体复苏可以最大限度地减少大量输液的不利影响,避免过分扰乱机体的各种代偿机制及内环境,有效地改善休克期组织脏器的灌注及氧供;且维持血压在适当水平可减少出血量,有助于预防再次出血。减轻酸中毒,减少并发症,从而改善预后,提高生存率。

【专家点评】

本例 ISS 达 29 分,6 天出 ICU,45 天出院,半年后院外随诊行走自如,完全康复,反映了较高的救治水平。严重创伤、大出血、感染及多器官功能衰竭患者常常出现"致命三联征",即低体温、代谢性酸中毒和凝血功能障碍。它是造成创伤治疗结局不良的一个主要原因,也是提出 DCS 这一理念的理论基础。DCS 主张对危重创伤患者采取分三阶段处理的策略,即初期简化手术、重症监护室(ICU)复苏治疗和再手术实施确定性修复和重建。本病例抢救成功的关键在于先急诊手术抢救患肢血管及感染坏死,避免截肢及全身继发感染的出现,可以作为准确应用 DCS 理念的成功案例。

(王天兵　主任医师/博士生导师　北京大学人民医院

Email:wangtianbing@pkuph. edu. cn)

第66章

老年骨盆骨折合并下肢开放性损伤

【导读】

随着我国进入老年化社会,大量的老年人群仍活跃在生产生活一线。多发伤病人中老年人的生理储备更小,具有更高的死亡率。早期决断、尽快纠正生理紊乱状态是关键。本例早期截肢、外固定架固定,达到了止血、简化操作、减轻生理负荷目的,最后成功救治患者。

【病例简介】

患者女,67 岁,已婚,既往糖尿病病史。

因"大货车与行人碰撞致左下肢出血畸形 1 小时"于 8 月 13 日 16:40 入院。

患者 1 小时前因大货车倒车碰撞致伤左下肢出血畸形,局部皮肤软组织破损、出血,伴有左髋部疼痛,由 120 急送入院,途中予以包扎、支具固定,估计失血约 400ml,伤后无昏迷,无恶心呕吐,无明显胸腹部疼痛。大小便未解。

入院查体:体温不能测出,P 120 次/min,R 20 次/min,BP 84/57mmHg,神志清,面色苍白。两肺呼吸音粗,未闻及干湿性啰音。左髋部可见挫擦伤痕,左下腹部轻压痛、无反跳痛。左膝后侧及小腿近段皮肤潜行剥脱、小腿中段以下皮肤撕裂、骨外露(图 66-1~图 66-3),足背动脉搏动微弱。在急诊科吸氧、心电监护、左上肢两路静脉开通输液,应用保温措施。

17:00 行胸腹盆腔 CT 及左膝、踝 X 线片检查示腹腔未见明显改变、骨盆骨折、左胫骨近端粉碎性骨折(图 66-4 ~ 图 66-6)。急诊补液后血压升至 96/64mmHg。

18:20 进入手术室,18:40 在全麻下行左膝关节离断截肢术,术中探查见:左腘动静脉挫伤栓塞(图 66-7)、胫骨平台骨折、膝后侧及内侧皮肤潜行剥脱至股骨远端,予股骨髁上截肢离断术,骨盆予外固定架固定术(图 66-8~图 66-10)。术中失血约 500ml,输红细胞悬液 1 200ml、血浆 600ml,手术时间 2 小时。

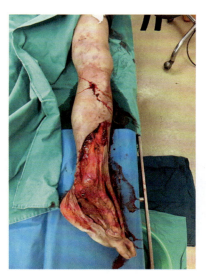

图 66-1 受伤肢体外观
左膝后侧及小腿近段皮肤潜行剥脱、小腿中段以下皮肤撕裂、骨外露

21:00 出手术室,带气管插管进入 ICU,乳酸由 4.0mmol/L 降至 2.5mmol/L,继续呼吸机机械通气,给予头孢替安抗感染,予抑制胃酸分泌、芬太尼镇痛、去甲肾上腺素维持血压。

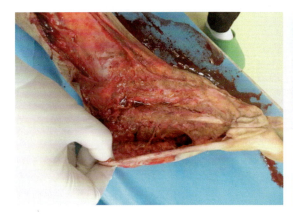

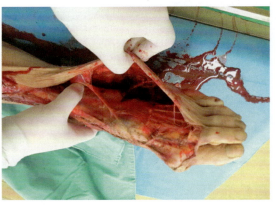

图 66-2　受伤肢体外观
左膝后侧及小腿近段皮肤潜行剥脱、小腿中段
以下皮肤撕裂、骨外露

图 66-3　受伤肢体外观
左膝后侧及小腿近段皮肤潜行剥脱、小腿中段
以下皮肤撕裂、骨外露

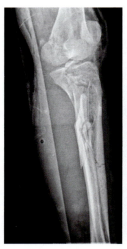

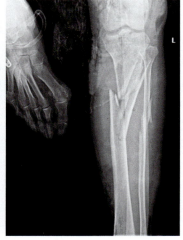

图 66-4　左膝、踝 X 线片
胫腓骨及股骨远端骨折

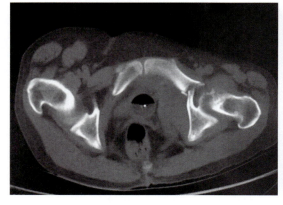

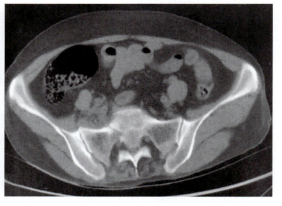

图 66-5　盆腔 CT
耻骨支骨折并盆腔血肿

图 66-6　盆腔 CT
骶骨骨折

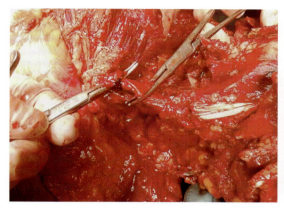

图 66-7　腘动脉挫伤栓塞

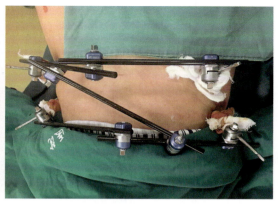

图 66-8　行骨盆外固定架固定术

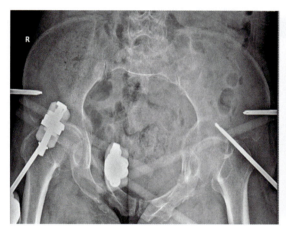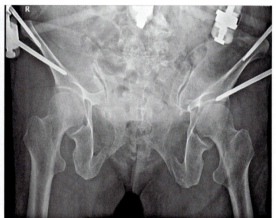

图 66-9　行骨盆外固定架固定术

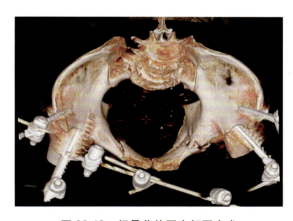

图 66-10　行骨盆外固定架固定术

23:30 查 Hb 55g/L。输红细胞悬液 600ml、血浆 1 000ml，床边超声未见腹腔积液，引流量不多。

8 月 14 日 第二天 8:00，Hb 45g/L、PLT 30×10⁹/L。再次床边超声未见腹腔积液，继续输悬浮红细胞 800ml、血小板 1U。

8 月 15 日 第三天 8:00，Hb 69g/L，T 39.4℃。12:00 行残端开放，见少量肌肉坏死，无明确渗出。14:00 全麻下行残端修整、清创术，16:00 返 ICU。术中输红细胞悬液 800ml、血浆 200ml。术后改头孢哌酮舒巴坦治疗感染。

8 月 16 日:10:00 体温 38.7℃，Hb72g/L。停升压药。

8 月 17 日:返普通病房。

9 月 3 日:下肢残端拆线。

伤后 43 天:拆外固定架(图 66-11)。

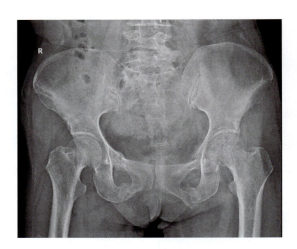

图 66-11   拆除外固定架后 X 线片

【诊断】

1. 车祸致骨盆四肢损伤(ISS 25)

  1.1   骨盆骨折(Tile B3 型)(AIS 4)

    1.1.1   骶骨骨折

    1.1.2   双侧耻骨支骨折

    1.1.3   开放性胫骨骨折(Gustilo Ⅲc 型)

    1.1.4   胫骨平台骨折(AIS 2)

    1.1.5   腘血管损伤(AIS 3)

  1.2   下肢皮肤撕脱伤(AIS 2)

2. 损伤并发症

  2.1   失血性休克

  2.2   凝血功能障碍

  2.3   左大腿残端感染

  2.4   腹膜后血肿

$ISS = (4+1)^2 = 25$

【预后及随访】

ICU 4 天,住院 38 天。

3 个月后轮椅来院复查,精神状态良好,无明显残肢疼痛。

【经验与体会】

随着我国的老年化进程,老年多发伤越来越常见,目前对于老年创伤的关注点在于髋部骨折、脊柱骨折等低能量损伤,但对于老年高能量的损伤关注相对较少。目前并没有相关的指导性意见或指南指导此类患者的治疗。老年非病态,但即使没有系统性异常,生理上老年患者身体储备功能下降、对刺激的反应难以预料、药物不良反应增加、疾病多发等因素的存在使老年多发伤的患者死亡率显著增加。对于老年多发伤,我们更需遵循损伤控制性策略:尽可能减少手术时间、快速逆转病理过程、必要时采取更激进的手术策略,比如截肢、填塞,预见性的提前完善治疗。

本例患者虽然及时地采取了截肢的策略进行了止损,但患者术后出现顽固持续性失血的表现,分析其原因可能在于:骨松质出血、疏松的组织间隙、长期服用抗凝药物、凝血机制脆弱、血管脆性更大,同时,患者存在骨盆骨折未予填塞有关。

AIS-ISS 没有将患者的年龄、基础身体状况、基础疾病等纳入评分标准,有时不能准确评估患者受伤后病情的危重程度及预后,老年创伤常常被低估,如果以常规创伤救治方案处理,很可能失败。

【专家点评】

随着我国人口老龄化的发展,老年患者的比例也逐年上升。老年人由于身体代偿储备能力的下降,对创伤的反应和承受能力也与年轻人有所不同,在处置策略上应有更多的考虑。据文献报道,44% 的老年存在一种或以上的慢性疾病,75 岁以上的老年人合并慢性疾病比例则高达 65%。高血压、肺病、心血管病、糖尿病及肥胖为排行前 5 位伴随病,并且 80~90 岁老年人的肾功能仅是 30 岁人群的 30%[1]。因此,损害控制技术在老年创伤的救治中尤为重要。此例患者正是在早期救治中果断地采取了截肢、骨盆外固定及损害控制性复苏等策略从而取得了救治的成功。

由于老年患者心功能和血管弹性下降,容量反应性往往较差,对老年创伤患者的液体复苏更需谨慎。在早期应遵循最少晶体液的原则(前 6 小时<3L),维持动脉收缩压 90mmHg 以上[2]。此例患者在入院时血压仅为 84/57mmHg,急诊科补液后血压升至 96/64mmHg 后方送往手术室进行确定性手术,为转运过程奠定了安全基础。此外,目前急诊超声在创伤救治中应用广泛,如能在早期进行腹部重点超声评估(focused abdominal sonography in trauma,FAST)或者测量下腔静脉呼吸变异度评估患者的容量反应性[3],则可以对老年创伤患者的早期伤情、容量状态以及容量反应性做到更为精准的掌控。

对于老年肢体开放伤的患者而言,保肢往往是摆在创伤医生面前的难题。但创伤救治中生命第一、肢体第二、功能其次的原则要始终遵守。如果肢体损伤危及患者生命,或预计在保肢过程中患者无法承受多次保肢手术,则应果断下截肢决心。目前关于截肢决策的量化评分系统中,毁损肢体严重程度评分(mangle extremities severity score,MESS)[4]应用较为广泛,该评分综合考虑损伤能量、肢体缺血、休克状态以及年龄等因素。一般来说 MESS 评分≥8 分采取截肢手术,5~7 分根据情况决定是否保肢或截肢,<5 分采取保肢手术。在本病例中,按照毁损肢体 MESS 评分,该老年患者左下肢系高能量损伤同时污染严重同时合并软组织撕脱(4 分),肢体脉搏减弱(1 分),有持续低血压(2 分),同时年龄大于 50 岁(2 分),总分 9 分,已具有截肢指征。

本例患者在术后第 3 天出现发热,打开残端后见少量肌肉坏死,说明患者截肢平面出现了进一步的感染和坏死,并且引流不够通畅。高能量且伴有严重污染的开放性肢体损伤截肢后,残端往往具有较高的坏死及感染发生率,一般推荐早期采用开放性截肢的策略,具体实施可以采取残端创面稀疏临时缝合并留置数根较粗引流管或广泛放置引流条,48小时内再次打开进行清创,并根据创面情况选择确定性缝合封闭创面或继续敞开引流。近年来随着负压封闭引流(vacuum sealing drainage,VSD)等负压吸引材料的进步,采用负压吸引材料临时封闭开放性截肢残端创面在临床上广泛应用,其引流效果较传统敷料更佳,并且提供的负压环境有助于创面内肉芽生长。但需注意的是,在污染严重的开放性创面使用此类材料,建议48小时内拆开负压吸引材料观察创面情况,以防止出现负压泡沫掩盖创面坏死感染情况的发生。

老年患者由于骨质疏松,往往较低的暴力就能够造成骨盆的不稳定性骨折。此例患者骨盆骨折类型为Tile B3型,双侧水平旋转不稳定,在早期采取骨盆外支架固定恢复了骨盆的稳定性,对骨盆容积的控制及出血控制具有重要意义。

(李阳　副主任医师　中国人民解放军陆军特色医学中心

Email:liyang360@163.com)

【参考文献】

[1] CALLAWAY DW, WOLFE R. Geriatric Trauma[J]. Emergency Medicine Clinics of North America,2007,25(3):837-860.

[2] 张连阳,李阳.创伤失血性休克进展[J].临床急诊杂志,2018,19(3):145-148.

[3] 岑媛,李阳,祁海峰,等.下腔静脉影像学征象对容量状态评估的研究进展[J].创伤外科杂志,2018,20(6):475-478.

[4] SLAUTERBECK JR, BRITTON C, MONEIM MS, et al. Mangled extremity severity score:an accurate guide to treatment of the severely injured upper extremity[J]. Journal of Orthopaedic Trauma,1994,8(4):282.

第67章

重度颅脑损伤合并肢体开放性骨折

【导读】

失血性休克患者早期处理往往是影响患者成功救治的关键。我们开展了一例重度颅脑损伤合并肢体开放性骨折,伴有重度失血性休克患者的抢救。该患者没有第一时间进行开放性颅脑损伤骨折碎片取出和脑组织清创手术,而是积极进行抗休克,在床边行简单皮肤清创缝合及骨折牵引等处理,通过前期的限制性容量复苏策略和实施损伤控制性手术,逐步完成救治。虽然患者最终呈植物生存状态,但前期正确决策为抢救患者生命争取了时间,减少了进一步损害,起到了积极的作用。

【病例简介】

患者男,23岁,未婚。

因"车祸致全身多处外伤伴意识障碍40分钟"于8月7日20:37入院。

患者于40分钟前骑摩托车与大货车相撞导致全身多处受伤出血,意识不清,被路人报警后由当地医院120急诊出诊,到达现场评估后考虑病情危重,于20:37入上级医院急诊创伤中心。

入院查体:T 36.2℃,BP 58/32mmHg,P 126次/min,R 10次/min,SpO₂ 92%。神志呈深昏迷,GCS5分,APACHE Ⅱ27分,双侧瞳孔等大等圆,对光反射迟钝,头顶部多处挫裂伤伴出血,右颞骨外露凹陷,脑组织外溢。两肺呼吸音粗,未闻及干湿性啰音。腹软,移动性浊音阴性,腹穿未抽出不凝血。左大腿前外侧及腘窝、踝关节后侧见多处伤口出血,污染重,左大腿、膝关节畸形,反常活动,股骨断端外露,左下肢感觉及血运差,足背动脉未扪及(图67-1、图67-2)。

20:42在急诊科行紧急气管插管及抗休克处理。

21:10头胸腹部、骨盆及股骨CT检查提示:双侧额颞叶、左侧基底节区脑挫伤,脑室系统积血;颅内蛛网膜下腔出血;颅骨粉碎性凹陷性骨折,头皮软组织广泛损伤;左股骨粉碎性骨折,左胫骨平台骨折,周围软组织广泛损伤;双肺内未见明显损伤改变;腹部脏器未见明显损伤(图67-3、图67-4)。血常规:红细胞2.04×10¹²/L,血红蛋白60.00g/L,血细胞比容0.18L/L,血小板82.00×10⁹/L;凝血功能+D-二聚体检测:凝血酶原时间13.70秒,活化部分凝血活酶时间46.6秒,凝血酶时间17.40秒,纤维蛋白原1.46g/L,D-二聚体(FIB)11.30μg/ml;血气分析:pH 7.25,氧分压128mmHg,二氧化碳分压33.7mmHg,血乳酸5.5mmol/L;血栓弹力图:凝血活性因子水平24.3分,纤维蛋白原水平15.8分,血小板功能36.7,均低于正常值水平。

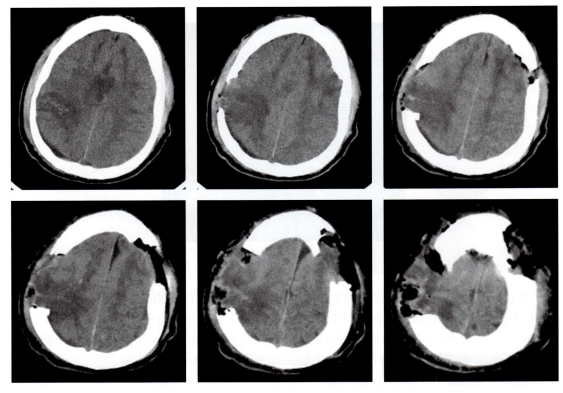

图 67-7　术后复查头颅 CT

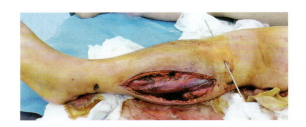

图 67-8　左小腿骨筋膜室切开减压术后

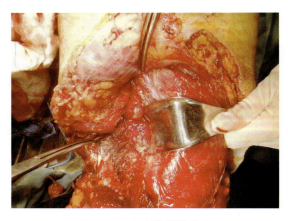

图 67-9　左大腿截肢术中

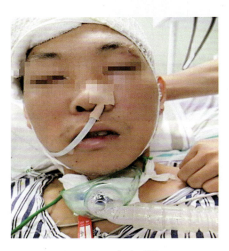

图 67-10　出院时情况

【诊断】

1. 交通事故致多发伤(ISS 41)
    1.1　开放性重型颅脑损伤
        1.1.1　双侧额颞叶、左侧基底节区脑挫伤(AIS 5)
        1.1.2　颅内蛛网膜下腔出血(AIS 3)
        1.1.3　弥漫性轴索损伤
        1.1.4　颅骨凹陷性粉碎性骨折(AIS 4)
        1.1.5　头皮软组织广泛挫裂伤(AIS 2)
    1.2　开放性肢体损伤
        1.2.1　左股骨开放性粉碎性骨折(AIS 3)
        1.2.2　左胫骨平台开放性粉碎性骨折(AIS 3)
        1.2.3　左下肢软组织广泛挫裂伤(AIS 2)
        1.2.4　左下肢血管神经损伤(AIS 2)
2. 损伤并发症
    2.1　失血性休克
    2.2　创伤性凝血功能障碍
    2.3　颅内感染
    2.4　创伤性癫痫。
    $ISS = 5^2 + (3+1)^2 = 41$

【预后及随访】

ICU 33 天后转院。

半年后回访患者植物生存 3 个月后去世。

【经验与体会】

本例患者属于严重的多发伤,主要表现在以下几个方面:①ISS 评分 34 分(≥16 分即为严重创伤),APACHE Ⅱ 评分 27 分,死亡率 60.5%;②患者除了有重度颅脑损伤以外,还合并有左下肢开放性骨折并创伤失血性休克,给手术决策带来难度;③患者入院即出现以低体温、酸中毒和凝血功能障碍为特征的致命三联征,提示患者预后极差。基于以上情况,各相关专业专家经过联合会诊后采取以下处理措施:①由于患者目前血压很低,处于失血性休克状态,难以承受手术打击,暂时收住 ICU 行抗休克处理;②患者左下肢末端血供极差,不排除血管神经损伤,但同样因为生命体征不平稳,无法早期进行血管神经探查,只能在患者休克纠正后再视情况进行下一步处理;③对于合并重度失血性休克,有持续出血和凝血病征象的严重创伤患者,推荐实施损害控制性手术,对原发病采用床边清创及左下肢骨牵引等办法控制出血;④积极纠正凝血功能紊乱、酸中毒、保温,阻止致命三联征连锁反应,为后一步治疗创造条件。

患者经过上述处理,患者生命体征渐趋平稳。复查头颅 CT 提示:双侧额颞叶、左侧基底节区脑挫伤,脑室系统积血,颅内蛛网膜下腔出血,颅骨粉碎性骨折,头皮软组织广泛挫裂伤;经过各相关科室联合讨论,目前患者休克纠正,凝血功能改善,脑组织肿胀严重,决定行开放性颅脑损伤骨折碎片取出+脑组织清创术+气管切开术,同时进行左小腿骨筋膜室切开减压。术后继续 ICU 监护治疗。

患者在 ICU 后续治疗中,因左小腿缺血坏死于 8 月 10 日行左下肢截肢术。后期出现颅内感染,进行相关治疗后感染得以控制。本案例在前期因休克及凝血功能障碍等原因没有第一时间进行原发损伤手术,对救治生命起到积极作用,但也带来颅内感染、肢体坏死等一些并发症,如何科学选择手术时间也是我们需要思考的问题。

【专家点评】

交通事故是最常见的多发伤致伤因素,而摩托车与大货车相撞,从损伤机制来说,已经达到创伤团队的启动标准。患者入院即出现以低体温、酸中毒和凝血功能障碍为特征的致命三联征,因此积极采取损害控制外科理念,旨在阻断致命三联征的进一步发展,是针对严重创伤患者进行阶段性修复的外科策略。该单位运用损害控制理论,对该例严重多发伤患者的救治经验,可供借鉴。

2007 年 Holcomb[1] 提出的损害控制性复苏(DCR),源于损害控制外科的理论,其核心内容包括:允许性低血压复苏(SBP = 80~90mmHg);识别和预防低体温;纠正酸中毒;早期立即纠正凝血病。创伤中心应建立紧急大量输血预案,按照 1∶1 或 1∶2 使用血浆和红细胞,本例在患者到院后 1 小时内开始大量输注血液制品,为成功挽救患者生命奠定了基础。

损害控制外科(damage control surgery,DCS)主要是指针对严重创伤患者,改变以往在一开始就进行复杂、完整手术的策略;而采用分期手术的方法[2],首先以快捷、简单的操作,维护患者的生理功能,防止伤情进一步恶化,使遭受严重创伤的患者获得复苏的时间和机会,然后再进行完整、合理的手术或分期手术。具体来说,首先救命性手术,控制出血和污染,接着复苏和重症监护,最后确定性手术。

初次手术一定不是要等待复苏后再进行,而是与复苏同步进行。本例患者救治中,一期送入 ICU 复苏,床边行头部清创缝合及下肢骨牵引,在伤后 24 小时后再送入手术室行开放性颅脑损伤骨折碎片取出+脑组织清创术。手术室也是复苏地,脑组织清创和骨折碎片取出术,并不是复杂的手术,完全可以遵循损害控制性手术的理念,一期完成手术,同时在手术室就开展复苏,术后送 ICU 继续复苏,直至复苏目标达成。开放性颅脑损伤,超过 2 小时再行清创,大大增加了感染的风险,而患者后期出现的颅内感染,也证实了这一点。

对于损害控制外科理论,临床上要掌握好适应证,不可不用,不可滥用,不可冒用。

左下肢血管损伤诊治:本例成功挽救生命的第 3 天,因左小腿缺血坏死行左下肢截肢术。入院当时的体检已经提示左下肢远端血供不良,足背动脉未触及,已经高度怀疑有血管损伤,结合骨折部位,要考虑腘血管损伤可能性大。限于当时伤者的全身情况,一期做血管探查不太恰当。但在休克基本纠正后,挽救肢体功能就很有必要了。在行骨筋膜室切开时,应该考虑到血管探查的问题,而不是等待,最终肢体坏死。该伤者血管损伤多考虑为内膜损伤可能,血栓形成,远端肢体逐渐缺血坏死。

尽管本例遵循 CRASHPLAN 系统查体,也发现了异常,却没有寻找或创造机会做进一步检查,不得不说是一种遗憾。动脉的损伤在查体怀疑时,可行床旁超声多普勒、CT 血管造影或 DSA 检查。对于这种时间敏感性的损伤,应早发现、早处理。

(高伟　主任医师　华中科技大学同济医学院

Email:gaobull@126.com)

【参考文献】

[1] HOLCOMB JB, JENKINS D, RHEE P, et al. Damage control resuscitation: directly addressing the early coagulopathy of trauma[J]. J Trauma, 2007, 62(2): 307-310.

[2] ROTONDO MF, SCHWAB CW, MCGONIGAL MD, et al. Damage control: an approach for improved survival in exsanguinating penetrating abdominal injury[J]. J Trauma, 1993, 35: 375-382.

第 68 章

开车不超速，救人用光速

【导读】

多发伤是一种"时间依赖性疾病"，"时间就是生命，时间就是速度"诠释了创伤医学对多发伤急救的总体要求。在急救时应遵循"快速、准确、有效"的原则，在最短的时间内伤情评估、进行急救、术前准备等，达到最佳的救治效果[1]。目前国内外的创伤急救模式多种多样，没有统一标准，但如何提高创伤救治的时效性，一直是创伤医务工作者们不断追求和探索的目标。本文结合创伤中心救治的 1 例多发伤患者的救治经验，探讨多发伤救治的"时间窗"。

【病例简介】

患者男，45 岁，已婚，既往体健。

12 月 8 日 14:00，患者于郊区自驾小面包车时不慎与他车追尾相撞，并出现四肢及腰部疼痛伴活动受限。

14:30，被送往附近县医院就诊，行 X 线片检查提示"左侧多发肋骨骨折、左股骨开放性骨折、左侧髌骨骨折、左侧桡骨干骨折"。患者左下肢创口出血量较多，给予清创缝合、破伤风、补液等治疗（具体情况患者及家属无法叙述）。

19:35，因当地医疗水平有限、患者病情较重，遂转至上级医院创伤中心，途中伤口出血约 300ml，急诊创伤单元接诊时测 T 36.3℃，P 117 次/min，R 22 次/min，BP 128/86mmHg，SpO$_2$ 98%。患者神志淡漠，呼吸通畅，言语流利，对答切题，查体合作。胸壁和肋骨有压痛，胸骨有叩痛，双肺听诊呼吸音粗，未闻及干湿啰音。左肘关节及左前臂肿胀，未见明显畸形及反常活动，尺骨鹰嘴及桡骨干处压痛（+），轴向叩击痛（+），可触及骨擦感，局部皮温较高，皮肤痛温觉未见明显减退，桡动脉搏动可触及。左肘关节主动及被动屈伸活动均受限，被动活动可引起患者剧烈疼痛感。左股骨远端前方约 5cm 大小不规则创口，创缘规整已缝合，局部无明显红肿，渗血较多。左胫骨结节前方约 3cm 大小不规则创口，创缘规整已缝合，局部无明显红肿，少量渗血。双下肢外形基本正常，左下肢稍肿胀，未见明显畸形及反常活动，左股骨远端、左髌骨、左胫骨中上段及左腓骨上段可触及骨折端及骨擦感，局部压痛及叩击痛（+），右腓骨中段局部压痛（+），双侧足背动脉搏动良好，痛温觉无减退。左膝关节主动及被动活动均明显受限，被动活动可引起患者剧烈疼痛感。膝关节主动及被动活动基本正常。T$_{12}$~L$_3$ 椎体压痛及叩击痛（+），腰椎屈伸明显受限。余肢体肌力、肌张力未见异常。

19:40，建立右锁骨下静脉通路；患者左下肢创口渗血较多，予消毒包扎止血，患肢固定;同时完善抽血化验、备血,给予棉被加强患者保温,记尿量。血气分析:pH 7.30,PO$_2$ 95mmHg,PCO$_2$ 43mmHg,Lac 3.5mmol/L,BE －3.7mmol/L。患者存在代谢性酸中毒、高乳酸血症。当前休克指数 0.9,有血容量减少,考虑为休克早期代偿阶段,故给予每小时 0.9% 氯化钠溶液 500ml 补液治疗。

19:58,完善头颅、脊柱、全腹 CT,肋骨、骨盆三维 CT,双下肢 CTA,左上肢 X 片。检查结果提示:胸 12 椎体左侧横突骨折;腰 1~3 椎体左侧横突骨折;左侧多发肋骨骨折;胸骨体骨折;左肺上叶挫伤;双侧胸腔少量积液;右侧耻骨上支、耻骨下支骨折;左侧尺骨鹰嘴、左侧桡骨中段骨折(图 68-1);左侧股骨下段、左侧胫腓骨上段、左髌骨及右侧腓骨中段多发骨折(图 68-2~图 68-4);左侧大腿及右侧小腿周围软组织肿胀;左侧腘动脉局限性狭窄。患者 ISS 评分为 22 分,为重伤患者。头颈、腹部未见明显异常,左侧胸部创伤较重,双下肢多发骨折,软组织肿胀较重,且目前代谢性酸中毒、高乳

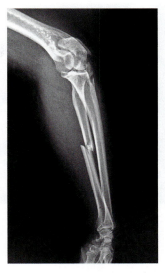

图 68-1 左侧尺骨鹰嘴、左侧桡骨中段骨折

酸,有失血,根据损害控制外科策略,立即收入创伤 ICU,调整内环境,多脏器保护,避免"致命三联征",择期行手术治疗。

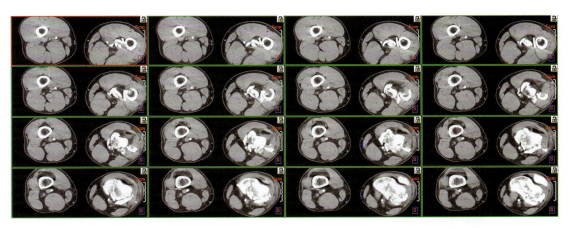

图 68-2 左侧股骨下段骨折

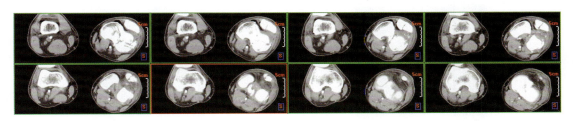

图 68-3 左侧髌骨骨折

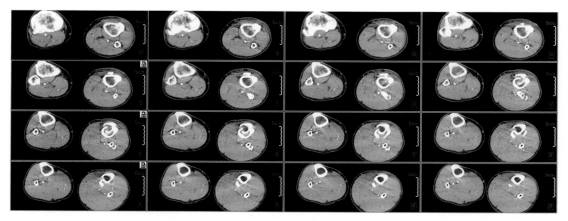

图 68-4　左侧胫腓骨上段骨折

20:19,患者转入创伤 ICU 继续给予补液、止痛等对症治疗。予左肘关节石膏固定,左足跟骨结节骨牵引。患者各项生命体征逐渐稳定,T 维持在 36.6℃ 左右,P 降至 90 次/min 左右,血压正常。

20:45,化验回报:WBC 14.7×10⁹/L,NEUT% 88.0%,Hb 109g/L,HCT 31.3%,肌酸激酶 1 621U/L,CK-MB 56U/L,乳酸脱氢酶 554U/L,丙氨酸氨基转移酶 137.04U/L,天门冬氨酸氨基转移酶 167.02U/L,PT 15.4 秒,FIB 1.53g/L,D-二聚体:14.85mg/L。心电图未见明显 ST-T 改变。患者既往体健,目前有心肌酶学、肝酶改变,结合患者受伤机制,可能在驾驶室中有方向盘、钝物挤压,故不除外患者有心肌挫伤,肝脏挫伤。补充诊断:高肌红蛋白血症。故给予保护心肌、保肝、碱化尿液、利尿等对症治疗。患者来诊后第一小时尿量 200ml,尿色呈淡黄色、澄清,暂无行 CRRT 指征。

23:30,复查血常规提示:Hb 90g/L、HCT 26.3%,给予红细胞悬液 400ml、新鲜冰冻血浆 400ml、促红细胞生成素升红细胞。

12 月 18 日,在全麻下行左桡骨干骨折切开复位内固定术、左尺骨鹰嘴骨折切开复位内固定术(图 68-5)。

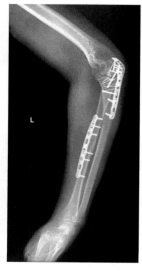

图 68-5　左侧尺骨鹰嘴、左侧桡骨中段骨折术后

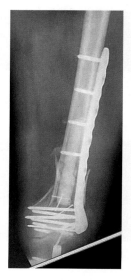

图 68-6　左侧股骨远端骨折术后

　　12 月 27 日,行双下肢静脉彩超提示:左侧腘静脉内血栓形成。当日行左下肢顺行性静脉造影及下腔静脉造影、滤器植入术。术前血管通畅度评分 4(2+2+0+0+0+0+0)。

　　12 月 28 日,在全麻下行左胫骨干骨折闭合复位内固定术、左髌骨骨折切开复位内固定术、左股骨远端骨折切开复位内固定术(图 68-6～图 68-8)。

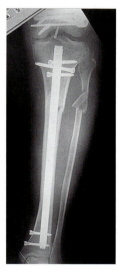

图 68-7　左侧胫骨干骨折术后

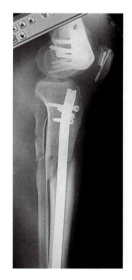

图 68-8　左侧胫骨干、左侧髌骨、左侧股骨远端骨折术后

　　次年 1 月 3 日,患者病情平稳,切口愈合良好,无红肿及炎性分泌物,未拆线。术后复查 X 线片提示骨折复位良好,内固定物固定位置满意。患者转回当地医院继续后期康复治疗。

【诊断】

1. 多发伤
   1.1　钝性胸部伤(ISS 29)
   　　1.1.1　左肺挫伤(AIS 3)
   　　1.1.2　心肌挫伤(AIS 2)
   　　1.1.3　双侧胸腔积液(AIS 2)
   　　1.1.4　左侧第 2～7 肋骨骨折(AIS 3)
   　　1.1.5　胸骨体骨折(AIS 2)
   　　1.1.6　胸 12 左侧横突骨折(AIS 2)
   1.2　钝性腹部伤
   　　1.2.1　肝脏挫伤(AIS 2)
   　　1.2.2　腰 1～3 左侧横突骨折(AIS 2)
   1.3　四肢损伤
   　　1.3.1　左侧桡骨干骨折(AIS 2)
   　　1.3.2　左侧尺骨鹰嘴骨折(AIS 2)
   　　1.3.3　右侧腓骨干骨折(AIS 2)

1.3.4 右侧耻骨上支、耻骨下支骨折(AIS 2)

1.3.5 左侧开放性股骨远端骨折(AIS 3)

1.3.6 左侧髌骨骨折

1.3.7 左侧胫骨近端骨折(AIS 2)

1.3.8 左侧腓骨近端骨折(AIS 2)

2. 损伤并发症

2.1 失血性休克

2.2 代谢性酸中毒

2.3 高乳酸血症

2.4 高肌红蛋白血症

2.5 左侧腘静脉内血栓形成

$ISS = 3^2 + 2^2 + (3+1)^2 = 29$

【预后及随访】

患者于 ICU 住院 2 天,普通病房 24 天后转至当地医院行后期康复治疗,目前在支具等辅助设备下肢体功能恢复良好。于骨科、介入科门诊随诊。

【经验与体会】

该患者特点:①创伤发生地为偏远郊区,人员稀少,无法做到"急救铂金 10 分钟";②从 120 接诊到送至基层医院虽用时没超过 1 小时,并给予相关对症治疗及检查,但随后没有完全做到确定性治疗,故此不能算是做到"黄金 1 小时";③由患者发生交通伤到送至上级医院,用时近 6 小时,虽此期间得到一定救治,但来诊时已有内环境紊乱,院前耗时较长;④患者为多发伤患者,周身多发骨折,除可直观有左下肢开放性骨折外,其余均为闭合性骨折,针对此类患者,更需创伤医生仔细、快速、准确检诊,制定治疗方案。

本地区院前 120 由急救中心统一调度负责,创伤中心收治的患者,除本地居民外,由邻近省、市 2 次转诊,甚至 3 次转诊的患者亦不占少数。通过调查发现,患者转诊医院越多,耗时越长,有效救治性越下降,为来诊后的抢救治疗带来很大难度,患者预后往往不尽如人意。目前,多发伤急救离理想的"黄金 1 小时""黄金 30 分钟""铂金 10 分钟"等还存在较大差距,但随着医学科学的进步,急救"时间窗"的概念亦随之改变,一些学者提出了创伤救治的"零通过时间"概念[2-3]。创伤中心一直以来不断摸索属于自己的多发伤救治模式,以"零通过时间"为重中之重,旨在多发伤院内救治过程中的各个环节做到"快速、准确、正确、有效"的处理,降低死亡率、提高救治成功率、降低伤残率,目前收效显著。

该患者来诊时 ISS 评分为 22 分,为重伤患者,有代谢性酸中毒、凝血功能略有异常,虽为轻度,但已存在"致命三联征"倾向,早期的补液、脏器保护、复温对病情好转起到很大作用。针对多发患者并发症,应积极尽早做出有效干预,反复评估病情,给予合理救治。

患者由 ICU 转入普通病房后,经历 2 次全麻手术,期间确诊左下肢深静脉血栓,虽已预防性给予抗凝治疗,发现后得到有效处置,手术过程顺利,但血栓形成还是为患者病情增添了救治困难,增加了手术风险性。下肢静脉血栓为长期卧床患者常见并发症,且患者左下肢为开放性骨折,来院时下肢 CTA 结果提示有左侧腘动脉局限性狭窄,更增加了患者血栓发生率。对此情况，该患者手术时机是否合理，能否通过尽早手术或其他治疗方法避免并发症的发生，还需今后继续学习、思考研究。

【专家点评】

该患者系以骨关节损伤为主的多发伤，从有机会获救到出现不可逆的生理损害发生之前存在时间窗，大约 1 小时左右，临床上称之为"黄金 1 小时"。如何充分有效地利用好"黄金 1 小时"，对患者的预后十分关键。救治时效性是多发伤救治的灵魂，时间就是生命的理念在严重多发伤的救治中最能够体现，包括快速检诊、快速伤情评估、快速通过和快速处理。必须保证患者在院内的"零通过时间"。从本例患者的救治过程来看，患者在收入创伤中心后，早期遵循了损害控制原则，迅速建立了锁骨下静脉通道补液复苏，同时注重了保温措施。从入院评估、通道建立、液体复苏、检查到最终收入 ICU 病房全过程在 1 小时内完成，在院内阶段基本上没有任何延误。然而，其从受伤到送至较大的创伤中心耗时近 6 小时，此前虽在 1 小时之内就被送到了基层医院，但该基层医院并不具有处置此类重伤员的能力。因此，在最短时间内将伤员送往与具有其伤情匹配救治能力的医疗机构显得尤为重要。而这也是创伤中心分级的意义所在[4-5]。

对于存在全身多处骨折的多发患者应早期控制出血、彻底清创、对不稳定骨折进行临时固定；重症监护病房纠正低体温、低血容量和凝血功能障碍以达到生理稳定状态；一旦患者病情稳定，则进行骨折的最终固定，如接骨板、髓内针等。一般来说对于此类患者骨折手术理想的时间是在伤后第 5～10 天之间，较重的患者最好在 2 周后进行，避开免疫抑制期，以减少脓毒血症、多器官功能障碍综合征（MODS）或者多器官功能衰竭（MOF）的发生。而各项生理指标和炎性因子浓度的变化可作为手术时机的重要参考指标。血小板 $>100\times10^9$，纤维蛋白原 $>1g/L$、凝血酶原时间、部分凝血活酶时间恢复至小于对照组的 1.25 倍是确定性手术的基本要求。关于多发伤患者骨折手术顺序，没有一个固定的套路，应根据各部位伤情严重程度以及对全身情况影响大小灵活处理。此例患者在伤后第 10 天进行了骨折内固定手术，从骨折手术时机上看避开了免疫抑制期，降低了手术风险。在处置顺序上，考虑到了左下肢存在开放性伤口，因而选择先行上肢内固定手术。

下肢深静脉血栓（DVT）在多发伤患者中发生率较高，静脉血栓栓塞（VTE）是骨科大手术患者及创伤骨科患者围术期重要死亡原因血管壁局部损伤、血流淤滞以及血液高凝状态是创伤患者静脉血栓形成的三要素，有循证医学证据表明，骨折患者伤后即刻至 24 小时，下肢深静脉血栓的发生率已超过 35%[6]。因为创伤患者发生 DVT 的危险期始于受伤即刻，有些患者在手术前既已发生 DVT，创伤患者术前进行血栓筛查十分重要。常用的筛查指标和手段包括了 D-二聚体及彩色超声多普勒检查。该患者术前通过彩超及时发现了左侧腘静脉内血栓形成，发现后得到及时有效的处置，从而避免了血栓脱落所带来的风险。

在对下肢骨折手术策略上来看，患者同时合并胸部损伤，骨折本身及骨折手术可能会使肺部脂肪栓塞和 ARDS 等肺部并发症的概率增加，特别是长骨的扩髓髓内固定。因而对于合并胸部外伤和长骨骨折的多发患者中，目前还是主张首先使用外固定支架固定骨折，减少肺损伤的可能性，待患者生理状态稳定后，可更换为内固定治疗。

（李阳　副主任医师　中国人民解放军陆军特色医学中心

Email：liyang360@163.com）

【参考文献】

[1] 姚元章.论多发伤急救的时效性[J].创伤外科杂志,2016,18(5):257-260.

[2] 姚元章,孙士锦,谭浩,等.严重创伤院内急救的时效性探讨[J].创伤外科杂志,2011,13(2):103-105.

[3] 尹刚,李容飞,刘海恩,等.严重创伤急救程序-时间控制模式研究[J].创伤外科杂志,2015,17(2):117-119.

[4] 简立建,张连阳.创伤中心评审及指标体系[J].创伤外科杂志,2017,19(10):721-724.

[5] 张连阳,谭浩,李阳,等.我国医院创伤救治能力建设现状[J].解放军医药杂志,2013,25(7):6-9.

[6] 陆芸,马宝通,郭若霖,等.骨科创伤患者深静脉血栓危险因素的研究[J].中华骨科杂志,2007,27(9):693-698.

【导读】

损害控制原理是近几年提出的救治策略,大大降低了严重多发伤的死亡率,而各家医院在救治严重多发伤救治时,并未严格遵守这一原理。本例严重多发伤在救治时严格遵守损伤控制原理。

【病例简介】

患者男性,53岁,已婚。

摔伤致全身多处疼痛2小时于12月2日20:03急诊入院。

2小时前患者从约6m多高处坠落于地(具体致伤机制不详),当即出现全身多处疼痛,以左侧髋部、胸部、左侧肩背部,无头昏、恶心,稍有气促,无呼吸困难,无意识障碍,无抽搐,无大小便失禁,院外未作特殊处理,自行用私家车送入急诊科。

T 35℃、HR 108次/min、R 24次/min、BP 88/57mmHg(急诊予控制性补液)、SpO₂ 99%,急性危重病容,神志清楚,精神萎靡。全身皮肤黏膜苍白、无黄染。头颅五官无畸形,双侧瞳孔圆形等大,直接约2.5mm,对光反射稍迟钝。口唇无发绀,气管居中,颈静脉无充盈,颈软。

胸廓无畸形,左侧胸壁压痛,左侧呼吸音低,左肺可闻及湿性啰音,右肺呼吸音粗,未闻及干湿性啰音。心率108次/min,律齐,心音有力,未闻及杂音。腹平软,全腹无压痛、反跳痛及肌紧张,肝脾肋下未扪及,移动性浊音阴性,肠鸣音未闻及。左上肢活动受限、左上臂肿胀、畸形,可见皮肤裂伤,无明显活动性,可闻及骨擦音,扪及骨擦感,左肩胛盂扪及空虚感,方肩畸形,右上肢无畸形,活动可(图69-1)。骨盆挤压试验阳性。

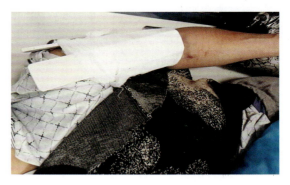

图 69-1 左侧肱骨骨折夹板外固定,防止二次损伤

左髂部青紫肿胀明显,局部压痛并叩击痛,可触及骨擦感,左髋关节活动因疼痛受限,左膝部见部分皮肤擦伤区,无明显渗血,周围稍肿胀、压痛,左膝关节活动部分受限,双下肢远端血运、感觉及活动可。双侧巴氏征阴性。

12月2日20:10紧急启动多科联合协作机制(MDT)。请ICU、骨科、心胸普外科急会诊,完善影像评估后入ICU生命支持治疗。

12月2日20:40影像评估:头、胸、全腹、盆腔 CT 及左肱骨、骨盆 X 片提示(图 69-2~图 69-5):

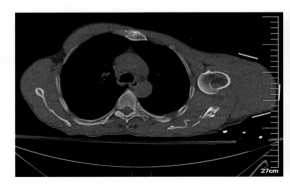

图 69-2　胸部 CT
左肺挫裂伤伴肺气囊,左侧少量液(血)气胸,
纵隔少量积气;左侧多发肋骨骨折

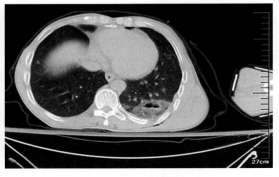

图 69-3　胸部 CT
左肺挫裂伤伴肺气囊,左侧少量液(血)气胸,
纵隔少量积气;左侧多发肋骨骨折

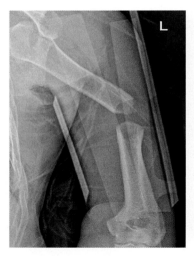

图 69-4　左上肢 X 线片
左侧肩关节脱位,左侧肩胛骨
及多发肋骨骨折;左侧肱骨
骨折

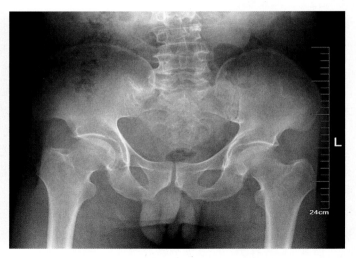

图 69-5　骨盆平片
左侧髂骨、右侧坐骨及耻骨体骨折

(1)左肺挫裂伤伴肺气囊,左侧少量液(血)气胸,纵隔少量积气。

(2)双肺多发纤维增殖灶及多发粟粒结节。

(3)左侧多发肋骨骨折,左侧肩关节脱位,左侧肩胛骨、肱骨骨折。

(4)左侧髂骨、右侧耻骨体、右坐骨骨折。

(5)左侧胸壁积气;双侧上颌窦炎。

(6)颅脑、肝、胆、胰腺、脾脏、双肾 CT 平扫目前未见明显外伤征象。

腰椎、左肱骨、左肩关节 X 线片回示:

(1)左侧肩关节脱位,左侧肩胛骨及多发肋骨骨折。

（2）左侧肱骨骨折,左侧髂骨骨折、右侧坐骨及耻骨体骨折。

（3）胸 12 椎体楔形样改变。

12 月 2 日 20:44 收入 ICU 生命支持治疗。

1. 按重症监护,下病危,特级护理,行胃肠减压,禁饮禁食,睡气垫床卧床休息,吸痰保持呼吸通畅,持续无创通气,监测生命体征,密切观察呼吸、神志及瞳孔变化及全身多处疼痛情况,留置导尿,记 24 小时出入量。

2. 予晶体和胶体补液扩容、破伤风针防破伤风、头孢哌酮钠舒巴坦 3g q8h 抗感染、兰索拉唑护胃预防应激性溃疡、氨溴索化痰、瑞芬太尼镇痛,配同型去白细胞悬浮红细胞 600ml 以及能量支持、防止电解质紊乱和酸碱失衡等对症治疗;并电话通知骨一科、骨二科、普外科急会诊。

3. 抽血完善血气分析、血常规、血生化、凝血功能、免疫、血型鉴定、大小便常规等,必要时复查头、胸、腹部 CT 检查。

4. 针对左肩关节脱位,请骨一科会诊行手法复位后,拟行石膏外固定,复查床旁 X 线片。

5. 患者为中年男性,系高处坠落伤,目前诊断和治疗计划如上,其病情危重,随时可能发生病情变化危及生命,需严密监护治疗,必要时行气管插管接呼吸机辅助呼吸,甚至请外科急诊手术协助诊治。病情详细向患者家属告知,做好医患沟通,使患者家属配合好患者住院期间的所有治疗。

21:43 血常规:红细胞 2.86×10^{12}/L,血红蛋白 92g/L,血细胞比容 28.8%。

12 月 2 日 22:30 作右侧锁骨下静脉穿刺置管术。

12 月 2 日 22:50 输入 A 型 Rh 阳性红细胞悬液 600ml。

12 月 2 日 23:38 各科室会诊意见:

骨科一区会诊意见:查体:左肩部、左上臂外观明显畸形,软组织明显肿胀,局部见皮肤挫伤及瘀斑,左肩部及左上臂压痛,纵向叩击痛阳性,左肩部及左上臂可触及骨擦感及异常活动,肱、桡动脉可触及搏动,左上肢活动丧失,左肩关节以远感觉减退,远端血运尚可。本院 X 线片示:左肩胛骨骨折;左肩关节脱位;左肱骨干骨折。诊断:①左肩胛骨骨折;②左肩关节脱位;③左肱骨干骨折;④臂丛神经损伤;⑤左上肢血管损伤;⑥左上肢软组织损伤;⑦余诊断同贵科。处理:①予患肢手法复位、外固定制动,消肿、补液及对症治疗;②注意复查 X 线片,如未复位则需二期手术治疗;③密切观察患者病情及左上肢肿胀、感觉、血运、运动情况,必要时可转上级医院治疗;④待患者病情平稳后建议行左肩、肘关节三维 CT 检查;⑤我科随诊。

骨科二区会诊意见:病史同前。查体:患者神志清,精神差,左髂部青紫肿胀明显,局部压痛并叩击痛,可触及骨擦感,左髋关节活动因负痛受限,左膝部见部分皮肤擦伤区,无明显渗血,周围稍肿胀,压痛,膝关节活动部分受限,双下肢远端血运、感觉及活动可。骨盆 X 线片及盆腔 CT 示:骨盆骨折。左肩 X 线片示左肩关节脱位、左肩胛骨骨折并左肱骨干骨折。诊断:①骨盆骨折;②左肩关节脱位;③左肩胛骨骨折;④左肱骨干骨折;⑤左膝部软组织挫伤;⑥余诊断同贵科。处理:绝对卧床休息,补液及对症处理,注意观察病情变化,防止失血性休克,并进一步完善骨盆三维 CT 及双膝关节 X 线片检查,我科再会诊明确骨盆骨折治疗方案。另外患者左肩关节脱位、左肩胛骨及左肱骨干骨折,建议请骨一科专科会诊处理。余处理同贵科,我科随诊。

普外/心胸外科会诊意见:患者中年男性,因"外伤致全身多处疼痛2小时"入院。CT提示:肺挫伤及肋骨骨折,查体:左侧胸壁明显压痛,未扪及明显骨擦感,双肺呼吸音粗,未闻及干湿性啰音,结合患者病史查体及门诊检查:诊断:胸壁闭合性损伤:①左侧多发肋骨骨折;②左肺挫伤;③左侧胸腔少量积液。处理:①胸壁外固定,积极预防感染、止咳化痰、雾化对症治疗;②密观患者呼吸变化,动态CT观察双侧胸腔及肺部情况。

12月3日03:05复查血常规血红蛋白90g/L。

12月3日06:05复查血常规血红蛋白96g/L。

12月3日19:52复查血常规血红蛋白75g/L,21:55输入A型Rh阳性红细胞悬液500ml。

12月4日10:52复查血常规血红蛋白95g/L。

12月4日11:59请骨科会诊意见:

骨科二区会诊:病史同前,专科情况:右侧腹股沟及左侧髂腰部软组织明显肿胀,局部压痛明显,未触及明显骨擦感,双侧足背动脉搏动好,肢端感觉、血循环及运动均可,骨盆挤压分离试验阳性。辅助检查:骨盆CT+三维重建示:左侧髂骨、右侧耻骨体、坐骨支骨折。诊断:①骨盆骨折:左侧髂骨骨折;右侧耻骨体;右侧坐骨支骨折。②余诊断同贵科。处理:①予以绝对卧床休息,骨盆制动、消肿及对症治疗;②注意观察患肢肢端感觉、血循环及运动情况;③待贵科病情平稳后,转我科治疗。

骨科一区会诊:患者因"摔伤致全身多处疼痛2小时"入院。查体:胸部压痛及叩击痛,挤压征阳性,左肩部、左上臂外观明显畸形,软组织明显肿胀,局部见皮肤挫伤及瘀斑,左肩部及左上臂压痛,纵向叩击痛阳性,左肩部及左上臂可触及骨擦感及异常活动,肱、桡动脉可触及搏动,左上肢活动丧失,左各手指背伸活动受限,远端血运尚可。骨盆挤压征阳性,本院X线片示:左肩胛骨骨折;左肩关节脱位;左肱骨干骨折。诊断:①左肩胛骨骨折;②左肩关节脱位;③左肱骨干骨折;④臂丛神经损伤;⑤骨盆骨折;⑥左上肢软组织损伤;⑦胸壁闭合性损伤:左侧多发肋骨骨折;左肺挫伤;⑧余诊断同贵科。处理:病情稳定转我科手术治疗。

12月4日13:51住院过程中病情评估:患者男,53岁,因"摔伤致全身多处疼痛2小时。"入院。入院诊断:严重多发伤,入ICU后按重症监护,下病危,特级护理,行胃肠减压,禁饮禁食,睡气垫床卧床休息,吸痰保持呼吸通畅,持续无创通气,监测生命体征,密切观察呼吸、神志及瞳孔变化及全身多处疼痛情况,留置导尿,记24小时出入量。予晶体和胶体补液扩容、破伤风防破伤风、头孢哌酮钠舒巴坦3g q8h抗感染、兰索拉唑护胃预防应激性溃疡、氨溴索化痰、瑞芬太尼镇痛,配同型去白细胞悬浮红细胞3U,以及能量支持、防止电解质紊乱和酸碱失衡等对症治疗;并电话通知骨科、普外科急会诊。行中心静脉穿刺术。12月3日改为流质饮食,并输去白细胞悬浮红细胞500ml纠正贫血。住院过程中有可能发生以下情况:①患者为中年男性,系高处坠落伤,其病情危重,随时可能发生病情变化危及生命,需严密监护治疗,必要时行气管插管接呼吸机辅助呼吸,甚至请外科急诊手术协助诊治;②长期昏迷、偏瘫、失语、癫痫、脑梗死、脑积水、植物生存;③多器官功能衰竭;④肺部感染、压疮、下肢深静脉血栓形成、泌尿系感染等并发症;⑤药物过敏、不良反应或者输液反应;⑥其他难以预料的意外情况。病情详细向患者亲属告知,使亲属配合住院过程中所有治疗。

12 月 4 日 16:38 转入骨科一区择期手术治疗。

12 月 5 日 09:05 复查血常规,血红蛋白 96g/L。

12 月 5 日 09:45~10:04 在全麻下行左肩关节脱位手法复位术(图 69-6)。术后处理措施:①预防感染、消肿、促进骨质生长对症治疗;②切口换药治疗;③患肢石膏外固定制动 4 周后拆除外固定,指导患者加强患肢功能锻炼。

12 月 7 日 11:01 复查胸部 CT 示双侧胸腔积液增多(图 69-7)。

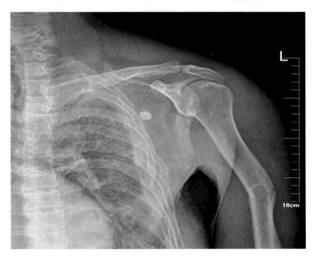

图 69-6　左侧肩关节脱位经复位术后改变
左侧肩胛骨粉碎性骨折;左侧肱骨中上段骨折

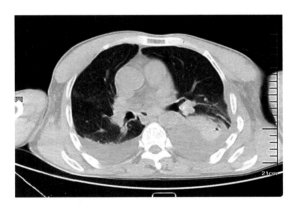

图 69-7　复查胸部 CT 示:双肺渗出性病变,双侧胸腔积液增多,右侧少量叶间积液;左侧多发肋骨骨折

12 月 8 日 18:06 行左侧胸腔穿刺闭式引流术。

12 月 9 日 10:06 复查血常规,血红蛋白 95g/L。

12 月 7 日 10:07 复查胸部 CT 示双侧胸腔积液减少(图 69-8、图 69-9)。

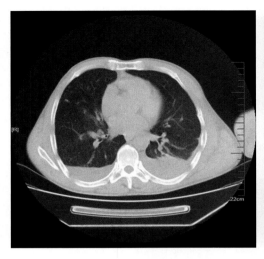

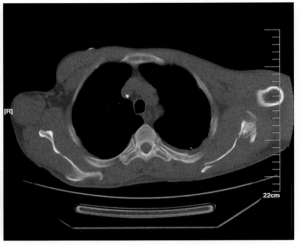

图 69-8   复查胸部 CT 示双肺渗出性病变,双侧胸腔积液

图 69-9   复查胸部 CT 示双肺渗出性病变,双侧胸腔积液

【最后诊断】

1. 严重多发伤(ISS 35)
    1.1   胸部钝性损伤
        1.1.1   左肺挫伤伴胸腔少量积液(AIS 3)
        1.1.2   左侧多发肋骨骨折(AIS 2)
        1.1.3   胸 12 椎体骨折(AIS 2)
    1.2   四肢骨盆损伤
        1.2.1   骨盆骨折(AIS 4)
        1.2.2   左肱骨干骨折(AIS 2)
        1.2.3   左肩关节脱位(AIS 2)
        1.2.4   左肩胛骨骨折(AIS 1)
        1.2.5   臂丛神经损伤(AIS 2)
        1.2.6   左上肢神经损伤(AIS 2)
    1.3   皮肤体表损伤
        1.3.1   左膝部、左上肢软组织挫伤(AIS 1)
2. 损伤并发症
    2.1   创伤性失血性休克
    2.2   肺部感染
    ISS $= 3^2 + (4+1)^2 + 1^2 = 35$

【预后及随访】

在 ICU 治疗 3 天,病情平稳后转骨科一区择期手术治疗,临床结局满意,暂无其他并发症。

【经验与体会】

1. 初次评估　本例患者在就诊后,急诊院内救治包扎、固定,控制性液体复苏,快速完善影像学评估,启动 MDT 团队,综合考虑收住 ICU 进行生命支持治疗,紧急复温,防治致命性三联征。采用 DCS 治疗策略避免手术的二次伤害打击对患者造成的进一步损伤,采用分阶段治疗模式,控制原发创伤,积极预防继发性损害[1]。紧急收住 ICU 进行生命支持治疗。

2. 二次评估　患者生命征平稳后,转入骨科一区,行胸部 CT 影像评估,积液增多,予胸腔闭式引流;在骨科予按照"简化手术、复苏和确定性手术"[2],先做左肩关节脱位复位及左肱骨干骨折复位术。在损伤控制骨折治疗策略下,强调积极实施出血控制、临时固定骨折[3-4],减轻患者长时间手术的进一步伤害。

3. 强化 ICU 治疗　考虑到年龄、基础疾病等因素,对于即使伤情稳定生命体征暂时平稳患者,应放宽收入 ICU 的指征[5]。

【专家点评】

多发伤救治应遵循损害控制原理(DCS):在具体救治中无论诊断还是治疗都要遵循损害控制原理。诊疗过程应遵循一定的程序,即应遵循初次评估(ABCDE 程序)、早期复苏和生命支持(VIPC)、再次评估(CRASH PLAN)、手术室或 ICU、生命体征平稳后再行各专科治疗的程序,即损害控制性诊疗过程,避免出现致命三联征。在休克的复苏过程中应遵循损害控制性复苏。在手术治疗方案选择上应遵循损伤控制性手术原则,早期生命体征不平稳时只进行小的必要的保命手术,以确保不对机体造成二次继发性损害。本病例在初次评估后,积极进行控制性复苏、抗休克等生命支持,紧接着进行二次评估,并立即转入 ICU 进行高级生命支持,待病情平稳后,再进行专科治疗,救治程序上科学合理。在复苏和手术也遵循损伤控制的原则。

1. 损害控制性复苏　创伤性失血性休克的积极治疗,应该遵循损害控制性原则,抗休克的同时不要加重身体的二次损害,尤其是不可逆性的损害。本病例在早期控制性快速补液的基础上及时给予成分输血,并及时的转入 ICU 进行生命支持。所以复苏治疗快速有效。

2. 多科联合协作机制(MDT)　应该在复苏的同时进行,属于再次评估的范围,确保不遗漏任何损伤和及时合理的诊治程序。本病例在急诊入院 7 分钟后紧急启动了 MDT,请 ICU、骨科、心胸外科紧急会诊。30 分钟后影像结果回报马上进行了二次评估。37 分钟正式转入 ICU进行生命支持治疗。这在实行 MDT 的医院,效率还算高效,也符合黄金 1 小时救治标准。

3. 损害控制性手术(DCO)　生命体征不稳定的时刻,仅进行一些抢救性的、简单的手术。本病例早期只进行了骨折外固定、胸壁固定术,2 天后进行肩关节脱位复位,6 天后进行胸腔闭式引流术以保护伤者的生命,待病情平稳后再进行根治性手术治疗,确保患者的生命。胸部闭合性损伤的治疗:肋骨骨折、左肺挫伤、胸腔少量积液,6 天后因积液量多,进行胸腔闭式引流术,均不影响生命,保守治疗,稳定病情。骨盆骨折的治疗:为多发,但是稳定性没有被明显破坏,早期给予骨盆固定非手术治疗即可。

4. 左肱骨干骨折、左肩关节脱位、左肩胛骨骨折的治疗　肩关节脱位早期复位固定,肱骨早期给予石膏固定,待病情稳定后,行切开复位内固定治疗。肩胛骨骨折行保守治疗即可。

(贾全章　彭磊　主任医师　海南医学院第一附属医院
Email:15607662705. 163. com)

【参考文献】

［1］ 李新科,包松雄,胡玉平,等.损伤控制性手术策略用于基层医院严重多发伤疗效分析［J］.现代实用医学,2015,3(27):367-368.

［2］ 卢正茂,等.损伤控制性手术治疗策略用于严重多发伤 21 例分析［J］.中国医师进修杂志,2010,33(14):8-10.

［3］ 钱志松,等.损伤控制骨科治疗策略在合并严重多发伤的骨折治疗中的应用效果［J］.当代医学,2018,24(29):101-102.

［4］ 张连阳,曹钰,桑锡光.创伤外科手术技术图谱［M］.北京:科学出版社,2018,5(24):299-305.

［5］ 林曦,胡平,杨俊,等.损害控制策略在伴胸部创伤老年多发伤患者中的应用及效果评价［J］.中华创伤杂志,2018,34(9):833-837.

第70章

铲车碾压致胸部损伤

【导读】

严重多发伤的特点是伤情变化快,各部分损伤互相影响,在急诊外科进行第一线抢救是拯救多发伤患者生命关键所在,急诊医师熟练掌握多发伤抢救流程及技术更显得至关重要。

【病例简介】

患者男,59岁,已婚。

因"铲车碾压致右上臂疼痛、出血、活动受限5小时"于8月6日入院。

患者于入院前5小时,被铲车碾压致右上臂受伤,伤处疼痛剧烈,伴活动障碍,并有开放性伤口,活动性出血,伴右上肢感觉麻木,并出现右侧胸壁疼痛、胸闷、气促,右枕部疼痛、出血,无头晕,无恶心、呕吐,无腹胀、腹痛,当地医院头胸腹CT平扫示:血气胸、肋骨多发骨折,行右侧胸腔闭式引流术后转入上级医院急诊。

急诊行右上肢体石膏托外固定(图70-1、图70-2)及右枕部伤口行清创缝合后送手术室进一步处理。

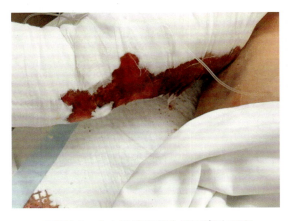

图70-1　右上肢清创缝合及石膏外固定

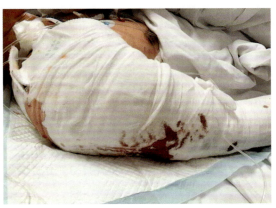

图70-2　右上肢清创缝合及石膏外固定

手术室进一步探查发现右肱动脉完全断裂,断端血栓栓塞,伴行静脉血管亦断裂栓塞;桡神经中上1/3处完全断裂;肱二头肌长头部分断裂,短头完全断裂;肱三头肌外侧头完全断裂,内侧头部分断裂,肌肉断端较碎裂;肱骨近、中上1/3处粉碎性骨折。采取右上肢肱骨中上段水平截肢术(图70-3~图70-4)。

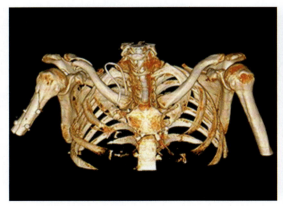

图 70-3　肱骨近、中上 1/3 处粉碎性骨折

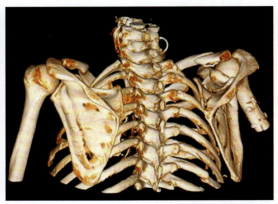

图 70-4　右上肢肱骨中上段水平截肢

8 月 7 日,行胸部 CT 及三维成像提示右侧锁骨远端骨折、右侧肩胛骨骨折、右侧多根多段肋骨骨折及胸椎压缩骨折。

8 月 16 日,行第二次手术:右侧锁骨骨折切开复位钢板内固定术+右侧第 4、5、6、7 肋骨骨折切开复位钢板内固定术+右侧胸腔闭式引流术(图 70-5、图 70-6)。

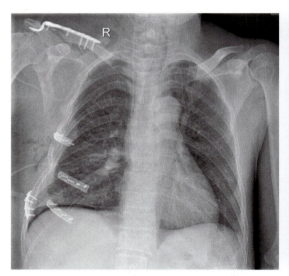

图 70-5　行右侧锁骨骨折切开复位钢板内固定术+右侧第 4、5、6、7 肋骨骨折切开复位钢板内固定术(正位片)

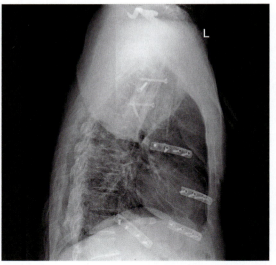

图 70-6　行右侧锁骨骨折切开复位钢板内固定术+右侧第 4、5、6、7 肋骨骨折切开复位钢板内固定术(侧位片)

8 月 30 日,行第三次手术:右侧肋骨骨折切开复位钢板内固定术+肩胛骨骨折切开复位钢板内固定术+左侧肋骨骨折软组织探查术。术中将支柱肋骨(第 4~8 肋骨)尤其是第 6 肋骨,其上下保留 1~2 根肋骨不予处理;直视下将骨折断端卡压肋间神经、血管松解;局部胸壁及肋间血管出血给予止血处理;术毕放置胸腔闭式引流管(图 70-7、图 70-8)。

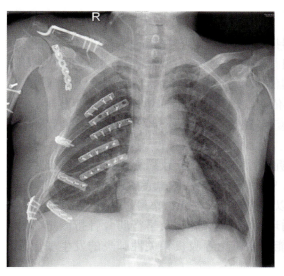

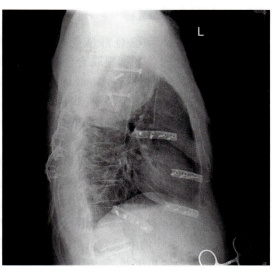

图 70-7　行右侧肋骨骨折切开复位钢板内固定术+肩胛骨骨折切开复位钢板内固定术+左侧肋骨骨折软组织探查术

图 70-8　行右侧肋骨骨折切开复位钢板内固定术+肩胛骨骨折切开复位钢板内固定术+左侧肋骨骨折软组织探查术

【预后及随访】

患者出院后康复锻炼,右上肢佩戴假肢,生活自理,可参加工作,无胸痛、胸闷不适。

【诊断】

1. 多发伤(ISS 42)
 1.1　胸部损伤
  1.1.1　连枷胸(AIS 4)
  1.1.2　右侧多根多段肋骨骨折(AIS 3)
  1.1.3　右侧创伤性湿肺(AIS 3)
  1.1.4　右侧血气胸闭式引流术后(AIS 3)
  1.1.5　胸椎压缩性骨折(AIS 2)
 1.2　上肢开放性损伤
  1.2.1　右侧上肢压榨伤(AIS 4)
  1.2.2　右侧肱骨粉碎性骨折(AIS 2)
  1.2.3　右侧肱血管损伤(AIS 2)
  1.2.4　右侧上臂屈曲肌肉、伸肌断裂(AIS 2)
  1.2.5　右侧上臂正中神经、桡神经和尺神经损伤(AIS 2)
 1.3　右侧枕部头皮撕裂伤(AIS 1)
2. 损伤并发症
  创伤性失血性休克
  $ISS = 4^2 + (4+1)^2 + 1^2 = 42$

第71章

机器绞压致上臂完全离断

【导读】

工业化作业时,工人因故导致肢体缠绕、卷入设备中时有发生,单一的肢体离断处置相对简单,合并高危的基础疾病和/或多发伤时,救命与保肢之间常难以取舍,更何况高位离断的肢体功能恢复不佳,患者及家人远期满意度差。本例患者左上臂齐肩离断伴肺挫伤、硅肺,最终获得不错疗效,值得肯定。

【病例简介】

患者男,46 岁。

因"左上肢肢体离断伴右腋窝疼痛、出血1小时"于3月12日16:30入院(图71-1、图71-2)。

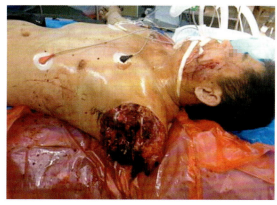

图71-1　左上肢离断

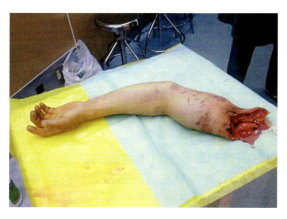

图71-2　离断左上肢

患者于1小时前工作时不慎被机器皮带绞伤,致左上肢自肩部离断,伴右腋窝处出血,患者当即神志不清,呼之不应,被旁观者迅速送至急诊外科。查体:T 36.5℃,BP 90/60mmHg,HR 110 次/min,R 20 次/min,神志模糊,呼之不应,左顶部头皮裂伤约6.0cm,少许渗血,左侧颜面部多处擦伤,胸廓无畸形,胸廓挤压征检查不配合,腹软,左上肢自肱骨颈部完全离断,呈旋转撕脱性离断,近端有活动性出血,并可见正中神经、尺神经、桡神经长段撕脱。右侧腋窝处创口约6.0cm,创缘不齐,深及骨膜,创口内渗血明显。肢体湿冷,下肢趾甲苍白,毛细血管反应时间延长。急诊行气管插管,创面加压包扎止血,补液抗休克。完善胸部 CT 检查、血常规检查,做好术前准备,直送手术室(图71-3)。

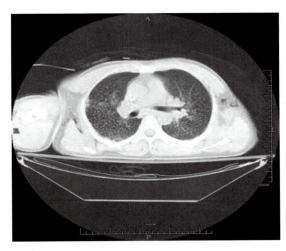

图 71-3　术前胸部 CT 检查

17:32 在全麻+臂丛阻滞下行左上肢断肢再植+右腋窝清创缝合术。术中见左侧肱骨颈处完全撕脱离断,近端皮肤撕脱至肩关节,近端肌肉断端撕脱外露,腋动脉、静脉撕裂后断端血栓形成约 5.0cm,断肢近端可见正中神经、尺神经、桡神经长段撕脱离断,两断端软组织挫伤撕脱严重。手术分两组同时进行左上肢远、近端清创,寻找游离可供吻合的动静脉,加以标记。短缩近端肱骨约 3.0cm,短缩远端肱骨约 4.0cm,复位并对合两断端并行钢板固定,屈肘位缝合腋动静脉、肱动脉及贵要静脉。撕脱神经未做处理,待二期行神经移位或者肌肉移位功能重建治疗。血管缝合后手指远端血供良好,皮温恢复。3-0 可吸收线修复断裂的肌肉,逐层闭合创口,左肩遗留约 6.0cm×5.0cm 皮肤缺损,创口内放置皮管一根引流。屈肘 90°石膏外固定制动保护。右侧腋窝处创口予以彻底清创后,直接闭合,左侧顶部头皮裂伤约 6.0cm,清创后间断缝合。术中出血约 3 000ml。术中输红细胞悬液 2 000ml 新鲜冰冻血浆 800ml(图 71-4、图 71-5)。

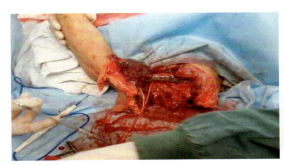

图 71-4　术中情况

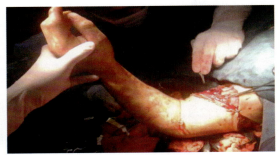

图 71-5　术中情况

23:00 结束手术,转入创伤 ICU。查体:T 36.7℃,BP 95/62mmHg,HR 105 次/min,气管插管机械通气。创伤 ICU 予以头孢他啶联合替考拉宁抗感染治疗,持续吗啡针镇痛、镇静等治疗。考虑左肩皮肤缺损创面邻近缝合大血管,存在溃烂大出血可能,给予床边常备棉垫及止血钳以备不测。

3 月 13 日,患者术后第 1 天,HR 86 次/min,心律齐,BP 130/80mmHg,左上肢敷料渗血较多,远端肢体皮肤红、温、毛细血管充盈时间正常,无痛、触觉。右上肢血循好,感伤处疼痛,两下肢活动良好。复查血常规提示无明显贫血。

3 月 14 日,术后第 2 天,复查血常规提示:WBC 6.5×10⁹/L,Hb 90g/L,HCT 26.6%,PLT 73×10⁹/L。贫血貌不明显,结膜轻度水肿,两侧瞳孔对光反射灵敏。经口气管插管,机械通气支持呼吸下血氧饱和度可,予脱机、拔管,面罩吸氧下血氧饱和度 100%。

3 月 15 日转入创伤科病房,查体:T 37.6℃,HR 84 次/min,R 20 次/min,BP 120/

70mmHg,患者神志清,精神尚可,咳嗽、咳痰有力,痰能咳出,吸氧下血氧饱和度99%,心律齐,两肺呼吸音粗,左上肢桡动脉搏动微弱,甲床稍苍白,皮肤温,活动受限,左肩部创口敷料包扎,见少量渗血,石膏托制动固定,手指无感觉,余肢体活动可(图71-6)。

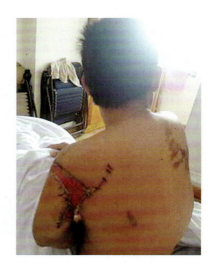

图 71-6   术后伤口情况

3月19日左上肢桡动脉搏动良好,皮肤温度稍偏高,活动受限。左肩部创面肉芽组织红润、可见渗液。予以创口换药制动固定,继续观察创口情况。

3月25日,创口分泌物一般细菌培养及鉴定提示大量醋酸钙鲍曼复合不动杆菌,对头孢哌酮舒巴坦钠敏感,根据药敏调整用药,改用头孢哌酮舒巴坦钠3g q8h 抗感染对症治疗,并予床边隔离,加强创口换药,观察创口情况。

3月30日,针对患者创面溃烂情况行科室讨论,拟定再次清创,加强换药,尽早植皮修复创面。

4月17日,创面红润,肉芽生长良好,予左大腿取皮+左肩部植皮术。

5月2日,间断拆除左肩背部创口缝线。

5月9日患者左肩背部创口已愈合,植皮区血供良好,左上肢运动感觉障碍,肢端血供良好,予以出院。

【诊断】

1. 机器绞压致多发伤(ISS 35)
    1.1   头颈部开放性损伤
        1.1.1   头皮裂伤(AIS 1)
    1.2   钝性胸部伤
        1.2.1   右肺挫伤(AIS 3)
        1.2.2   右侧多肋骨折伴右侧胸腔积液(AIS 3)
        1.2.3   右侧腋部软组织挫裂伤(AIS 1)
    1.3   开放性肢体损伤
        1.3.1   左上肢离断伤(AIS 4)
2. 损伤并发症
    2.1   失血性休克(重度)
    2.2   创口感染
3. 硅肺
ISS = $5^2 + 3^2 + 1^2 = 35$

【预后及随访】

ICU 3天,住院54天。

半年后来我院复诊,恢复可(图71-7、图71-8)。

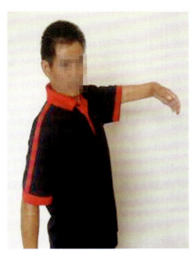

图 71-7　术后半年来院复查

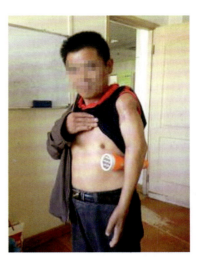

图 71-8　术后半年来院复查

【经验与体会】

肢体缠绕、卷入机器常导致肢体损伤,甚至离断。单一肢体的离断处置相对简单,但合并基础疾病和/或多发伤时,救命与保肢往往难以决策。在充分掌握可预见的危险时,应充分考虑患者与家属的期望值。但一味地保肢可能危及生命安全,甚至死亡可能。另外高位的肢体离断即使再植成功,虽外形尚可但功能往往难以恢复,患者及家属对预后往往难以满意。本例患者为外籍务工人员,硅肺 20 年,平时偶感气促,此时又有肺挫伤、肋骨骨折、多处软组织挫伤,再植风险极大。家属强烈要求再植上肢。反复告知可能风险后,行手术再植,术后患者及家属对愈后仅有的功能十分满意,再植的肢体能协助患者处理许多日常事务,方便患者生活。因而多发伤伴有肢体离断时应充分评估,在家属理解的情况下再行肢体再植手术,但仍必须充分告知,最好作行政谈话(代表医院的行政人员对伤者及其家属进行手术风险与预后告知),让患者及家属充分理解并签字认可,以防日后发生纠纷。术中一定要严密观察,一当病情恶化,马上终止手术。

肢体离断伤的患者常常因为大出血与疼痛早期发生休克,创伤现场的止血十分重要,加压包扎可以减少出血,有条件的时候可进行结扎止血,及时的扩容、抗休克是挽救生命的关键。本例患者在急诊手术室采用绷带加压包扎止血,予以输血和大量补液维持患者血流动力学的稳定。

肢体离断伤,创口污染重,且创面较大,容易发生感染。及时的抗生素应用与充分的清创、换药很重要,必要的二次清创是控制感染的关键。但这类伤口吻合的大血管可能就在溃疡面附近,一旦血管破溃,大出血难免发生,床边应常备止血带或者血管钳,直至伤口愈合。本例伤者床旁常备止血钳及纱布,并嘱伤者及家属应注意伤口出血问题,尤其要求家属时常关注,以防未知情况下出血导致生命危险。

肢体离断伤的患者常常对离断肢体的功能恢复要求较高。所以术中对骨折、肌肉、神经、肌腱的修复以及术后适当的功能锻炼是功能恢复的关键。本例患者术中相对精准修复,术后医师指导下康复锻炼,且患者依从性好,刻苦锻炼,最终功能恢复较满意。

【专家点评】

自 20 世纪 60 年代陈中伟院士在国际上率先报道肢体离断成功再植以来,自体肢体离断再植取得相当大的成功。大肢体的离断伤通常是由于机械力牵拉、挤压或旋转瞬间导致肢体分离,患者局部软组织挫伤严重,并且往往合并其他重要脏器的损伤,大部分患者存在创伤失血性休克,因此再植手术前应充分评估患者生命体征[1],仔细把握适应证。这是一例严重的上肢肢体完全离断,治疗上面,首先进行全身保障生命安全角度的创伤评分,然后进行局部肢体损伤程度的肢体创伤评分,在这两者都满足再植条件的情况下可实施手术保肢。

该患者的臂丛神经损伤平面为干性损伤,整个肢体相对完整,肢体再植存活以后,尽早进行神经修复重建或功能重建手术,可最大程度地恢复离断肢体功能。如果当时该患者臂丛神经损伤为根性撕脱伤,那么是否再植就要谨慎考虑。

外伤后断肢均为突发,如得不到有效的治疗,致残程度高,对患者生理、心理影响巨大。如何有效提高手术的成功率及肢体的功能,对提高患者的生活质量具有重要意义。一般来说,离断肢体的再植时限为 8 ~ 12 小时[2],超过时限将严重影响再植存活率。该患者从16:30 入院到 23:00 手术结束,争分夺秒尽快重建血液循环缩短肢体缺血缺氧时间,是手术成功的关键。手术后,抗休克治疗、预防血管危象、预防控制感染、预防急性肾衰竭等方面,都是要特别注意的。

肢体再植术后管理非常重要。首先要注意全身情况及时补充血容量;其次术后均应给予制动,"三抗"治疗;最后是局部的处理,包括患肢的抬高,烤灯的局部照射及严密的肢体局部血液循环的观察等[3]。总的来说,就是要在保障生命安全的前提下,尽量保留一个功能外形远远优于假肢的肢体。

（李新志　主任医师　三峡大学附属仁和医院
Email:Lixpj@163.com）

【参考文献】

[1] 赵东升,马远征,李士民,等.复杂肢(指)体组织及器官离断伤救治研究[J].中华临床医师杂志(电子版),2008,2(12):1345-1351.

[2] 张家俊,李守民,李茂林,等.无再植条件断指保留指骨肌腱管型皮瓣再造手指[J].创伤外科杂志,2013,15(2):170.

[3] 白顺宁,曹尚鹏,王建伟,等.四肢离断再植29例临床分析[J].创伤外科杂志,2016,18(11):686-688.

第 6 篇

特殊机制所致损伤

皮肤裂伤及烧伤,左侧前臂中段离断伤,右手拇指掌指关节处离断,示指近节指骨残留,中指、环指、小指背侧皮肤广泛裂伤、部分皮肤缺失。阴茎部分表皮缺失,左侧睾丸缺失,部分裂伤,已缝合(图 72-1、图 72-2)。

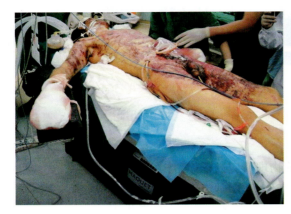 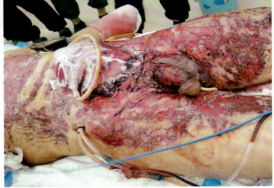

图 72-1　创面情况　　　　　　　　　　　　图 72-2　创面情况

　　入院时全身 CT 检查提示:①右侧眼球内积血,右侧眼眶及眼球内异物;右眶周软组织肿胀;双侧筛窦慢性炎症;②双肺上叶及左肺下叶肺大疱,左肺下叶及右肺中叶挫裂伤;③双侧胸腔液气胸;纵隔内少许积气;④双侧脑部软组织、腹壁软组织、左侧腹股沟区及左侧大腿软组织内积气,部分可见异物;⑤腹壁疝;腹腔积血;气腹;脾脏挫伤,肝包膜钙化;⑥双侧阴囊及阴茎挫伤并积血;⑦全脊柱退行性变;胸 9 椎体轻度压缩性改变;腰 4~5、腰 5~骶 1 椎间盘突出。

　　9 月 28 日,入院后绿色通道急诊行剖腹探查、腹壁清创、乙状结肠破裂修补、外置,腹腔冲洗、腹壁 VSD 引流、右手清创缝合、左前臂清创、残端修整、VSD 术。术后 ICU 积极液体复苏、呼吸机支持、纠正凝血功能紊乱等抢救支持治疗。

　　9 月 29 日,行气管切开术(图 72-3)。

　　10 月 4 日,行"腹部探查、外置肠管还纳、腹壁清创,负压封闭引流,左大腿伤口清创、左前臂残端清创缝合术"(图 72-4~图 72-6)。

　　10 月 10 日,行腹壁清创、VSD 术(图 72-7,图 72-8,图 72-9)。

　　10 月 17 日,行腹壁清创、VSD 术(图 72-10、图 72-11)。

　　10 月 26 日,行腹壁清创、取大腿植皮、VSD 术(图 72-12~图 72-14)。

　　10 月 31 日,行右手清创、右小腿取皮、植皮、右手中指指间关节融合术。

　　11 月 8 日,换药图片(图 72-15)。

　　11 月 9 日,一般情况好转稳定,从 ICU 转创伤外科。

　　11 月 15 日,行腹壁清创、植皮、VSD 术。

　　11 月 23 日,术后恢复(图 72-16)。

　　11 月 29 日转入眼科。

　　12 月 2 日,行右眼球内异物取出+巩膜清创缝合+玻璃体切割+硅油填充术。

　　12 月 6 日,转回创伤外科,于 2012 年 1 月 4 日出院(图 72-17)。

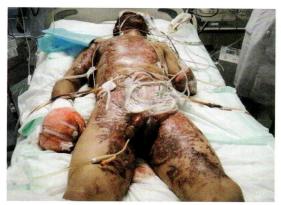

图 72-3　行气管切开术

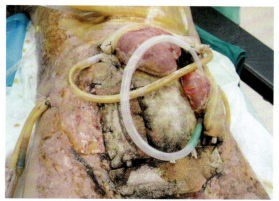

图 72-4　腹部探查、外置肠管还纳、腹壁清创，负压封闭引流

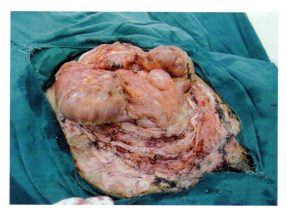

图 72-5　腹部探查、外置肠管还纳、腹壁清创，负压封闭引流

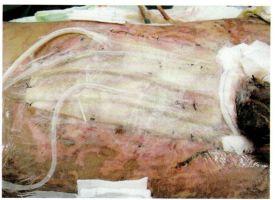

图 72-6　腹部探查、外置肠管还纳、腹壁清创，负压封闭引流

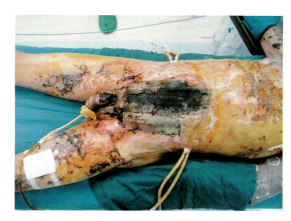

图 72-7　腹壁清创、VSD 术

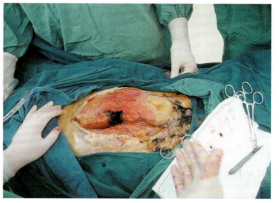

图 72-8　腹壁清创、VSD 术

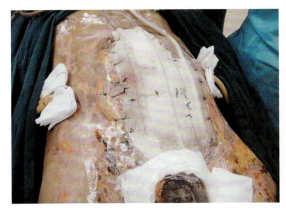

图 72-9 腹壁清创、VSD 术

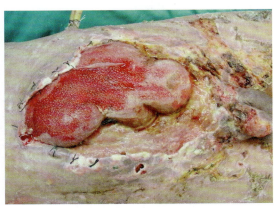

图 72-10 腹壁清创、VSD 术

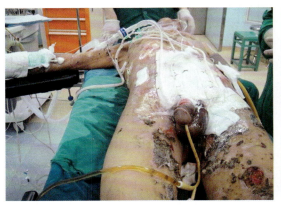

图 72-11 腹壁清创、VSD 术

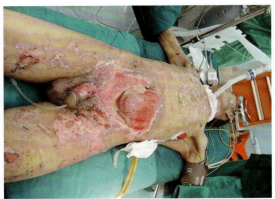

图 72-12 腹壁清创、取大腿植皮、VSD 术

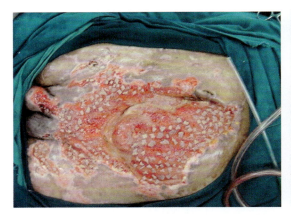

图 72-13 腹壁清创、取大腿植皮、VSD 术

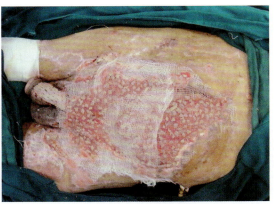

图 72-14 腹壁清创、取大腿植皮、VSD 术

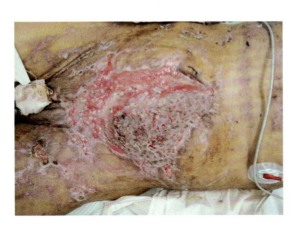

图 72-15　换药图片

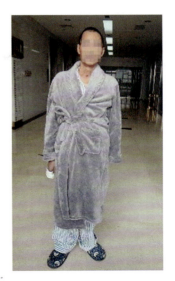

图 72-16　术后恢复

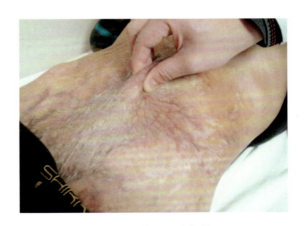

图 72-17　出院时腹部情况

【诊断】

1. 爆炸致多发伤、复合伤（ISS 41）

  1.1　头部损伤

    1.1.1　颅脑损伤（AIS 1）

  1.2　面部损伤

    1.2.1　面部皮肤软组织挫伤及烧伤（AIS 1）

    1.2.2　右眼球破裂伤（AIS 2）

    1.2.3　右眼球内异物（AIS 1）

    1.2.4　左眼钝挫伤（AIS 1）

  1.3　胸部损伤

    1.3.1　双肺冲击伤、挫裂伤（AIS 4）

　　　1.3.2　双肺血气胸(AIS 3)

　　　1.3.3　双肺吸入性损伤(AIS 2)

　　　1.3.4　胸部皮肤挫裂伤及烧伤(AIS 1)

　　　1.3.5　双侧胸腔闭式引流术后(AIS 1)

　　　1.3.6　纵隔气肿(AIS 3)

　　　1.3.7　胸部皮下气肿(AIS 1)

　　　1.3.8　胸部异物残留(AIS 1)

　　1.4　腹部损伤

　　　1.4.1　结肠多处破裂、修补、外置术后(AIS 3)

　　　1.4.2　小肠断裂及多处穿孔部分切除、吻合术后(AIS 3)

　　　1.4.3　腹壁大面积皮肤及软组织缺损(AIS 3)

　　　1.4.4　阴囊及睾丸清创术后,左侧睾丸缺失(AIS 2)

　　　1.4.5　脾挫伤(AIS 1)

　　1.5　四肢及骨盆损伤

　　　1.5.1　左前臂中段离断伤(AIS 3)

　　　1.5.2　右手拇指远节、示指、中指毁损伤(AIS 3)

　　　1.5.3　右手环指近节指骨骨折伴背侧软组织缺损(AIS 1)

　　　1.5.4　右手第五掌骨远端骨折(AIS 1)

　　　1.5.5　右手小指背侧软组织缺损(AIS 1)

　　　1.5.6　胸8、9椎体压缩性改变(AIS 2)

　2. 损伤并发症

　　2.1　失血性休克(重度)

　　2.2　气管插管术后

　　2.3　酸中毒

　　2.4　凝血功能障碍?

　　ISS = $4^2 + (3+1)^2 + 3^2 = 41$

【预后及随访】

　　患者恢复较好,生活自理,从事轻体力劳动,随访5年,患者发生一次肠梗阻,保守治疗后痊愈,腹壁缺损腹壁疝,患者拒绝手术修复。

【经验与体会】

　　爆炸伤伤情特点:伤型伤类复杂,复合伤发生率高;多发伤和多部位伤发生率高;伤情重,死亡率高。本例成功救治,基于分级救治和损害控制原则。

　　生命体征稳定时,应进行精确地影像学评估。再次腹部手术探查要仔细、全面,防止漏诊,手术方式视伤情、技术条件和工作环境而定,力求做到简单和安全;对特别危重的腹内损伤,也可视情况行损害控制手术,积极改善心肺功能和全身内环境后再做确定性处理;掌握 VSD 辅助的暂时性腹腔关闭技术(TAC);术后应密切观察1周左右,注意有无迟发性破裂或穿孔的征象;损伤脏器的处理与一般创伤时相同;术后持续胃肠减压,给予抗生素防治腹腔感染。

　　爆炸伤致腹壁缺损的特点:腹部组织缺损范围大,腹腔污染重,脏器水肿等因素往往无法关闭腹腔；以往术后多采用硅胶膜，3L 袋，尼龙布等材料覆盖缺损部位，但此类材料需与腹壁组织缝合固定，加重腹壁组织损伤，无法充分引流腹腔渗液，敷料渗透易导致腹腔感染等缺点，所以治疗效果差，需改进。

理想的暂时性腹腔关闭需达到以下效果：①充分地容纳腹腔内脏，提供一个稳定的生理环境；②防止内脏机械性损伤；③避免肠道干燥；④组织相容性好；⑤防止内脏同覆盖材料及腹壁组织粘连；⑥减少腹壁组织损伤；⑦避免腹腔污染；⑧控制腹腔渗液；⑨降低腹内压；⑩减少腹壁组织回缩。

因此一般情况稳定后，患者大面积腹壁缺损成为主要问题，本例负压封闭技术成功用于腹壁缺损，采用数次清创植皮治疗。眼科及骨科情况待全身情况较稳定后采取对应处理。

ICU 复苏支持治疗至关重要，防治休克、感染、致命三联征、MODS、电解质紊乱等并发症。

【专家点评】

爆炸伤指爆炸物爆炸所致的损伤，主要分为冲击伤、烧伤、碎片伤和辐射伤，具有程度重、范围广、有方向性、外轻内重和多为复合伤的特点，患者伤情危重、死亡率高、救治难度极大。本例即是一例雷管爆炸导致全身严重多发伤，得到非常成功的救治。其救治成功之处在于遵循了损害控制手术（damage control surgery，DCS）原则，并且使用了先进的腹腔开放疗法。

DCS 最早由 Stone 等提出，是一种复杂外科问题分期手术理念，把救命放在核心地位。DCS 的目的是：挽救生命、保全伤肢；控制污染；避免生理潜能进行性耗竭，为计划确定性手术赢得时机[1]。DCS 一般分为三个阶段：救命手术、ICU 复苏与后期计划性再手术。DCS 理念的临床应用是严重创伤疾病救治的灵魂，极大地提高了救治成功率和患者生存率。国内创伤专家张连阳教授率先将 DCS 理念引进国内并在临床推广应用，取得了非常良好的治疗效果和社会效益，本例雷管爆炸导致全身严重多发伤患者能够成功救治的首要因素即是 DCS 的应用[2-3]。

本例患者治疗过程中面临着另一个难题是爆炸伤导致的腹壁缺损，腹壁组织缺损范围大、腹腔内污染严重、脏器水肿明显，因此无法缝合筋膜关闭腹腔。此时需要腹腔开放疗法，既往采用硅胶膜、3L 薄膜塑料袋、网片等材料覆盖缺损部位进行临时关腹，但此类材料多需与腹壁组织缝合固定，加重腹壁组织损伤，无法充分引流腹腔渗液，无法有效保护裸露肠管，容易继发肠道空气瘘，因此不能达到理想的临床治疗效果[4]。本例患者使用的 VSD 负压吸引是目前最为推荐的保护开放创面裸露肠管的临时关腹技术，既可以引流腹腔内积液；也可以保护开放创面裸露肠管，防止出现继发性的肠道空气瘘；并且还可以阻止肌肉筋膜的回缩[5]。本例患者即是通过 VSD 起到了预期的治疗效果，并避免了肠道空气瘘的发生。

（王革非　副主任医师　中国人民解放军东部战区总医院
Email：wgfwang@gmai.com）

【参考文献】

[1] STONE HH，STROM PR，MULLINS RJ. Management of the major coagulopathy with onset during laparotomy[J]. Annals of Surgery，1983，197(5)：532-535.

[2] 张连阳.重视严重多发伤救治中的损害控制外科细节[J].中华创伤杂志，2008，24

（2）:83-85.

　　[3]　张连阳.正确应用损害控制性剖腹术[J].创伤外科杂志,2009,11(1):1-3.

　　[4]　张连阳.应重视开放腹腔手术[J].中华临床医师杂志(电子版),2012,6(21):6649-6651.

　　[5]　杨越涛,宋承俊,马柏强,等.腹腔扩容术+VSD 治疗腹腔高压/腹腔间隙综合征[J].创伤外科杂志,2016,18(8):455-457.

第 73 章

巨石砸伤致左下肢、会阴部毁损伤合并心搏骤停

【导读】

本例为严重的下肢、会阴毁损伤，并出现心搏骤停。本例伤情严重，需要紧急处理且病情复杂，其诊治过程对此类严重的毁损伤处理，有一定参考价值。

【病例简介】

患者男，31 岁，于 1 月 6 日 10:33 左右，在工地被约 100 吨巨石砸伤致会阴区、左下肢毁损，活动性出血，11:43，由 120 紧急送入当地中心医院手术室，入手术室时查体：血压 0mmHg，心率 40 次/min，呼吸呈叹息样，血氧饱和度无法测出，神志不清，睑结膜苍白，双肺呼吸音清晰，会阴区 15cm×25cm 皮肤缺损、左大腿根部挤压离断伤，伴活动性出血（图 73-1、图 73-2）。

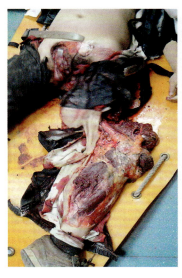

图 73-1　左下肢和会阴部毁损伤

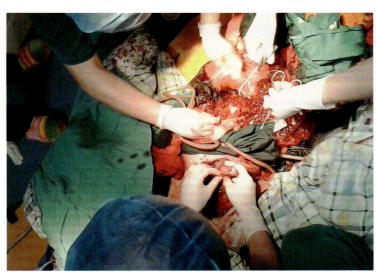

图 73-2　手术室紧急止血

11:43 入手术室出现心搏骤停，立即进行胸外心脏按压，静脉注射肾上腺素，血管活性药物，多通路静脉加压输液（12:16），创伤局部出血血管结扎，创面组织间隙纱布填塞、残余皮肤缝合加压包扎等抢救。

同时立即气管插管机械通气，联系输血，启动骨科、泌尿外科、重症医学科、麻醉科等多

科联合会诊(MDT)。

心肺复苏 20 分钟,心搏恢复。BP 40/20mmHg,HR 170 次/min[NE 1.5μg/(kg·min),DA 20μg/(kg·min),A 1μg/(kg·min)],大剂量血管活性药物,仍不能改善循环功能,积极输红细胞、新鲜冰冻血浆、血小板纠正失血性休克、凝血功能障碍。

初步诊断:心搏呼吸骤停,重度创伤失血性休克,重物砸伤:会阴部及左下肢毁损伤,重度失血性贫血。

行左大腿上段截肢,血管缝扎,纱布填塞,残端清创止血术。手术室抢救 5 小时出入量:总入量 16 400ml;人工胶体 6 000ml,晶体 4 000ml,悬浮红细胞 4 000ml,血浆 1 200ml,血小板 2U,冷沉淀 20U。总出量:尿量 20ml,出血量约 7 000ml。

抢救结果:BP 60~80/30~40mmHg,无尿,乳酸大于 15mmol/L,pH 6.8。转 ICU。

入 ICU 时生命体征:P:103 次/min,R:18 次/min,BP:48/29mmHg(大剂量血管活性药物),血氧饱和度:95%,重度贫血貌,双侧瞳孔等大等圆,直径约 5mm,对光反射迟钝。心、肺阴性。腹部平软,无肌紧张,压痛,反跳痛无法查,移动性浊音阴性,叩诊呈鼓音,肠鸣音未闻及。全身皮肤冰凉,四肢末梢循环差,左侧残端肢体创面敷料加压包扎,敷料渗血渗液多(图 73-3)。床旁血气示:pH 7.30,PCO$_2$ 38mmHg,Na$^+$ 154mmol/L;K$^+$ 3.2mmol/L,Ca$^+$ 0.74mmol/L,Lac >15mmol/L,HCT<15%。

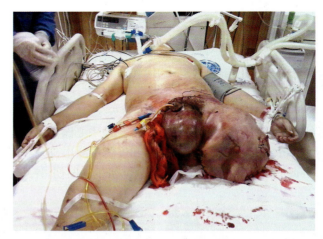

图 73-3　行左大腿上段截肢、血管缝扎、纱布填塞残端清创止血术后

ICU 抢救治疗措施:呼吸机辅助呼吸,PICCO 及中心静脉压等血流动力学监护下,指导血管活性药物应用和液体复苏,根据血常规,创面出血情况,输血和凝血因子,12 小时大量输注血液制品(红细胞 7 000ml、血浆 10 000ml,血小板 3U,冷沉淀 20U),应用床旁血液净化(CRRT)稳定内环境,纠正严重的代谢性酸中毒,变温机复温,改善脑代谢,加强脑保护等治疗,患者 12 小时后循环、呼吸、凝血功能、肾脏功能逐渐稳定,神志清楚,抢救获得初步成功。

该中心医院表示患者病情非常严重,创面毁损,造成无法控制的大出血,现场急救止血困难!请上级医院指导协助治疗。

1 月 8 日凌晨 00:00,伤后 42 小时,患者转入上级医院 ICU。

02:00,患者被送往介入室行双侧髂内外动脉造影术,术中髂内外动脉分支血管未见明显染色及造影剂外露,未予以栓塞。回 ICU 后循环不稳,左下肢残端及会阴部伤口不断渗血,量大。

16:00,患者入介入室杂交手术台,介入科行左侧髂内动脉栓塞后(图 73-4),创伤外科行左大腿残端及下腹部伤口探查清创术。大量填塞纱布棉垫,进行损害控制。其后患者创面仍旧出血不断。

1 月 9 日,气管切开。

　　1月11日，行横结肠单腔造口+左大腿残端及下腹部清创术（第3次手术）。探查见：左侧腹股沟区腹壁肌肉缺损，腹膜缺损，巨大创腔，创腔内软组织挫伤重，坏死界限不明确。肛门指检见直肠损伤伴缺损，同盆腔相通。阴囊肿胀，皮下潜在大腔隙，阴囊皮肤大部分发黑变硬，血供差，左右侧睾丸血供欠佳。左大腿残端肌肉坏死，坏死界限不明显，肌肉无血供，无活动性出血，并有臭味。左侧髋部以下皮瓣大部分发黑，结痂，部分变硬（图73-5、图73-6）。

　　术后患者出现脓毒血症，MODS，ICU对症处理。

　　1月14日，行左侧下腹部、骨盆、会阴、左下肢残端修整清创、引流术（第4次手术）（图73-7）。术后持续专人冲洗创面换药。

　　1月18日，行左大腿残端、会阴部、左下腹壁坏死组织清除、冲洗引流，左侧睾丸切除术（图73-8、图73-9）。术后患者虽间断发热，但血象、CRP、PCT等感染指标有所下降。

　　1月19日，开始行脱机训练，自主呼吸平稳。

　　1月20日，患者横结肠造瘘口换药时见其下方腹壁伤口缝线裂开，少量淡血性液体渗出，予以拆开部分缝线，安置VSD持续低负压引流。

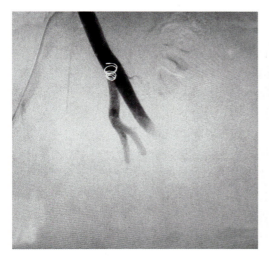

图73-4　行左侧髂内动脉栓塞后

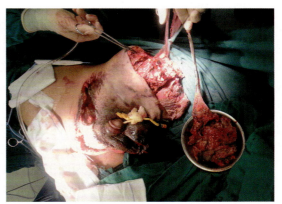

图73-5　行左大腿残端及下腹部清创术（第3次手术）

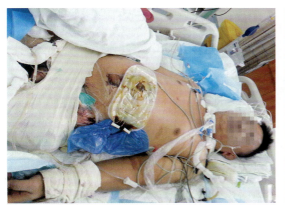

图73-6　行第3次手术后情况

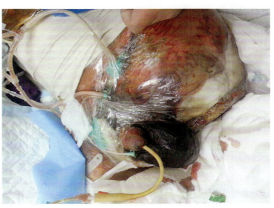

图73-7　行第4次手术后左大腿根部创面情况

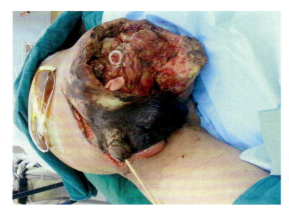

图 73-8　第 5 次手术见左大腿残端、会阴阴囊部、左下腹壁大片组织坏死

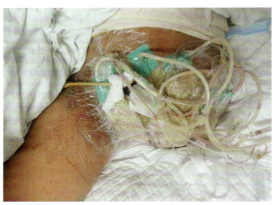

图 73-9　行左大腿残端、会阴部、左下腹壁坏死组织清除、冲洗引流,左侧睾丸切除术(第 5 次手术)后创面负压封闭引流情况

　　1 月 21 日,拔除左侧锁骨下静脉置管,因患者胃肠功能未完全恢复,需行静脉营养支持,安置右上肢 PICC 置管,同时患者从 21 日开始尿量逐渐增加,约 20~30ml/h。

　　1 月 23 日,患者下腹部 VSD 引流不畅,拆除 VSD 见下腹部切口下段裂开,造口袋内肠液及污物沿着裂开伤口流入伤口下部,予以更换下腹部 VSD 和造口袋(图 73-10)。

　　1 月 24 日,因下腹部 VSD 引流不畅,予拔除,并用盐水纱布填塞创面。行左下肢残端修整、腹部清创引流、骨盆会阴部清创引流术(第 6 次手术)(图 73-11)。

　　1 月 29 日,行头部清创负压引流、腹部清创负压引流骨盆会阴部清创,右大腿取皮,骨盆、会阴部清创植皮术(第 7 次手术后情况)(图 73-12)。

　　2 月 4 日,行腹部清创,负压引流,右大腿取皮,骨盆、会阴部植皮术(图 73-13、图 73-14)。

　　2 月 11 日,患者转出 ICU,转入创伤外科普通病房。

　　2 月 12 日,行腹部清创,负压引流,右大腿取皮,骨盆、会阴部植皮术(第 9 次)(图 73-15)。

　　2 月 19 日,伤后 43 天,行腹部,骨盆,左侧髋部,腰骶部清创术(第 10 次手术)(图 73-16),会阴部及大腿根部创面基本愈合(图 73-17)。

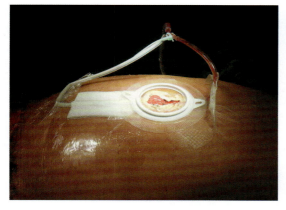

图 73-10　腹部横结肠造口下端伤口裂开,更换下腹部 VSD 和造口袋后

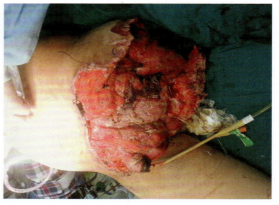

图 73-11　行第 6 次手术骨盆会阴部创面情况

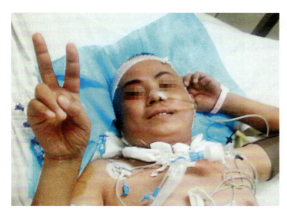

图 73-12　行头部清创负压引流、腹部清创负压引流骨盆会阴部清创、右大腿取皮,骨盆、会阴部清创植皮术(第 7 次手术)后情况

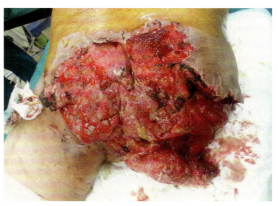

图 73-13　行会阴部清创植皮前会阴部、大腿根部创面情况(第 8 次手术)

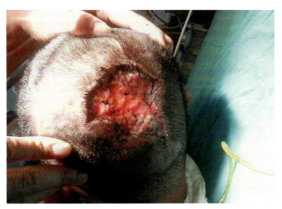

图 73-14　行头部清创后创面(第 8 次手术)

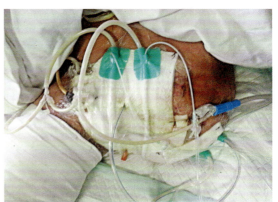

图 73-15　行右大腿取皮、骨盆、会阴部植皮术(第 9 次手术)后创面 VSD 引流情况

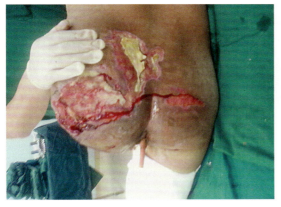

图 73-16　第 10 次手术时腰骶部创面情况

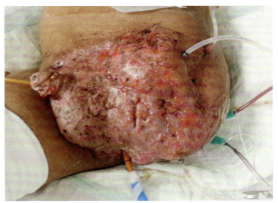

图 73-17　第 10 次手术时会阴部及大腿根部创面基本愈合

2 月 25 日,行腰骶部清创术。

3 月 5 日,伤后 2 个月,腰骶部创面基本愈合(图 73-18)。

4 月 18 日,患者转康复科康复治疗,5 月 19 日出院(图 73-19)。

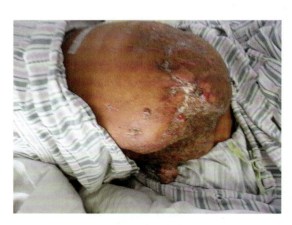

图 73-18　腰骶部清创后创面基本愈合

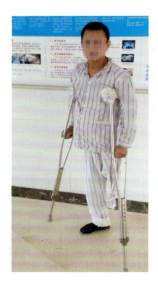

图 73-19　伤后 102 天患者情况

【诊断】

1. 重物压砸致多发伤(ISS 38)

　1.1　头颈部损伤

　　1.1.1　头皮挫裂伤(AIS 2)

　1.2　腹部损伤

　　1.2.1　左下腹壁挫裂伤(AIS 2)

　　1.2.2　直肠破裂缺损、肛门括约肌及周围组织毁损伤(AIS 3)

　　1.2.3　阴囊、阴茎挫伤(AIS 3)

　　1.2.4　左侧髂腹股沟、会阴部挫裂伤(AIS 2)

　　1.2.5　左侧睾丸切除术后

　　1.2.6　左侧髂总、右侧髂内动脉栓塞术后

　　1.2.7　横结肠造口术后

　1.3　四肢及骨盆损伤

　　1.3.1　左下肢截肢术后(AIS 4)

2. 损伤并发症

　2.1　重度失血性休克

　2.2　心肺复苏术后

　2.3　急性肾衰竭

　2.4　急性肝功能衰竭

　2.5　急性胃肠功能损害

2.6　创伤性凝血病

2.7　代谢性酸中毒

ISS $= 2^2 + 3^2 + (4+1)^2 = 38$

【预后及随访】

患者出院后恢复较好,未再次入院。

【经验与体会】

患者左下肢、会阴部毁损伤,大量失血引起重度失血性休克,急诊手术台上即出现心搏呼吸骤停。紧急建立气道、呼吸机辅助呼吸、胸外心脏按压恢复循环,同时大量输血,危急时刻挽救了患者生命;外科处置:该患者出血多,休克重,血流动力学极不稳定,初期处理把握损害控制性原则,控制出血,有效止血是关键。采用了多种止血方式包括截肢、介入栓塞左侧髂总动脉,右侧髂内动脉、左大腿残端及下腹部伤口探查清创,大量纱布棉垫填塞。

随着患者病情稳定,采取横结肠造口转流,逐步多次清创,切除坏死组织,早期有效肠内营养支持等治疗。

对于患者的重度失血性休克,早期有效控制出血至为重要,止血后应强化 ICU 治疗,积极复苏,防治致命性三联征;对于感染、MODS 等并发症,ICU 强有力的支持治疗,CRRT,抗感染等处理,效果显著。

该患者伤情重,ISS 评分高,已出现心搏呼吸骤停,救治成功,实属不易,纵观整个过程,初期多种手段综合应用有效止血、损害控制外科策略,后期 ICU 强有力的复苏、控制感染、防治并发症发挥了关键作用。

【专家点评】

该例患者病情危重,初次进入手术室救治时出现心搏停止。对这种危重患者,早期手术救治时,合理采取损害控制外科策略非常必要。损害控制外科主要措施是控制出血和污染,该例患者主要出血部位是左下肢和会阴部毁损伤,在复苏的同时,早期手术缝扎大血管控制出血、创面以纱布填塞后包扎,以尽可能缩短手术时间,是早期抢救能取得成功的关键因素之一。

会阴部、直肠肛门广泛毁损伤时,重要治疗措施之一是行近端结肠造口,行粪便改道,减少对会阴部的污染。否则,会阴部持续受到粪便污染,感染难以控制,创面无法愈合。患者病理生理紊乱得到纠正后,应果断施行近端结肠造口术。该例患者诊疗过程策略正确、有效。

该例患者病情危重,累及多个器官,出现多器官功能衰竭,历经多次手术治疗,最后取得良好效果,体现了很强的创伤综合救治能力。

这样的典型多发伤患者,需要多个学科联合救治。对这样的多发伤患者的治疗,其治疗模式仍存在诸多争议。救治过程中,需要各个学科之间建立良好的协作。多数医院采用多学科团队(MDT)模式,不同学科医师之间,需要有良好的沟通,这就要求各专业医师除了本学科知识之外,还需具有创伤救治理念,熟悉其他专业基本知识[1]。只有这样,才能更好地和 MDT 团队其他成员沟通,取得良好的救治效果。

(李占飞　主任医师　华中科技大学同济医学院附属同济医院

Email:lezhfei@163.com)

　　入院后予鼻导管吸氧、心电监护、开通静脉通路,快速完成初次评估及处置,排除危及生命因素,做好保暖措施,右下肢夹板固定。完善拍片检查(图 74-3、图 74-4),明确损伤情况。术前备皮备血、抗生素使用预防感染,送手术室急诊手术。

　　10 月 3 日 02:25 在全麻下行"右大腿清创+取异物+外固定支架固定+血管神经探查+股静脉修补吻合+负压封闭引流术"。术中探查发现:右大腿中段内侧约 2cm×2cm 左右创口,周边皮肤发黑,沿弹道进入,见缝匠肌、股内侧肌、内收肌群部分断裂,周边肌肉发暗,进一步探查见股动脉完整无破裂,股静脉大部分断裂(图 74-5),先使用血管夹夹闭股静脉止血,再探查可触及粉碎股骨骨片,在透视下取出较大子弹碎片,尽量彻底切除坏死肌肉组织,使用大量过氧化氢、PVP 消毒液、生理盐水冲洗创面后,于大腿外侧股骨远近端各打入三枚金属骨针,穿透双侧皮质,连接外固定支架固定,再修补吻合股静脉(图 74-6),留置引流管引流,肌肉软组织覆盖保护吻合血管,因创面张力大,使用一次性负压引流套装覆盖创面,外接负

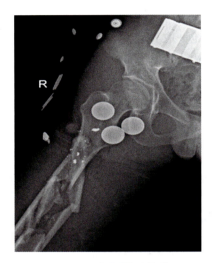

图 74-3　右股骨 X 线片

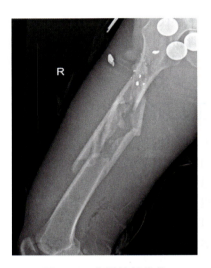

图 74-4　右股骨 X 线片

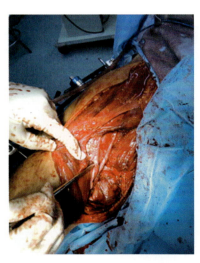

图 74-5　股动脉完整无破裂,股静脉大部分断裂

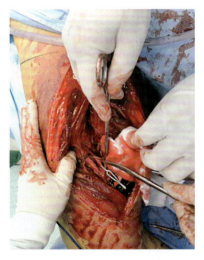

图 74-6　修补吻合股静脉

压引流。术中失血约 1 500ml,术中输红细胞悬液 1 200ml,输血浆 1 000ml,手术时间约 4 小时。图 74-7、图 74-8 为外固定术后照片及取出子弹碎片异物。

10 月 3 日,07:00 手术结束收住 EICU,继续呼吸机机械通气,给予哌拉西林钠他唑巴坦钠 4.5g q8h 及利奈唑胺 600mg q12h 联合抗感染,低分子肝素钠术后抗凝、制酸剂抑制胃酸分泌、芬太尼镇痛,及化痰支持对症处理。

10 月 4 日,术后复查 X 线片(图 74-9、74-10)。拔除气管插管,凝血功能示凝血功能障碍,给予输冰冻血浆 610ml。

10 月 6 日,术后渗出较多,复查血常规示血红蛋白偏低,凝血功能障碍,予输红细胞悬液 600ml,新鲜冰冻血浆 530ml。

10 月 8 日,大腿肿胀消退良好,再次予行右大腿清创术,切除部分坏死肌肉,并予闭合大腿内侧创面,再次输红细胞悬液 600ml。

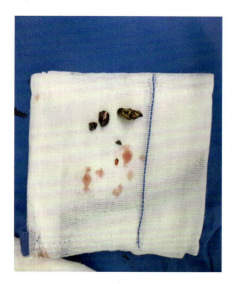

图 74-7　取出的子弹异物

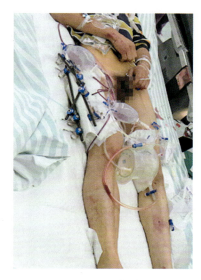

图 74-8　术后

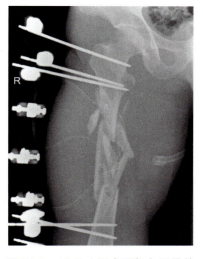

图 74-9　10 月 4 日术后复查 X 线片

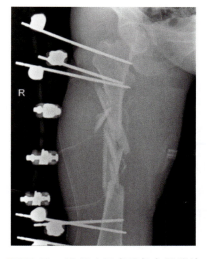

图 74-10　10 月 4 日术后复查 X 线片

10 月 9 日转创伤科病房进一步治疗(图 74-11、图 74-12 为术后 2 周情况)。

10 月 23 日患者出现全身皮疹,伴高热,请皮肤科会诊,考虑迟发型药物性皮疹,予激素及抗过敏药物使用,后皮疹逐渐消退,体温下降。

10 月 31 日外固定钉道处有红肿渗出,予拆除外固定支架,更改为胫骨结节牵引。

11 月 9 日钉道处红肿渗出无,钉道口愈合良好,予出院。

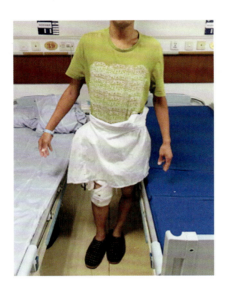

图 74-11　术后 2 周情况

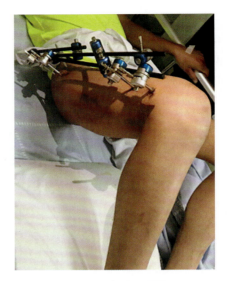

图 74-12　术后 2 周情况

【诊断】

1. 开放性四肢伤(ISS 16)
   1.1　右股骨开放性粉碎性骨折(AIS 4)
   1.2　右股静脉断裂伤(AIS 3)
   1.3　右大腿缝匠肌、内收肌群穿透烧灼伤(AIS 2)
2. 损伤并发症
   2.1　失血性休克
   2.2　右大腿异物残留
   2.3　创伤性凝血病

ISS = 4^2 = 16

【随访与预后】

住院 37 天,EICU 6 天,

患者伤后 2 个月,再次来院行骨折内固定术。

【经验与体会】

四肢枪击损伤早期处理策略围绕以下几点展开:早期清创、合并组织损伤的处理、骨折的固定、抗生素的使用。

　　枪击伤是一种火器伤,它的致伤机制复杂,组织损伤严重,感染发生率高,伤口愈合缓慢;易受致伤环境及就诊时间等多种因素的影响,治疗较为困难[1]。黎鳌等指出,在常温下火器伤后1小时,肢体组织损伤范围和程度的变化可辨认;在原发伤道区,伤后6~8小时可见损伤的肌肉已发生变性坏死,至24小时逐渐扩大;由于伤道组织的严重损伤,伤口感染发生较快,在伤后12小时已见菌团,24小时即可见到脓肿[2]。所以我们主张力争在变化的早期进行彻底清创。本例患者在伤后3小时进行彻底清创处理,术后创口愈合良好,未发生肌肉坏死及感染情况。

　　火药枪击伤常有较严重的软组织缺损,无重要组织外露的创面急诊手术仅作清创术,清创后不做早期缝合;若有神经和肌腱损伤一般不作一期修复,失活组织切除后用正常组织覆盖,留待伤口愈合后择期修复;对于大血管的损伤根据情况予结扎或修复。损伤严重创面,清创后先用油纱包扎保护,约1周后视创面组织成活及有无感染,若创面情况好及早行植皮或采用带蒂组织瓣转移修复,覆盖创面。有骨质缺损的可待周围软组织修复愈合后再行自体或异体骨移植。而四肢血管火器伤是血管伤中较危重的损伤,急救和治疗正确与否直接关系到肢体的成活及其功能[3,4]。血管吻合和静脉移植是显微外科修复四肢主要血管损伤的最基本方法[5]。本例患者采用切除部分损伤血管,再使用端端吻合修复破损股静脉,同时外固定固定骨折断端,术后早期抗凝治疗等一系列保障措施,保证了吻合血管的修复和再通。

　　骨折的固定一直是枪击伤处理的争论要点。对枪击伤处理的传统原则是早期清创,延期缝合,骨折不做早期内固定[6]。但是开放性骨折一期清创同时选择外固定支架应该是不错的方法,谢春雷等使用外固定支架治疗开放性骨折取得了满意效果[7]。本患者采用了一期清创外固定,早期稳定了骨折断端,减少血管的扭曲有利于局部血流的畅通,为损伤血管愈合创伤了条件,利于创伤的恢复;同时骨折早期固定后便于术后护理,避免了术后因换药需搬动肢体对局部软组织的再损伤,极大地减少了患者的痛苦体验。

　　感染是肢体火器伤主要的并发症之一,预防感染也是初期外科处理主要的目的,伤道是否感染将直接影响肢体火器伤的预后。陆一农[8]认为,由于火器伤致伤环境的特殊性,可以说一切火器伤均是污染的。杜方针等[9]提出:尽早使用抗生素,一般在伤后3~4小时内应用最好。要求量要大,抗菌谱广。本患者,早期联合使用两组抗生素,抗菌谱涵盖常见的阴性菌和阳性菌,包括厌氧菌,根据引流管引流和全身情况(体温及生化检查)调整抗生素的使用,抗生素连续使用直至创口愈合后3天。

【专家点评】

　　本患者生命体征稳定,紧急救治的主要内容是大腿火器伤的处置。伤道入口直径约1cm,无出口,为盲管伤。推测有不小的空腔形成,有明确的骨折、重要血管损伤,有多个子弹碎片存留。是明显的高能量损伤。

　　火器伤伤口处理的每一点进步均建立在大规模战伤和鲜血基础上,作者讨论中提及"我们主张力争在变化的早期进行彻底清创"。"彻底"清创这一传统、激进的观点源于20世纪初,强调"用手术刀消毒灭菌"。而事实上战伤伤口组织损伤广泛,初期清创时难以准确区分坏死组织,完全切除失活组织不但不实际,而且可能会带来危害,不宜过分强调"一次性彻底清创"。本患者伤后第6天的"再次予行右大腿清创术"术中所见也说明了这个问题。用现代的观点来看,手术标准取决于具体的救治分级和具体的解剖部位,有经验的专科医师所做的"彻底"手术在理论上是无法完成的,可称为一次确定性手术。

将"彻底切除清创"作为手术标准是不能被接受的,而近年来国内、外部分学者强调现代火器伤初期外科处理中,更应注重完善的减压引流,而不是一味强调"彻底"的清创术。有实验研究表明,彻底清创组与切开引流组的伤道感染发生率没有明显差异,但切开引流组的伤道愈合时间明显短于彻底清创组。

火器伤伤口局部微循环严重破坏,周围组织活力受到影响,即使进行了及时、高质量的外科处理,伤口组织仍然可能会出现继发的不规则坏死,而当伤口出现坏死时,机体将启动二次清除机制,即通过化脓的过程来清除坏死组织,这就是早期伤口不能闭合的病理基础。"早期清创、延期缝合"是行之有效的原则。

但很多缝合的伤口也愈合良好,作者使用了负压封闭技术,也未见不良影响(如火器伤常见的厌氧菌感染导致的气性坏疽出现)。伤口缝合与否的参考因素很多。①伤口本身病理状态是首要决定因素,如果是低能量伤感染概率小,但是高能量伤常常因引流不畅易感染;②污染轻重是参考因素;③受伤时间长短影响伤口病理状态,较短细菌繁殖少,通过清创基本可清除之,过长则细菌大量繁殖,已向深部和未损伤组织浸润;④手术条件好坏:野战环境、无菌条件、批量伤员等情况系没条件连续地治疗和观察,平时、充足的人员物资保障、良好的救治条件可使感染率降至最低。

所以,战伤救治中基于病理状态和野外条件禁止缝合污染和清创不足的伤口,将伤口敞开是最简单的引流方法,适合批量伤员初期处理,也适于基层医院的处理! 如果像作者这样有"彻底"手术清创的经验,有术后严密的检测,并且有发现问题后及时处理的条件,负压封闭技术可能会加速治疗进程,但必须严密观察,仍有感染加重、甚至出现严重特异性感染的风险。

通过大量剥离、长时间手术,冒着将污染物引入深层组织的风险进行金属异物的取出,多是得不偿失的。应根据异物的大小、部位、对功能影响的程度和具体技术条件等因素而定。一般来讲,推荐移出明显的异物、表面大块状异物、手术路径中的异物。不宜企图暴露不需取出的深部异物,以及切开取出所有异物。

但战时和平时对金属异物处理的不同要求,战况危急、病情凶险或不具备相应的技术条件时,对难以找到和取出、无明显症状或不伤及重要组织器官的金属异物不应作为手术的适应证,更不应强求取出异物而影响其他紧急情况的处理。平时四肢火器伤的处理有别于战时火器伤,应强调结合患者的具体情况具体分析、结合伤情和救治条件做全面的分析判断。对平时火器伤致金属异物存留的大部分患者,可行一期取出异物及修复组织。鉴于异物还能游走栓塞、导致中毒、造成功能障碍、增加心理负担等,在条件许可时单纯的异物也可予以手术取出。

仍然强调在最短时间内、最少手术创伤、不扩大污染的情况下摘取异物,应权衡利弊,不能作为引起注意力的噱头。

(郭庆山   副主任医师   中国人民解放军陆军特色医学中心
Email:dr. guoqingshan @163. com)

【参考文献】

[1] 张敬良,斐国献.肢体火器伤初期外科处理方法的研究[J].解放军医学杂志,2003,28(4):373.

[2] 黎鳌,盛志勇,王正国.现代战伤外科学[M].北京:人民军医出版社,1998:124.

［3］ AVRAHAMI R,LEVINZON M,HADDAD M,et al. T raumatic commoncarotid-internal jugular fistula:positive aspect［J］. Harefuah,1997,132(12):841-843,911.

［4］ WALKER ML,POINDEXTER JM,JR STOVALL I. Principles of management of shotgun wounds［J］. Surg Gynecol Obstet,1990,170(2):97-105.

［5］ 胥少汀,葛宝丰,徐印坎. 实用骨科学［M］. 2 版. 北京:人民军医出版社,1999:777.

［6］ 谢春雷,陈孜,姚爱明,等. 负压封闭引流(VSD)结合外固定支架在下肢开放性骨折合并软组织缺损治疗中的应用［J］. 徐州医学院学报,2009,29(12):837.

［7］ 张敏健,徐建高,王振威,等. 45°斜面血管吻合法在四肢血管损伤中的应用［J］. 中国医药指南,2009,7(14):49-51.

［8］ 陆一农. 火器伤［M］. 北京:解放军战士出版社,1982:51.

［9］ 杜方针,徐卫东. 四肢火器伤 21 例治疗分析［J］. 现代医药卫生,2005,21(13):1686.

第75章

钢筋贯通致胸腹部多发伤

【导读】

钢筋贯通伤多为多脏器损伤,治疗困难,若抢救不及时,预后差,病死率高。积极抗休克和纠正呼吸、循环功能障碍的同时,多科室协作,急诊手术取出异物,彻底止血、修复损伤脏器是根本的治疗措施。

【病例简介】

患者男,51岁。

因"6m高处坠地被钢筋贯通胸腹部5小时"于8月2日20:04入院。

患者5小时前在建筑工地6m高处作业时不慎坠地,被螺纹钢筋贯穿,为持续性撕裂样疼痛,急送当地医院,当地考虑病情复杂,要求转上级医院治疗,由120急送入院。途中出血约200ml,大小便未解。无意识障碍、呼吸急促,无恶心、呕吐。

入院查体:T 37.3℃,P 76次/min,R 24次/min,BP 142/81mmHg,神志清,痛苦貌,被动体位,颜面部及四肢多处软组织损伤,心律齐,双肺呼吸音减弱;腹平坦,右侧髂部一钢筋斜向上插入胸腹腔,并从背部穿出(图75-1),腹肌稍紧,右上腹压痛,轻度反跳痛,肠鸣音减弱,约1~2次/min。在急诊科给予止血、吸氧、心电监护、左上肢2路静脉开通输液。

辅助检查:Hb 120g/L,CT提示:右侧髂部一钢筋斜向上插入胸腹部,并从后背穿出,局部软组织损伤并积气(图75-2~图75-5);两肺多发异常密度,考虑肺挫伤可能大;头颅、全腹部脏器CT平扫未见明显外伤性异常(患者配合差,体位不正,图像存在伪影)。

入院后保持呼吸道通畅,持续充分给氧,建立静脉通路。严密观察患者的神志、脉搏、血压、血氧饱和度的变化,准确记录出血量、尿量,以判断病情的发展程度。患者剧烈疼痛,被动侧卧位,固定好外露的钢筋,避免钢筋在体内移动造

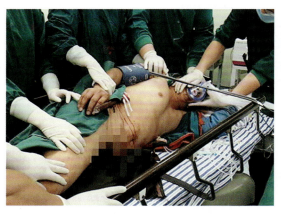

图75-1　右侧髂部一钢筋斜向上插入胸腹腔,并从后背穿出

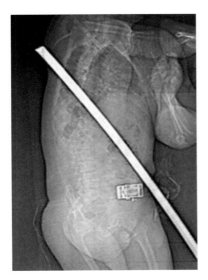

图 75-2　钢筋斜插入胸腹部

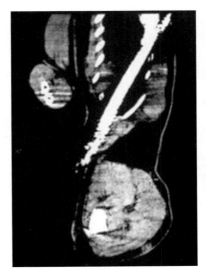

图 75-3　钢筋斜向上插入胸腹部

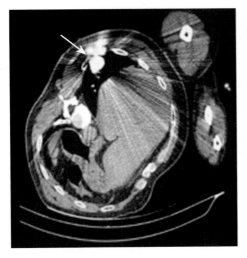

图 75-4　钢筋在肺部

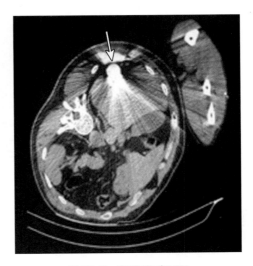

图 75-5　钢筋穿破膈肌

成二次损伤。完善相关检查,禁食、禁饮,做好术前准备。立即联系心胸外科、手术室、输血科、麻醉科等相关科室及消防队,确保急诊绿色通道的畅通,通知手术室。20:32 护送患者至手术室,转运途中持续监测保证患者安全。患者因体位无法配合,采用侧卧位气管插管(图75-6)。

　　20:45 在侧卧位全身麻醉下行剖腹探查术。取上腹部反"L"形切口,术中探查见右侧髂部一钢筋斜向右上插入胸腹部,从后右背部穿出。腹腔可见暗红色血液 50ml,肝右后叶见一长约 4.0cm×1.0cm×0.5cm 裂伤,边缘不整齐,断裂面无明显活动性出血,钢筋从右侧膈肌穿入胸腔,鼓肺后未见明显气泡冒出,胆囊、胰腺、脾脏、胃肠道、膀胱未见明显异常。

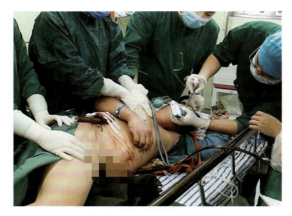

图 75-6　采用侧卧位行气管插管

固定好长端外露的钢筋，剪断短端外露钢筋（图 75-7），靠近器官处，用纱布垫在钢筋下面，小心拔出钢筋（图 75-8），用肝针间断缝合右肝裂伤，间断 8 字缝合膈肌裂伤，行肝破裂＋膈肌修补术。

胸背部伤口清创缝合，右侧腋中线第 6 肋间放置胸腔闭式引流管（图 75-9），行胸腔置管引流术＋胸腹壁伤清创术。

手术顺利，术中出血少未输血。术后生命体征：P 91 次/min，R 20 次/min，BP 119/80mmHg，术后转入急诊 ICU 病房。

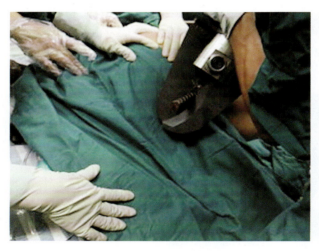

图 75-7　剪断外露钢筋

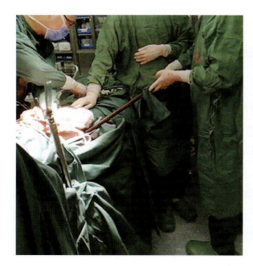

图 75-8　拔出钢筋

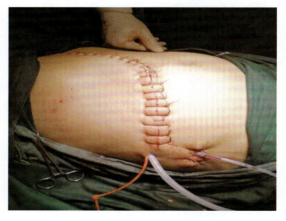

图 75-9　缝合切口，右侧腋中线第 6 肋间放置胸腔闭式引流管

8 月 3 日,患者呼吸机辅助通气状态,呼之有应答,生命体征平稳,入量 1 400ml,出量 2 100ml(尿量 1 845ml,腹腔引流量 55ml,胸腔引流量 200ml),CVP:10mmHg,给予镇静、镇痛、补液、抗感染及支持治疗。

8 月 4 日查体:T 37.6℃,P 71 次/min,R 20 次/min,BP 133/64mmHg,24 小时出入量:入量 3 760ml,出量 2 910ml(尿量 2 625ml,腹腔引流量 35ml,胸腔引流量 250ml),Hb 119g/L,复查胸腹部 CT 提示:两肺胸膜下异常密度影,考虑肺挫伤;右侧第 8、10 肋骨折;右后背及右腰部局部软组织肿胀、积气;肝内钙化灶,考虑肝右后部挫伤,肝周积气。当日脱机拔除气管导管。

8 月 5 日患者生命体征平稳,引流管引流通畅,转入普通病房。给予肠内营养、抗感染等对症支持治疗。

8 月 18 日,患者愈合出院。

【诊断】

1. 钢筋贯通致多发性损伤(ISS 29)
   1.1　胸部损伤
     1.1.1　双侧肺挫伤(AIS 4)
     1.1.2　膈肌破裂(AIS 3)
     1.1.3　右侧多处肋骨骨折(AIS 2)
   1.2　腹部损伤
     1.2.1　肝破裂(AIS 3)
2. 软组织损伤
   2.1　全身多处软组织损伤(AIS 2)
   ISS = $4^2 + 3^2 + 2^2 = 29$

【预后及随访】

通过手术治疗、抗感染治疗、营养支持、辅助呼吸、功能锻炼以及心理康复等治疗措施,ICU 3 天,普通病房住院 13 天,患者康复出院。

【经验与体会】

多部位贯通伤伤情复杂,伤势较重,死亡率高,救治难度大,整体治疗方案的制定是成功救治的前提。抢救此类伤者要在首诊负责制的前提下,以创伤部位严重威胁生命的科室为主导,强调多科协作,在最短的时间内,迅速组织多科专家会诊,制定出切实可行的手术方案,组织协调抢救工作,提高抢救效率。

医院应加强院外救治服务体系,提高创伤应急能力,及时赶赴现场,对症治疗,通过绿色通道送至医院,并向急诊医师汇报病情及治疗过程。医务人员之间的沟通至关重要,清晰而高质量的沟通交流,可减少和避免因沟通因素造成的患者安全事件、安全隐患。规范信息沟通程序,建立监管机制,确保沟通过程中信息传递的准确、完整与及时,加强医联体建设,是临床工作顺利进行的基本保证。

对于刺入体内的异物,原则上不能贸然拔除,因为不能确定具体损伤部位及程度,必须循异物的走向,判定脏器的损伤程度。需联系消防员进手术室,破拆工具需彻底消毒,切除多余钢筋时密切观察呼吸、脉搏、血压及血氧饱和度变化,发现异常立即停止切割,且要防止

sonography for trauma,针对创伤的超声快速评估)并结合其他资料,快速判断损伤的主要部位和可能的脏器,尤其关注胸腹腔、心包腔有无大量积液,能为手术决策提供很重要的信息。对于生命体征不稳定的患者,应该尽快送至手术室进行探查,实现快速止血和复苏。对于病情濒危的伤员,尤其是怀疑心脏大血管损伤时,应考虑紧急床旁复苏性手术。

针对生命体征平稳的贯穿伤患者,CT 检查具有非常重要的价值。通过 CT 静脉增强造影,必要时结合口服和直肠注入增强造影剂,以及 CT 图像三维重建功能,可以精准地了解损伤的脏器、伤道走行、有无动脉性出血、残留异物与重要解剖结构关系等丰富信息,大大缩短评估时间,减少不必要的剖腹探查手术[2]。本例伤员入院时生命体征稳定,但因异物原因而处于强迫体位,无法进行 CT 检查。临床上遇到这种残留异物妨碍 CT 检查的情形,如果有可能的话,可通过切割异物等处理,争取进行 CT 评估。

异物残留的手术处理方案,要结合患者生理状况、损伤脏器、伤道走行、异物性质、毗邻解剖结构等综合考虑,原则是实现快速和确切止血、充分去除污染、尽可能减少二次损伤,采取确定性手术或损害控制性手术[3]。对异物可采取直接拔除、腔镜监视下拔除、全伤道切开取出、分段切开取出和分段拔除等方法。要积极借助消防部门和一线工人的智慧、技能,采用合适的手段在术前、术中进行异物的切割等处理。本例伤员的钢筋贯穿骨盆、腹盆腔、后腹膜直至左下肢,伤道长、走行复杂,有小肠破裂、后腹膜出血、几乎整个下肢的贯穿伤,伤情非常复杂。手术要注意充分探查腹腔,尤其是空腔脏器,避免遗漏;判断有无伤及主要动脉,实现确切止血;筛查下肢有无血管神经损伤;关注伤道和腹腔污染的情况,充分去除污染和保证有效的引流。

此类贯穿伤的伤员术后应收住 ICU,需要结合致伤机制和病史,注意继续观察各部位损伤的发展变化,避免漏诊和延迟诊断;要和手术医师密切联系,关注手术相关的并发症。进行严密的脏器功能监测,重点是循环、呼吸、肾脏、凝血功能,判断术后有无活动性出血、维持合适的血容量水平和有效的组织灌注,尽快纠正创伤凝血病,预防肾脏和肺损伤[4]。此外应重点关注感染的防治,包括手术和损伤部位、肺部和血流感染。本例伤员收住 ICU 13 小时左右发生心搏骤停,抢救无效死亡。关于死亡原因的判断,目前的资料有限,不清楚术后手术部位情况、主要脏器功能的变化趋势和具体复苏措施,感染性休克是最可能的原因。其中需要注意:①有无手术及其他部位活动性出血的因素。②及时筛查低血压的原因并进行针对性处理,排除心脏压塞、活动性出血、心脏泵功能问题,严密监测、维持有效的血容量和循环功能,进行充分的复苏。③如果排除其他原因导致的休克,针对感染性休克的防治,缩短术前时间很重要[5]。术中要进行充分的探查以避免遗漏损伤、彻底清除污染源和冲洗、放置引流管,术前预防性使用抗菌药物,术中明确肠道损伤后,及时升级广谱抗菌药物以覆盖肠杆菌和厌氧菌。术后的全面监测很关键,要及时进行充分的液体复苏,使用广谱的抗菌药物,积极筛查并处理感染源头,尤其是筛查手术部位相关的损伤、并发症、引流管是否通畅,及时确定是否需要手术、穿刺引流或冲洗引流。

（张茂　主任医师　浙江大学医学院附属第二医院

Email:zmhz@hotmail.com）

【参考文献】

[1] HORNEZ E,MONCHAL T,BODDAERT G,et al. Penetrating pelvic trauma:Initial assessment and surgical management in emergency[J]. J Visc Surg,2016,153(4 Suppl):79-90.

［2］ DREIZIN D,MUNERA F. Multidetector CT for penetrating torso trauma：state of the art ［J］. Radiology,2015,277(2):338-355.

［3］ LUNEVICIUS R,LEWIS D,WARD RG,et al. Penetrating injury to the buttock：an update［J］. Tech Coloproctol,2014,18(11):981-992.

［4］ BALL CG. Current management of penetrating torso trauma：nontherapeutic is not good enough anymore［J］. Can J Surg,2014,57(2):E36-E43.

［5］ BALL CG. Penetrating nontorso trauma：the extremities［J］. Can J Surg,2015,58(4): 286-288.

第77章

钢筋穿透所致多发伤

【导读】

　　钢筋多发伤在首诊负责制的前提下,以创伤部位严重威胁生命的科室牵头主导,强调多科协作,在最短的时间内,迅速组织多科专家会诊,制定出切实可行的手术方案,组织协调抢救工作,提高抢救效率。

【病例简介】

　　患者女,48岁。

　　因"高处坠落被钢筋穿透伤3小时"于9月15日18:30入院。

　　患者3小时前作业时不慎从约2m高处坠落,被直径1.0cm钢筋从下腹部耻骨联合上方经腹部穿入,经腹部、胸部从左肩关节左上臂穿出,无昏迷,无呼吸困难,由120急送入院,途中出血约100ml。

　　入院查体:T 36.6℃,P 71次/min,R 28次/min,BP 158/92mmHg,神志清楚,直径1.0cm钢筋从下腹部耻骨联合上方经腹部穿入,经腹部、胸部从左肩关节左上臂穿出,左肺呼吸音尚清,腹软,全腹无明显压痛。在急诊科给予吸氧、心电监护、右上肢2路静脉开通输液,输0.9%生理盐水500ml和醋酸钠林格液体500ml。

　　18:56 CT提示:胸腹部异物穿通(图77-1),继发左侧气胸、左肺挫伤、左侧胸腔积血、左侧第四肋骨骨折错位、左侧胸壁积气(图77-2~图77-5)。血常规:Hb 133g/L。

　　完善术前准备,19:25在全麻下分两组同时行剖腹探查和剖胸探查。腹部正中切口绕脐,术中所见:约长1m、直径1.0cm钢筋从下腹部耻骨联合上方经腹部穿入,经腹部、胸部从左肩关节左上臂穿出(图77-6、图77-7),腹腔内可见结肠系膜破裂,胃大弯前后壁贯通破裂,腹腔内少量血性腹水,行腹腔内异物取出+胃破裂修补+结肠系膜修补+腹壁创面清创缝合术。

　　左侧第6肋间前外侧进胸,左侧胸腔可见大约400ml血性积液,胸腔内少许粘连,可见钢筋异物刺破左肺上叶舌段,第四肋骨粉碎性骨折,膈肌约1cm中央型破裂,未见大血管损伤,小心拔出钢筋,清除胸腔血肿,修补破裂左肺,间断缝合破裂膈肌,骨钉固定四肋骨,丝线加固。

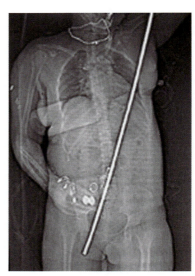

图77-1　胸腹部异物穿通

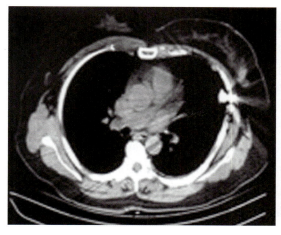

图 77-2 胸腹部 CT

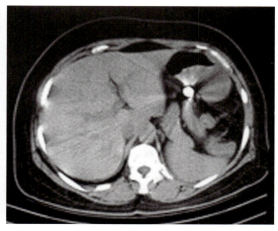

图 77-3 胸腹部 CT

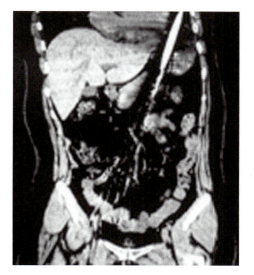

图 77-4 胸腹部 CT

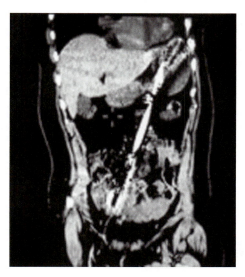

图 77-5 胸腹部 CT

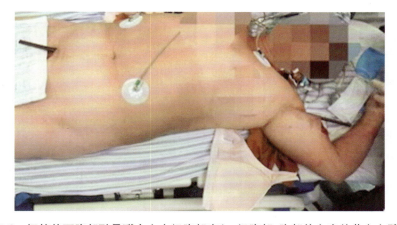

图 77-6 钢筋从下腹部耻骨联合上方经腹部穿入,经腹部、胸部从左肩关节左上臂穿出

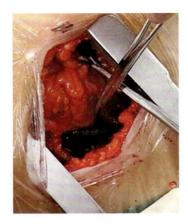

图 77-7 钢筋从腹腔穿过

手术过程顺利,术中出血 800ml,术中未输血,手术时间 4 小时。患者病情危重,创伤重,术后 P 90 次/min,R 30 次/min,BP 110/80mmHg,带气管插管转急诊 ICU 监护治疗。给予密切监测生命体征、呼吸机辅助呼吸、美罗培南(海正美特)抗感染、营养支持、补充水电解质、注射破伤风等治疗。

9 月 16 日,患者神志清楚,气管插管接呼吸机辅助呼吸,发热,最高体温 38℃。白细胞 14.36×10⁹g/L,Hb 114g/L,血小板 338×10⁹/L,总蛋白 56.4g/L,白蛋白 33g/L,ALT 43U/L,肌酸激酶 686U/L。T 38℃,P 95 次/min、R 26 次,BP 137/66mmHg,8 小时总入量 1 700ml,总出量 1 165ml(尿量 895ml,左侧胸腔闭式引流量 180ml,右侧腹腔引流量 30ml,胃管引流量 60ml)。患者一般情况尚可,生命体征平稳,当日拔除气管插管。

9 月 17 日,神志清楚,口唇无发绀,双肺呼吸音清,未闻及干湿啰音;腹部平坦,腹部切口敷料干燥,腹肌软,右侧腹部轻压痛、无反跳痛,肠鸣音稍减弱。患者自主呼吸平稳,有发热,低热为主,转急诊外科治疗。24 小时总入量 3 825ml,总出量 3 370ml(尿量 3 060ml,左侧胸腔闭式引流量 240ml,右侧腹腔引流量 20ml,胃管引流量 50ml)。查白细胞:12.91×10⁹/L,Hb 107g/L,降钙素原:1.73ng/ml,D-二聚体:1.99mg/L,给予美罗培南(海正美特)抗感染、抑酸、营养支持及维持水电解质平衡等治疗。

9 月 19 日,患者一般情况较前好转,肛门已排气未排便,无发热,无呼吸困难,腹部无明显压痛、反跳痛,引流管引流通畅,引流量较前减少。拔除胃管、尿管。

9 月 21 日,患者一般情况尚可。肛门排气排便,患者流质饮食。复查 CT:胸腹部异物已取出,左侧少量液气胸,左肺少许膨胀不全,左侧多根肋骨骨折;腹部术后改变,胃大弯侧旁结节状高密度影(图 77-8、图 77-9)。拔除腹腔引流管。

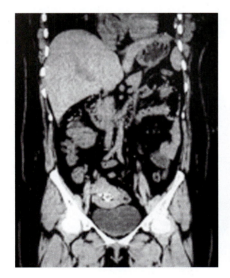

图 77-8 腹部术后改变

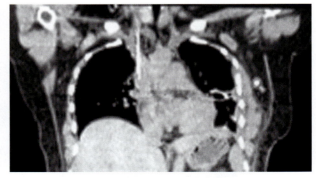

图 77-9 胸部 CT
左侧少量液气胸,左肺少许膨胀不全

9 月 22 日,拔除胸腔闭式引流管。

10 月 3 日,患者好转出院。

【诊断】

1. 钢筋贯通致多发伤(ISS 29)
  1.1　胸部损伤
    1.1.1　左肺破裂(AIS 3)
    1.1.2　左肺挫伤(AIS 3)
    1.1.3　膈肌破裂(AIS 3)
    1.1.4　左侧多处肋骨骨折(AIS 3)
    1.1.5　左侧液气胸(AIS 3)
  1.2　腹部损伤
    1.2.1　胃破裂(AIS 4)
    1.2.2　结肠系膜损伤(AIS 2)
2. 软组织损伤
  2.1　全身多处软组织损伤(AIS 2)

$$ISS = 3^2 + 4^2 + 2^2 = 29$$

【预后与随访】

患者住院 18 天,患者康复出院。

【经验与体会】

对于钢筋贯通多发伤不能贸然拔除,因为不能确定具体损伤部位及程度,必须循异物的走向,判定脏器的损伤程度,术前请消防员将较短侧体外部分尽量切短,减少拔出时钢筋对人体损伤。握住钢筋长端,分离皮下钢筋,靠近器官处时,将纱布铺垫在钢筋下面,减少钢筋拔出时损伤器官,将钢筋由里向外小心拔出,拔出异物时尽量减短异物拔出时的行程,减少由异物拔出过程中引起的再次损伤。

救治流程开展绿色通道救治流程,取消中间环节,一步到位,为抢救赢得了宝贵的时间(30~90 分钟)。患者到达急诊科后,立即给予紧急初步处理及相关检查避免患者因辅助检查而贻误抢救时机,发挥综合创伤科一体化救治优点;避免大多数综合性医院因专科救治模式,使会诊过程冗长,在收治何科室及手术程序安排中可能产生互相推诿的弊端,经绿色通道直接进入手术室,尽快手术探查。

在血流动力学不稳定的腹部贯通伤患者中,避免建立下肢静脉通路,因为需考虑髂静脉和下腔静脉损伤。贯通伤切口长度取决于伤口位置及患者情况,切口需足够长以致可提供合适的术野并有助于完成探查。

【专家点评】

胸腹联合伤死亡率高,最常见的死亡原因是失血性休克,其手术时机把握直接与患者的生存率及预后相关;手术入路应视具体伤情而定,及早诊断和及时手术是挽救危重患者生命的关键[1]。本例患者严重胸腹联合伤,ISS 评分 29 分,处理及时,恢复良好,顺利出院,反映出该多发伤MDT团队的整体救治水平良好,运作机制成熟。

在正确掌握适应证的前提下,通过多学科合作和损害控制性手术的方法对于严重胸腹部损伤患者是理想的治疗策略。特别是对于有经验的创伤中心,血流动力学稳定患者,可采用微创手术作为开放手术的替代方案[2-3]。本例患者以腹部伤为主但所幸血流动力学稳定,腹部创伤范围较大,胸部相对创伤范围较小,左侧肋骨多根多断,未出现明显反常呼吸,如果条件允许,按照损害控制原则,剖胸探查改为胸腔镜探查,不做一期肋骨内固定手术,是否更有利于减少二次打击,有利于患者预后值得讨论。

对于外露伤器早期处置问题,目前经典的医学专著认为,刺入胸部的刀刃利器尚未拔除者,切勿将伤器移动或向外牵拖。一旦移去,将导致大出血、心脏压塞或开放性气胸,但也有少量研究认为,除胸部贯通伤外露伤器固定无移动者外,其他心脏、胸部盲管伤或胸腹联合伤外露伤器均宜尽早拔除[4]。本例患者胸部贯通伤外露伤器属于固定无移动类型,因此早期院前评估、处置得当。

失血性休克是引起创伤死亡的主要原因,及时规范的创伤救治能有效降低失血性休克发生率和病死率,液体复苏是创伤救治的主要环节。过去几十年中液体复苏的许多观念发生了很大变化,开放性液体复苏与限制性液体复苏、复苏液体选择等诸多问题仍存在争议。在创伤失血性休克救治中,应重视休克发生的机制,针对休克发生的各个环节,以现有循证依据为参考、结合各单位救治经验,规范化、个体化地实施救治和液体复苏。目前主流意见认为,限制液体复苏能显著改善胸腹联合伤并创伤失血性休克患者凝血功能、组织和器官的灌注及乳酸酸中毒程度,降低患者的病死率,缩短术前复苏时间,效果优于即刻液体复苏[5]。

本例患者血流动力学稳定,可以看出该团队在液体量控制方面有丰富临床经验,术后未出现明显的组织水肿,为早期脱机拔管、创伤患者早期康复提供了先决条件。

(蔡文伟　主任医师　浙江省人民医院
Email:wwcai@139.com)

【参考文献】

[1] 田进涛,陈志强,宋小平,等.胸腹联合伤的临床特点和早期救治[J].中华创伤杂志,2006,3:186-189.

[2] 周正武,韩圣瑾,丁锐,等.损伤控制手术在以腹部损伤为主的严重胸腹联合伤中的应用[J].中国普通外科杂志,2013,22(1):79-82.

[3] Raimundas Lunevicius Adrian O'Sullivan. Unusual management of thoracoabdominal impalement injury to the right hemiliver and diaphragm[J]. Chinese journal of traumatology,2014,17(1):41-43.

[4] 程邦昌,高尚志,黄杰,等.胸部穿透伤外露伤器拔除时机探讨[J].中华创伤杂志,2004,9:7-9.

[5] 陈凛,崔建新.限制性液体复苏治疗创伤失血性休克争议与共识[J].中国实用外科杂志,2015,35(2):167-171.

第78章

腹膜后结肠刀刺伤

【导读】

升、降结肠属腹膜间位器官,相对固定,当腹膜外部分结肠损伤时不易早期诊断发现。腹膜外结肠破裂后,早期腹部症状可不明显,但感染、中毒症状严重。考虑腹膜外结肠损伤时,应早期手术探查,挽救患者生命。

【病例简介】

患者男,39 岁。

因"全身多处刀刺伤 5 小时"于 12 月 4 日 14:28 入院。

入院查体:T 37℃,P 90 次/min,R 17 次/min,BP 132/79mmHg,颌面部及右侧腹部(图 78-1)多处刀刺伤,腹部平坦,腹肌稍紧,右下腹部压痛,无明显反跳痛。15:06 查 CT 提示:颅内多发积气(图 78-2),部分肋骨骨折,双侧胸腔积液,升结肠旁高密度影,出血?(图 78-3,图 78-4)。入院后建议手术探查,患者及家属拒绝手术,要求保守治疗,给予头孢他啶、胃肠减压、补液及对症支持治疗。

12 月 5 日 09:30 复查 CT 提示:新增蛛网膜下腔出血,脑室少量积血,原颅内积气较前基本吸收,双侧肺挫裂,双侧多发肋骨骨折,双侧胸腔积液较前增多,升结肠旁积血灶,较前稍

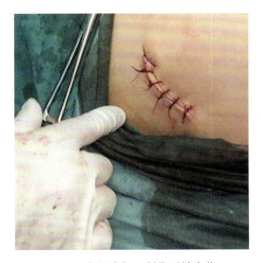

图 78-1　右侧腹部刀刺伤后缝合伤口

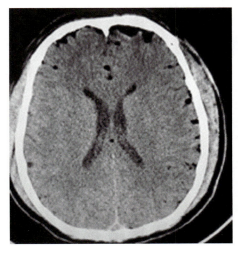

图 78-2　头部 CT
颅内多发积气

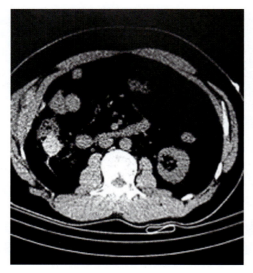

图 78-3　腹部 CT

升结肠旁高密度影,出血?

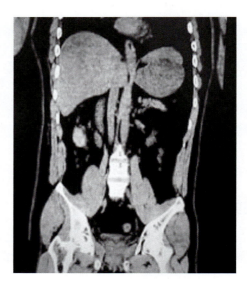

图 78-4　腹部 CT

升结肠旁高密度影,出血?

吸收,右膈下、结肠旁及右肾周积气较前稍增加,右侧结肠旁沟少许积液积血。查体:右侧腹压痛、反跳痛存在,余腹部无明显压痛及反跳痛。有手术探查指征,建议行剖腹探查术,但有阴性探查结果可能,患者家属拒绝手术并签字,要求继续保守治疗。

12 月 6 日,通过对比前后两次腹部 CT 结果,提示后腹膜积气增多,虽然患者临床症状减轻,但仍考虑结肠损伤可能性大,再次建议手术治疗,患者及家属同意手术探查。腹部正中切口绕脐,长约 12cm,术中探查所见:腹腔内未见明显积液及肠内容物,右结肠旁沟近肝曲见少量积血,仔细探查,积血下方见一约 0.2cm 破口(图 78-5),继续打开升结肠侧腹膜,并游离肝曲结肠及升结肠,于肝曲结肠下方约 5cm 升结肠后壁见一约 1.5cm 破口,并见肠黏膜外翻,破口下方见少量肠内容物,其周边疏松软组织感染严重(图 78-6),胃、十二指肠、胰腺、小肠及其他结肠探查未见明显异常,行升结肠破裂修补+回肠袢式造口术。

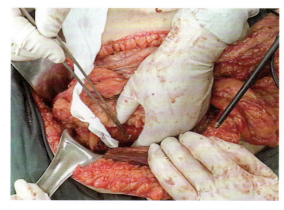

图 78-5　右结肠旁沟近肝曲积血下方见一约 0.2cm 破口

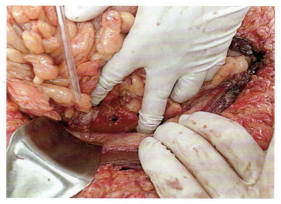

图 78-6　肝曲结肠下方约 5cm 升结肠后壁见一约 1.5cm 破口

考虑患者腹壁脂肪肥厚（图 78-7），结肠损伤周边疏松软组织感染严重，为预防术后脂肪液化及切口感染，采用腹壁切口 VSD 负压吸引术（图 78-8）。

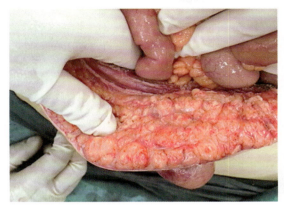

图 78-7　腹壁脂肪肥厚

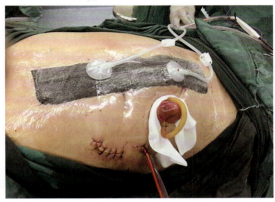

图 78-8　腹壁切口 VSD 负压吸引术

12 月 7 日，患者精神差，禁饮禁食，胃肠减压管引流约 100ml 草绿色胃液，腹腔引流管引流通畅，腹腔引流管引出 100ml 淡血性液体。

12 月 9 日，患者精神缓慢恢复，胃肠减压管及腹腔引流管引流通畅，引流量减少，回肠造口有排气排便。

12 月 18 日，患者愈合出院，切口甲级愈合（图 78-9）。

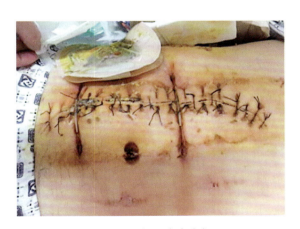

图 78-9　切口愈合良好

【诊断】

刀刺伤致多发伤（ISS 29）

1. 头部损伤

　1.1　蛛网膜下腔出血（AIS 3）

　1.2　颅内积气

2. 胸部损伤

　2.1　双侧肺挫伤（AIS 4）

　　2.2　双侧多发肋骨骨折(AIS 4)

　　2.3　双侧胸腔积液

3. 穿透性腹部损伤

　　3.1　升结肠破裂(AIS 3)

　　3.2　腹膜后血肿(AIS 2)

4. 软组织损伤

　　4.1　全身多处软组织损伤（AIS 2）

ISS = $4^2 + 3^2 + 2^2 = 29$

【预后与随访】

　　患者愈后良好,住院 14 天。

【经验与体会】

　　结肠损伤分为毁损伤和非毁损伤。毁损伤(destructive colon injury)指结肠受损范围超过肠管周径半周、结肠横断、肠壁缺损或肠管血供受损。达不到上述严重程度者为非毁损伤。从外科技术角度来讲,结肠非毁损伤创面小,局部污染轻,可以修补。术中考虑患者一期修补漏风险,行回肠双腔造瘘;虽然术后预后较好,但考虑到二期结肠造口还纳的医疗费用和并发症等因素,一期修补的优势更为明显。结肠损伤的处理方法不仅取决于局部伤情和污染程度,更要考虑患者的全身状况。通过积极有效的治疗措施尽快纠正患者的生理紊乱,可以降低造口率,提高结肠损伤一期修补的成功率。

　　患者入院 3 天后才行手术探查。在入院完善检查后医生建议手术探查,患者及家属考虑手术风险,拒绝手术治疗,要求保守治疗。待第 2 日复查 CT 提示后腹膜积气增加,考虑腹膜后结肠损伤。此时患者腹痛及发热等临床症状好转,患者及家属更无手术决心。此时对病情判断及医患沟通尤为重要。前后两次 CT 提示腹膜后积气增加,就不应该考虑积气是初次外伤造成,而应该考虑有空腔脏器穿孔。幸运的是在向患者及家属详细交代病情并行充分沟通后及时手术,使该患者得到有效救治。该患者若耽误治疗,腹膜后感染扩散,将产生灾难性后果。

　　患者腹壁脂肪肥厚,周边疏松软组织感染严重,预防术后脂肪液化及切口感染,采用腹壁切口 VSD 负压吸引术。术后切口甲级愈合。VSD 负压引流术是一种处理浅表创面和用于深部引流的全新方法。能够彻底去除腔隙或创面的分泌物和坏死组织,VSD 技术在术后脂肪液化及感染切口的应用能明显促进肉芽组织生长,减少切口换药次数和住院时间,缩短切口的愈合时间,减少患者住院费用,是外科治疗技术的革新。

　　结肠损伤的诊断和处理相对复杂。结肠壁薄,血供较差,愈合不好;结肠内积存大量细菌和粪便,容易发生感染;结肠的蠕动、收缩强,肠腔内压力大,肠内容物易通过损伤部位或吻合口漏入腹腔;升结肠和降结肠属腹膜间位器官,相对固定,后方无腹膜,当腹膜外部分结肠损伤可引起腹膜后的严重广泛感染,且不易早期诊断发现;结肠破裂后,肠内容物对腹膜的刺激性不及小肠内容物,早期症状可不明显,但感染、中毒严重。考虑腹膜后结肠损伤时,应及时手术探查,抢救患者生命。

【专家点评】

　　该病例主要问题是结直肠损伤如何处理。结直肠损伤往往发生在腹壁锐器伤、腹壁遭受直接的钝性暴力,骨盆骨折有严重坐骨支骨折或盆底损伤[1]。损伤发生在直肠一般通过简单的直肠指诊或肛镜可以早期发现。而腹腔内结肠损伤由于腹膜刺激征不明显,往往不容易作出诊断,但感染中毒症状很重,很快出现高热甚至脓毒性休克。发生在腹膜外的结肠损伤更容易漏诊,要高度警惕后腹膜的气体影,必要时反复CT检查动态评估,一旦怀疑要尽早手术探查。该病例诊断是及时的,但由于患者的原因治疗时间有所延迟。

结直肠损伤手术处理原则大致历经了三个阶段:一期造口二期还纳;一期修补;造口、修补、腹腔开放、负压引流等技术综合运用[2]。结直肠手术具体如何选择,还是要在总的原则下个体化。如果受伤时间短(6~8小时),局部组织条件好,尤其有腹膜覆盖,可以直接修补,术中术后使用抗生素。造口由于术后护理不便、需要还纳再手术等原因,一度临床医师不愿选择。但如果直肠损伤,或结肠伤后时间长、局部污染重、组织条件差,还是应该选择造口以策安全。在直肠损伤(尤其腹膜外部分)时为了避免对造口以远的污染,主张选择单腔造口[3]。随着负压封闭技术的发展应用,在结直肠损伤时,早期应用腹腔开放、负压封闭引流,减少了结直肠修补术后发生修补处瘘、局部感染扩散的机会。本例综合应用了这些技术,患者恢复顺利。

（胡平 主任医师 重庆市急救医疗中心
Email:huping88506@aliyun. com）

【参考文献】

[1] 徐少明,郑毅雄,龚渭华,等.结直肠损伤86例分析[J].中华普通外科杂志,2004,19(6):337-339.

[2] 张连阳.结直肠损伤[J].创伤外科杂志,2012,14(3):287-289.

[3] 赵山红,高劲谋,胡平,等.结直肠损伤的诊断和手术治疗[J].中华普通外科杂志,2014,29(2):112-114.

第79章

火与水的较量

【导读】

爆炸伤是一种常见的特殊类型创伤,其通过冲击波、投射物、热力、有毒气体等直接或间接作用于人体,可造成冲击伤、投射物伤、撞击伤、烧伤/吸入伤、挤压伤等多维创伤。爆炸伤多为突发事情,伤亡人数众多,伤情复杂。本例患者在爆炸后出现头面部及肢体烧伤、肢体开放性骨折、肌肉软组织损伤等伤情,本文详细介绍了对其早期急救处理过程,旨在进一步探讨对爆炸伤的救治方法,有效防止并发症的发生,促进伤口愈合及生理功能的恢复,降低爆炸伤对患者健康、社会经济的影响。

【病例简介】

患者男,51 岁。

11 月 2 日 19:30 因"爆炸后周身烧伤及右下肢活动障碍 4 小时"来急诊科就诊。当时 BP 140/98mmHg,HR 75 次/min,R 20 次/min,T 36.8℃;意识清楚,应答自如,双眼睑肿胀,睁眼困难,头皮、面部Ⅱ度烧伤 4.5%,鼻腔内可见黑色炭粒,颈前皮肤浅Ⅱ度烧伤 3%(图 79-1),双手掌可见黑色焦痂,Ⅲ度烧伤 2.5%,手掌活动受限(图 79-2),左下肢内侧皮肤烧基底

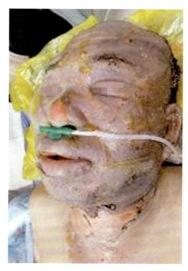

图 79-1　头面部烧伤情况
头皮、面部Ⅱ度烧伤 4.5%,鼻腔内可见黑色炭粒,颈前皮肤浅Ⅱ度烧伤 3%

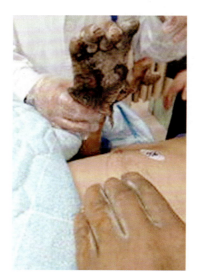

图 79-2　双手烧伤情况
双手掌可见黑色焦痂,Ⅲ度烧伤 2.5%,手掌活动受限

面苍白干燥 5.25%,触之压痛,活动受限,足背动脉搏动弱(图 79-3)。

19:50 行头、胸、腹部 CT 检查:未见明显异常;右下肢三维重建提示:右侧腓骨近端骨折;右侧胫骨干及腓骨干下段完全型骨折;右侧小腿及皮下肌间积气(图 79-4、图 79-5、图 79-6)。

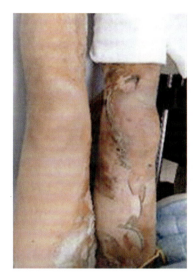

图 79-3　左下肢烧伤情况

左下肢内侧皮肤烧伤基底面苍白干燥 5.25%

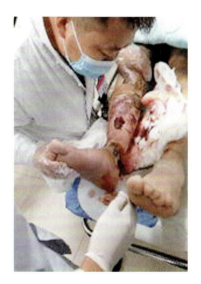

图 79-4　右侧小腿及皮下肌间积气

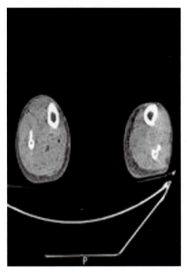

图 79-5　右下肢三维重建

右侧腓骨近端骨折;右侧胫骨干及腓骨干下段完全型骨折

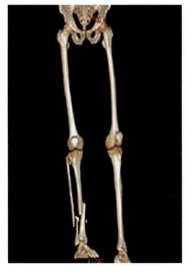

图 79-6　右下肢三维重建

右侧腓骨近端骨折;右侧胫骨干及腓骨干下段完全型骨折

患者就诊后立即予以心电监护、清除鼻腔内异物,鼻导管吸氧、行血气分析评估患者肺通气及换气是否良好及快速评估患者目前生命体征情况,右下肢开放性创面予以清创包扎压迫止血。同时建立周围静脉及中心静脉通路补液抗休克,患者Ⅱ~Ⅲ度烧伤面积达 23%,

按烧伤补液抗休克原则进行补液,并予以抑酸防止应激性溃疡、碱化尿液、抗炎、抗感染、器官保护等对症治疗。考虑到爆炸冲击伤伤势复杂,多器官系统损伤,急诊在维持患者生命安全的基础上完善头、胸、腹部、肢体 CT 等检查;烧伤焦痂处切开减压及烧伤创面换药。

1. 初次评估　①气道及呼吸评估:患者来诊时神志清楚,言语流利,对答切题,无声音嘶哑、明显呼吸困难,生命体征尚平稳,血气分析提示无呼吸衰竭,初步判断患者目前无通气及换气障碍,遂未予以气管插管或气管切开开放气道,仅吸氧并予以激素雾化吸入。②循环评估:患者健康皮肤黏膜无苍白或发绀,脉搏有力,尚无休克表现,但患者烧伤较重,渗出较多,仍有活动性出血,对此予以清创止血、建立中心静脉通路进行液体复苏。③神经功能评估:患者神志清楚言语流利,可正确回答问题,无肢体肌力及感觉运动异常,病理征(-),瞳孔反射无法配合完成。针对烧伤创面给予切开减压、创面换药、并且予以抗生素防治感染。充分查体及完善全身 CT 检查排除颅脑、胸腔、腹部重要器官脏器损伤。

2. 二次评估　影像学检查提示:头、胸、腹部 CT 未见明显异常。右下肢三维重建提示:右侧腓骨近端骨折;右侧胫骨干及腓骨干下段完全型骨折;右侧小腿及皮下肌间积气。实验室检查:血气分析提示高乳酸(6.7mmol/L)。凝血肝肾功能未见明显异常。急诊继续予以补液等对症治疗。患者就诊 9 小时后收入骨科择期行右下肢骨折手术。

【诊断】

1. 爆炸致复合伤、多发伤(ISS 18)
  1.1　肢体损伤
    1.1.1　右侧开放性腓骨近端及腓骨干骨折(AIS 2)
    1.1.2　右侧开放性胫骨干骨折(AIS 3)
  1.2　体表烧伤(AIS 3)
    1.2.1　头面部浅Ⅱ度烧伤 4.5%
    1.2.2　颈部浅Ⅱ度烧伤 3%
    1.2.3　双手掌Ⅲ度烧伤 2.5%
    1.2.4　双下肢烧伤
      1.2.4.1　右下肢深Ⅱ度烧伤 6.5%
      1.2.4.2　右踝关节Ⅲ度烧伤 1.25%
      1.2.4.3　左下肢深Ⅱ度烧伤 5.25%
ISS = $3^2 + 3^2$ = 18
2. 损伤并发症
  2.1　右侧小腿及皮下肌间积气

【预后及随访】

急诊抢救区域积极治疗 9 小时后收入骨科病房,住院 1 个月后转回当地医院继续康复训练治疗,在院内无感染发生,右侧腓骨手术恢复较好,皮肤烧伤处多处已愈合。

【经验与体会】

烧伤休克的发生机制为血容量减少,毛细血管通透性改变,血浆渗透压降低加重血浆成分外渗,钠离子与水分同步丢失,创面水分蒸发导致血容量减少;补充循环血量,有效液体复苏,是烧伤后抗休克治疗最重要的基本措施。休克期目的不单为纠正容量不足,应达到纠正显性失代偿性休克;尽快改善机体缺氧,使氧耗恢复正常。纠正隐性代偿性休克,迅速恢复胃肠道及其他组织器官的血供,清除氧自由基,减轻再灌注损伤。复苏"最终目标"为尽快恢复、维护良好的血液灌流,提供组织充足、有效的氧供,纠正酸中毒,恢复正常需氧代谢,终止细胞死亡。

爆炸伤对个人、家庭、社会造成的影响是重大的,因此对爆炸伤的早期救治是有社会意义的,爆炸伤涉及到创伤学的相关知识,而且影响伤情的因素很多,需要结合受伤特点,致伤部位,伤型、伤类和伤势等因素进行综合考虑,制定合理的早期急救处理措施,才能提高急救水平。

爆炸伤伤口处理原则:临床急救时医护人员应该用最短的时间和最简单的方法诊断和干预对生命构成威胁的损伤,尽量保存皮损、肢体,包括离断的肢体,为后期修复、愈合打下基础,最大程度地避免伤残和减轻伤残,颅脑外伤有耳鼻出血者不要堵塞,胸部有伤口随呼吸出现血性泡沫时,应尽快封住伤口,腹腔内脏流出时不要将其送回,而是要用湿的消毒的无菌敷料覆盖住后用碗等容器保护免受挤压,尽快处理。高温环境下肢体爆炸伤比常温常湿环境下组织损伤重,且随着伤后时间的延长组织损伤逐渐加重,因此在爆炸伤的外科处理过程中强调早期和彻底清除一切可疑坏死组织。

本病例爆炸伤主要是有冲击伤及烧伤形成的复合伤,烧伤主要累及头面部及四肢。冲击伤是右下肢的开放性骨折。在处理上应考虑到患者气道烧伤,早期开放气道防止窒息,必要时气管切开。烧伤后渗出较多应充分补液复苏并及时对出血创面处理,建立静脉通路维持循环稳定。针对烧伤创面及开放外伤创面应早期处理同时给予抗生素防治感染。手部及四肢损伤应尽早明确有无血管、骨骼、肌腱、神经解剖结构的损伤,尽早请专科修复。由上而下全面查体,行简洁快速的全身 CT 检查明确颅脑、心肺及腹部重要脏器损伤。

【专家点评】

爆炸是由压力和温度的极速变化而产生的物理反应过程,爆炸以冲击波、投射物、热力、有毒气体等直接或间接作用于人体,所造成的冲击伤、投射物伤、撞击伤、烧伤/吸入伤、挤压伤等多维创伤统称爆炸伤。爆炸伤虽然少见,但因多种原因(包括爆恐袭击、生产事故等)在全球范围内日益增多,危害极大,具有程度重、有方向性、范围广;短时间内大量伤员;外轻内重,多发伤、复合伤常见;易漏诊,救治困难;多数临床医师缺乏相关救治经验等特点[1-2]。本例规范采用早期快速评估和全面二次评估策略,有序处理烧伤及冲击伤形成的复合伤,采用烧伤休克复苏和细胞保护、吸入性损伤综合防治、早期创面处理等关键性治疗技术,成功救治患者,为爆炸伤单一患者救治提供了很好的借鉴例子。

初次评估:按 ABCDE 甚至 ABCDEF 的顺序进行,"A(airway)"指气道是否通畅,有无颈椎损伤;"B(breathing)"指呼吸是否正常;"C(circulation)"指循环+控制大出血;"D(disability)"指中枢神经系统有障碍;"E(exposure)"指暴露患者身体,以利全面充分估计病情;"F(FAST)"指创伤重点超声。本例初次评估后明确气道无梗阻、呼吸正常,循环稳定无休克,神经功能正常。给予心电监护、清除鼻腔内异物,吸氧,并行创面切开减压、换药、抗菌药物防治感染,措施得当。

二次评估:目的是通过病史、全面查体、实验室和影像学检查,评估病情严重程度。"AMPLE"病史检查法便是针对此目的的有效记录,包括:过敏症(allergies)、目前使用的药物(medications currently used)、既往疾病/怀孕（past illness/pregnancy）、最后进食情况（last meal）、与损伤有关的事件/环境（events/environment related to the injury）。避免遗漏诊断的关键策略是遵循"CRASHPLAN"系统全面的查体。本例二次评估后明确右侧腓骨近端骨折；右侧胫、腓骨下段骨折；右侧小腿及皮下肌间积气，排除颅脑、胸腔、腹部脏器损伤，为后期尽早进行骨科专科处理骨折，提供保证和基础。

抗休克为烧伤治疗的根本，黄跃生提出"容量补充"加"动力扶持"已形成新的烧伤休克复苏常规方案，可有效地防治或减轻缺血缺氧损害。根据烧伤补液公式"成人烧伤后第 1 个 24 小时补液总量＝Ⅱ～Ⅲ度烧伤总面积×体重（kg）×1ml×每小时每千克体重尿量［ml/（h·kg）］+生理需要量(2 000ml)"给予烧伤总面积≥15%TBSA 或Ⅲ度烧伤面积≥5% TBSA 的患者补液抗休克。同时积极治疗原发病、预防并发症，保护重要脏器功能等。给予患者预防胃肠黏膜缺血缺氧、糜烂等治疗，可在避免胃肠道出血的同时，预防肠道脂多糖（LPS）或菌群易位而引起的全身感染或中毒；早期常规监测血糖水平，并及时采取相应的治疗措施，可避免高血糖引起的血清渗透压升高以及烧伤加重等造成的患者死亡[3-4]。本例规范补液，并早期进行抑酸防止应激性溃疡、碱化尿液、抗感染、器官保护等对症治疗。

吸入性损伤俗称呼吸道损伤，因为这一部位损伤并不单纯是由于热力所致的烧伤，更重要的是在燃烧的情况下吸入的烟雾中含有多种化学物质，具有腐蚀和中毒作用，严重者易致呼吸衰竭，以至于被称为烧伤中的"第一杀手"。吸入性损伤常伴有头面、颈部烧伤创面，尤其是有口鼻周围烧伤创面，鼻毛烧焦；口腔、咽部黏膜充血、水肿，水疱形成；喉气管水肿变窄，致呼吸困难，且呼吸音变高调，此时应行气管切开术。气管切开后建议早期使用呼吸机辅助呼吸。对已行气管切开的患者通过呼吸道管理措施可对气道起到较好的滤过及隔离、湿化作用，便于痰液稀释、引流与排出，减少了盲目吸痰的概率与操作性损伤，有利于防治气管切开后继发的肺部感染[2,4]。本例头、面部、颈前明显烧伤，鼻腔内可见黑色炭粒，应高度怀疑吸入性烧伤的可能，所幸经检查和评估后明确无吸入性损伤。

烧伤后创面修复是烧伤治疗永恒的主题，目前创面治疗仍以手术、换药为主，辅以生长因子治疗。加强创面处理是减轻应激和创面炎症反应的重要方法，是防治并发症的重要措施。MEBT/MEBO 可有效促进创面的愈合、缓解创面疼痛、预防创面感染及瘢痕增生。VSD 在爆炸伤创面治疗中也广泛应用，成为有效的治疗方法[2,5]。

早期清创、大面积切削痂手术时要结合患者的伤情、全身情况、医疗机构的整体实力、设备情况等来决定治疗方案。休克复苏、维护生命最重要，有上述不足时，早期手术要充分评估病情，手术时运用 DCS 措施，量力而行，分批次、简单、快速地手术，以减少损伤，可行磨痂、分段止血、减少出血等手术，治疗方案要个性化、注重细节。本例病情稳定，早期在急诊针对烧伤创面即切开减压、创面换药、并抗生素防治感染。后期恢复顺利，无感染发生。

（孙士锦　张连阳　主任医师　中国人民解放军陆军特色医学中心）

Email：hpzhangly@163. com）

【参考文献】

［1］孙海华.常见的爆炸伤类型及其早期急救处理［J］.中华灾害救援医学,2014,2（9）:525-527.

［2］张连阳.灾难爆炸伤医学救援进展［J］.解放军医学杂志,2015,40（9）:689-692.

［3］王乡宁,张静,杜佳,等.MEBT/MEBO 在老年烧伤治疗中的应用体会［J］.中国烧伤

创疡杂志,2018,30(6):405-407.

[4]　焦献功,卢秋成,蒋章佳,等.早期运用烧伤关键性治疗技术及损伤控制性手术措施对提高火药爆炸烧伤患者存活率的作用[J].感染、炎症、修复,2015,16(3):157-161.

[5]　杨朝春,杨勇,陈伟,等.VSD 在爆炸伤创面的临床应用研究[J].西南军医,2013,15(2):121-123.

第80章

刀刺致穿透性胸腹联合伤

【导读】

开放性胸腹联合伤是指同一致伤因素同时造成胸腹腔脏器的连续性损伤,包括膈肌损伤,常因损伤器官较多,易造成失血性休克和心肺功能衰竭,因而常常短时间内造成患者死亡。腹部外科、心胸外科、麻醉科、急诊科和重症监护室的早期多学科高效及时协作救治是此类创伤患者救治成功的关键。

【病例简介】

患者男,18岁。

因"被人用刀刺伤及左侧后腰30分钟"于12月17日06:00急诊入院。

患者30分钟前与人发生口角后被对方用刀刺伤左侧后腰部,伴活动性出血,后由同事送至急诊。

入院查体:T 36.7℃,P 138次/min,R 20次/min,BP 138/68mmHg,神志清,痛苦面容,左侧后腰部可见一长约5cm伤口,伴活动性出血。左侧胸腔呼吸运动度减弱、叩诊实音、听诊左肺呼吸音低,右侧胸腔呼吸运动度正常,叩诊清音,听诊右肺呼吸音正常。

立即启动多学科创伤团队。急诊CT检查提示:①左侧大量血气胸,肺野压缩程度约75%;②左侧第3~4前肋、10~11后肋骨折,局部腰背部皮肤软组织改变,符合刀刺伤;③脾脏右侧缘低强化灶,邻近腹膜后腔内积血;④左肾中极裂隙样低密度灶,考虑刀刺伤可能(图80-1~图80-4)。初步诊断:①刀刺伤:穿透性胸腹联合伤。②失血性休克。急诊科立刻给予左侧胸腔闭式引流,左后腰伤口加压包扎止血,吸氧、心电监护、静脉开通输液,应用保温措施。

06:45患者血压下降,约90/65mmHg,HR 120次/min,休克进一步恶化,遂启动大量输血程序,绿色通道送手术室。

06:52患者送入手术间,06:53开始麻醉;07:37手术开始,取腹部正中切口,探查发现:左侧膈肌一长约15cm破口,胸腔腹腔积血,腹腔脏器疝入左侧胸腔;回纳腹腔脏器,见脾脏上1/3与下2/3横断裂伤,可见脾下极动脉活动性出血,快速控制脾蒂止血。探查见左肾实质表面一长约1.5cm、深约1cm裂伤。遂行脾切除术,缝合修补膈肌,行左肾修补术;胸腔镜探查发现左肺上叶舌段和下叶近膈面处多发破裂伴活动性出血,左后胸壁贯通伤,心包损伤,心脏未见活动性出血;行剖胸探查,见左侧膈神经和伴行血管被切断、心包破裂;遂行部分肺切除,心包修补,伤口清创缝合术。最后纤维支气管镜探查确认气道内无狭窄、损伤和

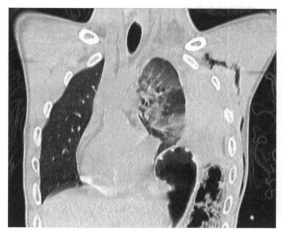

图 80-1　胸腹部 CT
腹腔脏器疝入左侧胸腔合并胸腔积血

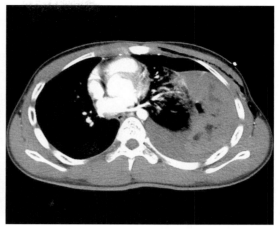

图 80-2　胸腹部 CT
腹腔脏器疝入左侧胸腔合并胸腔积血

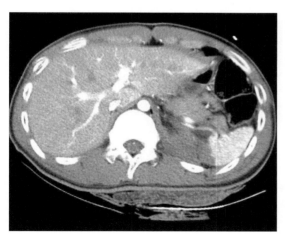

图 80-3　腹部 CT
脾脏损伤

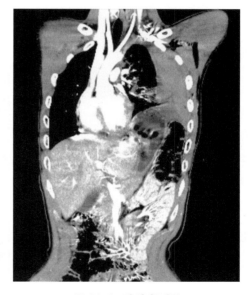

图 80-4　胸腹部 CT
胸腹联合伤

活动性出血（图 80-5～图 80-8）。术中失血约 3 900ml，术中输悬浮红细胞 2 400ml、新鲜冰冻血浆 400ml，手术时间 7 小时。14:35 手术结束。

手术结束转入 ICU，继续呼吸机机械通气，给予头孢呋辛和甲硝唑抗感染，肠内营养混悬液（TPF）肠内营养支持，弹力袜预防 DVT，法莫替丁抑制胃酸分泌，丙泊酚镇静，芬太尼、曲马多镇痛，输血治疗。

12 月 19 日，行床旁纤支镜示少量黄色黏痰，未见支气管腔出血、溃疡、狭窄，吸取左肺下叶开口分泌物送检培养。留取左胸腔引流液送检培养。拔除气管插管。

12 月 20 日，患者因痰液堵塞导致血氧饱和度下降至最低 56%，予再次经口气管插管，并再行床边纤支镜检查，升级为哌拉西林抗感染。因左侧胸腔积液呈浑浊白色，考虑乳糜胸可

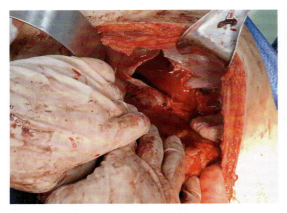

图 80-5　术中见膈肌破裂

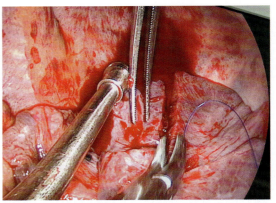

图 80-6　术中见肺破裂

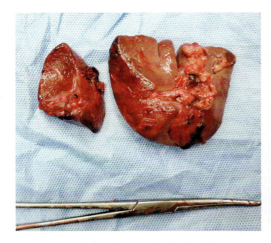

图 80-7　术中见脾脏横断裂伤

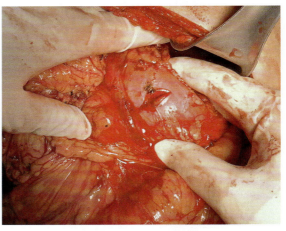

图 80-8　术中见左肾破裂

能,建议调整为无脂肠内营养,予脂肪乳氨基酸葡萄糖注射液(卡文)肠外营养支持治疗。

12 月 22 日,再次拔除气管插管,加强呼吸功能和肢体功能锻炼。

12 月 24 日,再行床旁纤维支气管镜检查,支气管肺泡灌洗(BAL)提示铜绿假单胞菌+MRSA,予万古霉素抗感染治疗。

12 月 27 日,转胸外科进一步治疗,继续抗感染、止痛、营养支持、呼吸功能锻炼。

1 月 7 日,拔除左侧胸腔引流管。

1 月 16 日,康复出院。

【诊断】

1. 刀刺致多发伤(ISS 45)

1.1　穿透性胸部损伤

1.1.1　左下肺破裂(ISS 4)

1.1.2　左侧血气胸(ISS 3)

1.1.3　心包破裂(ISS 4)

1.1.4　左侧多发肋骨骨折(ISS 3)

1.1.5　膈肌破裂伴膈疝形成(ISS 4)

1.2　穿透性腹部损伤

1.2.1　脾破裂(ISS 4)

1.2.2　左肾破裂(ISS 3)

1.3　体表损伤

1.3.1　背部软组织穿透性裂伤(ISS 2)

2. 损伤合并症

2.1　失血性休克(重度)

2.2　低蛋白血症

2.3　乳糜胸

2.4　肺部感染

$$ISS = (4+1)^2 + 4^2 + 2^2 = 45$$

【预后及随访】

ICU 10 天,住院 30 天。康复出院,定期门诊复诊。

【经验与体会】

胸腹联合伤由于多种客观原因,院前时间多无法控制,因此,提高救治效率的关键在于缩短院内术前时间[1,2]。救治措施是否及时、适当,直接关系到后续治疗的成败。结合该病例,第一时间启动创伤团队可以更好地协调各个专科,手术室绿色通道明显缩短了从患者到达至手术开始时间,为抢救患者赢得了宝贵时间。

胸腹联合伤常会出现血气胸,常会导致患者呼吸功能不全,第一时间执行胸腔闭式引流术尤为重要,既可以纠正患者的呼吸困难,又可以评估患者的伤情,为下一步的手术治疗提供导向。

腹部创伤常会造成腹部空腔脏器损伤,容易引起围术期感染,从而影响患者的预后。空腔脏器损伤常常容易被漏诊,因此在进行剖腹探查时需要仔细探查,尤其是需要检查腹膜后脏器的可能损伤,避免漏诊空腔脏器损伤和术后出现可以预防的腹腔感染。

膈肌破裂,特别是钝性膈肌破裂,大约 90% 发生在左侧[3]。对于血流动力学稳定的胸腹联合伤患者,诊断性腹腔镜探查和胸腔镜越来越多地被用于进行诊断和治疗[4,5]。本病例为穿透性胸腹联合伤合并严重创伤性/失血性休克的患者,因此,剖腹探查和剖胸探查,同时快速进行确定性手术处理是正确的选择。

【专家点评】

严重创伤的救治需要完善的创伤救治体系、规范化的救治流程和专业的创伤救治团队。患者到达急诊后,应按照标准化流程进行评估和生命支持治疗,患者在急诊的诊疗充分体现了这一点。初次评估首先按照 ABCDE 的流程进行,该患者进行了气管插管、机械通气、胸腔闭式引流、补液、备血、影像学检查和实验室检查等处理,然后快速启动创伤多学科团队,整个救治过程规范、高效。

严重创伤救治最主要的要求是时效性和整体性。本例患者病情危重,损伤部位多,失血量大,病情危重。到达医院急诊就诊后,在急诊进行初步评估和早期复苏生命支持治疗,并

限,伤口愈合良好。

　　术后3个月,步行来院复诊,诉左下肢轻度麻木,无其他不适,复查CT见右侧顶叶局限性脑软化灶(图81-10)。

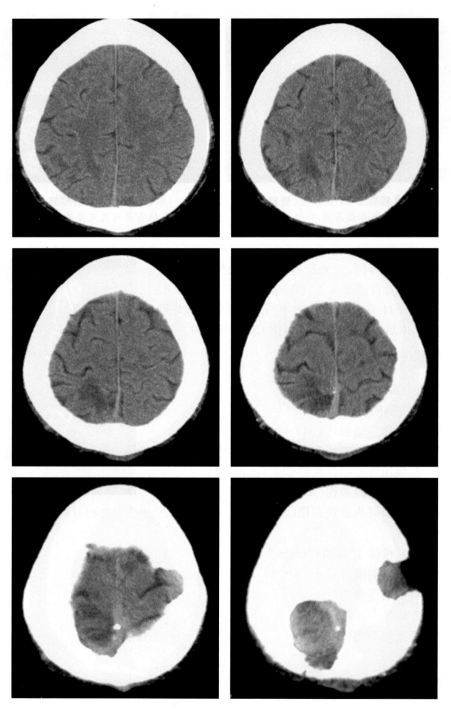

图81-10　术后3个月复查颅脑CT

见右侧顶叶局限性脑软化灶

【经验与体会】

对于正中部位的颅骨凹陷性粉碎性骨折,应警惕上矢状窦损伤的可能性,手术前备血应充足,以防大量出血导致的失血性休克。

上矢状窦损伤的处理包括明胶海绵压迫、肌片压迫悬吊、缝合重建等[1]。较大的矢状窦破口缝合困难时,用明胶海绵压迫尽管有可能止血,但术后极易形成血栓导致脑肿胀,甚至出现血栓脱落形成肺栓塞而危及生命[2],应进行上矢状窦的重建和修复。

上矢状窦破裂容易出现空气栓塞[3],此时应尽可能避免头高位,并提醒麻醉医生严密观察血压、脉搏、氧饱和度等,助手多用生理盐水冲洗术野,避免空气进入。

年轻医生在手术中遇到此类问题处理困难时,应及时呼叫上级医生协助处理。

【专家点评】

颅内静脉窦损伤出血是颅脑损伤中的一种特殊类型,最常见的损伤是上矢状窦,其次是横窦,其他静脉窦损伤极为少见。而上矢状窦的前、中 1/3 更易受损[4-7]。上矢状窦为引流大脑半球血液的最主要途径,损伤造成闭塞时,可产生严重的神经功能损害。上矢状窦损伤是一种较为常见的颅脑创伤,可单独发生或并发于颅脑的其他创伤,由于静脉窦无肌层并受周围组织固定,损伤后窦壁坚韧不易回缩或塌陷,易致汹涌的致死性大出血,常规的电凝止血方法往往难以奏效,甚至适得其反。

在整复骨折或去除骨折片时,若处理不当,可引起致命性大出血,因此,临床上通过术前CT 扫描及时诊断、评估上矢状窦损伤和出血情况及熟悉局部解剖,正确开颅骨窗邻近静脉窦,正确地操作各种器械,谨慎打开颅骨则可减少静脉窦损伤、及时正确止血是抢救此类患者的关键。

诊断　Meirowsky[7]将静脉窦损伤分为:①横断伤;②窦壁裂伤;③窦壁挫伤和受压;④创伤后血栓形成。上矢状窦损伤多由其所在部位或其邻近的颅骨骨折引起,致命性的危险是大出血和局部血肿压迫。上矢状窦为引流大脑半球血液的最主要途径,损伤造成闭塞时,可产生严重的神经功能损害,认为位于前 1/3 段者多无明显症状;中 1/3 段者可出现运动或感觉障碍,如单下肢或双下肢或三肢上运动神经元瘫痪,可伴小便障碍;后 1/3 段者以颅内压增高为主,肢体瘫痪少见。因此,如果颅顶部直接暴力、开放性骨折和异物嵌插性损伤患者出现上述临床症状,应考虑到上矢状窦损伤的可能。此时应及早行头颅 CT 扫描,以了解有无合并颅内血肿、脑挫裂伤,必要时行头颅冠状面 CT 扫描,以了解有无颅盖骨折及凹陷骨折的深度。确诊需行头颅 CTA 或全脑血管造影(DSA)了解有无解剖变异。本例因 40m 高空钢筋滑落击伤头颈部 3 小时入院。伤后无昏迷史,感头颈部疼痛,无恶心呕吐,无肢体运动及感觉障碍,头顶部伤口有活动性出血。颅脑 CT 扫描提示:顶骨凹陷性粉碎性骨折,骨折片陷入颅内,局部脑挫裂伤,蛛网膜下腔出血。但此患者术前并未完善头颅 CTA 或 DSA,可能造成潜在的手术风险,需在以后此类创伤患者救治过程中引起注意。

段国升等[8]认为外伤性上矢状窦损伤的手术指征是:①静脉窦损伤后出现急剧活动性出血者;②伴发有颅内血肿者;③由于骨折片将裂孔填充,虽无活动性出血,但因血液回流障碍引起严重颅内压增高或重要功能区受累症状者。本例不仅有伤口活动性出血,而且伴发脑挫裂伤及顶骨凹陷性骨折,具备手术指征。

皮瓣和骨瓣应根据上矢状窦损伤的部位、伤口大小、皮瓣血运情况、骨折类型、受污染严重程度而定。对于伤口大、血运差、多块骨碎片嵌插入窦内、污染较严重者,多采用延长切口骨窗入路,该方法清创彻底,操作灵活,减少出血和颅内感染机会,唯有术后颅骨缺损需要二次开颅修补颅骨。对于伤口小,血运较好,有一小块或无骨碎片嵌插入窦内,污染较轻者,多采用跨中线骨瓣开颅,该方法属常规开颅,术后颅骨缺损机会少,避免第二次开颅修补颅骨,同时皮瓣大,便于剪去帽状腱膜修补矢状窦和硬脑膜。

上矢状窦损伤的修补根据不同的病情采取不同的修补方法[1],破口在 0.5cm 以下者,可用生物蛋白胶和筋膜粘连压迫或可吸收止血纱布压迫止血;破口在 0.5cm 以上者,破口尚规整的,在压迫止血的同时,可直接间断缝合。缺损较大的,予筋膜修补,表面再覆以明胶海绵或可吸收止血纱布加以固定,或将硬膜反折缝合至对侧硬脑膜上,最后有渗出处用生物蛋白胶粘连。本例中患者上矢状窦约 0.5cm×2.5cm 破口,虽尝试缝合破口,但因破口较大,且破口周围硬脑膜较碎烂,缝合失败,后采用取帽状腱膜进行上矢状窦重建。

开放性颅脑损伤应常规清创,缝合硬脑膜;合并硬脑膜外或硬脑膜下血肿者应常规清除血肿;合并脑挫裂伤者应将坏死脑组织吸除,严密止血,并取帽状腱膜等严密修补硬脑膜。本例中患者诊断为多发伤,合并有颈椎损伤,颈椎 CT 提示 C_6 椎体 I°前滑脱及 C_6 右侧附件骨折,在不危及患者生命情况下优先处理上矢状窦损伤,病情稳定后由脊柱外科行"颈前路椎间盘切除融合内固定术"。

考虑到可能出现的大出血,术前备血要充分,建立多条静脉通道。此外静脉窦损伤患者大量失血后通常伴发凝血病[1],术前应完善凝血功能检查,积极纠正凝血功能紊乱。

静脉窦血栓是术后处理值得注意的问题,其易导致脑肿胀,甚至出现血栓脱落形成肺栓塞而危及生命。因此,要求术中仔细清除原有血栓及早期适量应用肝素抗凝治疗[9]。

(徐峰　主任医师　苏州大学附属第一医院
Email:sz_xf@suda.edu.cn)

【参考文献】

[1] BEHERA SK,SENAPATI SB,MISHRA SS,et al. Management of superior sagittal sinus injury encountered in traumatic head injury patients:Analysis of 15 cases[J]. Asian J Neurosurg, 2015,10(1):17-20.

[2] FAHIM DK,LUO L,PATEL AJ,et al. Pulmonary embolus from acute superior sagittal sinus thrombosis secondary to skull fracture:case report [J]. Neurosurgery, 2011, 68 (6): E1756-E1760.

[3] HOSAKA A,YAMAGUCHI T,YAMAMOTO F,et al. Cerebral venous air embolism due to a hidden skull fracture secondary to head trauma[J]. Case Rep Neurol Med,2015:730808.

[4] KAPP JP,GIELCHINSKY I. Management of combat wounds of the dural venous sinuses [J]. Surgery,1972,71:913-917.

[5] KAPP JP,GIELCHINSKY I,DEARDOURFF SL. Operative techniques for management of lesions involving the dural venous sinuses[J]. Surg Neurol,1977,7:339-342.

［6］ MEIER U,GÄRTNER F,KNOPF W,et al. The traumatic dural sinus injury——a clinical study［J］. Acta Neurochir(Wien),1992,119:91-93.

［7］ MEIROWSKY AM. Wounds of dural sinuses［J］. J Neurosurg,1953,10:496-514.

［8］ 段国升,朱诚. 手术学全集:神经外科手术学［M］. 北京:人民军医出版社,2004:100-104.

［9］ DIAZ JM,SCHIFFMAN JS,URBAN ES,et al. Superior sagittal sinus thrombosis and pulmonary embolism:a syndrome rediscovered［J］. Acta Neurol Scand,1992,86:390.

第82章

高处坠落致钢筋穿入下颌及右臂损伤

【导读】

本例病例为颌面部异物贯通伤，外伤面积大且伴组织缺损，口腔软硬组织皆受到不同程度破坏且伴有上臂损伤，患者入院时病情危急。各科室迅速共同会诊协助评估病情，拟定治疗计划，各科室对于情况危急病情的患者综合诊治是体现医院优势之处。对于此类紧急状况如何更快更准确的评估病情？各科室处置的优先顺序应当为什么？

【病例简介】

患者男，28岁。

因"高处坠落致钢筋穿入下颌及右侧上臂1小时"于5月25日21：30入院。

患者1小时前工作时不慎从高处坠落，被钢筋穿入下颌及右侧上臂，伴口内及右侧上臂出血，出血量约400ml，伤后患者否认头晕头痛、昏迷、恶心、呕吐史，无意识障碍，未发生大小便失禁，否认视力模糊。120到达现场，给予初步处理后，21：30急诊送入院。

入院查体：T 36.5℃，P 84次/min，R 20次/min，BP 139/81mmHg。口外：双侧面部不对称，比例不协调，可见一钢筋自颏下区插入口腔内致上颌骨前牙区突出，插入处周围皮肤及组织部分缺损，上下唇对称，下颌无法运动。口内：恒牙列，口腔内可见大量血凝块，无法行口内检查，上颌骨前牙区可见骨折线，部分骨质前突可移动。舌部可见裂伤，因口内血凝块较多无法准确评估裂伤长度，舌活动度欠佳，唇颊舌系带正常，各涎腺导管口无异常分泌物，无红肿，发音不清（图82-1、图82-2）。右上臂钢筋贯穿，伤口处可见少量活动性出血，周围皮肤组织及手指无明显缺血表现，手指活动无受限。

入院后积极完善相关检查（血常规、术前凝血功能、生化、胸片、上下颌骨三维重建及心电图），结果回示后排除绝对手术禁忌证。颌面外科与创伤科及耳鼻喉科联合手术。

CT提示：头颅CT平扫颅内未见明显异常。金属异物经口底软组织穿入、经硬腭穿出，下颌切牙突出，硬腭及上牙槽骨骨折，鼻骨及鼻中隔骨折（图82-3、图82-4），双侧上颌窦及筛窦炎症和积血，口底及咽旁间隙多发积气。双肺创伤性湿肺。腹盆腔平扫未见明显异常。右肘关节未见明显骨折，右侧上臂软组织积气。

上肢动脉CTA结果回示：双上肢CTA未见明显异常。

23：00开始手术。

手术过程：

耳鼻喉科行气管切开术。

颌面外科：自下唇正中至颏下切开分离保留双侧颏神经，双侧面神经下颌缘支。自下颌

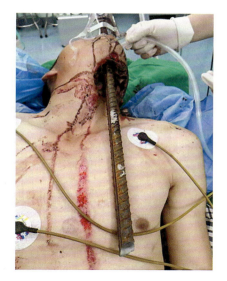

图 82-1　入院时外伤情况

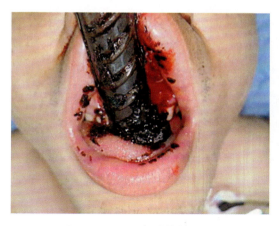

图 82-2　局部外伤情况

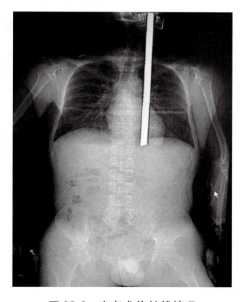

图 82-3　患者术前 X 线情况

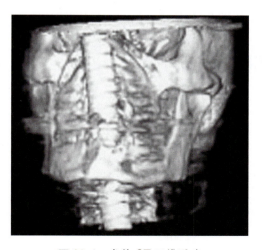

图 82-4　术前 CT 三维重建

31、41 之间切开骨面。将下颌骨全层断开，暴露钢筋，见下颌 31、41 脱落，上颌骨 11~12 之间，22~23 之间，上颌骨骨折，牙槽突骨折、腭侧黏膜可见 2cm×2cm 缺损，钢筋自颏下软组织穿入舌体正中由上颌骨骨折处穿出。舌体自正中纵行切开，完整暴露钢筋，完整取出后过氧化氢、生理盐水反复冲洗，舌体再造后复位缝合，清创完毕后，复位下颌骨折断端，使用钛板、钛钉复位固定，复位后见骨折线对位对线良好，口内咬合关系良好，复位牙槽突后成型。同样手法复位上颌骨折断端，然后冲洗创面无明显渗血后缝合创面。颏下软组织缺损植入 VSD 后关闭，各切口将筋膜组织皮瓣，减张缝合皮下做一任意皮瓣，减张缝合，关闭术区，逐层缝合伤口并冲洗口腔内伤口，绷带包扎伤口（图 82-5、图 82-6）。

创伤科：给予右侧上臂大量生理盐水+过氧化氢+碘伏冲洗创面后常规消毒铺巾，探查右

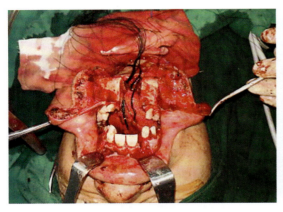

图82-5 术中情况

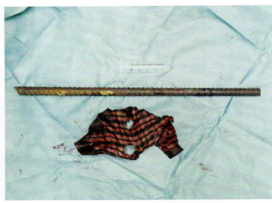

图82-6 取出的异物

侧上臂贯通切口,扩大创面,探查肱二头肌,见右侧肱二头肌不完全撕裂,再次大量盐水+过氧化氢冲洗创面,取出异物,给予充分止血,放置 VSD 负压引流装置封闭术区、术毕,患者送 ICU 继续监护治疗。

5月28日,患者术后病情稳定,已停用呼吸机并拔出气管插管,生命体征稳定,转普通病房继续治疗。继续给予亚胺培南-西司他丁钠抗感染治疗。

6月2日,取出 VSD,给予关闭切口,术后加强换药。

6月15日,愈合良好出院。

【诊断】

多发伤(ISS 25)

1. 开放性面部伤

  1.1 颏部异物贯通伤(AIS 4)

  1.2 上颌骨骨折(AIS 2)

  1.3 牙槽突骨折(AIS 2)

  1.4 舌裂伤(AIS 2)

  1.5 31、41 牙脱位(AIS 1)

2. 开放性四肢伤

  2.1 右侧上臂异物贯通(AIS 3)

$ISS = 4^2 + 3^2 = 25$

【预后及随访】

患者于 ICU 住院 2 天,共住院 22 天,患者术后愈合良好,患侧手臂已恢复应有生理功能,未对生活造成严重影响。口内咬合恢复良好,舌体组织重建良好,咀嚼功能及发音均恢复良好,术区皮肤、软组织对位齐,未发生术后感染,愈合良好。术后 2 个月随访结果,患者术区恢复良好(图82-7、图82-8)。

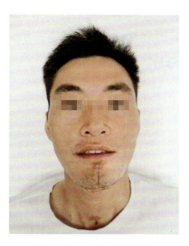

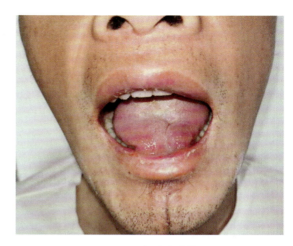

图 82-7　术后随访情况　　　　　　　　图 82-8　术后随访情况

【经验与体会】

1. 急诊多学科诊治（EMDT）　严重创伤的救治需要多学科有效地沟通与协作，医院虽然成立了创伤中心，且创伤中心包含普外组、骨科组、神外组，但本病例为较少见的颌面部严重创伤，需与颌面外科及耳鼻喉科合作手术，将多学科诊疗模式（multiple disciplinary team，MDT）引入创伤救治体系中，严重多发伤由创伤中心组织，其余各科室待命模式，成立一支多学科诊疗团队，为患者提供更全面、更合理、更规范、更精准的救治，防止反复会诊及二次手术，提高了患者的生存率，降低致残率。该患者在多学科诊疗团队的精心治疗下治愈。回顾整个救治过程，可见多学科诊疗模式在创伤救治体系中扮演着重要角色。

2. 五官科在严重创伤中所扮演的角色　一般来讲，严重多发伤多为头部、胸腹部、骨骼等损伤，多数医院创伤中心的设立也均为急诊外科、普外科或骨科为主，但五官类严重创伤较为少见，需加强科室间合作，制定良好的创伤救治流程，严格由创伤中心进行协调。同时需加强五官科在创伤救治中的参与，定期进行创伤培训。

【专家点评一】

创伤是现代社会的常见病，社会危害大，其死亡率仅次于心血管疾病、呼吸系统疾病、肿瘤，居第四位，被称为"世界第一公害"。颌面部是人体暴露部位，难于防护，易于损伤。现代社会中，颌面部创伤的主要原因是交通事故伤、斗殴、高处坠落伤、运动伤和工伤等。颌面部创伤直接致死性相对于脑、心、肺、肝、肾而言较小，但对面容和功能的破坏性大，如果处理不当，易遗留永久的畸形、功能障碍和心理损害，致残率极高[1]。长期以来在多发伤救治中缺乏合理的学科合作、救治程序上相互割裂，导致我国颌面部创伤伤死率明显高于欧美，其中颌面部创伤救治范围不规范、专业定位不明确是关键。

该例高处坠落伤患者在受伤后得到及时的院前急救和较合理的院内处理，避免了面部外形和功能的损害。颌面部是呼吸道的起始端、与颅脑和颈部毗邻的解剖特点，决定了我们在颌面部损伤的救治时，初次评估应首先要评估有无气道梗阻，并排除颅脑和颈椎的损伤，该患者在生命体征平稳及时做了头颅 CT 排除了颅脑和颈椎的损伤。该例患者二次评估进行了相关专科的多学科会诊，体现了颌面创伤救治的时效性和专科性，整个救治过程合理、规范。对于颌面部异物的取出时机,应该是在全身情况稳定后尽快施行[2]。手术前应该行颌面部 CT 等检查进行定位,了解异物的准确位置、与周围重要血管、神经的毗邻关系,有条件尽量行颌面部 CTA 等检查,以明确有无血管的损伤,如存在大血管损伤,术前应备血,有条件可行高选择性血管暂时性或永久性栓塞。该患者在经过仔细的临床检查和颌面部 CT 后,对异物的位置进行了较准确的评估,选择了较为合理的损伤入路成功取出了异物,并对缺损进行一期修复和关闭,避免二期再次手术所带来的手术风险、减轻了患者的经济负担,术后咀嚼功能、舌体功能和面部外形也得到较好的修复,是一个多学科协作的成功病例,值得借鉴和学习。

（何海涛　副主任医师　中国人民解放军陆军特色医学中心
Email：hpzhangly@163.com）

【专家点评二】

急诊多学科综合救治团队（EMDT）是处理多发伤患者中最重要的一个环节,由患者创伤救治相关的专业人员组成的团队在最恰当的时刻出现在患者最需要的地方参与评估救治,团队成员一起讨论并由组长尽快确定患者的处置方案,避免各专业单独会诊未经当面讨论而发生意见分歧,耽误患者救治的黄金时间。多发伤患者的 EMDT 救治模式可为患者节约宝贵的救治时间,大幅度提高救治效率。本案例综合救治团队第一时间赶到复苏室,共同商议患者的救治方案,确定先耳鼻喉科后颌面外科,再是创伤科的手术顺序,使得患者的救治紧张有序,提升了救治效率,是非常成功的案例,值得借鉴。

（王天兵　主任医师/博士生导师　北京大学人民医院
Email：wangtianbing@pkuph.edu.cn）

【参考文献】

［1］谭颖徽,何黎升,周中华.《中华战创伤学》第三卷口腔颌面部战创伤［M］.河南:郑州大学出版社,2016.

［2］李祖兵.口腔颌面创伤外科学［M］.北京:人民卫生出版社,2011.

第83章

高空掉落钢管致头部贯通伤

【导读】

颅脑贯通伤战争时期多为火器性颅脑损伤，在非战争时期，随着交通事故及突发事件日益增多，颅脑异物贯通伤多因如钢筋、匕首、铅笔、竹片、木片等锐器造成。颅脑贯通伤通常受伤急，病情危重，极易并发休克、感染，若处理不当，病死率高，是颅脑损伤救治的难点。

【病例简介】

高处坠落钢管贯穿头部2小时余，于7月3日22:05入院。

患者侄子诉患者于2小时前在干活时被高处坠落的钢管砸至头部，贯穿于右侧头部，当即患者感头痛不适，鼻腔、口腔流血流液，否认四肢抽搐，否认大小便失禁，否认外耳道流血、流液，被急送至医院就诊。外伤后患者神志昏睡，无中间清醒期，无大小便失禁，无心慌胸闷、呼吸困难，未进饮食，大便未排，小便正常，体重无变化。

入院查体：神志浅昏迷，查体不合作，头颅大小正常，一长约2m钢管贯穿头部（图83-1）。左侧瞳孔2.5mm，对光反射消失，右侧瞳孔不可测，视力视野查

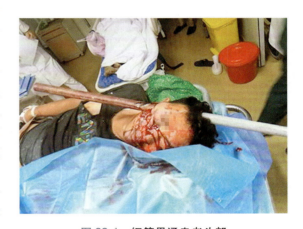

图83-1　钢管贯通患者头部

体不合作。鼻腔及口腔可见血性液体流出，伸舌不配合，双侧鼻唇沟及口角对称，颈软、无抵抗，四肢肌力不可测，双侧病理征未引出，脑膜刺激征阴性。

7月3日22:20，完善血常规等术前检查（图83-2~图83-4）。

头颅、颌骨、眼眶三维重建，头颅CTA（图83-5）：

1. 右侧颌面部、眶周至右侧额顶叶区金属异物。

2. 右侧额颞顶部脑出血；脑肿胀；脑内多发积气。

3. 右侧颧骨、颧弓、颧突、右侧上颌窦外侧壁、前壁、右侧蝶骨大翼、右侧眼眶外侧壁、眶顶、眶下缘及右侧额颞顶骨粉碎性骨折；右侧颌面部、双侧眶周及右侧额部皮下血肿。

4. 右侧上颌窦积血；右侧筛窦及左侧上颌炎。

	全选	项目名称	结果	单位	参考范围
▸1	☐	白细胞	20.27	10^9/L	3.50-9.50 ↑
2	☐	中性粒细胞百分比	75.30	%	40-75 ↑
3	☐	淋巴细胞百分比	20.10	%	20-50
4	☐	单核细胞百分比	4.00	%	3-10
5	☐	嗜酸性细胞百分比	0.30	%	0.4-8 ↓
6	☐	嗜碱性细胞百分比	0.30	%	0-1
7	☐	中性粒细胞计数	15.26	10^9/L	1.80-6.30 ↑
8	☐	淋巴细胞计数	4.07	10^9/L	1.10-3.20 ↑
9	☐	单核细胞计数	0.81	10^9/L	0.10-0.60 ↑
10	☐	嗜酸性细胞计数	0.06	10^9/L	0.02-0.52
11	☐	嗜碱性细胞计数	0.06	10^9/L	0-0.06
12	☐	红细胞计数	4.81	10^{12}/L	4.30-5.80
13	☐	血红蛋白	148.00	g/L	130-175
14	☐	红细胞压积	45.200	%	40-50
15	☐	平均红细胞体积	94.00	fL	82-100
16	☐	平均血红蛋白	30.80	pg	27-34
17	☐	平均血红蛋白浓度	327.00	g/L	316-354
18	☐	红细胞分布宽度	12.30	%	1-15.5
19	☐	血小板计数	242.00	10^9/L	125-350
20	☐	血小板平均体积	9.90	fL	7.4-12.5
21	☐	血小板压积	0.24	%	0.108-0.272
22	☐	血小板平均分布宽度	11.00	ratio	15.5-18.1 ↓

图 83-2　术前血常规结果

	全选	项目名称	结果	单位	参考范围	备注
▸1	☐	F02(I)	21.00	%	21	
2	☐	体温	37.00	度	37	
3	☐	血气值				
4	☐	pH	7.340		7.35-7.45 ↓	
5	☐	pCO2	39.00	mmHg	32.0-45.0	
6	☐	pO2	162.00	mmHg	70-100 ↑	
7	☐	血氧值				
8	☐	ctHb	15.10	g/dL		
9	☐	sO2	99.70	%	94-98 ↑	
10	☐	FO2Hb	96.20	%		
11	☐	FCOHb	2.80	%	0.5-1.5 ↑	
12	☐	FHHb	0.30	%	0-5.5	
13	☐	FMetHb	0.70	%	<3.0	
14	☐	电解质值				
15	☐	cK+	3.60	mmol/L	3.4-5.5	
16	☐	cNA+	137.00	mmol/L	135-145	
17	☐	cCl-	110.00	mmol/L	96-110	
18	☐	钙	1.04	mmol/L	1.15-1.29 ↓	
19	☐	代谢物值				
20	☐	cGlu	8.60	mmol/L	3.6-6.1 ↑	
21	☐	cLac	1.90	mmol/L	0.5-1.6 ↑	
22	☐	温度修正值				
23	☐	pH(T)	7.340			

图 83-3　术前血气结果

	□全选	项目名称	结果	单位	参考范围	备注
▶1	□	纤维蛋白原降解产物(FDP)	29.70	μg/mL	0-5 ↑	
2	□	D-二聚体	2243.0	ng/mL	<280 ↑H	

图 83-4　术前 D-二聚体结果

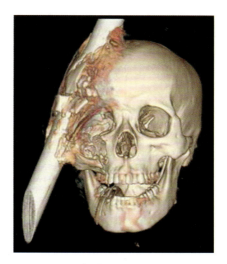

图 83-5　术前头颅三维重建图像

【诊治过程】

7月3日23:50,行"开放性颅脑损伤清创(联合矢状窦修复)+颅内异物取出(钢管)+颅内血肿清除+去骨瓣减压+右侧颧弓皮肤清创缝合术(图83-6)",待神经外科及颌面外科手术结束后,由眼科医师对患者右侧眼球进行探查术。术中出血600ml,输注红细胞悬液1 200ml。手术时间3小时10分钟。

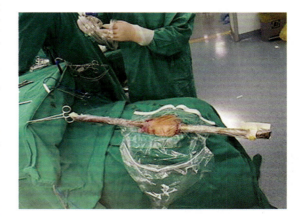

图 83-6　术中取出异物

7月4日03:00,转ICU重症治疗,予抗感染、脱水降颅压、预防癫痫、预防脑血管痉挛、抑酸保护胃黏膜、脑保护、补液、维持内环境稳定等对症治疗。

7月4日08:20,患者顺利脱机拔出气管插管,复查血常规(图83-7~图83-9)。

7月6日,患者复查头颅、胸腹盆CT及血常规(图83-10~图83-14):

1. 右侧颌面部、眶周至右侧额顶叶区金属异物取出术后改变。

2. 右侧额颞顶部脑出血;双侧上颌窦内积血。

3. 右侧颧骨、颧弓、颧突、右侧上颌窦外侧壁、前壁、右侧蝶骨大翼、右侧眼眶外侧壁、眶顶、眶下缘粉碎性骨折。

	□ 全选	项目名称	结果	单位	参考范围	备注
1	□	白细胞	12.24	10^9/L	3.50-9.50 ↑	
2	□	中性粒细胞百分比	80.00	%	40-75 ↑	
3	□	淋巴细胞百分比	11.20	%	20-50 ↓	
4	□	单核细胞百分比	8.70	%	3-10	
5	□	嗜酸性细胞百分比	0.00	%	0.4-8 ↓	
6	□	嗜碱性细胞百分比	0.10	%	0-1	
7	□	中性粒细胞计数	9.79	10^9/L	1.80-6.30 ↑	
8	□	淋巴细胞计数	1.37	10^9/L	1.10-3.20	
9	□	单核细胞计数	1.06	10^9/L	0.10-0.60 ↑	
10	□	嗜酸性细胞计数	0.00	10^9/L	0.02-0.52 ↓	
11	□	嗜碱性细胞计数	0.01	10^9/L	0-0.06	
12	□	红细胞计数	2.76	10^{12}/L	4.30-5.80 ↓	
13	□	血红蛋白	83.00	g/L	130-175 ↓	
14	□	红细胞压积	25.300	%	40-50 ↓	
15	□	平均红细胞体积	91.70	fL	82-100	
16	□	平均血红蛋白	30.10	pg	27-34	
17	□	平均血红蛋白浓度	328.00	g/L	316-354	
18	□	红细胞分布宽度	15.90	%	1-15.5 ↑	
19	□	血小板计数	112.00	10^9/L	125-350 ↓	
20	□	血小板平均体积	11.20	fL	7.4-12.5	
21	□	血小板压积	0.13	%	0.108-0.272	
22	□	血小板平均分布宽度	14.80	ratio	15.5-18.1 ↓	

图 83-7   术后第 1 日血常规结果

	□ 全选	项目名称	结果	单位	参考范围	备注
1	□	钾	4.21	mmol/L	3.5-5.3	
2	□	钠	135.57	mmol/L	137-147 ↓	
3	□	氯	103.5	mmol/L	99-110	
4	□	二氧化碳结合力	24.07	mmol/L	23-29	
5	□	钙	1.97	mmol/L	2.11-2.52 ↓	
6	□	尿素	3.80	mmol/L	3.1-8.0	
7	□	肌酐	56.39	μmol/L	53-115	
8	□	尿酸	204.57	μmol/L	208-428 ↓	
9	□	葡萄糖	6.55	mmol/L	3.9-6.1 ↑	
10	□	糖化血清蛋白	1.42	mmol/L	1.7-2.8 ↓	
11	□	总胆红素	10.45	μmol/L	5.5-27.5	
12	□	直接胆红素	1.96	μmol/L	0-8.6	
13	□	非结合胆红素	8.49	μmol/L	5.5-18.9	
14	□	总蛋白	43.91	g/L	65-85 ↓	
15	□	白蛋白	28.81	g/L	40-55 ↓	
16	□	球蛋白	15.10	g/L	20-40 ↓	
17	□	白、球蛋白比例	1.91		1.2-2.4	
18	□	门冬氨酸氨基转移酶	21.56	U/L	15-40	
19	□	丙氨酸氨基转移酶	14.50	U/L	9-50	
20	□	门冬氨酸/丙氨酸	1.49			
21	□	r-谷氨酰转肽酶	9.63	U/L	10-60 ↓	
22	□	碱性磷酸酶	32.37	U/L	45-125 ↓	
23	□	胆汁酸	3.50	μmol/L	0-10	

图 83-8   术后第 1 日生化结果

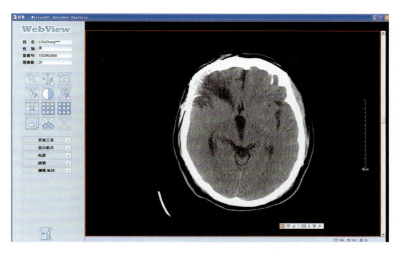

图 83-9　术后第 3 日头部 CT

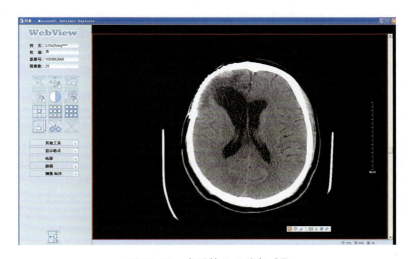

图 83-10　术后第 3 日头部 CT

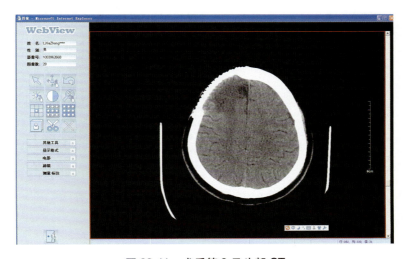

图 83-11　术后第 3 日头部 CT

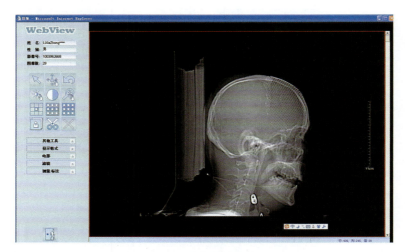

图 83-12 术后第 3 日头部 CT

	全选	项目名称	结果	单位	参考范围	备注
▶1	☐	白细胞	7.85	10^9/L	3.50-9.50	
2	☐	中性粒细胞百分比	74.80	%	40-75	
3	☐	淋巴细胞百分比	17.10	%	20-50 ↓	
4	☐	单核细胞百分比	8.00	%	3-10	
5	☐	嗜酸性细胞百分比	0.00	%	0.4-8 ↓	
6	☐	嗜硷性细胞百分比	0.10	%	0-1	
7	☐	中性粒细胞计数	5.87	10^9/L	1.80-6.30	
8	☐	淋巴细胞计数	1.34	10^9/L	1.10-3.20	
9	☐	单核细胞计数	0.63	10^9/L	0.10-0.60 ↑	
10	☐	嗜酸性细胞计数	0.00	10^9/L	0.02-0.52 ↓	
11	☐	嗜硷性细胞计数	0.01	10^9/L	0-0.06	
12	☐	红细胞计数	2.16	10^{12}/L	4.30-5.80 ↓	
13	☐	血红蛋白	66.00	g/L	130-175 ↓	
14	☐	红细胞压积	19.400	%	40-50 ↓	
15	☐	平均红细胞体积	89.80	fL	82-100	
16	☐	平均血红蛋白	30.60	pg	27-34	
17	☐	平均血红蛋白浓度	340.00	g/L	316-354	
18	☐	红细胞分布宽度	14.60	%	1-15.5	
19	☐	血小板计数	97.00	10^9/L	125-350 ↓	
20	☐	血小板平均体积	11.40	fL	10^9/L 2.5	
21	☐	血小板压积	0.11	%	0.108-0.272	
22	☐	血小板平均分布宽度	13.60	ratio	15.5-18.1 ↓	

图 83-13 术后第 3 日血常规结果

	□全选	项目名称	结果	单位	参考范围	备注
▶ 1	□	外观	淡粉红色		无色	
2	□	透明度	微浊		清晰	
3	□	潘氏试验	阴性		阴性	
4	□	镜检				
5	□	细胞总数	24840.0	$10^6/L$		
6	□	白细胞总数	40.0	$10^6/L$	成人:0-8;儿童:0-15;新…	
7	□	分类:单核细胞	35.0	%		
8	□	分类:多核细胞	65.0	%		
9	□	糖	4.8	mmol/L	腰椎穿刺2.5-4.5;脑室…	
10	□	蛋白定量	0.17	g/L	腰椎穿刺0.2-0.4;脑室…	
11	□	氯	125.5	mmol/L	成人120-130;儿童111…	
12	□	**脑脊液腺苷脱氨酶**	**1.36**	**U/L**	**4-20 ↓**	

图 83-14　术后第 3 日脑脊液结果

4. 创伤性湿肺。

5. 胆囊内胆汁淤积。

7 月 11 日,患者再次复查头颅、胸腹盆 CT:

1. 右侧颌面部、眶周至右侧额顶叶区金属异物取出术后改变,术区软组织肿胀较前(7 月 6 日)略缓解。

2. 右侧额颞顶部脑血肿并周围水肿,密度较前减低;右侧上颌窦内积血;余窦腔内积液。

3. 右侧颧骨、颧弓、颧突、右侧上颌窦外侧壁、前壁、右侧蝶骨大翼、右侧眼眶外侧壁、眶顶、眶下缘多发骨折同前相仿。

4. 创伤性湿肺,双肺渗出较前吸收减少。

5. 全组肠管扩张积液并部分肠腔内少许气液平面,考虑不全性肠梗阻。

7 月 13 日转回神经外科。转回神经外科后请相关科室会诊,并继续予抗炎、补液、营养神经、脱水、纠正贫血等对症治疗。

8 月 9 日转至康复医学科进一步进行康复训练(图 83-15)。

8 月 21 日评估患者情况后出院。

出院情况:神志清,言语流利,左侧瞳孔 2.5mm,对光反射迟钝,右侧瞳孔直径约 6mm,对光反射消失,右眼睑不能闭合,运动受限,伸舌居中,双侧鼻唇沟及口角对称,颈软、无抵抗,四肢肌张力正常,腱反

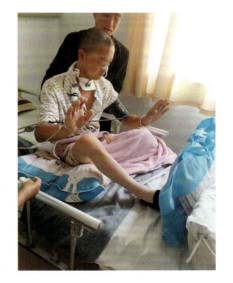

图 83-15　康复科康复训练

射正常,四肢肌力 4～5 级,双侧病理征未引出,脑膜刺激征阴性。坐位平衡 3 级,站立平衡 3 级,Holden 步行能力 3 级,ADL 评分:75 分,轻度功能缺陷。

【诊断】

多发伤(ISS 20)

1. 开放性颅脑损伤

1.1　头部贯通伤(AIS 4)

　　1.2　颅内出血(AIS 3)

　　1.3　颅骨骨折(AIS 3)

　　1.4　脑挫伤(AIS 3)

2. 面部损伤

　　2.1　面部多发骨折(AIS 2)

　　2.2　视神经损伤(AIS 2)

　　ISS = $4^2 + 2^2$ = 20

【预后及随访】

ICU 时间 9 天,住院时间 48 天。

半年康复治疗后逐渐恢复运动功能,部分生活自理,患者右眼视力受损,步行不稳,总体恢复好。

【经验与体会】

颅脑异物贯通伤由于受伤突然,入院情况危急,在临床工作中处理相当棘手,伤后若处理不当则病死率、重残率高,将对家庭、社会造成沉重负担。在救治该患者过程中,我们总结救治过程中有以下几个方面需要注意:

颅脑异物贯通伤均为突发事件导致受伤,受伤后患者通过急救车或消防队员进行转运,转入医院前先需尽可能小切断异物,但处理过程中要注意适当固定异物,避免由于异物移动穿破血管导致颅内大出血,切忌不能盲目将异物拔除。此类患者通常入院前失血多,需先在急救车开放静脉通路,早期补液纠正休克。

伤者转入急诊抢救室后应尽早清创,清除伤口周围的毛发、砂石、碎骨等小异物,由外至内,由浅至深,用过氧化氢及盐水反复冲洗伤口。若出现血氧饱和度降低,应早期行气管插管。

开通绿色通道,迅速联系影像学检查。早期行颅脑 CT 平扫、脑动脉成像、颅骨三维重建等辅助检查,在开颅取出异物前明确异物与颅骨、颅内大动脉及静脉的关系,明确异物深度及碎裂程度,避免盲目开颅探查。该患者在入院后即完善相关检查,头颅 CTA 以及三维重建明确损伤部位及血管受损情况,顺利完成手术,康复出院。

手术操作需多科协作(神经外科、眼科、口腔科、耳鼻喉科,后期整形外科)。本例患者在神经外科、颌面创伤外科、耳鼻喉、眼科、急诊科、麻醉科、重症监护室等多科室协助下得以康复。

【专家点评】

开放性颅脑损伤合并异物存留,在临床上常见,异物多为较小体积。钢筋、钢管这类较大异物导致的贯通伤却并不常见,偶尔见于一些新闻报道中,在学术界总结的并不多,偶可见一些孤立的病例报道。一方面是发生率确实不高,另一方面可能是一旦发生,伤情重,没有机会送到医院救治。损伤多为高空坠物刺入或是高坠伤跌落到竖立的异物尖端上而被插入,致伤能量大,伤情重,异物往往呈嵌入式,创面多为异物贯通伤,基层医院和大医院的年轻医生缺乏救治经验,处理棘手,预后往往欠佳。本例伤者损伤严重,早期处理及时、规范,救治效果满意,值得借鉴。

术前的二次评估和 CT 影像学检查,对伤者的病情评估至关重要。精准的 CT 定位,可以明确钢管的走行,而脑血管 CTA 能判断钢管与大血管的毗邻关系。这样术前对手术切口的选择很有帮助,对怀疑静脉窦损伤的患者,选择性的钻孔,保留骨桥,利于窦的修补。本例伤者生命体征稳定情况下,完善检查是必要的。

重型颅脑损伤仍是严重创伤的第一位致死原因[1],救治中常涉及多个学科,包括眼科、口腔科、耳鼻喉科等。多学科协作模式(MDT)救治严重多发伤是通行模式。切实做好MDT,而不是流于形式,对科室间的协调能力要求很高,建立实体化的创伤中心,相比传统的重症医学科(ICU)+各专科的模式,更有优势[2]。

开放性的颅脑损伤,感染风险是非常高的。尽早的彻底清创有助于降低感染的发生率[3],广谱抗生素的应用和实验室检验指标的监测以及脑脊液的检查,对预防和早期发现感染是有价值的。本例患者,术后白细胞总数是下降,不过没看到其他炎性指标的结果,如 C反应蛋白、降钙素原等,患者没有发生颅内感染。另有一点值得商榷的是,该伤者一期即行了颅骨修补术,不仅增加了感染的风险,也不利于术后的颅内压的降低。

该伤者术后 CT 提示有胆囊胆汁淤积,不全肠梗阻的可能。脑外伤术后,卧床时间长,消化道功能的维护也需要引起重视,此外,术前 D-二聚体高,下肢血栓的筛查和预防,也应该作为常规。

(高伟　主任医师　华中科技大学同济医学院附属同济医院
Email:gaobull@126.com)

【参考文献】

[1] 王正国.颅脑战创伤研究[J].中华神经外科疾病研究杂志,2002,1:97.

[2] TINKOFF GH,REED JF,MEGARGEL R,et al. Delaware's inclusive trauma system:impact on mortality[J]. J Trauma,2010,69(2):245-252.

[3] 袁乔红,毛胜.开放性颅脑外伤合并颅内异物的临床处理[J].中外医疗,2015,9:53-54.

第 84 章

刀刺致胸腹联合伤

【导读】

胸腹联合伤病死率高,最常见的死亡原因是失血性休克,常见患者病情复杂,临床借鉴经验少,医院大力推行急诊多学科诊治(EMDT)模式,第一时间启动全院相关科室会诊,多学科床旁联合问诊查体,不同角度分析相关辅助检查结果,大幅缩短患者抢救时间,并且对于探讨后制定的手术方案,取得了很好的效果。手术入路的选择对异物取出及患者预后极为重要。本例为胸腹穿透伤,快速诊断最大降低患者风险,入路选择胸部:自伤口外延;腹部:左侧肋缘下。术中联合使用经食管心脏彩超监测心包积液。

【病例简介】

患者男,56 岁。

因"刀刺伤左侧胸部 5 小时"于 9 月 22 日 22:21 入院(图 84-1)。

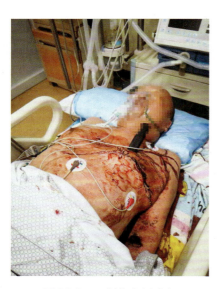

图 84-1　刀刺伤左侧胸部

患者于 5 小时前持刀刺伤自己左侧胸部,致左胸部疼痛明显,伴皮肤破裂出血,无头晕、恶心,无呕吐,无昏迷,无大小便失禁,无视物模糊,有胸痛,无呼吸困难、气短,无腹胀、腹泻,四肢活动无受限,患者家属当即拨打 120。120 医师赴现场抢救,给予约束、保护伤口等处理后急送入院。既往用药清单:患有强直性脊柱炎 20 年余,长期服用泼尼松 5 片/天。呋塞米及氢氯噻嗪平均 3 天口服 1 次,每次 1 片。

入院查体:P 130 次/min,R 20 次/min,BP 74/54mmHg,神志清,精神欠佳,查体不合作,对答切题;双手、双脚约束带束缚,头颅无畸形,左侧胸部可见刀柄,刀刃斜向下插在患者胸内,刀刃周围未见活动性出血;双瞳等大等圆,对光反射灵敏;颈软,无抵抗,定向定位正常;胸部无畸形,胸廓挤压试验(+);呼吸规整,双肺未闻及明显的干湿性啰音;HR:130 次/min,律齐,未闻及杂音;腹软,全腹部无明显压痛及反跳痛,未触及包块,肝脾肋缘下未触及,移动性浊音(-);四肢感觉未及明显异常,活动下降。

23:00 输红细胞悬液 400ml,血浆 400ml。行胸腹部 CT 检查:①左前胸壁至腹腔金属异物,心包、左前胸膜及胃体大弯侧受累,继发气胸、心包积气、纵隔积气形成,胃腔内高密度影沉积,不除外出血可能。②双肺散在炎症,心影增大。结合病史及相关检查结果,考虑锐器胸腹联合伤;左侧血气胸;心包破裂可能;创伤性膈肌破裂;腹部空腔脏器破裂可能。

患者入院后积极完善血常规、生化(图84-2),结果回示后排除绝对手术禁忌证。

☐	白细胞	13.65	10^9/L	3.50-9.50 ↑
☐	中性粒细胞百分比	82.00	%	40-75 ↑
☐	淋巴细胞百分比	10.70	%	20-50 ↓
☐	单核细胞百分比	6.60	%	3-10
☐	嗜酸性细胞百分比	0.10	%	0.4-8 ↓
☐	嗜碱性细胞百分比	0.60	%	0-1
☐	中性粒细胞计数	11.19	10^9/L	1.80-6.30 ↑
☐	淋巴细胞计数	1.46	10^9/L	1.10-3.20
☐	单核细胞计数	0.90	10^9/L	0.10-0.60 ↑
☐	嗜酸性细胞计数	0.01	10^9/L	0.02-0.52 ↓
☐	嗜碱性细胞计数	0.08	10^9/L	0-0.06 ↑
☐	红细胞计数	5.62	10^{12}/L	4.30-5.80
☐	血红蛋白	173.00	g/L	130-175
☐	红细胞压积	52.800	%	40-50 ↑
☐	平均红细胞体积	94.00	fL	82-100
☐	平均血红蛋白	30.80	pg	27-34
☐	平均血红蛋白浓度	328.00	g/L	316-354
☐	红细胞分布宽度	15.80	%	1-15.5 ↑
☐	血小板计数	202.00	10^9/L	125-350
☐	血小板平均体积	10.90	fL	7.4-12.5
☐	血小板压积	0.22	%	0.108-0.272
☐	血小板平均分布宽度	11.90	ratio	9.6-15.2

图84-2　完善血常规检查

9月23日01:58急诊外科、胸外科、心脏外科联合手术,术中见心脏偏左,膈肌抬高,心膈角显示欠佳,遂连接胸腔镜继续探查,可见一长刀经皮下截断肋骨,自心膈角刺破膈肌,刺入腹腔。腹腔:见一长约10cm餐刀刀身经左侧膈顶刺入腹腔,纱布包裹刀身保护周围组织不被二次损伤。行剖腹探查术+胃裂伤缝合术+肠系膜修补术+腹腔引流术+膈肌修补术+胸壁异物扩创术+胸膜粘连烙断术+胸腔镜探查术。术中失血约2 000ml,术中输液3 000ml、悬浮红细胞800ml、血浆550ml。未见明显输血反应。术后患者转ICU进一步监护治疗。手术时间6小时。

07:58,手术结束转入ICU,转入时心率77次/min,呼吸机辅助机械通气19次/min,血压130/80mmHg,血氧饱和度99%,给予重症监护,止血补液维护内环境稳定等相应支持治疗。

10:47,血气分析:pH 7.01,PCO_2 44mmHg,PO_2 59mmHg。BE −19.5mmol/L。予患者补碱、补液对症处理酸碱失衡。

12:30,T 37.2℃,P 111次/min,BP 50/34mmHg,$SpO_2$77%。予去甲肾上腺素5mg泵入,盐酸肾上腺素5mg泵入。

12:42,葡萄糖38.89mmol/L(图84-3),予患者大量补液对症处理。

13:00,患者情况恶化,家属拒绝进一步抢救。

13:58,心电图呈一直线,临床宣布患者死亡。

▶1	☐	钾	3.96	mmol/L	3.5-5.3	
2	☐	钠	143.00	mmol/L	137-147	
3	☐	氯	101.0	mmol/L	99-110	
4	☐	二氧化碳结合力	10.50	mmol/L	23-29 ↓	
5	☐	钙	2.18	mmol/L	2.11-2.52	
6	☐	尿素	11.50	mmol/L	3.1-8.0 ↑	
7	☐	肌酐	219.69	μmol/L	53-115 ↑	
8	☐	尿酸	591.60	μmol/L	208-428 ↑	
9	☐	葡萄糖	38.89	mmol/L	3.9-6.1 ↑ H	
10	☐	糖化血清蛋白	1.80	mmol/L	1.7-2.8	
11	☐	总胆红素	8.60	μmol/L	5.5-27.5	
12	☐	直接胆红素	4.20	μmol/L	0-8.6	
13	☐	非结合胆红素	4.40	μmol/L	5.5-18.9 ↓	
14	☐	总蛋白	21.70	g/L	65-85 ↓	
15	☐	白蛋白	10.40	g/L	40-55 ↓	
16	☐	球蛋白	11.30	g/L	20-40 ↓	
17	☐	白、球蛋白比例	0.92		1.2-2.4 ↓	
18	☐	门冬氨酸氨基转移酶	61.50	U/L	15-40 ↑	
19	☐	丙氨酸氨基转移酶	59.38	U/L	9-50 ↑	
20	☐	门冬氨酸/丙氨酸	1.04			
21	☐	乳酸脱氢酶	191.60	U/L	120-250	
22	☐	r-谷氨酰转肽酶	118.20	U/L	10-60 ↑	

图 84-3　血糖升高明显

【诊断】

1. 刀刺致多发伤
   - 1.1　穿透性胸部损伤
     - 1.1.1　创伤性膈破裂(AIS 3)
     - 1.1.2　创伤性胸腔积液(AIS 3)
     - 1.1.3　创伤性心包积液(AIS 2)
     - 1.1.4　左侧气胸(AIS 3)
   - 1.2　穿透性腹部损伤
     - 1.2.1　胃破裂(AIS 4)
     - 1.2.2　肠系膜血肿(AIS 2)
   - 1.3　体表损伤
     - 1.3.1　左侧肘窝皮肤裂伤(AIS 1)
     - 1.3.2　开放性腕部损伤(AIS 1)
2. 损伤并发症
   - 2.1　失血性休克
   - 2.2　非感染性多器官功能障碍综合征(MODS)

$$ISS = (4+1)^2 + 3^2 + 1^2 = 35$$

【预后及随访】

患者家属放弃抢救,宣布死亡。

【经验与体会】

本例中患者病情复杂,临床借鉴经验少,医院大力推行急诊多学科诊治(EMDT)模式,第一时间启动全院相关科室会诊,多学科床旁联合问诊查体,不同角度分析相关辅助检查结果,大幅缩短患者抢救时间,并且对于探讨后制定的手术方案,多学科同台手术,配合默契,可以大大缩短手术时间,达到损伤控制目的,及时止血修补损伤脏器,取得了很好的效果。本例患者来院时已受伤时间较长,入院时病情危重,在探讨手术方案完善检查过程中,积极给予输血抗休克等对症处理,且患者有内科基础疾病,长期口服激素类药物,导致患者内环境紊乱,凝血功能及脏器代偿功能减弱,手术风险大,患者大量失血后凝血功能较差,在给予悬浮红细胞成分输血的同时,给予血浆输注,改善凝血功能,为手术做准备。

患者锐器贯穿伤,伤道下脏器多,需直视下取出,盲取可能会进一步加重患者伤情,遂需多学科密切配合,在患者手术过程中,采用胸腔镜技术,可较直视下视野更好,胸部损伤较腹部小,胸腔镜有效避免开胸导致损伤扩大,该患者在多学科联合手术中,成功手术并转入ICU,遗憾的是,患者长期口服类固醇类药物,基础状况差,术后MODS,未能挽救患者生命。

【专家点评】

严重创伤救治最主要的要求是时效性和整体性。本例患者病情危重,损伤部位多,失血量大。同时,患者有内科基础性疾病,长期服用类固醇药物,且伤后5小时才到达医院诊治,术前休克时间过长。这些都是导致患者预后不良的重要原因。

由于胸腔是负压而腹腔正压,胸腹腔之间存在压力阶差,腹腔脏器损伤出血被吸入胸腔,同时可引起腹腔脏器疝入胸腔,对患者生理影响大、严重,需尽早行手术治疗。尤其对合并有心脏大血管损伤、腹腔内实质脏器破裂伴休克者,应在积极抗休克的同时急诊手术治疗。

胸腹联合伤的手术治疗如何决策,应根据患者受伤情况具体分析。胸部刀刺伤后伴有血气胸患者,首先应行胸腔闭式引流术。若患者出现心脏压塞症状,连枷胸或胸腔闭式引流出血量大、有明显呼吸困难、张力性气胸应急诊行剖胸探查或胸腔镜探查。若胸腔闭式引流后,引流量不多且呼吸平稳者,腹部症状及体征明显者,可考虑先行剖腹探查术,处理损伤的腹内脏器。

(白祥军　主任医师/教授　华东科技大学同济医学院附属同济医院

Email:baixiangjun@hotmai.com)

第85章

爆炸所致严重多发伤和复合伤

【导读】

爆炸所致患者的多发伤和复合伤时有发生。多发伤本身治疗已经存在巨大的挑战,再加之复合伤,多种致伤因素作用于机体,使救治变得更加复杂困难。特别是伴随全身大面积烧伤的患者,早期渗出较多,易导致或加重休克。本例患者重度颅脑外伤需紧急手术治疗,但是存在休克征象,予以抗休克的同时紧急头部钻孔临时减压,待休克初步稳定后再行开颅手术,进行彻底清除血肿和止血,最后成功救治患者,供同道交流。

【病例简介】

患者男,54岁,已婚。

因爆炸致全身多处外伤伴昏迷4小时余于7月8日07:58入院。

患者4小时余前在码头时工作时因油桶爆炸受伤,当时具体情况不详,伤后患者即昏迷,伴有呕吐,非喷射性,呕吐物为胃内容物,具体量不详,无四肢抽搐,无大小便失禁,伤后至当地医院急诊,行头颅CT提示:右枕顶脑挫伤伴脑内血肿。后急诊转入上级医院。

入院查体:T 37℃ P 118/分 R 21次/min BP 97/42mmHg。深昏迷,左侧瞳孔直径2mm,右侧瞳孔直径5mm,对光反射消失,GCS评分3分。平车入院,右侧顶枕部皮肤挫裂伤伴皮下血肿,全身超过90%面积皮肤烧伤,创面红白相间,渗出较多。鼻腔及外耳道未见活动性出血,胸部压痛检查不配合(昏迷),双肺呼吸音可,腹部平,压痛、反跳痛检查不配合(昏迷),无肌紧张。四肢活动检查不配合(昏迷)。

07:59,患者进入创伤复苏单元,予以心电监护、吸氧,气管插管,开通两路上肢静脉通路输液。抽血查血气分析,血常规,血凝常规,电解质,肝肾功能,备血(图85-1)(创伤救治团

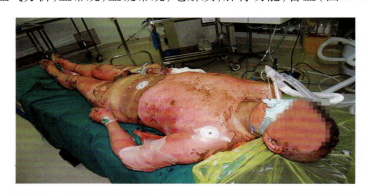

图85-1 在创伤复苏单元内完成评估,完成气管插管、静脉通路开放

队多人协作)。急诊床边 B 超提示:胸腹腔及心包未见明显积液。急查血常规提示: Hb 118g/L,HCT 0.5。

08:27 急诊头、胸、腹、盆 CT 结果已出。提示:右枕顶脑挫伤伴脑内血肿,右额颞硬膜下血肿,右侧顶枕骨骨折,两肺挫伤(图 85-2)。

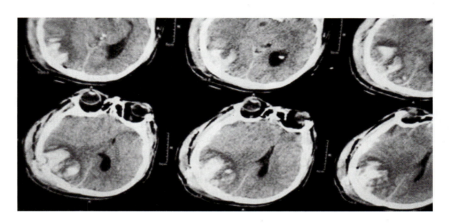

图 85-2 头部 CT

提示:右枕顶脑挫伤伴脑内血肿,右额颞硬膜下血肿,右侧顶枕骨骨折

08:30,考虑患者存在脑疝,拟急诊开颅手术治疗,准备送至手术室。但这时,患者监护提示血压更加低,低至 78/42mmHg。考虑患者全身大面积烧伤,渗出多,存在休克。故就地在创伤复苏单元予以抗休克治疗,同时在头部右侧顶枕部开放性骨折处吸除部分血肿,量约 20ml(图 85-3)。

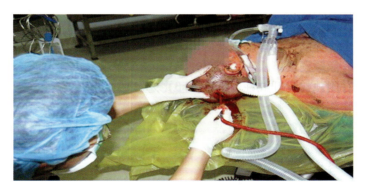

图 85-3 消毒后,在右侧顶枕部开放性骨折处吸除部分血肿,临时减压

经临时减压后患者右瞳较前回缩。待休克纠正血压稳定后于 09:28 送手术室行开颅血肿清除术,清除挫伤脑组织约 60ml,额颞部硬膜下血肿约 40ml,确切止血。术后患者右瞳 3mm,左瞳 2mm,对光反应迟钝。烧伤科予以全身烧伤皮肤换药处理。手术后予以 ICU 进一步加强生命支持与治疗,严密监测生命体征,注意患者神志变化,监测每日总出入量,并警惕迟发性肺损伤的出现,暂予抗感染、补液、支持治疗。

7 月 9 日,撤呼吸机。复查头部 CT 提示颅内情况良好(图 85-4)。

7 月 10 日,患者神志昏迷,监护示 HR 108 次/min,R 18 次/min,BP 120/70mmHg,SpO₂

重要,考虑广谱三线抗生素及抗厌氧菌治疗;开放损伤推荐第一周予抗癫痫治疗预防早期癫痫[3-4](一周)。还有术后颅内压的控制,依据颅内高压分层管理[5](包括基础、渗透、二线治疗方案),提高颅脑创伤治疗效果。

后期患者经严密监测生命体征,呼吸机辅助呼吸,抗感染营养支持(血浆、白蛋白),烧伤创面保护等对症支持治疗,最终转危为安得到理想的救治效果。上述病例为从事创伤救治特别针对颅脑损伤合并烧伤、休克等多发伤的临床医生提供了成功的范例,这个成功不是偶然的机会,是医院重视创伤救治,特别颅脑创伤和神经重症监护的必然结果,非常值得我们学习。

(陈鹏　主任医师　重庆市急救医疗中心

Email:chenpengpph@163.com)

【参考文献】

[1] ASHKENAZI I,SCHECTER WP,PELEG K,et al. Glasgow Coma Scale Score in Survivors of Explosion With Possible Traumatic Brain Injury in Need of Neurosurgical Intervention[J]. JAMA surgery,2016,151:954-958.

[2] CHEN L,BAO Y,LIANG Y,et al. Surgical management and outcomes of non-missile open head injury:report of 44 cases from a single trauma centre[J]. Brain injury,2016,30:318-323.

[3] RAMAKRISHNAN V,DAHLIN R,HARIRI O,et al. Anti-epileptic prophylaxis in traumatic brain injury:a retrospective analysis of patients undergoing craniotomy versus decompressive craniectomy[J]. Surgical neurology international,2015,6:8.

[4] IUDICE A,BEGHI E,COCHRANE NEUROLOGICAL N. Should anti-epileptic drugs be used for preventing seizures after acute traumatic brain injury[J]? Neuroepidemiology,2003,22:100.

[5] SACCO TL,DAVIS JG. Management of intracranial pressure part II:nonpharmacologic interventions[J]. Dimensions of critical care nursing:DCCN,2019,38:61-69.

第86章

刀刺致肠管脱出合并颅脑损伤

【导读】

腹部开放性损伤合并颅脑损伤的患者,常因腹部损伤症状明显,诊断时易忽略颅脑损伤。本例患者为刀刺伤及腹部致肠管脱出,在逃脱过程中摔伤导致颅脑损伤,通过创伤团队的协作、早期及时的手术,最后成功救治患者。

【病例简介】

患者男,46岁,已婚。

因"多处刀刺伤致腹部肠管外露、头痛3小时余"于6月5日19:48入院。

患者3小时前被他人刀刺伤腹部、左上肢等处,当即感腹部、左上肢疼痛,在逃生的过程中不慎摔倒致头部受伤,伤后有头晕头痛,当时无意识丧失,无胸痛咯血、恶心呕吐、大小便失禁、四肢抽搐等症状,伤后由120送至当地医院就诊,予以简单包扎后由120转至上级医院急诊。急诊予以补液扩容等对症治疗,查头腹CT提示:右侧额颞叶脑挫裂伤,右额颞硬膜下血肿,创伤性蛛网膜下腔出血,左中下腹腹壁破裂,肠管突出。伤后患者面色苍白,口渴,大小便未解。

入院查体:T 36.2℃,P 85次/min,R 19次/min,BP 109/73mmhg。神志清,GCS评分15分,查体合作,右顶部见长约1cm创口,活动性出血,两侧瞳孔等大等圆,直径2.5mm,对光反射灵敏,耳廓外形正常,右耳道有血性液体流出。鼻外形正常,两侧鼻腔有血迹。左上腹及脐周见大量肠管及部分网膜外露(图86-1),可见小肠破裂伴有血液及少量肠内容物流出,推开肠管见左侧腹有两处创口,分别长约6cm及12cm,有少量出血。全腹腹肌紧张,压痛、反跳痛明显,骨盆及脊柱无明显压痛,右上肢活动正常,左上臂近三角肌处可见一长约3cm创

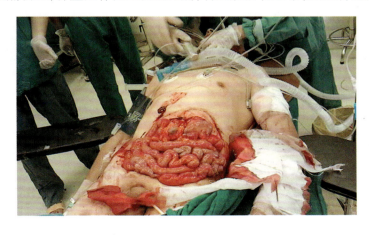

图86-1 入院时外伤情况

左上腹及脐周见大量肠管及部分网膜外露,可见小肠破裂伴有血液及少量肠内容物流出

口伴出血,边缘整齐,深达皮下。左前臂可见一长约12cm创口,深达肌层且有部分肌肉断裂,伴出血。双下肢未见创口,活动可。四肢肌张力不高,生理反射存在,病理反射未引出。急诊予外露肠管无菌敷料覆盖,补液、吸氧、监护、右锁骨下静脉置管。

20:08,行头颅+腹部CT(图86-2~图86-5)示右侧额颞叶脑挫裂伤,右额颞硬膜下血肿,创伤性蛛网膜下腔出血,左中下腹腹壁破裂伴肠管外露。急查血常规:白细胞12.01×10⁹/L,中性粒细胞49.3%,血红蛋白143g/L。

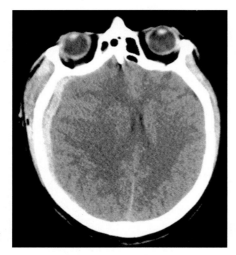

图86-2　头颅CT

右侧额颞叶脑挫裂伤,右额颞硬膜下血肿,
创伤性蛛网膜下腔出血

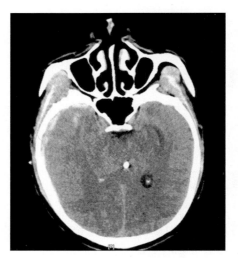

图86-3　头颅CT

右侧额颞叶脑挫裂伤,右额颞硬膜下血肿,
创伤性蛛网膜下腔出血

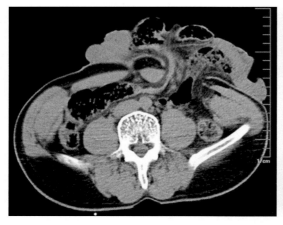

图86-4　腹部CT

左中下腹腹壁破裂伴肠管外露

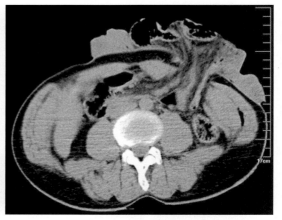

图86-5　腹部CT

左中下腹腹壁破裂伴肠管外露

20:30全麻下分两组先后行剖腹探查+脑血肿清除术,探查见:腹腔有血性液体约300ml,有少量肠内容物,距离屈氏韧带约2m处小肠全层破裂,仅留系膜缘,乙状结肠与降结肠交界处有1.5cm及0.6cm浆肌层破裂,大网膜及肠系膜有多处破裂伴出血(予以分别缝扎及结扎止血),左肝叶包膜有多处挫伤,脾、胃、胰、十二指肠等未见明显异常。遂行小肠部分切除端端吻合+乙状结肠修补术,于脾窝及盆腔各置入乳胶管一根引出固定。然后脑外组行开颅手术,术中见右侧硬脑膜下量约 40ml 血凝块,遂行右额颞开颅血肿清除术+去骨瓣减压术,术中麻醉满意,手术顺利,术中生命体征平稳,出血少。

6 月 6 日 05:00 手术结束,术后安返创伤监护室,予监护、吸氧、胃肠减压,行头孢哌酮他唑巴坦抗感染,给以补液、止血、护胃、营养神经、维持电解质平衡、化痰、营养支持、止痛等治疗。

6 月 7 日患者血常规结果示:白细胞 14.76×10⁹/L,中性粒细胞 87.3%,血红蛋白 132g/L,血小板 169×10⁹/L,复查头胸腹 CT(图 86-6、图 86-7)示:颅脑术后,局部颅板缺损;术区见高低密度混杂影及气体影,余未见异常。胸部未见异常;腹腔内见游离气体,左侧前腹壁软组织挫伤。患者有开放性腹部损伤史,伴大量肠管外露,合并肠内容物外溢,且手术时间长,考虑腹腔感染严重,目前白细胞计数偏高,加用亚胺培南-西司他丁钠抗感染治疗,同时腹部切口定期更换敷料,间断挤压腹腔引流管以保持通畅。

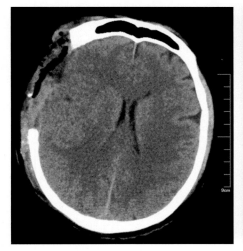

图 86-6　术后头部 CT

颅脑术后,局部颅板缺损;术区见高低密度混杂影及气体影,余未见异常

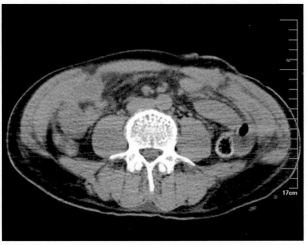

图 86-7　术后腹部 CT

腹腔内见游离气体,左侧前腹壁软组织挫伤

6 月 10 日:患者术后第 4 天,无发热,已有肛门排气,腹部两处创口之间游离皮瓣处有 2cm×2cm 范围局部发黑,有坏死表现,考虑刀伤形成的游离皮瓣,被减张缝线压迫缺血所致,故予拆除中间减张缝线,伤口酒精纱布湿敷。患者已有肛门排气,予以夹闭胃管,少量流质饮食,停用静脉营养。

6 月 13 日患者术后第 7 天,无发热,大小便通畅,腹部切口中部皮瓣血运较前稍好转,切口无红肿渗出,盆腔引流管在位通畅,引流出淡血性液体约 5ml。复查头、胸、腹部 CT(图 86-8、图 86-9)示:颅脑术后改变;双侧胸腔积液;刀刺伤术后改变,左侧前腹壁软组织挫伤;部分肠腔可见积气。考虑感染控制可,予停用亚胺培南-西司他丁钠,继续头孢哌酮他唑巴坦抗感染,拔除盆腔引流管,改半流质饮食。

6 月 17 日患者术后第 11 天,头部、腹部切口、左上臂创口愈合佳,无红肿渗出,腹部刀口皮瓣仍有小范围发黑,予头部及左上臂切口拆线,腹部切口间断拆线,继续酒精纱布湿敷。

6 月 19 日患者术后第 13 天,予以腹部切口拆线,腹部部分皮肤仍有轻度发黑,转院继续治疗。

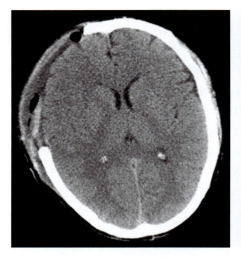

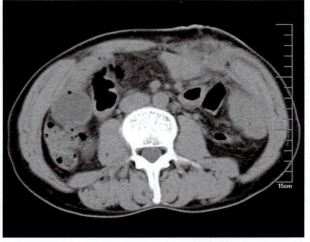

图 86-8   术后头部 CT

颅脑术后,局部颅板缺损;术区见高低密度混杂影及气体影,余脑实质未见异常密度影

图 86-9   术后腹部 CT

刺伤术后改变,左侧前腹壁软组织挫伤;部分肠腔可见积气

【诊断】

    1. 刀刺致多发伤(ISS 36)

      1.1　开放性头部损伤

         1.1.1　脑挫裂伤(AIS 3)

         1.1.2　硬膜下血肿(AIS 4)

         1.1.3　创伤性蛛网膜下腔出血(AIS 3)

         1.1.4　颅底骨折伴右外耳道出血(AIS 3)

         1.1.5　头皮裂伤(AIS 1)

      1.2　开放性腹部损伤

         1.2.1　小肠破裂(AIS 3)

         1.2.2　肠系膜破裂(AIS 4)

         1.2.3　乙状结肠浆肌层破裂(AIS 3)

         1.2.4　肝包膜挫伤(AIS 2)

         1.2.5　腹壁多处穿透伤(AIS 3)

      1.3　开放性四肢损伤

         1.3.1　左上臂及前臂肌肉裂伤(AIS 2)

    2. 损伤并发症

      2.1　弥漫性腹膜炎

      2.2　肠管脱出

    $ISS = 4^2 + 4^2 + 2^2 = 36$

【预后及随访】

住院 14 天,10 个月后神经外科行颅骨修补术,术后恢复可。

【经验与体会】

创伤团队的激活提高了急诊科严重创伤救治的成效。近年来,创伤急救的"时间窗"观念已被广泛接受,"黄金时间"是创伤就诊的关键干预阶段。通过及时启动创伤团队,及时制定了先剖腹探查后脑血肿清除的手术治疗方案,缩短了急诊停留时间、保障了重要脏器的功能,为及时成功救治患者提供保障。

颅脑损伤合并腹部损伤极易漏诊和误诊,因这类患者损伤机制复杂,患者大多昏迷查体不配合,且脑外伤患者颅内高压往往导致血压增高,易掩盖早期失血性休克的临床症状。因此详细了解伤情,分析损伤机制,对考虑可能受损部位有重要意义。

创伤患者早期死亡的首要原因是出血,立即止血仍然是早期临床首要解决的重中之重。在进行初次评估时就要明确出血的部位、速度,并及时采取止血措施。此外,多发伤的患者在条件允许的情况下,尽早行中心静脉穿刺置管以利于快速补液(本科常规选择锁骨下静脉穿刺置管)。

【专家点评】

本例为颅脑损伤伴腹部开放性损伤的多发伤病例,此类患者往往病情急,伤情重,变化快,对救治团队要求高。多学科创伤救治团队启动后,简单术前准备即行手术救治。团队运行有效,处置恰当。

颅脑合并腹部损伤是比较常见的多发伤,常因颅内高压导致的高血压与腹部脏器损伤失血引起的低血压相混淆,临床诊断困难。本例大量肠管外露,且颅脑损伤症状尚轻,患者呈清醒状态,可明确表达头部不适,诊治相对简单。若颅脑损伤严重合并闭合性腹部损伤,出现神志不清,易漏诊腹部损伤或是错误的评估颅脑损伤,从而导致手术时机的延误,甚至生命危险。有文献建议早期行颅内压监测可以一定程度避免此类情况的发生。这样做至少有两个益处:一是可以测得颅内压的初始值,其对于判断病情及处理措施都是第一手资料,具有极高的指导价值;二是通过简单的置管操作,可以尽早释放脑脊液,让颅内高压通过释放脑脊液得到降低,是最具效能的控制性减压的手段。反之,如果在颅脑创伤手术结束之前,再置颅内压探头,就会遗漏大量的颅内压与病情相关的信息[1]。

术中探查发现距离屈氏韧带约 2m 处小肠全层破裂,乙状结肠与降结肠交界处有 1.5cm 及 0.6cm 浆肌层破裂,遂行小肠部分切除端端吻合+乙状结肠修补术。对于此类创伤后小肠破裂患者,术中探查一旦确诊后大多采用修补术或小肠部分切除术,具体原则:①创缘新鲜的小裂孔行单纯间断横形缝合即可,边缘挫伤较重或污染较重者可行创缘修剪后再予间断缝合修补(先全层间断缝合,后间断缝合创口以外浆肌层加固)。②遇下列情况应行肠切除及肠吻合术:小肠破裂口大、裂口不规则、裂口较多且局限于一肠段,导致缝合修补困难;小肠破裂口较大,行单纯缝合易造成肠腔狭窄;肠管挫伤严重或血运差,易继发肠坏死或穿孔等;肠壁存在巨大血肿,易导致肠管受压梗阻、血供障碍或出血;合并严重肠系膜及血管损伤,肠管血运障碍;系膜与肠管分离超过 2cm 以上[2]。

而对于结肠破裂患者因为二期手术给患者带来很多痛苦,而且二次手术难度大。越来越多的外科医生开始接受并推行一期手术,当然我们需悉知一期手术的指征:伤后 10 小时内能迅速手术治疗者、失血量小于 20%、不超过两个脏器同时损伤、血白蛋白>35g/L、年龄<60 岁、腹腔污染较轻、肠系膜血供良好,可行一期手术。腹腔污染的严重程度及就诊时间

和全身情况是决定一期手术的重要条件[3]。

　　严重损伤救治需要开展损害控制手术,要求简便有效、污染控制手术、计划性再手术处理非致命伤的处理模式的。本例患者先后进行腹部及颅脑手术,手术过程约 8.5 小时,手术时间较长。本例患者入院时生命体征稳定,如体位允许建议同时进行腹部与颅脑手术,可缩短手术时间,减少因手术时间过长对患者造成的二次损伤。

　　创伤可以造成组织失活、血肿、组织缺血,外来异物均可能被细菌污染,预防使用抗菌药物的时机应该在伤后 3 小时内尽快使用。伤后 3 小时内是预防用药的"黄金时间",在这一时期机体呈急性反应期,局部的充血反应有利于药物的弥散并发挥其抑菌或杀菌作用[4],创伤后抗菌药物预防性使用专家共识也认为:有应用抗生素指征的患者,应该尽快使用抗菌药物,尤其是开放性损伤争取在伤后 3 小时内使用[5]。本例患者属严重的腹部开放性损伤,大量肠壁外露,以及肠管破裂,不可避免地造成腹腔污染,如能在术前或者术中应用抗生素可能更加完美。总的来说,对于腹部创伤术后是否预防性使用抗菌药物,取决于损伤的类型、器官、手术治疗与否等因素。开放性腹部损伤容易并发感染,尤其是合并空腔脏器损伤时,即使没有空腔脏器损伤,开放性腹部损伤的腹腔感染发生率也达到 50%。腹腔感染主要源自胃肠的内容物,病原菌包括各种肠杆菌属和革兰阴性厌氧菌[5]。本例首次应用头孢哌酮他唑巴坦抗感染,使用合理,如能尽早应用更加合规。患者术后是否需要更改亚胺培南-西司他丁钠类强力广谱抗生素值得思考,但本例患者术中可见腹腔内积液,若术中及时留取标本送检,可为后续针对性使用抗生素提供最佳的使用方案,也是循证医学的要求。

　　纵观本例患者救治过程,院前及急诊处置合理,手术方案正确,术后早期的抗生素的应用是患者成功被救治关键。若是减少手术的时间来控制二次损害,以及尽早针对性的使用抗生素,则本例患者的救治过程将更加完美。

(胡培阳　庞建良　主任医师　浙江省天台县人民医院

Email:hpy94@sina.com)

【参考文献】

　　[1] 高国一,江基尧.颅内压监测在颅脑创伤临床管理中的应用[J].天津医药,2017,45(8),DOI:10.11958/20170664.

　　[2] 高明,项和平,杨俐琪.外伤性小肠破裂的临床特点及诊治分析[J].山东医药杂志,2013,53(27):40-42.

　　[3] 郑建伟,孙杨忠.外伤性结肠破裂急诊处理方式探讨[J].中国急诊复苏杂志,2008,3(1):36-38.

　　[4] 陈俊健,都定元,梁华平,等.创伤后抗菌药物预防使用策略[J].创伤外科杂志,2013,15(3):278-280.

　　[5] 张茂,潘志军,王选锭,等.创伤后抗菌药物预防性使用专家共识[J].中国创伤杂志,2016,32(10):865-869.

第87章

高处坠落致胸腔钢筋贯通伤

【导读】

胸部外伤具有病情危急,变化迅速的特点,同时胸腔内含有心脏、大血管及肺等重要的脏器,故死亡率较高,随着经济及城镇化的迅速发展,建筑工地上的钢筋、钢管刺入人体事件时有发生,且受伤机制及伤情千变万化,处置难度较高。本例经过急诊室全面评估及复苏,采用损害控制手术理念,分次手术移除体内钢筋,控制感染及出血,修复胸椎椎体骨折,最后成功救治患者。

【病例简介】

患者男,44岁,已婚。

因"高处坠落致胸腔贯通伤4小时"于5月26日15:27入院。

患者4小时前因高处侧身坠落,被地面钢筋由右侧胸部穿入经过胸椎穿至左侧胸部皮下,患者面色苍白,疼痛剧烈,携带钢筋急诊120送入急诊抢救室,入室生命体征尚稳定,急查胸腹B超示:右侧胸腔积液,约40mm;左侧胸腔、腹盆腔未见明显积液。急查血常规Hb 150g/L,PLT $182×10^9$/L。血凝七项、电解质无明显异常。急查CT示:胸部钢筋贯通伤后,主动脉弓水平伪影较大,降主动脉上段与钢筋相邻,局部血管受挤压,不排除血管损伤可能;双侧胸腔积血;双侧胸壁皮下积气;双侧少量气胸;左侧第6肋及右侧第4肋骨骨折;右侧第3及左侧第5肋伪影较大,显示不清。

入院查体:T 37℃,P 100次/min,R 20次/min,BP 102/68mmHg,发育正常,营养中等,表情痛苦,面色苍白。神志清楚,查体不合作,胸壁可见两根钢筋由右侧胸部腋前线第二肋间斜下进入右胸,经过胸椎穿入左侧胸腔至左侧胸部腋后线第五肋间皮下(图87-1)。胸骨有压痛,呼吸动度双侧大致一致,双侧语颤不对称,未触及胸膜摩擦感。双肺呼吸音弱,双肺未闻及明显干湿性啰音及胸膜摩擦音,心前区无隆起,未见异常搏动,未触及震颤,无心包摩擦感,心率100次/min,心律齐,未见异常血管征,各瓣膜听诊区未闻及杂音及心包摩擦音。腹部平坦,未见胃、肠型及蠕动波,未见腹壁静脉曲张,腹软,无压痛、未触及包块,Murphy征阴性,肝脾肋下未及。肝区肾区无叩痛,腹部叩诊鼓音,移动性浊音(-)。肠鸣音4次/min。脊柱活动度可,脊柱无畸形,四肢无畸形。

在急诊科给予吸氧、心电监护、床边FAST、左上肢2路静脉及右锁骨下静脉开通输液,应用保温措施,右侧气胸单项阀门穿刺排气后行右侧胸腔闭式引流(图87-2~图87-4)。

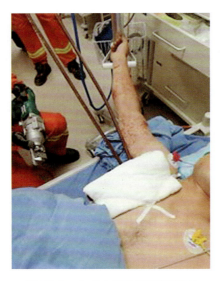

图 87-1   患者右侧胸壁钢筋贯穿

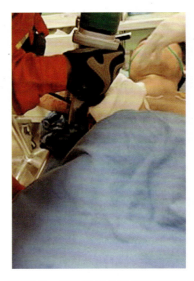

图 87-2   消防队员协助将钢筋截短

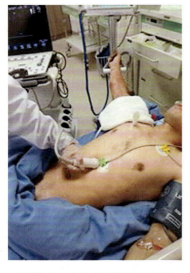

图 87-3   床边 FAST 超声评估

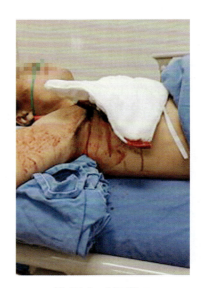

图 87-4   创面情况

　　16:07 输红细胞悬液 800ml,新鲜冰冻血浆 800ml。16:12 行胸腹部 CT 检查(图 87-5、图 87-6)胸部贯通伤后,主动脉弓水平伪影较大,降主动脉上段与钢筋相邻,局部血管受挤压,不排除血管损伤可能;双侧胸腔积血;双侧胸壁皮下积气;双侧少量气胸;左侧第 6 肋及右侧第 4 肋骨骨折;右侧第 3 及左侧第 5 肋伪影较大,显示不清。

　　17:30 在全麻下行开胸探查术+胸腔内异物取出术+肺修补术,于右胸腋中线第 2 肋间先行放置胸腔闭式引流管一根并接水封瓶。取左胸腋前线第 5 肋间 3cm 切口为操作孔,取左胸腋中线第 8 肋间 2cm 切口为观察孔,经观察孔伸入 30°腔镜探查,见左肺与后胸壁部分粘连,探查见钢筋经主动脉弓上后方戳入左侧后胸壁,钢筋戳入处肋骨骨折。进一步探查,见钢筋穿过左上肺,手指紧贴钢筋边缘保护好主动脉弓及降主动脉,嘱助手自右侧胸壁体外向外拔除钢筋至右侧胸腔,钢筋退出后左侧胸腔未见出血,检查左上肺未见明显血肿,左上

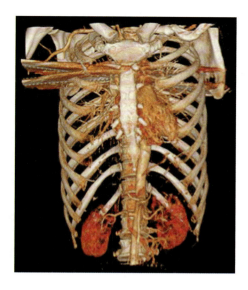

图 87-5　三维重建钢筋与周围肋骨、血管毗邻关系

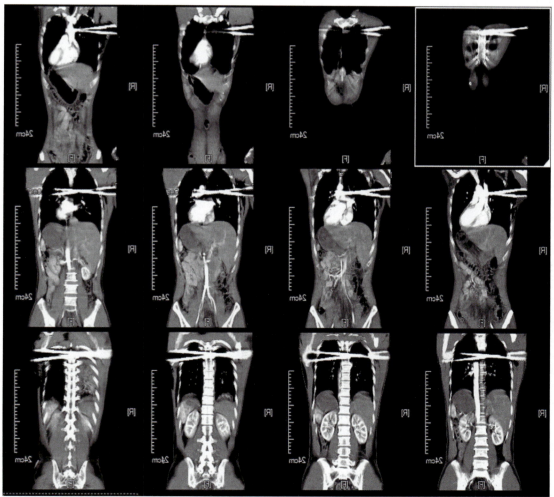

图 87-6　冠状位重建 CT

见钢筋贯通情况

肺两道贯通伤道,肺动脉、静脉主干未伤及,检查肺及支气管,未见明显漏气,于左侧腋中线第8肋间放置胸腔闭式引流管两根。更换体位,取标准左侧卧位,右胸第5肋间长约20cm后外侧切口,进胸探查见钢筋紧贴脊椎侧前方、奇静脉弓上缘、食管后壁、降主动脉侧壁并穿过右上肺,确认无重要脏器损伤,嘱助手继续向外完整拔除钢筋。探查伤道,未见椎管、血管损伤,未见食管破损,右上肺未见明显血肿,右上肺两道贯通伤道,肺动静脉主干未伤及,缝合关闭肺部伤道的出入口。创面彻底止血,过氧化氢、稀碘伏、生理盐水先后冲洗胸腔,并检查肺及支气管,未见明显漏气,伤道邻近食管床置纵隔引流管一根,右侧腋中线第8肋间置胸腔闭式引流管一根。钢筋胸壁伤道使用过氧化氢、稀碘伏、生理盐水冲洗后清创缝合。

5月27日1:00,手术结束转入ICU,继续呼吸机辅助通气,补液扩容、输血悬浮红细胞800ml,新鲜冰冻血浆800ml,予头孢噻利、万古霉素、卡泊芬净抗感染治疗。

5月27日血常规:WBC 14.84×10⁹/L,PLT 113×10⁹/L,N% 0.902,Hb 126g/L;血凝正常;胸痛组套:Myo 1 387ng/ml。

5月27日复查胸部CT:双侧肋骨多发骨折,两下肺挫伤,双侧液气胸,纵隔少量积液,双侧颈部、胸壁、背部皮下气肿,T_5椎体骨折(图87-7)。并予以撤除呼吸机、拔除气管插管,加

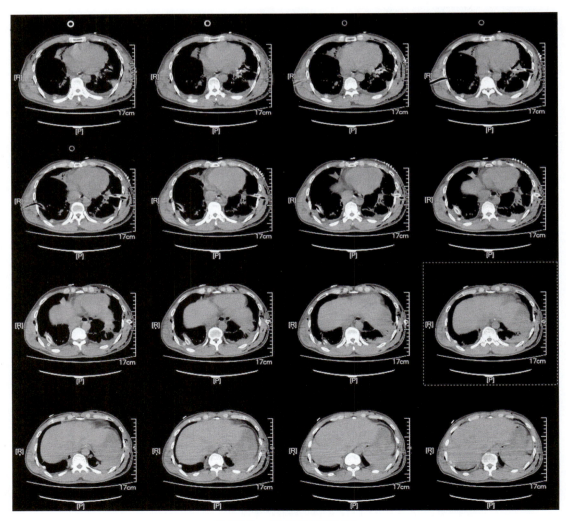

图87-7　术后复查胸部CT

强伤口换药。

6月6日,在全麻下行"胸椎骨折后路切开复位内固定(O臂机引导)+肋骨骨折闭合复位内固定术(胸腔镜辅助下右侧第4肋骨骨折切开复位内固定术)。

6月7日,撤除术后呼吸机、拔除气管插管,间断予人血白蛋白加强支持,万古霉素减量至0.5g q8h。

6月8日,予停用卡泊芬净。

6月9日,加用低分子肝素抗凝,预防静脉血栓形成。

6月14日,患者病情趋于平稳,转出ICU转入康复病房继续康复治疗。

【诊断】

1. 胸部钢筋贯通伤(ISS 16)
    1.1　双侧肺穿透伤(AIS 4)
    1.2　双侧血气胸(AIS 4)
    1.3　纵隔血肿(AIS 4)
    1.4　双侧多发肋骨骨折(AIS 4)
    1.5　第5胸椎骨折(AIS 2)
2. 肺部感染

$ISS = 4^2 = 16$

【预后及随访】

ICU 19天,住院62天。

半年后步行来院复查,恢复好。

【经验与体会】

对于刺入人体的异物原则上在没有确定具体损伤部位及损伤程度前不能贸然拔出。对于嵌在体内的钢筋,如果直接从伤口拔出,将可能造成胸腔内脏器或大血管进一步损伤。我们的经验是打开胸腔后,探查清楚异物的走向以及器官的损伤程度,决定是先处理脏器还是先拔出异物。原则拔出异物时尽量减短异物拔出时的行程,减少由异物拔出过程中引起的再次损伤。如果直接拔出,还会因暴露体外的钢筋再次经体内拔出,增加胸腔内脏器感染机会,所以要打开胸腔从中间剪断,从两侧拔出。脏器的损伤要根据脏器的受伤部位不同,采取不同的方式。如刺伤血管,可根据受伤血管不同采取结扎、缝扎或断端吻合;如刺伤肺,可根据受伤部位不同行肺裂伤修补、肺楔形切除或肺叶切除术。

贯通伤一定要注意胸壁及瘘管坏死缺损的问题,要及时给予清除。胸壁创口、肺部破裂等应急诊手术清创,应用填塞止血时应加强感染防治,并注意观察伤后胸腔内有无感染,及时处置,避免脓毒症的恶化。

急诊室的ABCDEF评估及初步复苏必不可少,胸部贯通伤多为非定型手术,伤情及受伤机制千变万化,处理难度大,及时呼叫创伤团队内的胸外、血管外科专科医师商讨手术策略,及时手术治疗,术后由创伤ICU进行专门的术后管理。

【专家点评】

本例为开放性胸部贯通伤,ISS 16分,病情较危重,其处理关键环节为寻求控制出血与异物拔除的最佳契合时机与方式,以及预防感染等并发症。术前进行了全面检查,合理制定手术预案,避免手术取异物时造成再次损伤,成功救治该患者。

创伤中心首先给予患者损害控制性复苏,成功抗休克治疗的同时,遵循严重创伤致命性出血救治的外科原则[1],首先紧急用床单包裹限制骨盆容积,随后采取手术填塞止血、输血止血和外支架限制骨盆容积,于伤后 15 小时成功控制出血。

感染防治策略。创伤感染是指创伤后伤口或创面因细菌污染所致的后续感染或伤后机体抵抗力下降所致的内源性或外源性感染[2]。本例存在污染性异物贯穿体内、肺部损伤和失血性休克,无论是外源性还是内源性感染风险均极高,术中充分止血的同时,彻底清创、冲洗,术后放置引流,严密监测外周血白细胞、C 反应蛋白和降钙素原等感染指标的变化,术后入 ICU 给予高级生命支持,早期经验性应用广谱抗生素,如出现感染迹象,依据细菌学培养应用针对性强的敏感抗生素,成功预防了创伤感染的发生,进一步强调了外科引流技术与有效抗生素应用的重要性。

（黄刚　主任医师　河北医科大学第三医院
Email:huangang_23@163.com）

【参考文献】

[1] 张连阳.严重创伤致命性出血救治的外科策略有哪些[J].创伤外科杂志,2015,17(1):52.

[2] 梁华平,岳茂兴,白俊清,等.批量伤员感染预防策略专家共识 2017[J].中华卫生应急电子杂志,2017,3(2):65-71.

第88章

腋窝-颅底钢筋贯通伤

【导读】

高处坠落钢筋贯通伤，易造成多系统损伤，在同时进行评估和复苏时需注意脊柱、脊髓损伤评估情况，采用急诊科为主导、多学科合作的一体化救治模式，可明显提高创伤救治效率。

【病例简介】

患者男，28 岁，以"高处坠落致全身多处疼痛、活动受限 5 小时。"为主诉入院。患者于入院前 5 小时于工地不慎从 6m 高处坠落（具体受伤过程不详），落地后见 2 根钢筋经右侧腋窝刺入身体，当时感到全身多处疼痛，以头颈部疼痛为主，伴活动受限，伴双下肢无力、感觉障碍，无昏迷史、腹痛、胸痛、呕吐、大小便失禁等，当即就诊于当地医院，予补液、制动等处理，急查血常规、生化全套、血型、血凝全套及术前八项，全身 CT 平扫，考虑病情危重，维持生命征平稳后（约伤后 5 小时），转至上级医院，急诊遂拟"全身多发伤"收入院。

受伤以来，精神状态较差，体力情况较差，予以积极补液抗休克、维持循环系统稳定，积极完善急诊手术前相关准备；暂禁食，体重无明显变化，大便正常，小便正常。

入院查体：T 36.8℃，P 88 次/min，R 21 次/min，BP 126/75mmHg。被动体位，神志清楚，查体不合作。全身多处见散在擦伤。双肺呼吸音粗，未闻及干湿性啰音，无胸膜摩擦音。HR 88 次/min，律齐，各瓣膜听诊区未闻及杂音，无心包摩擦音。头颈部活动受限，颈托固定状态，颈部对称，颈动脉搏动正常，颈静脉无怒张，气管居中。两根直径约 2.5cm 钢筋从右侧腋窝前壁处分别与水平方向成 30°、45°斜向左上方刺入体内，创面污染。上方钢筋自右锁骨中点穿出皮肤后，再次穿入右侧颈部，末端达左耳乳突。下方钢筋经右锁骨内 1/3 处刺入颈部，末端达左颈部皮下。左上臂肌力 Ⅱ 级，左前臂肌力 0 级，右上肢肌力 0 级，双上肢肌张力降低，感觉稍减退。双下肢肌力 0 级，肌张力增高，无知觉，双下肢足背动脉搏动可扪及，病理征阳性。余肢体查体未见明显异常。辅助检查：头颈胸 CT（图 88-1~图 88-4）：颈部两根钢筋贯通伤，一钢筋横穿椎管，部分钢筋离颈动脉鞘较近，颈 2、5、6 椎体、左侧颞骨乳突部骨折，寰枢关节脱位，余大致正常。腹部立位片：未见明显异常。血常规：WBC 14.9×10^9/L，NEUT% 93.7%，Hb 141g/L，PLT 242×10^9/L。凝血功能：PT 12.4 秒，INR 1.08，FIB 2.87g/L，纤维蛋白（原）降解产物 28.8μg/ml，D-二聚体 8.01mg/L。免疫：降钙素原 0.40ng/ml。生化：总蛋白 48g/L，白蛋白 31g/L，丙氨酸氨基转移酶 17U/L，葡萄糖 11.98mmol/L，乳酸脱氢酶 336U/L，肌酸激酶 1 373U/L，肌酸激酶同工酶 47U/L，肌酐 56μmol/L，钾 4.1mmol/L，钙 1.86mmol/L。

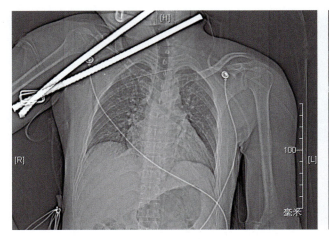

图 88-1　颈部两根钢筋贯通伤

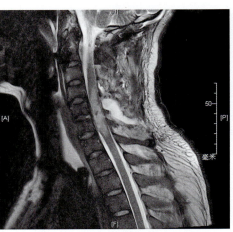

图 88-2　一钢筋横穿椎管

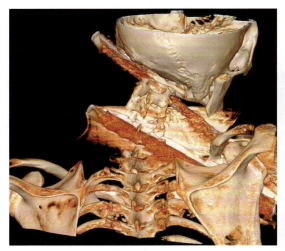

图 88-3　一钢筋横穿椎管

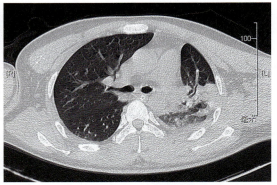

图 88-4　胸部 CT

【诊断】

钢筋贯通致多发伤（ISS 26）

1. 头颈部损伤

  1.1　寰枢关节脱位（AIS 3）

  1.2　颈 4~7 颈髓损伤伴高位截瘫（AIS 5）

  1.3　颈 2、5、6 椎体及附件骨折（AIS 5）

  1.4　右颈部皮肤穿透伤（AIS 1）

  1.5　左颞骨乳头部骨折（AIS 3）

2. 上肢损伤

  右腋窝皮肤穿透伤（AIS 1）

$ISS = 5^2 + 1^2 = 26$

【诊治过程】

入院后予完善相关检查,有急诊手术指征,遂予全麻下行右侧腋窝、颈部、颅底软组织探查术+钢筋切开取出术,过程顺利,术后转 ICU,并予呼吸机辅助通气、多巴胺升压、抗感染、抗凝、化痰解痉、加强营养、营养神经等处理。控制性手术及复苏均较为顺利,1 周后患者身体一般条件较前改善,遂予全麻下行后入路枕-颈融合术,过程顺利,术后继续转 ICU 进一步治疗。患者目前(伤后 3 个月余)情况:气管切开呼吸机辅助通气状态(因患者无自主呼吸,需长期依靠呼吸机辅助呼吸),神清,切口已愈合并拆线,双肺呼吸音粗,左肺呼吸音较低,双肺可闻及散在湿性啰音,以左肺为甚,无胸膜摩擦音。心律齐,各瓣膜听诊区未闻及杂音,无心包摩擦音。腹软,无压痛、反跳痛,左上臂肌力 Ⅱ 级,左前臂肌力 0 级,右上肢肌力 0 级,双上肢肌张力降低,感觉稍减退。胸部平面以下感觉消失,双下肢肌力 0 级,双侧巴氏征阳性,双下肢无水肿。

患者入院后病情危重,予补液扩容、颈托制动、抗感染等对症处理同时积极完善相关检查(X 线、CT、MRI 等)以完成术前定位及评估,后急诊手术治疗,Ⅰ 期控制性手术取出钢筋。

继续完善相关检查,再次评估患者术后情况,综合考虑后行 Ⅱ 期"后入路枕-颈融合术"。患者 $C_4 \sim C_7$ 颈髓损伤,高位截瘫,自主呼吸影响严重,目前仍无法脱机。

【预后及随访】

患者住院时间已达 5 个月,无法完全自主呼吸、四肢活动受限,预后差。

【经验与体会】

患者颈部钢筋贯通伤,临床上并不多见,一旦发生,伤害严重。这时候,早期的迅速处理就显得尤为重要,患者从入院到急诊手术,整个时间跨度在 8 小时内,这为后续的控制手术、控制复苏创造了极为有利的条件,对于严重多发伤患者,时间就是生命! 经过 Ⅰ 期控制手术,患者生命得到极大保障,后续转 ICU 进一步复苏。期间患者因颈 2~4 椎体水平颈髓损伤伴四肢瘫,呼吸肌瘫痪,自主呼吸消失,合并肺不张及肺部多重耐药菌感染,至今无法完全恢复。本例患者从入院、检查、手术、ICU、期间经多学科紧密合作,急诊外科为主导,多方沟通、联系,为患者基本生命支持、手术、术后复苏创造有利的外部环境。这种以单一学科为主导、多学科合作的一体化救治模式,有利从时间和空间上为生命抢救创造有利条件,值得进一步推广和完善。另外,对于严重多发伤患者,抢救生命是放在第一位的,希望后续的生活质量问题能引起更多的关注。

【专家点评】

高空坠落伤跌落到竖立的钢筋尖端上而被插入,致伤能量大,伤情重,异物往往呈嵌入式,导致贯通伤。这一类损伤随着国内基础建设的迅猛发展,临床上并不罕见。伤情和预后在一定程度上取决于原发损伤的轻重程度,而规范的救治,对改善治疗结局是大有帮助的。本例伤者损伤严重,早期处理及时、规范,合理应用损害控制外科理论,尽管救治效果不太满意,但非人力可以解决的,救治流程对这一类的钢筋贯通伤有借鉴之处。

损害控制外科(damage control surgery,DCS),主要是指针对那些严重创伤患者,改变以往在一开始就进行复杂、完整手术的策略;而采用分期手术的方法,首先以快捷、简单的操作,维护患者的生理机制,控制伤情的进一步恶化,使遭受严重创伤的患者获得复苏的时间和机会,然后再进行完整、合理的手术或分期手术。1983年,由Stone最先提出,1993年Rotondo[1]等报告了应用DCS救治严重多发伤患者的成功经验,DCS理论基础初步形成。本例伤者尽管没有出现致命三联征的倾向,但躯干贯穿伤,伤情严重复杂,毗邻大血管和重要脏器时,也是符合DCS的适应证,分期手术是必须的。一期手术的目的是控制污染和控制潜在的大出血。

术前完备的影像学检查,对伤者的病情评估至关重要[2]。精准的CT定位,可以明确钢筋的走行,与大血管的毗邻关系。对手术切口和手术方式的选择很有必要。

多学科协作模式(MDT)救治严重多发伤是通行模式。切实做好MDT,而不是流于形式,对科室间的协调能力要求很高。本例中,以单一学科为主导、多学科合作的一体化救治模式,简便易行,容易推广,见效快。

(高伟　主任医师　华中科技大学同济医学院附属同济医院
Email:gaobull@126.com)

【参考文献】

[1] ROTONDO MF,SCHWAB CW,MCGONIGAL MD,et al. Damage control:an approach for improved survival in exsanguinating penetrating abdominal injury[J]. J Trauma,1993,35:375-382.

[2] 李鹏宇,桑锡光,张源,等.全身钢筋贯通伤救治策略[J].创伤外科杂志,2017,19(9):715-716.

【导读】

　　胸部枪弹伤中主动脉损伤并假性动脉瘤形成、主动脉-肺动脉瘘极为少见,国内目前暂未见类似报道。该类损伤伤情极为凶险,可随时因动脉瘤破裂迅速导致伤者死亡,明确诊断、正确选择手术方式及时机是救治的关键,针对本例患者采用一站式杂交手术取得成功,为以后再有类似患者积累了经验。

【病例简介】

　　患者男,17岁,未婚。

　　因"枪弹伤致胸部、右肘疼痛伴流血7小时40分钟"于10月7日22:36时入院。

　　7小时40分钟前患者在与他人争执中近距离被气枪击中左侧胸部后摔倒致伤,伤时右侧肘关节着地,当即感左胸部及右肘部疼痛,左胸部枪弹伤伤口少量活动性出血,伴胸闷、心悸及呼吸困难不适,急诊于当地医院行胸部CT及右肘关节CT(图89-1)提示:左侧血气胸,左肺挫裂伤并左肺膨胀不全,左第4肋骨骨折,纵隔内金属样高密度影,主动脉损伤可疑;右侧尺骨鹰嘴骨折。予行左胸壁清创缝合+左侧胸腔闭式引流术处理,右肘关节护具外固定,氧疗、补液等对症治疗,因病情危重及当地医疗条件有限,联系96999急救中心转入上级医院。

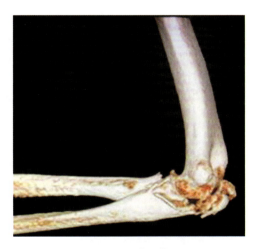

图89-1　右肘关节CT
右侧尺骨鹰嘴骨折

　　入院查体:T 36.6℃,P 115次/min,R 32次/min,BP 94/57mmHg,SpO$_2$ 88%,神清,查体合作,对答切题,急性痛苦病容,面色、睑结膜稍苍白,口唇及甲床未见明显发绀。颈软未见颈静脉怒张。双侧胸廓基本对称,左侧第4肋间见1.0cm清创缝合伤口,敷料包扎无明显渗血,左侧胸腔第7肋间见胸腔闭式引流一根,引流通畅持续见少量血性液体引出,未见明显气体;左侧颈肩部、肩背部及左侧胸壁可扪及广泛皮下气肿,左侧胸壁压痛,胸廓挤压征阳性,右肺呼吸音清,左肺呼吸音较对侧减低,未闻及明显干湿性啰音。右肘关节处肿胀畸形并触痛,局部支具外固定稳妥,肢端血液循环、活动、感觉无明显异常。

入院胸部 CT(图 89-2):左肺多发肺挫伤;左侧气胸;双侧胸腔少量积液。考虑纵隔积气、积血并局部异物存留,考虑主动脉损伤;双侧颈根部及左侧胸壁多发积气。左侧第 4 肋骨骨折;胸骨骨折待排。后纵隔食管后方金属密度影,异物? 心电图:窦性心动过速。

患者入院后于重症监护病房严密监测生命体征,观察左侧胸腔引流情况,因考虑患者胸腔内损伤血管仍有出血,实施限制性液体复苏策略,通过控制输液速度及输液量,使患者收缩压波动于

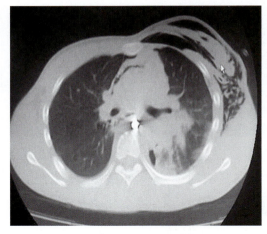

图 89-2　胸部 CT

左肺多发肺挫伤;左侧气胸;双侧胸腔少量积液、纵隔积气、积血并局部异物存留,考虑主动脉损伤

90~100mmHg,同时予相关对症支持治疗。科内迅速讨论结合患者受伤机制、伤道走行及入院胸部 CT 不能排除主动脉损伤可能,虽患者有失血性休克表现,但患者左侧胸腔闭式引流无短时大量出血表现,经限制性液体复苏后生命体征相对平稳,而子弹进入人体后存在弹道改变的情况,胸部损伤情况复杂,大血管损伤或有动脉瘤形成可能,综合考虑到患者暂无进行性血胸表现,若在诊断未明确的情况下盲目进行剖胸探查治疗,极有可能于术中出现不可预知风险,故而暂缓急诊手术,完善术前准备严密观察监测病情变化,同时完善相关检查以明确诊断为手术做好充分评估及准备。

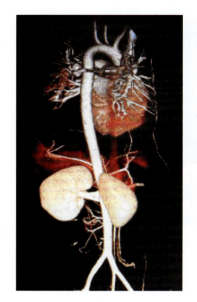

图 89-3　主动脉 CTA

主动脉(约平对 T_6 水平)与金属异物密度影联系紧密,局部假性动脉瘤形成,考虑异物损伤血管

10 月 8 日 09:40 时,患者完善主动脉 CTA(图 89-3)提示:主动脉(约平对 T_6 水平)与金属异物密度影联系紧密,局部假性动脉瘤形成,考虑异物损伤血管;左肺多发挫伤较前加重;异物情况同前。立即组织创伤 MDT 多学科会诊,包括影像科、介入科、胸外科、心脏外科、血管外科、麻醉科、ICU 等,讨论意见考虑患者主动脉及左肺动脉损伤可能,同时假性动脉瘤来源于左肺动脉可能性大,另外因受伤机制特殊不排除创道走行的肺叶、支气管损伤,综合分析可于杂交手术室先行主动脉、肺动脉造影明确损伤情况,必要时在主动脉支架植入的相应处理后行剖胸探查完成确定性手术。

10 月 9 日 13:50,患者于杂交手术室先后行主动脉造影、肺动脉造影术(图 89-4~图 89-6),明确证实主动脉损伤并假性动脉瘤形成,主动脉-肺动脉瘘。

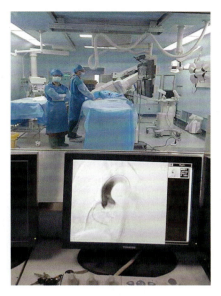

图 89-4　主动脉造影、肺动脉造影术

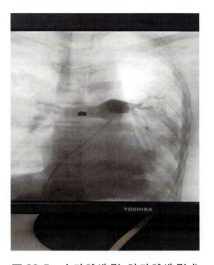

图 89-5　主动脉造影、肺动脉造影术
主动脉损伤并假性动脉瘤形成,主动脉-肺动
脉瘘

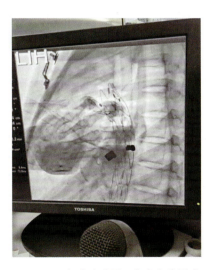

图 89-6　主动脉造影、肺动脉造影术
主动脉损伤并假性动脉瘤形成,主动脉-肺动
脉瘘

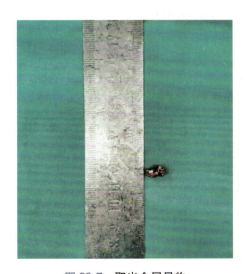

图 89-7　取出金属异物

　　10 月 9 日 16:20,按术前讨论意见,予患者主动脉植入覆膜支架,再次造影见主动脉封堵良好无造影剂外溢。

　　10 月 9 日 16:50,患者于杂交手术室全麻下行左侧开胸探查+纵隔探查:左肺多发裂伤修补、纵隔异物取出、主动脉裂伤修补、左肺动脉裂伤修补、左肺血肿清除、左侧肋骨骨折内固定、左侧胸腔闭式引流术",术中证实胸主动脉约平对第 6 椎体处及左肺动脉起始段裂伤,分别予以妥善修补处理,同时在介入引导下取出纵隔存留金属异物(图 89-7),手术历时 11小时。

10月9日01:27,患者手术结束转入ICU病房,机械通气、高级生命支持、重症监护治疗。

10月19日11:20,患者成功脱机且生命征平稳,由ICU转回普通病房继续治疗。

10月19日11:40,患者复查胸部增强CT(图89-8)提示:主动脉修补术后改变,主动脉-肺动脉壁间血肿吸收期改变,未见造影剂渗漏;后纵隔积血、积气较前吸收;双侧颈根部及左侧胸壁皮下多发积气较前吸收;左第四肋骨骨折内固定术后改变。

10月24日13:40时,患者于全麻下行右肘关节骨折切开复位内固定术治疗。术后恢复良好,按时拆线。术后复查右肘关节X线片(图89-9)。

11月8日,患者出院。

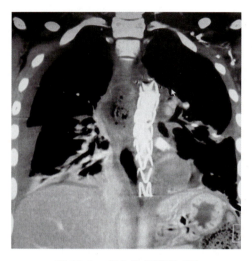

图89-8 复查胸部增强CT

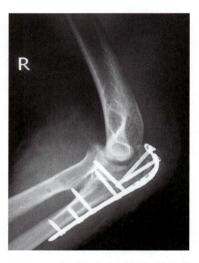

图89-9 术后复查右肘关节X线片

【诊断】

1. 多发伤(ISS 26)
  1.1 胸部穿透伤
    1.1.1 左肺动脉裂伤(AIS 5)
    1.1.2 主动脉损伤并假性动脉瘤形成(AIS 5)
    1.1.3 主动脉-左肺动脉瘘(AIS 5)
    1.1.4 左肺挫裂伤并左侧开放性血气胸(AIS 3)
    1.1.5 纵隔内异物存留并纵隔血肿(AIS 4)
    1.1.6 左侧第四肋骨骨折(AIS 1)
  1.2 四肢损伤
    肘部骨折(右侧,AO:21B1,Gustilo:Ⅰ型)(AIS 1)
2. 损伤并发症
  2.1 失血性休克
  2.2 成人急性呼吸窘迫综合征
ISS $= 5^2 + 1^2 = 26$

【预后及随访】

　　ICU 住院 10 天,住院 32 天。

　　2 个月后复诊,复查胸部 X 线片(图 89-10)提示恢复良好。

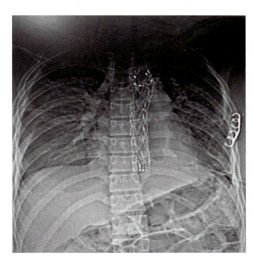

图 89-10　2 个月后复查胸部 X 线片

【经验与体会】

　　患者入院时有失血性休克表现,对于失血性休克患者,传统观念认为是早期复苏时应给予充分液体,尽可能把血压恢复到"正常水平"。近年来随着对失血性休克研究的不断深入,发现早期予以快速、大量液体复苏后,会增加出血量、并发症及死亡率,使严重创伤患者面临"致命三联征"——低体温、代谢性酸中毒、凝血功能障碍。为寻求液体复苏平衡点,使复苏过程中既能够满足的器官组织液体灌注,而又不过多扰乱机体内环境,近年来提出限制性液体复苏概念[1],也称延迟性液体复苏或低压性液体复苏,是指机体处于有活动性出血的创伤失血性休克时,通过控制液体输入的速度及液体量,使血压维持在较低水平,直到彻底止血。Jonathan 等研究证实低压性液体复苏对创伤患者的院内死亡率无明显影响[2]。对于该患者我们也采取限制性液体复苏策略,术前、整个手术过程中并没有人为地把血压提高到"所谓正常水平",而是通过控制输液速度及输液量把收缩压维持在 90~100mmhg 水平,使它既能够满足重要脏器灌注,又不至于因血压太高造成出血量增加或其他潜在风险发生,从而减少输血量。此患者限制性液体复苏策略成功实施,为完善术前相关检查明确诊断创造了条件,大大地提升了手术的安全性,也为我们以后救治创伤失血性休克患者积累经验。

　　面对复杂、严重创伤,传统急诊救助模式难以满足该创伤患者救治,我们采取多学科诊疗模式(multiple disciplinary team,MDT),以急诊外科为主导,联合影像科、介入科、胸外科、心脏外科、血管外科、麻醉科、ICU 等相关科室,对该严重创伤患者实施一体化救治取得成功。通过该例患者充分说明针对严重多发伤患者,在规范的严重创伤救治流程指导下,创伤救治中心 MDT 专家团队可以发挥综合医院的学科优势,最大限度地挽救了此类患者的生命。

面对复杂疾病及创伤，单纯介入或传统外科手术，都各有不足，为满足诊治需求，杂交手术逐渐兴起。"一站式"杂交手术是在同一时间和空间内应用介入技术和外科技术的复合技术，它能够充分发挥介入微创及传统外科手术视野显露清楚的优势，减少损伤，实现疗效最大化，创伤最小化，更好救治患者的目的[2]。本例患者为胸部枪弹伤，弹片进入胸部后弹道会发生不可预估改变，术前主动脉 CATA 示主动脉与异物关系密切，并假性动脉瘤形成，创伤情况较为复杂。对于严重复杂创伤患者，研究发现如果在创伤后实施较长时间手术或范围较大手术，即使术者手术水平较高，创伤患者发生死亡或出现术后严重并发症的可能极高。对该患者救治过程中我们也采用 DCS 理论进行处置，首期治疗目标是简化手术，迅速止血[3]。术前对该患者进行评估，考虑弹片损伤大血管同时弹片异物与大血管周围组织关系密切、复杂，若采取传统开胸手术，术中弹片取出过程因弹片位置特殊，手术操作复杂、时间长，创伤大，取出过程可能导致重要大血管损伤加重，导致损伤部位大血管短时间内迅速大量出血，加重患者休克状态，导致不可逆器官功能障碍。一站式杂交手术具备介入手术微创、便捷和传统开放手术直观、显露清晰优点，同时也无须建立体外循环，对患者血流动力学影响小，符合损害控制技术原理，使我们在救治过程中能达到创伤最小化，疗效最大化目的[4]。

我们在杂交手术室首先行主动脉造影，根据术中造影情况，明确损伤了部位，依据损伤情况决定无须放置支架行腔内隔绝术。在寻找异物过程，杂交手术室能够使我们术中在 X 线透视下迅速、准确确定弹片位置、并取出弹片，同时对损伤血管进行处理，达到迅速止血目标，明显地缩短手术时间及减少术中出血量。

【专家点评】

此例为复杂胸部穿透性枪弹伤，ISS 评分达到 27 分，伤情涉及胸内及纵隔多个重要脏器、大血管，病情极为高危，在诊治过程中，任一环节的失误都可能导致严重不良后果，医疗中心运用损害控制技术理念指导，组织多学科团队 MDT 合作，采取一站式杂交手术对患者进行救治，属于当今社会少见枪弹伤病例抢救中典型成功案例，值得广大创伤外科医生借鉴学习。

损害控制外科理论于 20 世纪 90 年代即被提出，用于指导多发伤的处理，都定元[1]等提出初期尽快的确定性急救处理和简化手术修复是损害控制外科技术在严重胸部创伤救治中的基本策略。后期积极的生理复苏与并发症处理是提高严重胸伤救治成功率的关键。对患者的病情准确评估、手术时机、手术方式的选择至关重要。此例经初步评估，初期给予限制性液体复苏策略抗休克，密切观察胸腔引流，并积极组织多学科讨论（MDT），拟定杂交手术方案，先后进行主动脉、肺动脉造影明确损伤情况，证实主动脉损伤并假性动脉瘤形成，主动脉-肺动脉瘘存在，后成功实施主动脉植入覆膜支架，随后于杂交手术室行左侧开胸探查+纵隔探查：左肺多发裂伤修补、纵隔异物取出、主动脉裂伤修补、左肺动脉裂伤修补、左肺血肿清除、左侧肋骨骨折内固定、左侧胸腔闭式引流术"，同时在介入引导下取出纵隔存留金属异物，术后入 ICU 病房，机械通气、高级生命支持、重症监护治疗，成功脱机拔管，恢复顺利，诊疗过程科学、合理、先进，体现了大型综合医疗中心高水平的创伤救治体系。

限制性液体复苏是出血风险较高危重患者救治的关键前提，其目的是寻求复苏平衡点，通过液体复苏适当恢复组织器官的血液灌注，又不至于过多扰乱机体内环境和代偿机制，降低"低体温、酸中毒及凝血功能障碍"死亡三联征的发生风险[2]。

一站式杂交手术在创伤领域的应用尚处于起步阶段[3]，张连阳教授等认为其在严重创伤救治中有广阔的应用前景。"一站式杂交手术"是在同一时间和空间内应用介入技术和外科技术的复合技术，它能够充分发挥介入微创及传统外科手术视野显露清楚的优势[4]。本例患者对以上特点的体现尤为明显，其在杂交手术室先后行主动脉造影+主动脉覆膜支架腔内隔绝+剖胸探查+纵隔金属异物介入定位下取出，充分体现了一站式杂交手术的所有优势。相信随着医学新技术、新理论的广泛应用，越来越多的严重创伤患者会得到积极有效救治，此患者的救治成功，为以后应用杂交技术救治该类患者提供了宝贵经验。

（黄刚　主任医师　河北医科大学第三医院
Email：huangang_23@163.com）

【参考文献】

［1］孔令文,都定元,谭远康,等.损害控制在严重胸部创伤救治中的应用［J］.创伤外科杂志,2009,11(1):8-11.

［2］BELDOWICZ B. The Evolution of Damage Control in Concept and Practice［J］. Clinics in Colon and Rectal Surgery,2018,31(1):30-35.

［3］胡盛寿.复合技术—心血管疾病治疗的一种新模式［J］.临床外科杂志,2014,22(1):1-4.

［4］谭浩.一站式杂交手术在创伤救治中应用研究初探［J］.临床急诊杂志,2011,12(6):373-376.

第90章

儿童高压电击致创伤性休克

【导读】

电击伤是指人体与电源直接接触后电流进入人体,造成机体全身或局部的组织损伤和功能障碍,甚至发生心搏和呼吸骤停。伤情与电压、电流强度、时间成正比,与电阻成反比关系。电击伤后容易出现局部组织延迟性坏死,致使伤口不断加深扩大,表现为"口小底大,外浅内深",还可出现"袖套式"损伤、"跳跃式"损伤等,病情变化多样、救治困难。并且电击伤后大量的血红蛋白及肌红蛋白释放,容易导致急性肾衰竭的发生,所以抢救的关键在于限制性液体复苏,多学科之间的沟通协作,损伤控制性手术及"致命三联征"防治等方面。

【病例简介】

患者男,12岁。

因"高压电击致左上肢毁损,左上腹肠外露65分钟"急诊入院。

入院查体:P 120次/min,BP 60/30mmHg,R 25次/min。患者烦躁不安,急性病容,神志恍惚,胸壁及胸背部Ⅲ度烧伤,面积约6%,左上臂及前臂部分Ⅲ度烧伤,面积约4%,前臂远端毁损缺失。左上腹壁缺损,面积6cm×6cm,见小肠由该处疝出,上腹及两侧季肋区见约25cm×15cm范围Ⅲ度烧伤(图90-1、图90-2)。入院初步诊断:高压电击伤、创伤性休克、外伤性开放性腹壁疝、左上腹壁局部缺损、左前臂毁损伤、胸背部及左上臂电烧伤、腹腔内脏伤。

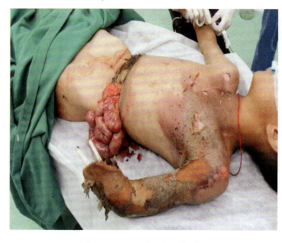

图90-1 入院时受伤情况

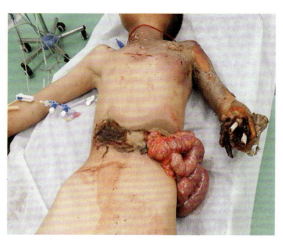

图90-2 入院时受伤情况

急诊开通绿色通道和手术室形成院前与院内无缝连接,同时给予持续心电监护,吸氧,建立两条以上静脉通道,快速输注乳酸钠林格注射液 1 000ml,羟乙基淀粉 40 氯化钠注射液 500ml(晶/胶比例为 2~3∶1),当血压回升到 80/60mmHg 左右时,限制液体输入量,同时观察患者的通气情况,呼吸频率,有无发绀及呼吸困难,保持呼吸道通畅,监测生命体征。成立由普外科,小儿外科,骨科,ICU,影像科等多学科组成的抢救小组,即多学科诊疗团队,急诊行剖腹探查,胃体部楔形切除吻合,胆囊切除,胰腺被膜切开减压,腹壁烧伤坏死组织清除术(图 90-3~图 90-5)。

术后转入 ICU,并由多学科诊疗团队设计小儿补液计划,维持内环境平衡,予积极抗感染,保护脏器功能,纠正低蛋白及营养支持等治疗,之后又先后三次于手术室行中上腹清创、腹壁缺损修复、任意皮瓣成形术、左上臂臂丛血管及神经探查术;左前臂、腹部慢性溃疡清创扩创术、VSD 负压引流术;左肩部 VSD 拆除、创面清创、减张缝合、腹部坏死病灶清除术等治疗。经过多学科诊疗团队 106 天的积极治疗,患者康复出院(图 90-6、图 90-7)。

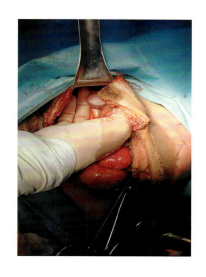

图 90-3　胃体部楔形切除吻合

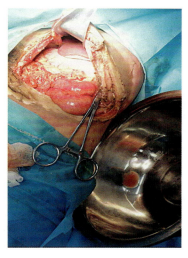

图 90-4　胰腺被膜切开减压除术

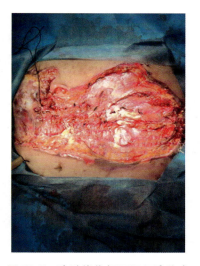

图 90-5　腹壁烧伤坏死组织清除术

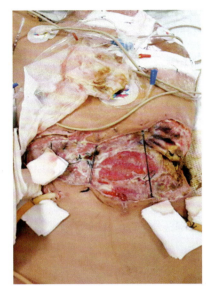

图 90-6　康复出院

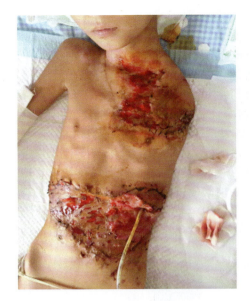

图 90-7　康复出院

【诊断】

1. 高压电电击致复合伤、多发伤(ISS 14)
　1.1　开放性胸部伤
　　1.1.1　胸背部皮肤电烧伤(AIS 1)
　1.2　开放性腹部伤
　　1.2.1　胃损伤(AIS 2)
　　1.2.2　胰损伤(AIS 2)
　　1.2.3　胆囊损伤(AIS 2)
　　1.2.4　左上腹壁全层缺损(AIS 2)
　1.3　开放性四肢伤
　　1.3.1　左前臂毁损伤(AIS 3)
　　1.3.2　左上臂皮肤电烧伤(AIS 1)
2. 损伤并发症
　2.1　创伤性休克
ISS = $2^2 + 3^2 + 1^2 = 14$

【预后及随访】

患者 ICU 住院 42 天,总住院 106 天。
出院 6 个月后返院复查,恢复良好。

【经验与体会】

首先限制性液体复苏是创伤性休克治疗的关键点,此病例将血压维持在 80/60mmHg,既有效地改善了休克期组织器官的灌注和供氧,又不至于血液过度稀释,在容许的低血压范围内有效地预防血栓脱落和再出血,较好地保护了凝血和脏器基本生理功能,为下一步的手术治疗赢得了机会,提高抢救成功率。此病例将收缩压维持在 80/60mmHg,最终抢救成功,但笔者查阅国内外文献后,都没发现关于限制性液体复苏时最合适灌注压(最佳血压值)的阐述,所以将血压维持在 80/60mmHg,能否更好地保护脏器、减少后期并发症,是值得探讨的。

严重创伤的救治需要多学科有效地沟通与协作,我院根据自身发展特点,将多学科诊疗模式(multiple disciplinary team,MDT)引入创伤救治体系中,成立一支多学科诊疗团队,为患者提供更合理、更规范、更精准的救治,提高了患者的生存率,降低致残率。该患者在多学科诊疗团队的精心治疗下,终于将其从死神手中救回。回顾整个救治过程,笔者发现多学科诊疗模式在创伤救治中扮演着重要角色。

【专家点评】

该例患者为典型复合伤。目前关于多发伤和复合伤,尚无统一标准。多数学者认为,复合伤是指两种以上致伤因素同时或相继作用于机体造成的损伤。本例患者有电击伤和机械力两种致伤因素,伤情更为严重。

限制性复苏是指在控制出血前,只需维持平均动脉压(MAP)在 60mmHg,以维持机体的基本需要,而无须过度提高患者血压。待彻底控制出血后,再给予充分的容量复苏[1]。采用限制性复苏,可减少患者内环境的扰乱,减少凝血因子丢失和降低酸中毒、ARDS 的发生率。该例患者来院时严重休克,血压 60/30mmHg,在复苏时采用限制性复苏策略,维持血压在 80/60mmHg 水平,是恰当、有效的。

电击伤时,深部软组织损伤严重,肌肉、红细胞广泛损害,释放大量肌红蛋白,易出现急性肾衰竭。同时患者全身多处损伤,病情危重。因此,初次手术应采用损害控制外科技术,主要处理危及生命的最严重的损伤,返回 ICU 进行复苏和生命支持,待病理生理紊乱得到纠正后,再行后续手术治疗。该例患者合理采用损害控制外科技术,取得理想的效果。

(白祥军　主任医师/教授　华中科技大学同济医学院附属同济医院
Email:baixiangjun@hotmail.com)
Email:rwdai@163.com)

【参考文献】

[1] 李辉,唐朝晖,等.损伤控制性复苏[J].中华急诊医学杂志.2013,22(9):1065-1068.

第 7 篇

其他少见类型损伤

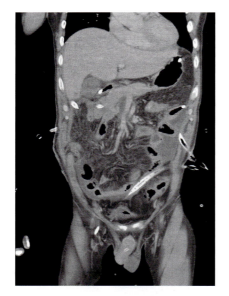

图 91-7　腹部 CT

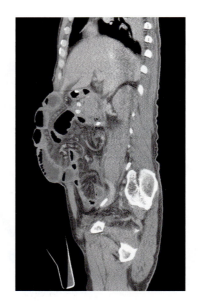

图 91-8　腹部 CT

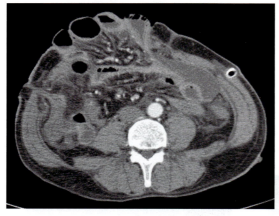

图 91-9　腹部 CT

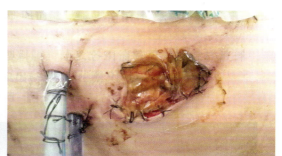

图 91-10　坏死的升结肠造口

涌出,经过断裂口可见后方之肠系膜上静脉,周围大量皂化斑。于是行升结肠造口、盲肠切除+回肠造口+腹腔超量冲洗+胰周 VSD 引流+原造口清创+VSD 辅助腹腔暂时关闭术。胰腺断裂处左右旁边留置一根引流管,断裂处上方纵行放置 VSD 泡沫,接单独负压吸引,由切口出腹腔(图 91-10~图 91-15)。

　　8 月 21 日计划性再次手术:拔出两侧胰周引流管,更换 VSD 泡沫材料(图 91-16~图 91-18)。拆除腹部 VSD 后,肉芽生长良好,胰腺裂口上方形成稳定通道。回肠造口处状态良好。

　　8 月 28 日第三次计划性再手术。左大腿取皮+腹壁网状植皮+VSD 负压引流术,更换胰腺上方的 VSD 泡沫材料,缩小泡沫,使胰腺上方 VSD 泡沫引流处越来越小(图 91-19~图 91-21)。

　　9 月 4 日去除 VSD,改为开放换药,胰腺上方改为橡皮引流管引流(图 91-22)。

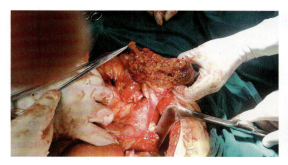

图 91-11　切下的坏死升结肠

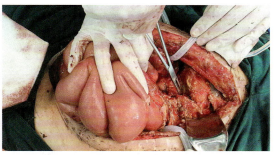

图 91-12　断裂的胰腺颈部

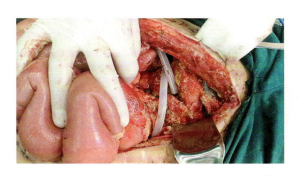

图 91-13　胰腺断裂处左右放置各放置一引流管

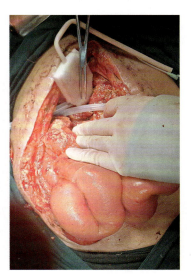

图 91-14　胰腺断裂上方竖直放置一修剪适当的 VSD 引流

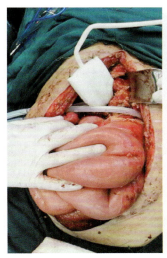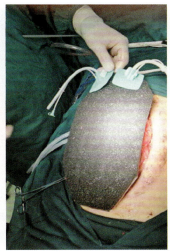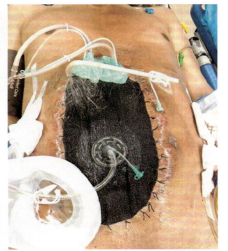

图 91-15　VSD 辅助腹腔暂时关闭

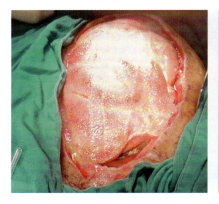

图 91-16   拆除腹部 VSD 后,生长良好的肉芽

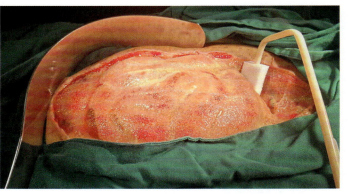

图 91-17   拆除腹部 VSD 后,生长良好的肉芽,胰腺裂口上方形成稳定通道

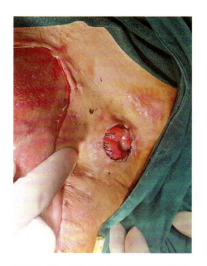

图 91-18   观察回肠造口处状态良

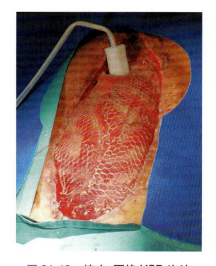

图 91-19   植皮,更换 VSD 泡沫

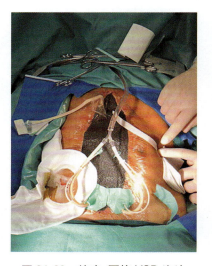

图 91-20   植皮,更换 VSD 泡沫

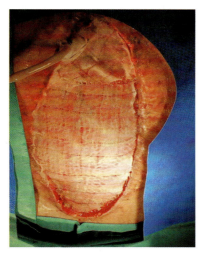

图 91-21　植皮,更换 VSD 泡沫

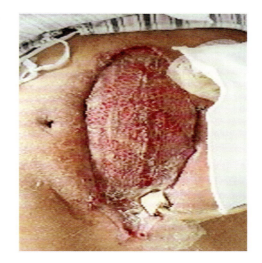

图 91-22　改为开放换药,胰腺上方改为橡皮引流管引流

9 月 11 日胰腺上方引流口逐渐缩小(图 91-23)。

9 月 20 日患者出院(住院 35 天)(图 91-24)。

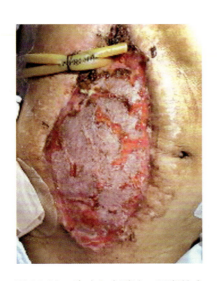

图 91-23　胰腺上方引流口逐渐缩小

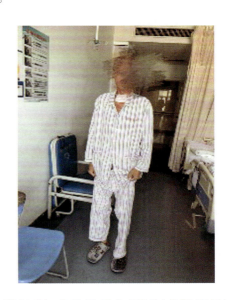

图 91-24　9 月 20 日患者出院(住院 35 天)

【诊断】

1. 交通事故致多发伤(ISS 34)

  1.1　胸部钝性伤

    1.1.1　双肺挫伤(AIS 3)

    1.1.2　双侧胸腔积液(AIS 2)

    1.1.3　左侧第 5 肋骨骨折(AIS 1)

　　1.2　腹部钝性伤

　　　1.2.1　下腔静脉破裂修补术后（AIS 4）

　　　1.2.2　胰腺颈部断裂（AIS 4）

　　　1.2.3　升结肠、横结肠挫伤（AIS 3）

　　　1.2.4　暂时性腹腔关闭术后

　　　1.2.5　升结肠造口术后

　2.　并发症

　　2.1　失血性休克

　　2.2　胰漏

　　2.3　升结肠造口坏死

　　2.4　多器官功能不全

　　　2.4.1　ARDS

　　　2.4.2　急性肾损伤

　　　2.4.3　急性肝损伤

　　2.5　腹腔间隙综合征

　　2.6　气管切开术后

　　ISS $= 3^2 + (4+1)^2 = 34$

【预后及随访】

　　ICU 时间 17 天、住院时间 35 天，临床结局满意，恢复超过预期，无诊疗并发症发生。10 月 30 日（伤后 3 个月）胰腺上方引流裂口已封闭（图 91-25）。

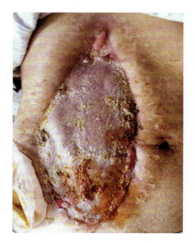

图 91-25　胰腺上方引流裂口已封闭

【经验与体会】

　　患者入上级医院时已经历三次开腹手术，反复出血，多次大量输血，升结肠造口坏死，腹腔暂时开放，多器官功能衰竭，感染指标高，胸部肋骨骨折及双下肺挫伤暂时稳定，不需要特殊处理，已气管切开，生命体征大致平稳。首要解决的是腹腔出血问题，患者腹腔引流管及管周持续出血，原因不明，总体看出血速度暂时较慢，生命体征暂时平稳，可行全腹部增强

CT 明确腹腔情况,为剖腹探查术提供指导。

升结肠造口已经坏死,成为感染源存在,必须切除重新造口,但暂不危及生命。使用 3L 营养袋辅助腹腔暂时关闭,效果较差,没有吸引冲洗引流功能,考虑更换为 VSD 辅助腹腔暂时关闭。多器官功能衰竭,考虑其为急性并发症,继续 CRRT,纠正电解质紊乱等保守治疗。继续使用肠外营养,明确腹腔情况后再考虑结合肠内营养。CT 检查后提示:胰腺颈部断裂明显存在,周围渗液较多,引流管引流液淀粉酶高。考虑腹腔出血为胰液持续腐蚀腹腔小血管所致,此时患者生命体征较稳定,可施行剖腹探查术。完善各项检查及术前准备,准备剖腹探查。

关于胰腺断裂的处置:患者第一次手术后的胰漏、创伤性胰腺炎、出血、造口坏死等均为胰腺断裂引起,处理胰腺断裂损伤为本例患者现阶段的关键所在。本例 CT 影像显示胰腺颈部断裂,断裂后方即为肠系膜上静脉,且断裂长度较长,超过一半周径,但患者为气管插管状态,不能行磁共振胰胆管造影(MRCP)检查,只能大概率判断已损伤主胰管,按美国创伤医师协会指南(1990,ASST)胰腺损伤分级标准,评为 Ⅳ 级胰腺损伤,前两次剖腹探查已经在胰腺周围放置了引流管,但引流效果差,仍不断出血,可能引流不充分,本例创新使用 VSD 置于腹腔胰周主动负压冲洗引流,引流充分,效果好,放置后患者未再出现出血,感染指标也相应下降,胰液形成稳定出口,逐渐缩小封闭,也未再次解剖胰腺放置胰管引流。安置胰腺裂口上方的竖直 VSD 负压冲洗引流泡沫,不仅可以引流胰液及周围渗出,腹腔积液也可充分引流而不损伤脏器。

坏死造口的处置:本例患者升结肠造口坏死,需要开腹切除坏死肠管,重新造口,因原有腹壁剩余皮肤较少,造口位置偏下方靠近髂骨,导致术后患者造口周围不平,造口袋经常渗漏,但已没有其他健康的腹壁用于造口,也是不得已的造口位置。

【专家点评】

本例患者是典型的以合并大血管损伤、腹部重要脏器伤为主的胸腹多发伤病例,由三级创伤救治单位接棒完成救治,成功经验值得借鉴。

1. 关于分级救治　创伤是时间敏感性疾病。由于抢救生命的紧迫性,创伤患者往往无法第一时间选择高等级医疗机构就诊,因此基层急救单位的决策至关重要[1,2]。本例多发伤患者伤情严重、复杂,由于合并下腔静脉多处破裂出血、失血性休克,救治的第一要务应是有效止血,而在第一级急救单位救治时,修补了下腔静脉,主要任务完成;另外,由于合并结肠破裂,完成了结肠部分切除、升结肠造口术,限制了腹腔内感染源,次要任务也完成。转入第二级救治机构后,由于再次腹腔内出血及胰腺破裂伤后胰漏、腹腔高压,进行了相应的止血手术、胰周引流及开放腹腔处理,取得了一定效果。在到达第三级救治机构后,及时完成伤情初次评估和二次评估,完成了止血、结肠造口坏死区切除、回肠造口、坏死区清创、胰周VSD 引流等损伤控制手术,后期进行了更换 VSD 引流、植皮等计划性手术及伤口管理,达到痊愈。从本病例的有效救治工作看,上述三级创伤救治单位工作连续继承,根据自身条件及技术水平完成了相应的急救和治疗任务,是我国建设严重创伤分级救治体系工作中具体实践的范本,相关经验值得各级创伤急救工作者参考。

2. 关于胰腺损伤　胰腺创伤并不常见,占腹部外伤的 3.8%。但由于胰腺毗邻较多重要脏器,故在其严重受损时常合并包括大血管损伤的周围脏器的损伤,有文献报道腹部大静脉损伤的发生率为 5.5%,常见受损血管依次为:下腔静脉、门静脉和肠系膜上静脉[3]。对于上腹枪弹伤、刀刺伤等部穿透性损伤,胰腺损伤一般可以得到快速诊断。而对于闭合性损伤的病例,都要仔细询问病史并考虑是否有胰腺损伤的可能。对于腹部外伤后合并腹膜刺激征或明确有腹腔内出血表现的患者,需要立即进行剖腹探查术。术中应按照破损大血管修补/非关键血管缝扎止血-消化道污染处理-胰腺损伤处理的顺序完成操作。在发现胰腺损伤时,术中准确判断是否有胰管损伤是决定胰腺损伤的处置方式的关键。如果仅为胰腺挫伤和不伴胰管损伤的胰腺裂伤,仅在胰腺上下方各放置一根双腔或十字花引流管保持术后有效负压引流即可,术后即便出现胰漏,也可以通过有效引流达到治愈;不建议术中对受损的胰腺包膜行缝合手术,因为缝合包膜后会导致胰腺假性囊肿的形成的可能,增加术后并发症。对于Ⅲ级损伤时可选择快速胰体尾切除(保留或不保留脾脏);而Ⅳ级、十二指肠毁损较小的Ⅴ级胰腺损伤时,可将胰腺近端断面褥式交叉缝合,缝扎近端主胰管,远端胰腺做空肠端侧吻合;Ⅴ级伴十二指肠严重广泛破坏时,可选用胰十二指肠切除[4]。而近年来我中心提出在手术中应用胰管桥接法可以有效保存胰腺和胰管完整性,不需要重建消化道,可以明显缩短手术时间,而且经临床验证效果可靠,对于血流动力学不稳定的患者更为适用[5,6]。

　　总之,合并胰腺损伤的多发伤,仍是目前创伤救治的难点。我们相信,随着基层创伤救治水平的提高、一些临床新技术新理念的普及应用以及微创外科技术的进步,可以预见未来胰腺损伤的救治理念和水平还会进一步发展和提高。

（戴睿武　副主任医师　中国人民解放军成都军区总医院

Email:rwdai@163.com）

【参考文献】

　　[1] 邓进,张连阳.我国创伤中心建设的困境与对策[J].中华灾害救援医学,2017,8:464-466.

　　[2] 张连阳.努力突破严重创伤医院内救治瓶颈[J].西部医学,2015,8:1121-1123.

　　[3] BRitterL D./张连阳,白祥军,赵晓东(主译).急诊外科学[M].北京:人民军医出版社,2015.

　　[4] VERTREES A,ELSTER E,JINDAL RM,et al. Surgical management of modern combat-related pancreatic injuries:traditional management and unique strategies[J]. Mil Med,2016,181(10):1391.

　　[5] 戴睿武.胰腺损伤救治中的几个重要问题[J].创伤外科杂志,2017,4:241-243.

　　[6] 江宗兴,刘彦莉,肖乐,等."桥接法"在闭合性椎前区胰腺损伤合并胰管断裂中的应用[J].创伤外科杂志,2017,9:673-676.

第92章
交通事故所致合并十二指肠损伤的严重多发伤

【导读】

十二指肠位于右上腹部深层,大部分位于腹膜后,活动性小,邻近多为重要器官,背靠脊柱,损伤发生率较低,约占腹内脏器损伤的 3%~5%,容易被临床医师所忽视。十二指肠损伤后的肠内容物多局限于腹膜后,早期缺乏腹部特异性的症状和体征,单凭症状和体征很难做出正确诊断,同时常常合并其他重要脏器严重损伤,病情危重,易被其他脏器损伤所掩盖,不易确诊,误诊、漏诊率和术后并发症的发生率高,术前确诊率仅约为 10%~35%,甚至手术中的漏诊率高达 25%,常常延误治疗。十二指肠损伤可能出现严重的并发症,病死率高达 20%~30%。本例十二指肠损伤的处理可以为大家提供一些参考。

【病例简介】

患者女,38 岁。

8 月 20 日晚 23:00 乘坐车辆与前车相撞(患者乘坐在副驾驶位置)后昏迷,驾驶者立即将其抱出,并行心肺复苏后,患者意识状态恢复诉背部及腹部疼痛。2 小时后,120 急诊送到当地医院。患者诉恶心、头晕明显伴呕吐频繁,逆行性遗忘。胸部疼痛明显,呼吸及触及时明显加重,阵发性胸闷、心悸及呼吸困难,全腹部疼痛剧烈,呈持续性锐痛,无明显缓解期,腹胀进行性加重,腰背部疼痛,活动时明显加剧,无明显肢体麻木及活动障碍。急查 CT 显示:腹腔积液(血)、脾脏破裂;腹、盆腔部分肠间隙不清,胰头周围结构不清,结合腹膜炎病史,考虑腹膜增厚、粘连所致;腰 1 椎体压缩性骨折,胸 12、腰 1、2 椎右侧横突骨折,腰 3 椎体右侧横突可疑骨折;左第 9 肋骨骨折;心包膜稍增厚;颅脑 CT 平扫未见明显异常。急诊行剖腹探查术、门静脉修补、十二指肠破裂修补、十二指肠部分切除、十二指肠空肠吻合、胃空肠吻合、空肠造瘘术,术后患者腹腔引流管持续引流出大量血性液体,考虑腹腔内血管出血,再次予以介入栓塞治疗(栓塞胃十二指肠上动脉)后,腹腔出血情况明显缓解,术后予以抗炎、止血、对症支持等治疗。

8 月 21 日,患者呼吸、循环状态维持不佳,病情危重,患者家属要求,急诊转入上级医院(图 92-1)。

入院查体:T 36.2℃,P 160 次/min,R

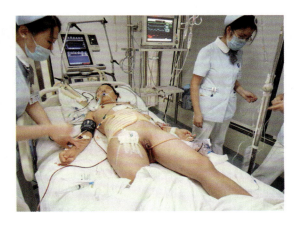

图 92-1 入院时

577

40 次/min,BP 108/52mmHg,意识呈浅昏迷状态,四肢湿冷,睑结膜及甲床苍白,双侧大腿皮肤呈花斑样改变。胸廓对称无畸形,双肺呼吸运动对称,呼吸运动减弱,无胸膜摩擦感,双肺听诊呼吸音稍粗,未闻及明显干湿啰音和胸膜摩擦音。腹部膨隆、可见腹部双根引流管及空肠造瘘管,腹式呼吸消失,全腹压痛及反跳痛明显,未触及包块。肝脾肋下未触及,腹部鼓音区缩小,移动性浊音(+),肝界无法叩出,肠鸣音消失,未闻及血管杂音及摩擦音,四肢及关节无反常活动、骨擦感。

　　8 月 22 日,行腹腔扩容、胆囊造瘘、腹腔引流术。腹腔内积血量约 2 500ml,肝门区严重挫伤、渗血,肠道广泛水肿,空肠造瘘处右侧 1.0cm 处见长约 0.3cm 肠壁裂口,有少许肠液外渗,十二指肠、肝十二指肠韧带外侧黄染(为胆瘘所致),十二指肠与空肠吻合口处可见直径约 0.3cm 活动性出血区,近段空肠及系膜严重挫伤(图92-2)。术后血乳酸 Lac11.9mmol/L。

　　术后 ICU 予以抗感染、抗休克、纠正内环境、抑酸、营养心肌、保肝、改善微循环、肠外营养等对症处理。术后当日,因右侧胸腔大量积液予以行胸腔置管引流术。

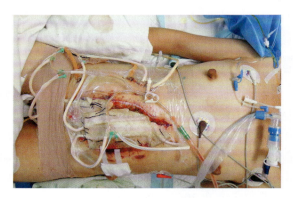

图 92-2　行腹腔扩容、胆囊造瘘、腹腔引流术

　　8 月 24 日,行腹腔探查、灌洗、VSD引流、腹壁 VSD 更换术。术中见腹壁切口边缘颜色晦暗,腹腔内积液量大,绝大部分呈黄色并分隔,脾窝处积液呈巧克力色,浑浊,胆囊下方、十二指肠残端及十二指肠吻合口区域可见坏死组织、肠内容物及胆汁,肠管明显肿胀,肠管与肠管之间关系不清(图 92-3、图 92-4)。

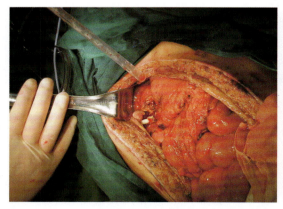

图 92-3　术中所见
十二指肠残端及十二指肠吻合口区域可见
坏死组织、肠内容物及胆汁,肠管明显肿胀,
肠管与肠管之间关系不清

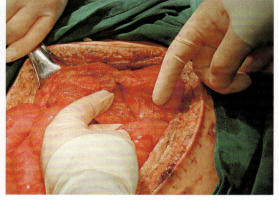

图 92-4　术中所见
十二指肠残端及十二指肠吻合口区域可见
坏死组织、肠内容物及胆汁,肠管明显肿胀,
肠管与肠管之间关系不清

　　8 月 27 日,患者血培养提示酵母样真菌+肺炎克雷白杆菌生长,痰培养提示肺炎克雷白杆菌+鲍曼不动杆菌生长。

　　8 月 28 日,患者病情逐渐稳定,加用肠内营养液。

　　8 月 29 日,尝试拔除气管导管,患者不能耐受,行气管切开术。

8月30日，昨日从患者鼻空肠管内注入亚甲蓝后，患者胃管及十二指肠吻合口下方引流管内可见较多亚甲蓝稀释液流出，故考虑患者肠道蠕动功能仍极差，反流明显。现体温再次反复上升，可能和患者开展肠内营养后，营养液反流至局部有关，故今日暂停肠内营养支持，继续开展肠外营养支持，空肠管持续减压观察肠内容物反流情况。患者凝血功能较前改善，十二指肠吻合口处 VSD 持续负压吸引及乳胶管引流出胆汁样引流液通畅，继续予以抑酸、改善微循环、营养心肌、抑制消化腺体分泌等对症治疗。患者入院后由于考虑感染来源复杂，故加用了替考拉宁预防感染，但患者入院后多次培养均无 G⁺菌感染证据，暂停替考拉宁治疗。患者血红蛋白进行性下降，输血对症治疗。

9月1日，一般情况好转，暂停所有抗生素。

9月5日，行取左大腿皮肤腹壁植皮、胃瘘 VSD 引流、暂时性关腹术（图92-5）。

9月6日，患者出现高热40.3℃，加用帕尼培南抗感染。

9月7日，行肠内温水泵入少量肠内营养液。

9月8日，加用肠内营养。

9月10日，昨日胃残端 VSD 引流液约1 000ml，为浅咖啡色，床旁镇静、镇痛下更换腹部 VSD，在取出胃残端 VSD 时见较多血性液体溢出，同时仍在活动性出血，局部填塞油纱及小纱布各4张，计划填塞48小时。

9月11日，出血未停，血红蛋白进行性下降，输血治疗。

9月12日，行胃残端出血缝扎、压迫止血、胃残端瘘修补、腹壁 VSD 引流术。

9月16日，拔除气管导管。

9月17日，更换腹部 VSD。

9月19日，患者负压吸引装置吸出较多肠内营养液，考虑肠内营养液反流所致，加用肠动力药物，改为小剂量缓慢肠内营养支持。

9月21日，停用肠内营养。

9月24日，拔除十二指肠吻合口 VSD 引流管。转入创伤外科治疗。

9月25日，加用肠内营养。

9月27日，拔除十二指肠吻合口引流管。

9月27日，换药图片（图92-6）。

10月6日，进流食。

11月2日，行腰1椎体陈旧性骨折（A3 型）伴脊柱后凸畸形截骨矫形、钉棒内固定、植骨

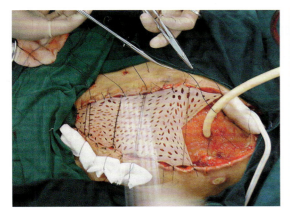

图 92-5 行取左大腿皮肤腹壁植皮

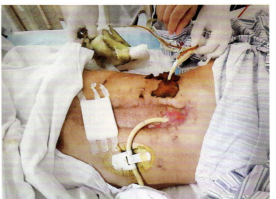

图 92-6 9月27日腹部情况

（包括此例的胆囊造瘘）等选择是明智的,也是最终获救而值得借鉴的成功经验。最后,一年多以后的腹壁重建术也做得很顺利,大大有利于提高生存质量。除了能挽救生命,还尽量保证生活质量,这是对创伤医学的更高要求。

（高劲谋　主任医师　重庆大学附属中心医院
Email:gaojinmou2002@sina.com）

【参考文献】

[1] 黎介寿.损伤控制外科理念在胰十二指肠钝性损伤处理中的应用[J].中国实用外科杂志,2015,35(3):237-239.

[2] 艾涛,高劲谋,胡平,等.胃造口双管法在十二指肠破裂修复术中的临床应用[J].中华消化外科杂志,2016,15(3):266-270.

第93章

创伤致十二指肠壁内巨大血肿

【导读】

　　创伤导致的十二指肠壁内血肿常见于儿童及青少年,本例为16岁青少年。临床症状多为无放射性的脐周疼痛,中上腹压痛、反跳痛,轻度腹肌紧张,移动性浊音阴性,可呕吐含胆汁的胃内容物,有轻度或中度发热,若继发破裂或者穿孔则可造成陈旧血液和/或小肠液渗入腹膜后间隙或腹膜腔,导致严重感染。

【病例简介】

　　患者男,16岁。

　　因"上腹部撞击后疼痛伴恶心呕吐1天"入院。入院时查体:T 36.3℃,P 77次/min,R 20次/min,BP 140/77mmHg,上腹部局限性压痛伴反跳痛,未明确扪及包块,肝区无叩痛,肝浊音界清晰正常,右下腹穿刺阴性。

　　入院后当天行腹部CT增强扫描:十二指肠下曲及水平段占位,肠壁见片状高密度影及低密度液体聚集,增强后见管壁轻度强化;胰头颈部受压移位,胆总管未见明显扩张,腹腔未见明确游离气体。考虑十二指肠下曲及水平段肠壁挫伤并管腔内积血可能(图93-1~图93-4)。

　　次日行上消化道碘水造影:经胃管注入约300ml碘水(碘水20%泛影葡胺),显示十二指

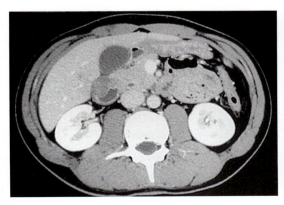

图93-1　腹部CT
十二指肠下曲占位

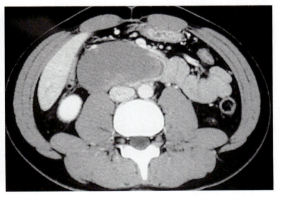

图93-2　腹部CT
十二指肠水平段占位,肠壁见片状高密度影及低密度液体聚集

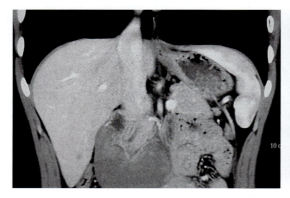

图 93-3　腹部 CT
胰头颈部受压移位

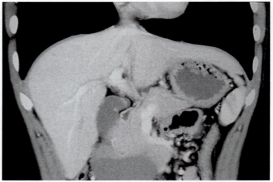

图 93-4　腹部 CT
腹腔未见游离积气

肠降段与水平段交界处明显狭窄,碘水不能通过。考虑外伤所致十二指肠降段与水平段交界处梗阻(图 93-5)。

经禁食、胃肠减压等非手术治疗 48 小时,腹痛减轻,恶心呕吐无明显好转。于入院后 4 天在全身麻醉下行剖腹探查,术中见十二指肠下曲、水平段 5cm×12cm 肠壁间血肿,位于环肌层和纵肌层之间;小肠系膜根部见挫伤、血肿形成。行十二指肠肌层间血肿清除,胃管注入亚甲蓝溶液 200ml 未见十二指肠有漏出,肠壁外放置泡沫材料行负压封闭引流。术后 5 天拔出负压引流,7 天痊愈出院(图 93-6、图 93-7)。

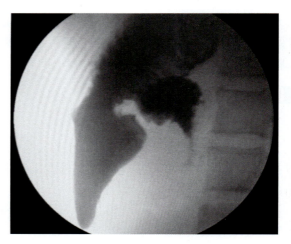

图 93-5　上消化道碘水造影
十二指肠降段与水平段交界处梗阻

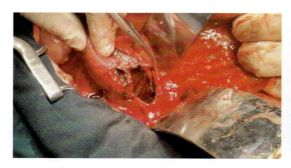

图 93-6　十二指肠肠壁间血肿

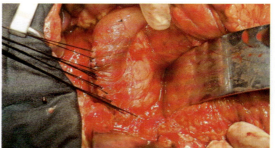

图 93-7　十二指肠肠壁血肿清除+修补术

【诊断】

十二指肠壁内巨大血肿伴梗阻(AIS 2)
$ISS = 2^2 = 4$

【预后及随访】

预后好,痊愈出院。

【经验与体会】

由于与胰腺共血供、Treitz 韧带固定等使十二指肠活动度减小,其水平段属腹膜后位器官,后邻腰椎,而十二指肠的供血动脉前后、上下吻合成弓,钝性伤的剪切力易造成肠壁内血管丛撕裂,使肠壁及系膜形成血肿。本例伤后上腹隐痛不适,无明显腹膜炎体征,随着血肿持续增大压迫肠腔导致高位肠梗阻。十二指肠壁内血肿 CT 平扫表现为十二指肠走行一致或相邻的高或等密度的软组织肿块影,边界多较清晰、光滑,形态多不规则,密度不均匀,血肿段及血肿近段肠壁肿胀、增厚,多与局部血肿压迫和缺血有关。增强扫描肿块无强化是其特点。间接征象为近端的小肠及胃有不同程度的梗阻、扩张。CT 对明确诊断有显著意义,同时还可以帮助判断血肿出血量的多少、梗阻的严重程度,对合并肠壁坏死、穿孔者更具提示意义。但 CT 显示十二指肠占位需与十二指肠梗阻相鉴别,主要方法是上消化道碘水造影,本例即经造影及 CT 检查明确诊断。肠壁内血肿如未及时处理,其转归有:①向外穿破浆膜,血液流入腹膜腔内或腹膜后,因出血量不大,可吸收自愈;②血肿小者吸收自愈;血肿大者机化,致十二指肠瘢痕性狭窄和肠梗阻;③当血肿波及十二指肠乳头时,可引起胆管狭窄或胰腺炎。因此一旦诊断成立,施行包括胃肠减压及肠外营养支持在内的非手术治疗;如果症状不减轻或有加重,本例血淀粉酶升高达正常值 2 倍,即不应再依赖非手术治疗而应手术治疗。手术治疗可缩短病程,也缩短了患者长期安置胃管及禁食的痛苦时间。小血肿往往不会引起梗阻,而引起梗阻的大血肿常常需要很长时间才能完全机化,每个血肿完全机化的时间及每个患者梗阻症状消除的时间也会随血肿大小的不同而不等。血肿早期的手术方式简单,术后恢复快,术中切记探查十二指肠有无穿孔,可采用胃管注入亚甲蓝观察 30 分钟,针对血肿操作轻柔避免医源性损伤十二指肠。为了减少引流术后渗出及预防十二指肠瘘,本例于浆膜层修补处放入 VSD 负压引流装置确保十二指肠顺利愈合。

【专家点评】

十二指肠损伤占所有腹部损伤不足 2%,十二指肠损伤大约 80% 由穿透性损伤导致,而钝性损伤通常由撞击物体和脊柱共同形成的挤压力引起[1,2]。本例患者为年轻男性,上腹部受撞击导致十二指肠钝性损伤,符合常见致伤机制。

本例患者入院后急诊进行了腹部 CT 增强检查,提示十二指肠降段和水平段肠壁挫伤并管腔内积血可能;第二天进行上消化道造影,碘水不能通过,显示十二指肠降段与水平段交界处明显狭窄,进一步明确外伤导致的十二指肠降段和水平段血肿形成并梗阻。十二指肠损伤通常有三种诊断方式:①血流动力学不稳定创伤患者,通常在剖腹探查中得到诊断;②生命体征稳定的患者,通常可以通过术前 CT 检查和上消化道造影进行确诊;上消化道造影要求在透视下进行,患者首先左侧卧位,随后平卧位,最后右侧卧位,有助于最大程度地减少漏诊率;③对于那些无法在早期作出明确诊断的十二指肠损伤患者,可能因为后续继发的脓毒血症而获得诊断。本例患者诊断过程非常及时,诊断检查的选择相当准确,检查的优先次序清晰合理,在最短的时间内确定了损伤部位和损伤的严重程度(Grade Ⅱ,AAST)[3],为后续的治疗选择提供了可靠依据,这一点尤其重要。

　　根据十二指肠损伤的不同严重程度,是否合并其他损伤,以及损伤后的手术时间,治疗上的方法也可能不同,相应的确定性治疗措施包括:①禁食、胃肠减压、营养支持的非手术观察治疗。②血肿清除+单纯修补+引流术。③无张力横向修补/无张力修补+胃空肠吻合+/-幽门旷置术。④十二指肠充分游离+十二指肠十二指肠吻合/Roux-en-Y十二指肠空肠吻合。⑤无张力修补+远端胃切除+胃空肠吻合术(Bill Ⅱ式)。⑥损伤控制+/-胰十二指肠切除术[4]。本例患者入院后生命体征稳定,明确诊断后采取保守治疗4天,患者腹痛症状缓解,但恶心呕吐症状无好转,梗阻无缓解,遂剖腹探查,术中发现十二指肠降段和水平段5cm×12cm肠壁间血肿,行肌层间血肿清除,浆肌层间断缝合修补,肠壁外放置泡沫材料行负压封闭引流。本例患者的治疗策略选择非常正确,治疗措施及时得当,具有相当好的教育价值。

　　虽然目前尚未有Ⅰ级证据支持十二指肠壁外引流的常规使用[1],但是引流作为一种"保护性"的措施常常被术中使用。本例患者术中放置十二指肠壁外负压封闭引流,术后5天拔除,术后7天愈合出院。引流管的好处是一旦出现十二指肠漏,它可以形成一种可以控制的瘘管,最终有机会通过非手术治疗愈合;而对于不同类型的引流材料,负压封闭引流技术是最合适的[1,5]。

(章桂喜　副主任医师　香港大学深圳医院

Email:zhanggx@hku-szh.org)

【参考文献】

[1] MALHOTRA A,BIFFL WL,MOORE EE,et al. Western trauma association critical decisions in trauma:diagnosis and management of duodenal injuries[J]. J Trauma Acute Care Surg,2015,79(6):1096-1101.

[2] DEGIANNIS E,BOFFARD K. Duodenal injuries[J]. British Journal of Surgery,2000,87:1473-1479.

[3] TINKOFF G,ESPOSITO TJ,REED J,et al. American Association for the Surgery of Trauma Organ Injury Scale Ⅰ:Spleen,Liver,and Kidney,Validation Based on the National Trauma Data Bank[J]. Journal of American College of Surgeons,2008,207(5):646-655.

[4] AIOFI A,MATSUSHIMA K,CHANG G,et al. Surgical trends in the management of duodenal injury[J]. Journal of Gastrointestinal Surgery,2019,23:264-269.

[5] 张连阳.重视负压封闭引流在腹部外科中的应用[J].创伤外科杂志,2012,5:389-391.

第 94 章

胰腺Ⅲ级损伤

【导读】

胰腺损伤是腹部最为复杂而严重的一类创伤,病死率和并发症发生率均很高。胰腺是腹膜后器官,位置深在,损伤后临床表现隐蔽,实验室检查也缺乏特异性,诊断困难,处理棘手。准确判断胰腺损伤程度,掌握正确的救治原则,才能最终使患者受益。

【病例简介】

患者男,40 岁。

主诉:胸腹部被三轮车挤压致胸痛、胸闷、腹痛、腹胀 2 天。于 10 月 15 日 23:44 入院。

2 天前患者被机械三轮车尾部挤压胸腹部致胸痛、胸闷、腹痛、腹胀,伴恶心、呕吐,呕吐物为胃内容物,伴发热,体温 39.2℃,无咯血、头痛、头晕、意识障碍等症状,遂至当地医院做腹部 CT 考虑"胰腺断裂",给予输液治疗(具体用药不详)无好转,建议转上级医院行手术治疗,为求进一步治疗,遂由外院 120 送入院,急诊以"多发伤"为诊断收入院。自发病以来,未进食,睡眠欠佳,大便未解,小便正常,精神差,体重无减轻。

入院查体:T 37.2℃、P 113 次/min、R 25 次/min、BP 117/77mmHg。神志清、精神差,双侧季肋部及上腹部腹壁多发皮肤擦伤。双肺呼吸音粗,双下肺可闻及湿啰音,心率 113 次/min,律齐,心脏各瓣膜听诊区未闻及杂音。腹部膨隆,腹肌紧张,全腹压痛、反跳痛,以上腹部为著。肠鸣音消失。四肢活动自如。

辅助检查:

胸腹部 CT 提示:胰腺损伤,腹腔积液,双肺挫伤,双侧胸腔积液,双侧多发肋骨及椎体附件骨折(图 94-1)。

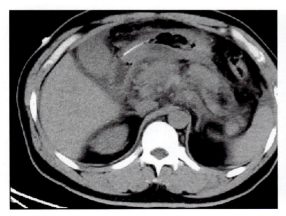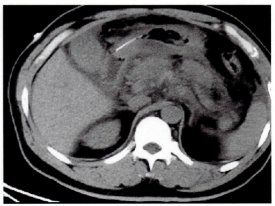

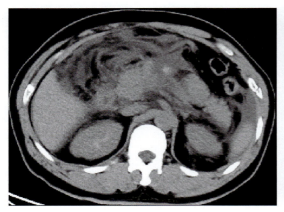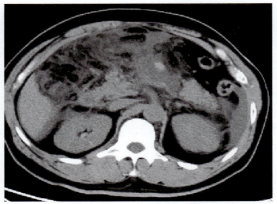

图 94-1　入院后腹部 CT

脂肪酶 925.10U/L、淀粉酶 840U/L、白细胞 $26.01×10^9/L$、红细胞 $4.93×10^{12}/L$，血红蛋白 154.2g/L、白蛋白 18g/L。

【诊治过程】

10 月 15 日 23：10，患者由外院 120 送入急救中心抢救室。当时患者生命体征尚平稳，虽有胸闷症状，但吸氧状态下氧饱和度能维持在 95% 左右，遂于 10 月 15 日 23：44 收入急诊外科病房，在办理入院手续后急查腹部 CT，给予心电监护、吸氧、抗炎、补液、应用生长抑素等对症支持治疗。

患者腹部 CT 提示胰腺断裂、腹腔积液，剖腹探查指证明确。于 10 月 16 日 13：10 急诊手术。手术过程：患者仰卧位，取左侧经腹直肌切口，进腹过程中可见腹壁各层弥漫性出血改变，进腹探查：腹腔内量约 2 000ml 褐色浑浊积液。吸净积液。继续探查：大网膜左侧可见一破口，破口周围大网膜广泛挫伤，沿该破口向两侧游离胃结肠韧带进入小网膜囊见胰腺从肠系膜动脉左侧大部离断，主胰管断端可见，仅胰腺上缘脾动静脉周围少量胰腺组织相连接。胰腺断端周围挫伤严重，组织高度水肿，仍有持续渗血（图 94-2、图 94-3）。

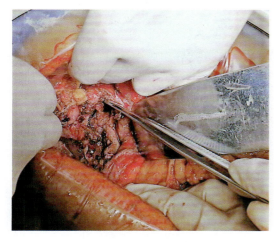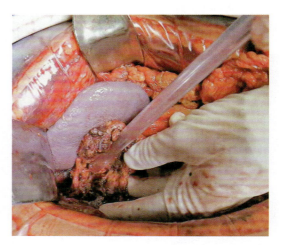

图 94-2　胰腺断裂　　　　　　　　　　　图 94-3　胰腺断裂

创面内填塞纱垫后继续探查：胃壁广泛挫伤，尤以胃小弯侧为重。全段小肠壁水肿并散在出血点。横结肠系膜左侧挫裂，裂口长约 10cm。该段横结肠血供尚可。肝脏、胆囊、十二指肠、升结肠、降结肠、乙状结肠未见明显损伤。依据上述探查，术中诊断：多发伤（钝性腹部伤：①Ⅲ级胰腺损伤；②广泛胃壁挫伤；③大网膜破裂；④横结肠系膜破裂；⑤腹壁挫伤。钝性胸部伤：①双肺挫伤；②双侧胸腔积液）。行"胰体尾切除+脾脏切除+结肠系膜修补术"。依次离断脾结肠韧带、脾胃韧带、脾肾及脾膈韧带，将脾脏及胰尾向右侧掀起游离胰体尾周围血管。用弧形切割闭合器离断胰腺上缘残留胰腺组织及脾脏血管（图 94-4、图 94-5）。取出脾脏及胰体尾（图 94-6）。再次缝扎脾脏血管。冲洗腹腔。分别于胰腺断端及脾窝内放置黎氏套管各一组以防止胰瘘、胰周脓肿（图 94-7），盆腔内放置引流管 1 根。清点器械敷料无误后全层减张关腹。10 月 16 日 16:25 结束手术，术后患者麻醉清醒困难，带气管插管转 EICU 继续治疗。

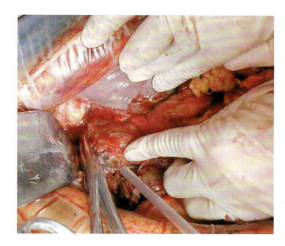

图 94-4 胰腺断裂

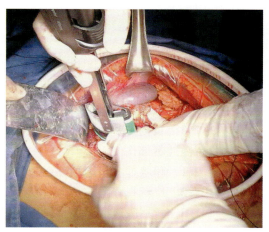

图 94-5 用弧形切割闭合器离断残留胰腺组织

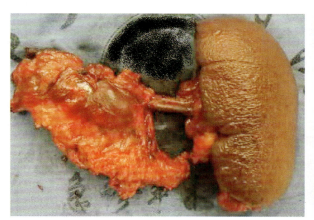

图 94-6 手术切除标本

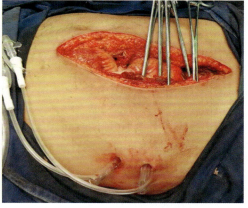

图 94-7 于胰腺断端及脾窝内放置黎氏套管

术后在 EICU 给予呼吸机辅助呼吸，使用头孢米诺 2.0 q12h+奥硝唑 500mg q12h 抗炎治疗并抑酸、应用生长抑素、黎氏套管持续冲洗引流等对症支持治疗。患者术后黎氏套管内引流除少量坏死组织及分泌物，通过使用黎氏套管持续冲洗引流。

10月19日拔除气管插管。复查血常规:血小板计数 $563×10^9/L$,给予抗血小板聚集药物治疗,联合扩容降低血液黏稠度,加速血液流动,改善微循环,降低血小板聚集。

10月20日患者病情平稳,转回急诊外科继续治疗。应用黎氏套管时注意保持吸引管通畅,及时更换吸引管,每天转动黎氏套管防止套管孔内持续吸附周围组织导致损伤。

10月23日患者脂肪酶、淀粉酶恢复正常,经肛门排气、排便,无腹痛,开始低脂流质饮食。

10月25日将黎氏套管更换为橡胶引流管,拔除盆腔引流管。

10月26日患者带引流管出院。

11月12日患者来院门诊复查,患者无明显不适,查脂肪酶、淀粉酶均正常。胸腹部 CT 提示:左下肺不张;左侧胸腔积液;胰周无明显渗出。拔除腹腔引流管并在彩超引导下留置左侧胸管,引流出淡黄色积液。

11月19日再次来门诊复查彩超后拔除胸管。

【诊断】

1. 交通事故致多发伤(ISS 18)
  1.1　钝性胸部伤
    1.1.1　双肺挫伤(AIS 3)
    1.1.2　双侧多发肋骨及部分椎体附件骨折(AIS 3)
  1.2　钝性腹部伤
    1.2.1　胰腺远端横断损伤(AIS 3)
    1.2.2　广泛胃壁挫伤(AIS 2)
    1.2.3　大网膜破裂(AIS 2)
    1.2.4　横结肠系膜破裂(AIS 2)
    1.2.5　腹壁挫伤(AIS 1)
2. 损伤并发症
  2.1　创伤性胰腺炎
  2.2　低蛋白血症
  ISS $= 3^2 + 3^2 = 18$

【预后及随访】

该患者术后入住 ICU 时间 3 天,住院时间 10 天,治疗过程中无严重并发症出现,恢复顺利,治疗效果满意。出院后复查两次,顺利拔除引流管,无明显不适。

【经验与体会】

Ⅲ级胰腺损伤,如损伤位于肠系膜上血管左侧,可以选择远端胰腺切除加外引流。一般不宜选择胰管吻合修补,因技术难度大,成功的机会很少,即便吻合成功,以后发生胰瘘的可能性也很大。单纯将胰腺创面与空肠行 Roux-en-Y 吻合术,发生胰瘘的可能性很大,不宜随便应用。多数单位行胰体尾部切除时均联合切除脾脏,但也有越来越多保留脾脏的胰体尾部切除术治疗胰体尾损伤的报道,疗效满意,有条件时可适当选用[1]。

【专家点评】

本病例是以胰腺Ⅲ级损伤为主的胸腹部多发钝性伤。患者伤后 2 天才就诊，入院后初次评估伤情稳定，二次评估明确诊断，并于入院后次日完成胰体尾切除术、脾脏切除术。术中在术区放置了可主动吸引的引流管，术后进行了冲洗引流，有效防治了脾窝及胰周脓肿形成；术后 3 天注意到了脾切除术后血小板过度升高的并发症，及时采取措施防治静脉血栓的形成；术后 26 天针对肺部损伤后的合并症进行了穿刺引流并很快痊愈。整个处理过程合理流畅，经验值得基层创伤急救中心在临床工作中借鉴。

基层医疗单位多选择快速胰体尾切除+脾脏切除，部分有条件的单位选择保留脾脏的胰体尾切除，这两种方式都可以作为首选的手术方式，但两种方式均可使患者术后发生糖尿病的风险加大[2]，此外前者还可引起术后血小板升高，我们建议在升高至正常值上限前就应采取药物预防静脉血栓形成。

对于生命体征稳定的胰腺Ⅲ级损伤的患者往往手术时机较为从容，术者除应正确决策手术方式外，还应考虑是否可以尽可能保留脏器功能。因此对于Ⅲ级胰腺损伤，手术方式值得探讨[3]。

我们的经验发现，对于Ⅲ级胰腺损伤可使用胰管桥接法完成胰腺修复，即：断面清创后一期重建或引流主胰管，再对端缝合断裂胰腺实质。这样可以在减小手术规模的同时一期手术修补胰腺。该方法的技术要点为：①清创时寻找并标记胰管断端；②游离胰腺断缘两端，清创并修整断面；③根据胰管直径置入内导管并临时固定以防脱出，内导管一端应放入十二指肠内、另一端应放入远端胰管；④裂伤区域较大时，清创后适当游离双侧断缘，先以单根不可吸收线连续缝合断缘，暂不收紧及打结，待适度拉拢后，5-0 可吸收缝线胰管吻合，之后再将断缘缝线打结[4]。

关于术后胰瘘（postoperative pancreatic fistula，PODF），国际胰腺外科研究组（International Study Group on Pancreatic Surgery，ISGPS）发布的 2016 版"术后胰瘘的定义和诊断标准"[5]，即：胰腺导管系统和另一个上皮表面之间形成的富含胰腺来源酶液体的异常通道。诊断标准为：术后>3 天时，引流液淀粉酶含量大于血清淀粉酶正常值上限的 3 倍，且与临床治疗预后相关。该标准强调胰瘘的临床相关性，如果患者引流管淀粉酶含量达到诊断标准而未影响临床治疗过程和预后，并不认为发生胰瘘[6]。

因此，本例患者如果在胰周冲洗引流期间，如能即使监测引流液淀粉酶情况，可以明确是否并发胰瘘，并进行相应治疗。此外，对于胰腺创伤相应手术治疗的患者，我们建议在 3 天后均进行引流液淀粉酶监测。

（戴睿武　副主任医师　中国人民解放军成都军区总医院

Email：rwdai@163.com）

【参考文献】

［1］彭淑牖，何小伟.胰腺闭合性损伤救治原则和进展［J］.中华创伤杂志，2005，21（1）：57-59.

［2］VERTREES A，ELSTER E，JINDAL RM，et al. Surgical management of modern combat-related pancreatic injuries：traditional management and unique strategies［J］. Mil Med，2016，181（10）：1391.

［3］戴睿武.胰腺损伤救治中的几个重要问题［J］.创伤外科杂志,2017,4:241-243.

［4］江宗兴,刘彦莉,肖乐,等."桥接法"在闭合性椎前区胰腺损伤合并胰管断裂中的应用［J］.创伤外科杂志,2017,9:673-676.

［5］BASSI C,MARCHEGIANI G,DERVENIS C,et al. The 2016 update of the International Study Group(ISGPS)definition and grading of postoperative pancreatic fistula:11 Years After［J］. Surgery,2016,28:913-914.

［6］施思,项金峰,徐近,等.2016版国际胰腺外科研究组术后胰瘘定义和分级系统更新内容介绍和解析［J］.中国实用外科杂志,2017,37(2):149-152.

第95章
严重多发伤并发严重腹腔感染和消化道大出血

【导读】

严重多发伤常累及腹部脏器损伤,平时腹部损伤70%~80%为钝性(闭合)损伤,战时多为穿透性损伤;腹部多脏器损伤的发生率高达28.7%~69.5%[1],而以腹部为主的严重多发伤多需手术干预。实质性脏器损伤以介入或手术止血为主要治疗措施,空腔脏器损伤处理的延时或不当会带来致命性并发症。严重腹腔感染是腹部损伤较为棘手的处理难题。本例前期是以腹部为主的严重多发伤的救治,后期为严重腹腔感染处理。其救治过程较为曲折,今以案例示之,供同行参考。

【病例简介】

患者男,59岁;体力劳动者,BMI 18.3kg/m²。

"腹部被数吨重、旋转中的重物撞击后1小时"于4月1日12:59急诊入院,伤后腹痛,腹胀,心慌。BP 95/64mmHg、P 118次/min、R 25次/min,休克指数(SI)1.24,神志清,腹部稍膨隆,压痛反跳痛明显。

FAST:腹腔积血伴凝块形成,肾周积液,胸腔无积液积气。

胸腹部CT:腹腔积液,肠间积气,肠系膜模糊;左侧8~10肋骨骨折(图95-1)。

入院后由创伤科医师陪同行CT(4月1日13:06)检查后由CT室直接送往手术室,在全麻下行剖腹探查术。

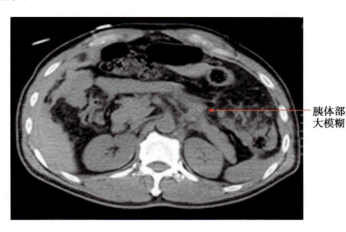

图95-1　腹部CT
胰体部肿大模糊

手术发现:腹腔内游离积血约 2 000ml,血凝块 500g;空肠距离 Treitz 韧带约 140cm 及 150cm 处两处小肠横断,伴肠系膜破裂(图 95-2、图 95-3);后腹膜破裂,腹主动脉裸露,左侧 3 支腰动脉断裂;左肾动脉撕脱、断裂,可见部分栓塞,左肾静脉撕裂(图 95-4);胰腺于脊柱左旁完全性横断;脾动、静脉挫裂伤伴活动性出血。

手术步骤及方法:首先在不翻动脏器的情况下吸出腹腔内积血及部分凝血块;左肾动、静脉结扎、腰动脉结扎,移除左肾;脾动、静脉结扎,胰体尾远端切除,胰腺断端缝扎;肠系膜分支出血血管予以结扎;小肠部分肠切除肠吻合术、肠系膜修补术。

手术历时 2 小时 45 分钟,离开手术室时生

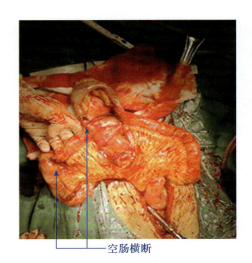

空肠横断

图 95-2 空肠横断

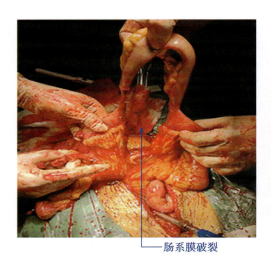

肠系膜破裂

图 95-3 肠系膜破裂

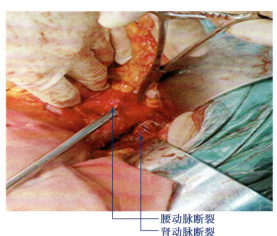

腰动脉断裂
肾动脉断裂

图 95-4 肾动脉和腰动脉断裂

命征:T 不能测得,BP 78/37mmHg,P 128 次/min,APTT 68 秒,FIB 0.99g/L,血 pH 7.2,术中尿量 50ml。术后转 ICU 继续复苏治疗,给予输血红细胞悬液 2 900ml,冷沉淀 30U,血小板 3U,药物止血,纠酸,复温等治疗。

伤后 48 小时生命征:BP 117/55mmHg,P 107 次/min,神志清,自主呼吸,尿量 2 500ml/d;伤后腹腔引流液 1 050ml(48 小时),腹腔淀粉酶 1 324U/L。术后最高 T 39.8℃,WBC 32.3×10⁹/L,超敏 C 反应蛋白 233mg/L,降钙素原(PCT)3.8ng/ml,伤后 10 天发现胰腺周围及肾窝积液明显,再行剖腹感染灶清除术,胰腺体尾部及肾窝引流较充分,鼻肠管胃肠内营养。

经过抗感染,营养支持,持续冲洗引流,输血,抑酸等治疗患者意识清楚,术后 5 天鼻肠管进少许流质,T 39.8~37.5℃,患者能进食流质,腹腔引流液淀粉酶 540~118U/L,Hb 100g/L,HCT 0.30,术后 14 天拔除胃肠减压,进食流质饮食。ICU 治疗期间出现肺部感染,痰培养为鲍曼不动杆菌,给予亚胺培南-西司他丁钠抗感染治疗,其后出现肺部真菌感染,加用氟康

唑抗真菌治疗,ICU 治疗 21 天后转入普通病房。

转入后辅助检查:超敏 C 反应蛋白 17.83mg/L、白蛋白 27.1g/L、钠 126.7mmol/L;WBC 13.51×10^9/L,N 87%,Hb 75g/L;APTT 47.2 秒,FIB 1.28g/L。转入后经继续胃肠内营养及对症处理,病情逐步好转。伤后 50 天患者突发高热,并出现便血;血红蛋白从 101g/L 降至 39g/L,血细胞比容 0.116。行引流管造影、CT、MRI 检查提示左肾窝脓肿形成(图 95-5)。再次全麻下行腰部肾窝脓肿切开引流术。

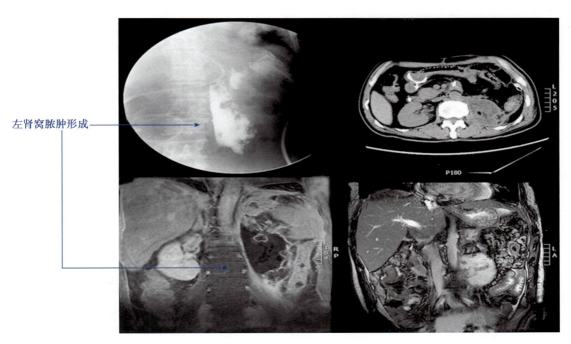

图 95-5　引流管造影及腹部 CT
左肾窝脓肿形成

经过抗感染,营养支持,持续冲洗引流,输血等治疗。伤后 80 天患者再次出现便血。急诊结肠镜检查:结肠内大量暗红色血性液体及血凝块,进镜至回盲部,见暗红色血性液从回盲部流出。CT 见左侧肾窝处少许积液(图 95-6);DSA 检查未明确出血部位。

再次在全麻下行剖腹探查。术中发现腹腔内有广泛粘连,左上方小肠壁局部增厚,粘连重,切除该段小肠见一溃疡面(图 95-7)。原肠切除吻合处无肠管增宽,瘀紫表现。病理报告:送检小肠溃疡穿孔,浆膜层见大量炎性渗出物附着,周围黏膜水肿明显,管壁间质水肿伴炎性

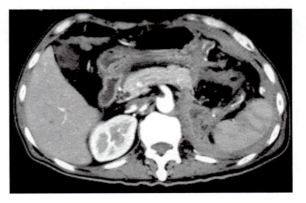

图 95-6　腹部 CT
左侧肾窝处少许积液

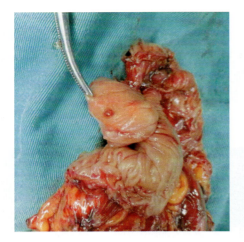

图 95-7　小肠见一溃疡面

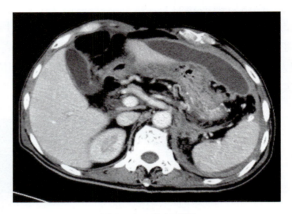

图 95-8　腹部 CT
腹腔脓肿

细胞浸润。

术后再次出现膈下脓肿形成,行穿刺置管引流和灌洗(图 95-8、图 95-9)。

引流 14 天后拔除灌洗引流管,出院时能正常饮食,肾窝脓肿基本吸收、无胰瘘、无脾脏坏死征象(图 95-10)。

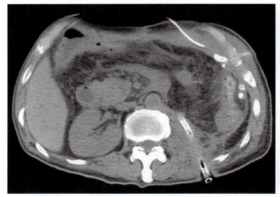

图 95-9　腹部 CT
置管引流和灌洗

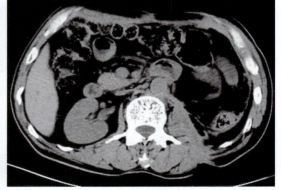

图 95-10　复查腹部 CT
肾窝脓肿基本吸收

【诊断】

1. 多发伤(ISS 45)
　　1.1　钝性胸部损伤
　　　　1.1.1　左肺挫伤(AIS 2)
　　　　1.1.2　左侧多发肋骨骨折(AIS 3)
　　1.2　钝性腹部损伤
　　　　1.2.1　脾动、静脉断裂(AIS 5)
　　　　1.2.2　左肾动脉断裂、左肾静脉破裂、左肾挫裂伤(AIS 5)

1.2.3 空肠断裂(AIS 3)

1.2.4 胰腺体部断裂(AIS 3)

2. 损伤并发症

2.1 创伤性失血性休克

2.2 创伤性凝血病

2.3 弥漫性腹膜炎

$ISS = 3^2 + (5+1)^2 = 45$

【预后及随访】

出院后1个月门诊随访,精神可,无发热,血常规提示血红蛋白114g/L,肝功能及肾脏功能基本正常。

【经验与体会】

重视"损害控制外科"在严重多发伤早期救治中的实施。本例是以腹部损伤为主的严重多发伤,入院时已有休克早期表现,手术前未进行大量液体复苏,采用"限制性液体复苏"理念直至手术确定性止血后,本例有大中动脉系损伤,如入院即采用大量的液体复苏,将会导致灾难性后果;损害控制性手术以止血及阻断污染为主,本例在术中未做过多的脏器修复。

致命三联征(lethal triad)是严重创伤术后的早期死亡原因。本例于术中及术后及时复温,输血止血及纠酸治疗,避免了早期死亡。

严重腹腔感染是腹部损伤后较为棘手的处理难题。严重腹腔感染是指合并有重症脓毒症或脓毒症休克的腹腔感染,病死率高达60%[2,3]。腹腔开放疗法是治疗消化道瘘伴严重腹腔感染的有效方式[4]。本例及时发现严重腹腔感染并开放引流,避免了更严重的并发症。

早期的腹部CT平扫不能反映腹部脏器损伤的实际严重程度;生命征许可行增强CT扫描更有利于伤情评估。

消化道出血应积极寻找出血部位。急诊胃肠镜可以明确大多数出血来源并实施止血措施,小肠出血部位的判断往往较为棘手,介入开展可提供参考,剖腹探查无疑是终极解决方式。本例经胃十二指肠镜检查除外胃十二指肠出血,经结直肠镜检查除外下消化道出血,结合介入造影判断为小肠出血,后经手术确认。

【专家点评】

本例患者为中年男性,腹部受重物钝性撞击,伤后腹痛、腹胀、心慌,入院后 BP 95/64mmHg,P 118 次/min,休克指数 1.24,提示患者处于休克状态;患者得到非常及时快速的评估和复苏,床边B超(FAST)提示腹腔和腹膜后积血,到达后10分钟内完成了胸腹部CT平扫,明确诊断的同时从CT室直接送入手术室进行剖腹探查术。该过程不但非常及时高效,体现了创伤团队的高度运作效率,表现出创伤复苏区域建设的科学性,创伤复苏区域与CT室地理空间紧凑,明显缩短了花费在转运途中的时间并且大大降低了转运过程中的风险,同时更让读者深深体会到了创伤接诊和创伤复苏过程中各项组织工作的高效率和高质量,深刻体现了"白金10分钟"和"黄金1小时"的重要理念!配备一个科学合理的创伤复苏区域,以及急诊科/创伤科创伤救治流程的最佳设置和组织,包括院前院内的无缝链接,多学科创伤团队的建立和运作,床边B超,床边X线机,CT室相邻紧凑,以及急诊科血库,将意义深远地改善严重创伤患者的救治流程,可以明显降低严重创伤患者的死亡率。

本例患者入院后运用了"损害控制"技术,手术前采用了"限制性液体复苏",术中快速清理了积血,结扎断裂血管,控制出血,切除无法挽救的左肾;切除部分小肠,控制污染;切除胰体尾,缝扎胰腺断端,充分引流;手术时间2小时45分钟,术中未做过多的脏器修复,术中和术后及时复温,输血,纠正凝血功能异常和纠正酸中毒,对避免本例患者出现早期死亡起到了关键性作用。损害控制手术通常应用于下列创伤患者:血流动力学不稳定;即将或者已经发生凝血功能异常、低体温或者酸中毒;躯干高能量钝性损伤或者多发穿透性损伤;需要大量输血(>10个单位红细胞悬液);禁忌长时间手术(>90分钟)。损害控制的步骤包括:①院前救治/术前初始复苏;②术中出血和污染控制;③术后ICU复苏;④计划性进行确定性损伤修复;⑤选择性进行腹腔临时关闭和/或者确定性关闭[5]。本例患者的救治过程与损害控制理念完全一致,对于严重钝性多发伤患者的救治,这是一个非常好的范例。

本例患者体现了严重腹部损伤高危的腹腔感染风险,特别是对于血流动力学不稳定、腹膜后脏器损伤合并空腔脏器破裂的患者,感染风险更加是几乎无法避免。本例患者术后10天,术后第50天因为胰腺周围和肾窝积液,以及肾窝脓肿,分别再次行剖腹感染病灶清除术,以及腰部肾窝脓肿切开引流术。患者经过及时感染病灶清创和灌洗引流,最终康复出院,恢复正常饮食,肾窝脓肿吸收,无胰瘘,无脾脏坏死,实属不易。笔者提到任建安教授的观点,腹腔开放疗法是治疗消化道瘘伴严重腹腔感染的有效方式,这不但是我们国家腹腔感染外科形成的一个共识,也是国际上广为接受的推荐做法。腹腔开放疗法,也就是临时腹腔关闭,对于计划性进行确定性损伤修复,对于腹腔感染再次冲洗引流,清除感染病灶提供了一个容易再次进入腹腔的方法,同时,对于合并肠管严重水肿的病例,避免了确定性腹腔关闭后可能导致的腹腔间隔综合征。需要注意的是,对于消化道重建后的患者,如果应用腹腔开放疗法,多次的腹腔内操作可能影响吻合口的愈合,增加吻合口瘘或者肠瘘的机会;另外,部分临时腹腔关闭的患者,最后可能无法完成确定性腹腔关闭,而留下腹壁切口疝,需要后续腹壁重建。

(章桂喜   副主任医师   香港大学深圳医院
Email:zhanggx@hku-szh.org)

【参考文献】

[1] 葛宝丰,刘海宇,张功林.现代创伤救治学[M].北京:人民军医出版社,2001:397-423.

[2] 许威,韩晓鹏,于建平,等.腹腔开放疗法治疗消化道瘘伴严重腹腔感染8例[J].中华胃肠外科杂志,2017,20(3):333-335.

[3] DELLINGER RP,LEVY MM,RHODES A,et al. Surviving Sepsis Campaign Guidelines Committee including The Pediatric Subgroup. Surviving Sepsis Campaign:international guidelines for management of severe sepsis and septic shock,2012[J]. IntensiveCare Med,2013,39(2):165-228.

[4] 任建安.当前腹腔感染诊治的难题与对策[J].中华胃肠外科杂志,2011,14(7):483-486.

[5] WAIBEL BH,ROTONDO MF. Damage control in trauma and abdominal sepsis[J]. Critical Care Medicine,2010,38(9 Suppl):S421-S430.

第96章

口服抗凝药患者创伤后出血的对策

【导读】

口服抗凝药物的患者伴有严重创伤出血越来越常见,这类患者的出血风险评估、止血手段以及抗凝药物最佳的拮抗策略对治疗至关重要。本例采用 DSA 辅助及手术以达到了止血目的,并采取合适拮抗策略,最后成功救治患者。

【病例简介】

患者女,61 岁,已婚。

因"腹痛 1 天"于 10 月 26 日 09:20 入院。

患者 1 天前休息时出现左侧腹痛,呈持续性,可忍,无放射痛,无恶心呕吐,无腹泻,无头晕晕厥等不适,腹痛在早餐后 3 小时出现,当时未予重视,后疼痛持续性加重,无畏寒、发热,无尿频、尿急、便秘等,遂到社区医院就诊,查心电图:心房颤动,考虑"急腹症",因测血压偏低(80/56mmHg),林格液 500ml 扩容同时转入上级医院。追问病史,患者 2 周前左上腹部被桌角撞伤,因当时腹痛不明显,且胃纳可,故未就诊。

患者既往因"房颤"已持续口服华法林数年,现 2.5mg/d 晨起顿服,近 2 个月内未监测凝血功能;否认高血压、糖尿病病史。

入院查体:T 36.4℃,P 111 次/min,R 20 次/min,BP 130/101mmHg,神志清,精神软,面色略苍白,全身皮肤多处挫伤,双肺呼吸音清,未闻及明显啰音,心律绝对不齐,各瓣膜区未及明显杂音,腹稍膨隆,腹肌稍紧张,左上腹部压痛,无反跳痛,四肢肌力正常,双侧巴氏征阴性。入抢救室测即刻血糖 13.8mmol/L,FAST:脾内不均质回声区,脾破裂考虑,肝肾隐窝 20mm、下腹 36mm 积液;腹腔穿刺未抽出不凝血。查血常规:WBC 23.47×10^9/L,NE86%,Hb 82g/L,HCT 0.24L/L,PLT 261×10^9/L;凝血谱:PT 39.7 秒,PT% 18%,APTT 56.5 秒,FIB 4.99g/L,INR 4.08,D-D 6.53μg/ml。急诊予林格液 500ml 静滴扩容,维生素 K_1 针 30mg 静滴。

普外科会诊医师认为患者有口服华法林病史,凝血功能障碍,相对手术禁忌,建议予腹部 CT 检查,如血流动力学稳定可暂保守治疗。

11:18 腹部增强 CT 示(图 96-1~图 96-3):脾脏破裂,伴脾内血肿及脾包膜下积液,腹、盆腔积液,肝硬化、脾大,肝脏动脉期少许异常灌注考虑,胆囊炎考虑;右侧腹股沟疝考虑;附见心脏增大。请普外科再会诊,建议保守治疗,并予输红细胞悬液 400ml,新鲜冰冻血浆 200ml。

12:50 P 130 次/min,R 24 次/min,BP 91/48mmHg,鼻塞吸氧 3L/min 下 SpO₂95%,血常

【经验与体会】

　　创伤救治中我们常受困于口服抗凝药物的严重创伤患者,对于此类患者需要快速地作出临床判断,确定当前出血的危险性和拮抗抗凝剂的必要性,如果紧急干预是必需的,如致命性大出血或者严重出血到密闭空间(如颅腔、胸腔及间隔综合征)的患者,这时拮抗策略就非常重要,同时过多的考虑只会使患者失去最佳的手术的时机。

　　在血流动力学稳定和无腹膜炎的前提下,口服抗凝药物的创伤患者尚可采取 DSA 等止血手段,特别是假性动脉瘤、动静脉瘘、迟发性出血等患者。本例患者在普外科认为手术风险过高而不宜手术的情况下,考虑到患者为迟发性出血,且对复苏有反应,血流动力学暂稳定,而给予了血管栓塞治疗,这也不失为一种有效的干预措施和作为可能的手术治疗的辅助手段。

　　致命性出血的创伤患者紧急拮抗正在使用的抗凝药物,可以引发灾难性的血栓并发症,本例患者创伤性出血止血后,在其出院前,未重新使用抗凝药,使其长时间处于血栓形成的风险之中,这点应引起我们高度重视。

【专家点评】

　　创伤是人类死亡的主要因素之一。创伤数据显示,口服抗凝药物的严重创伤患者越来越多,由于药物药理作用诱发的凝血功能障碍正成为加重出血新的严重的风险因素。

　　对于口服抗凝药物的创伤患者,首先应重点评估是否有大出血情况,通过持续的血流动力学评价及 FAST、CT 等影像学评估,以确定当前的出血是否为致命性的出血,对少量出血的患者,外科干预措施可根据情况适当推迟甚至不需要外科干预措施,相反,致命性出血时紧急或者急诊的外科干预是必需的,这时需即刻启动抗凝治疗逆转治疗[1,2],结合手边可应用的措施采取合适的拮抗策略,并注重个体化实施。本例大出血需要外科干预非常明确,但采用的拮抗措施不是最合适的。采取最佳抗凝剂拮抗策略时第一步要有准确的病史、详细的医疗依从性,例如上次服药的剂量,以及患者潜在的伴随疾病,如慢性肾病、肝功能失常等;第二步应予实验室评估,特别是对于应用华法林的患者,但同时需注意严重创伤本身对凝血功能的影响。第三步决定拮抗方案,最佳的拮抗策略源于有限的临床经验和各种止血治疗的组合,例如维生素 K_1、血液成分输血、凝血酶原复合物(PCC)、抗纤溶蛋白溶解药、特异性靶向解药等。维生素 K_1 通过提供必需基团用于合成易受华法林抑制的凝血因子(Ⅱ,Ⅶ、Ⅸ、Ⅹ)、蛋白 C、蛋白 S,进而使 PT/INR 正常。同等剂量下,静脉注射维生素 K_1 比皮下注射更快翻转 INR,伴随输注新鲜冰冻血浆(FFP)或者 PCC 以改善功能结果的协议输血逆转方法应当放弃。新型口服抗凝药(NOAC)患者 PT/INR 延长,可误导并且不代表凝血因子缺陷,静脉注射维生素 K_1 不被推荐。2016 年《创伤后大出血与凝血病处理的欧洲指南》(第四版)推荐建议对正在接受血小板抑制剂治疗的创伤患者给予去氨加压素治疗(2C),推荐早期使用 PCC 以紧急拮抗维生素 K 依赖的口服抗凝药(1A),如纤维蛋白原水平正常,建议血栓弹力图检查,提示凝血启动延迟时使用 PCC 或血浆(2C),建议对正口服达比加群的患者监测血药浓度(2C),如不能,可根据 PT 与 APTT 作定性估计(2C),如出血为致命性的,推荐 idarucizumab(5g,iv)(1B),或无该药建议使用大剂量 PCC/aPCC(20~50U/kg),在上述基础上并用氨甲环酸(iv,15mg/kg)(2C)[3]。

　　影像学、介入技术和创伤理念的发展使得对创伤性脾破裂的治疗观念发生了变化,对脾破裂不再是"一刀切"。对于血流动力学不稳定的创伤患者,无论脾脏损伤的分级程度,需要行剖腹探查手术,对于脾门或者脾大血管损伤也需要即刻手术治疗,以挽回患者的生命。影像学的进步尤其是全腹增强 CT 和超声造影的发展,对于造影发现的活动性造影剂外溢、脾假性动脉瘤、动静脉瘘血流动力学稳定或对复苏短暂起反应的患者,血管造影和栓塞治疗可以成为一线干预措施,避免迟发性脾破裂的出现,因此也是重要的非手术治疗方式,目前文献报道非手术治疗脾破裂的成功率在 80%~90%。同时血管造影和栓塞治疗也适用于存在多个剖腹手术禁忌证或者手术存在高风险的患者。本例患者在手术风险较高的情况下采取介入治疗,也不失为一种合理的紧急干预措施。血管介入技术作为一种微创、可靠的方法,不仅符合损害控制技术,还能保留脾脏的功能。但血管介入治疗后必须严密观察各类可能出现的并发症,特别是再出血的可能,本例通过 24 小时的动态观察,发现血流动力学不稳、输血后血红蛋白无改善、腹腔积血明显增多,而采取手术治疗以达止血目的。

　　本例创伤性出血患者止血后,在其出院前未重新使用抗凝药,使其长时间处于血栓形成的风险之中,这点应引起我们高度重视。医生一般做出停用抗凝药的决策会很容易,但是否恢复抗凝药的决策会非常困难,出血治疗后,不能以某种及时的方式恢复抗凝,患者往往并非死于再发的出血,而是死于血栓栓塞的并发症。故建议根据患者的出血和栓塞风险综合评估,低出血风险的患者术后 24 小时恢复抗凝剂口服,高出血风险患者术后 48~72 小时恢复使用。如果患者不能服用抗凝药,可使用低分子肝素替代[4]。

（金平　主任医师　浙江省余姚市人民医院

Email:docj2004@163.com）

【参考文献】

［1］张玮艺,余萍.2016 年欧洲心脏病学会心房颤动管理指南[J].中国卒中杂志,2017,12(5):446-452.

［2］GOGARTEN W,VANDERMEULEN E,VAN AKEN H,et al. Regional anaesthesia and antithrombotic agents:recommendations of the European Society of Anaesthesiology[J]. Eur J Anaesthesiol,2010,27(12):999-1015.

［3］江利冰,蒋守银,张茂.严重创伤出血和凝血病处理欧洲指南[J].中华急诊医学杂志,2016,25(5):577-579.

［4］王小波,于泳浩.应用新型抗凝药物患者的围手术期管理[J].国际麻醉学与复苏杂志,2017,38(12):1123-1127.

第97章

创伤性心肌梗死

【导读】

急诊日常工作中,冠状动脉硬化性心脏病、急性心肌梗死的抢救治疗极为常见,临床医师对其诊断治疗亦高度重视,而创伤性心肌梗死则较为少见,加之其机制复杂,临床症状的隐蔽性,易被临床医师所忽视或疏漏。本文旨在通过病例介绍,引起大家对创伤性心肌梗死的重视。

【病例简介】

患者男,63 岁。

因"被打伤致胸腹部疼痛 1 小时"于 9 月 14 日 08:38 至急诊外科就诊。

患者 1 小时前被人拳头打伤致胸腹部疼痛,感疼痛剧烈,为钝性痛,非绞榨性,且无他处放射痛,同时有胸闷及恶心呕吐,无气促,鼻腔、耳道无出血,无脑脊液漏,眶周无淤血,无抽搐,无面色苍白,无大小便失禁,既往有高血压病史。

入院查体:BP 174/117mmHg,P 86 次/min,R 20 次/min,神志清,精神软,头部未见明显活动性出血,鼻腔、耳道无出血,无脑脊液漏,眶周、球结膜下无淤血,Battle 症阴性,左瞳孔 3mm,右瞳孔 3mm,,对光反射灵敏,气管居中,颈静脉无怒张,胸廓挤压试验阴性,左第 1、2 肋间压痛,皮下无气肿,两肺呼吸音粗,对称,未及啰音,心率 86 次/min,律齐,各瓣膜区未闻及明显病理性杂音,腹平软,全腹无压痛反跳痛,移动性浊音阴性,骨盆挤压试验阴性,四肢无压痛,四肢末端皮温可,双足背动脉可扪及。

急诊外科予以胸肋片、B 超(肝胰脾肾+腹腔积液)检查,因患者胸部疼痛明显安排护士陪护检查。

08:58 摄胸肋片过程中突发神志不清,意识丧失,血压测不出,双瞳孔 4mm,对光反射无,心音呼吸音未及,即刻现场行 CPR。同时开通静脉,肾上腺素针 1mg 静推,一边心肺复苏,一边护送至抢救室(图 97-1)。

09:13 入抢救室,急诊团队完成以下操作:①持续胸外心脏按压;②气管插管机械通气;③心电监护示:室性逸搏,经皮血氧饱和度检测测不出;④肾上腺素针 1mg 静推每 3 分钟 1 次;⑤完善床边胸腔、心包 B 超、血

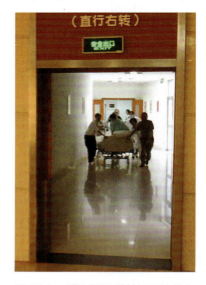

图 97-1 现场 CPR 并转运回抢救室

常规、生化、凝血功能、BNP、TPI、D-二聚体等检查。B 超:心包未见明显积液,双侧胸腔未见明显积液。

09:15 患者意识丧失,双瞳孔 5mm,光反射消失,心电监护示心室颤动,心电图(图 97-2):心室颤动,予双向波 150J 非同步除颤,继续心肺复苏,林格液补液。

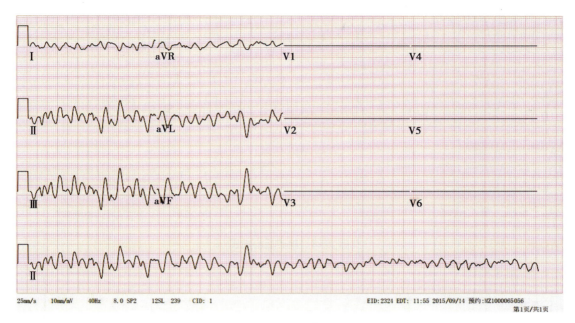

图 97-2 心电图

其后持续 CPR,心电监护提示室性逸搏与停搏交替;血常规:WBC 5.96×10⁹/L,NE 29.6%,Hb 146g/L,PLT 294×10⁹/L;凝血功能:APTT 26.2 秒;D-D 1.53μg/ml,生化组合:AST 79.5U/L,LDH 353.8U/L,CK 130.2U/L,CK-MB 20.5U/L;B 型脑钠钛 20.9pg/ml;CTnl 0.03ng/ml;血气分析:pH 6.768,PCO₂ct 44.8mmHg,PO₂ct 115.6mmHg。10:05 患者出现抽搐,予地西泮 10mg 止痉。

9 月 14 日 11:11,患者神志转深昏迷,双瞳孔 4mm,对光反射迟钝,心电监护示窦性心律,心电图(图 97-3):窦性心律,一度房室传导阻滞,室内传导阻滞(R6、R7 形态不一,间期相仿,提示不定型的室内传导阻滞),QT 间期延长,左胸导联 QRS 低电压 Ⅱ、Ⅲ 异常 Q 波,ST-T 改变(AVR、V1~V4 ST 段抬高 0.7~1.5mv,Ⅰ、Ⅱ、Ⅲ、AVF、V5~V6 ST 水平型压低 0.3~1.0mv,V2~V6 T 波低平或倒置),予停止胸外按压。

11:18,BP 77/43mmHg,HR 83 次/min,气管插管呼吸机辅助呼吸 PC 模式、吸入氧浓度 100% 情况下 SpO₂ 95%,双侧瞳孔直径 4mm,对光反射迟钝,复查血常规:WBC 18.52×10⁹/L,NE 68.4%;凝血功能:PT 15.7 秒,INR 1.24,APTT 108.4 秒;CTnl 6.01ng/ml;床边胸腹腔 B 超:腹盆腔可见片状游离液性暗区,肝肾隐窝处深 5mm,脾周宽约 4mm,心包未见明显积液,双侧胸腔未见明显积液;心电图(图 97-4):窦性心律,电轴左偏,完全性右束支传导阻滞,ST 改变,提示急性前壁心肌损伤(V1~V4 ST 段抬高 0.1~0.93mv,Ⅱ、Ⅲ、AVF ST 段压低 0.25~0.3mv),左胸导联 QRS 低电压。患者血压低,予去甲肾上腺素针 0.4μg/(kg·min)微泵维持升血压。紧急床边 MDT,考虑创伤性急性冠脉综合征,建议 ICU 继续复苏,择期行经

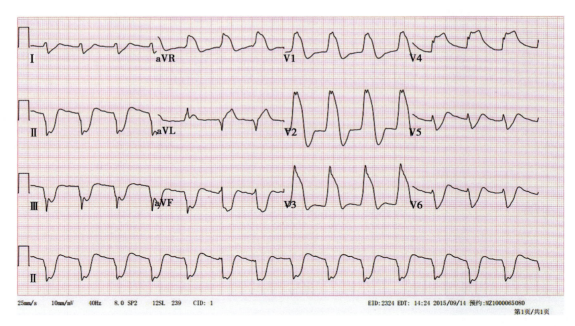

图 97-3　复苏后心电图

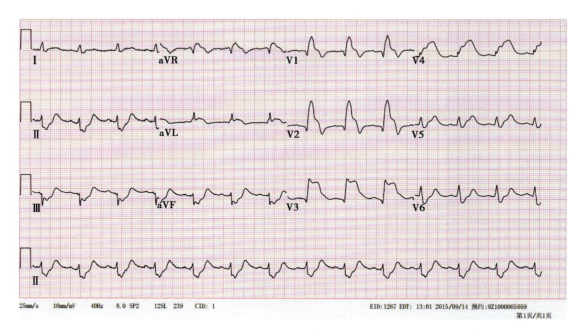

图 97-4　心电图

皮冠脉介入术(PCI)。

　　12:55,去甲肾上腺素 0.8μg/(kg·min)维持下 BP 108/76mmHg,P 82 次/min,气管插管呼吸机辅助呼吸 PC 模式、吸入氧浓度 100% 情况下 SpO_2 98%,测即刻血糖示 18.2mmol/L;复查血气分析:pH 7.2,PO_2ct 119.3mmHg,PCO_2ct 28.6mmHg。对症处理,患者持续无尿状态,呋塞米静推。再次复查;CTnl 38.04ng/ml,B 超:肝肾隐窝见 4mm 液性暗区,脾周见 2mm

液性暗区,余腹腔未见明显积液。

13:40,去甲肾上腺素 0.8μg/(kg·min)维持下 BP 109/73mmHg,P 82 次/min,气管插管呼吸机辅助呼吸 PC 模式、吸入氧浓度 100%情况 SpO₂ 98%,双瞳孔 3.5mm,光反射迟钝,送 ICU 住院治疗。

13:45,镇静状态,有躁动,瞳孔 3mm,对称,光反射存在,T 35.0℃,去甲肾上腺素 0.8μg/(kg·min)维持下 BP 89/68mmHg,气管插管呼吸机辅助呼吸 PC 模式、吸入氧浓度 50%情况下 SpO₂ 98%,自主触发存在,双肺呼吸音粗,对称,啰音不明显,心律齐,杂音不明显,心电监护示窦性心律,腹软,肠鸣音弱,四肢有自主活动,双侧病理征阴性。ICU 继续予机械通气,积极脑复苏,同时利尿;保护心脏,控制恶性心律失常;并予哌拉西林舒巴坦抗感染;奥美拉唑钠针预防应激性溃疡等对症支持治疗。

9 月 15 日,T 36~35.6℃,气管插管呼吸机辅助呼吸 PC 模式、吸入氧浓度 40%~60%,自主触发存在,去甲肾上腺素 0.8μg/(kg·min)维持+多巴胺 4μg/(kg·min)下 BP 108/68mmHg,双侧瞳孔 3mm,两侧对称,对光反射存在,APACHE Ⅱ评分 41 分,双肺呼吸音粗,对称,啰音不明显,心律齐,杂音不明显,心电监护示窦性心律,腹软,肠鸣音弱,四肢有自主活动,双侧病理征阴性。辅助检查:CTnl>440ng/ml,血气分析:pH 7.43,AST 532.9U/L,LDH 3 075U/L,HBDH 2 831U/L,CK 12 261U/L,CK-MB 70.7U/L,CREA 694.8μmol/L,BUN 23.89mmol/L;考虑急性肾功能不全,予 CRRT 治疗维持内环境稳定,并加用低分子肝素皮下注射抗凝治疗(图 97-5)。

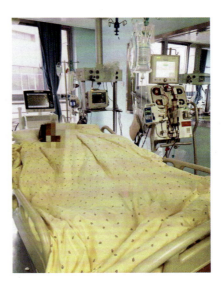

图 97-5　ICU CRRT

9 月 22 日,患者意识转清醒,T 36~35.8℃,BP 116/85mmHg,暂停血管活性药物,呼吸机改 ASB 模式,氧浓度 45%,呼吸 12~23 次/min,SpO₂ 95%~100%。胸片提示两侧有渗出;血气分析:pH 7.35;血常规:WBC 13.59×10⁹/L,NE 87.5%,Hb 105g/L;PCT 52.12ng/ml;CRP 149.36mg/L;CTnl 71.96ng/ml;生化:AST 65.1U/L,LDH 849.6U/L,CK-MB 17.5U/L,CREA 526.7μmol/L,BUN12.95mmol/L,K⁺ 7.08mmol/L,B 型脑钠钛 4 761.8pg/ml,PCT 12.84ng/ml;继续予 CRRT 治疗维持内环境稳定。

10 月 8 日,因呼吸机短时间内无法撤机,予气管切开术。

11 月 2 日,患者每日尿量持续达 1 000ml 以上,CREA 449.1μmol/L,BUN 22.1mmol/L,K⁺ 3.64mmol/L,予停 CRRT 治疗。

11 月 18 日,停呼吸机辅助呼吸,气切套管处面罩吸氧,5L/min,呼吸频率 15~23 次/min,SpO₂ 维持 100%。12 月 2 日拔除气切套管,改面罩吸氧,呼吸平稳,SpO₂100%。

12 月 22 日,患者神志清,生命体征平稳,因患者要求予出院(图 97-6),转外地医院 PCI 治疗(图 97-7~图 97-9)。

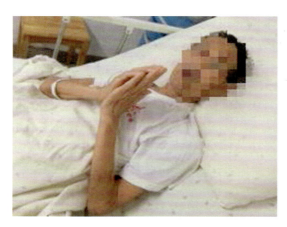

图 97-6   出院时

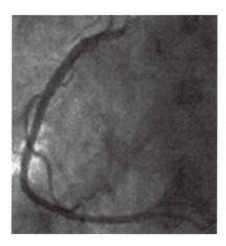

图 97-7   外院 PCI 影像
左冠状动脉前降支内膜剥离

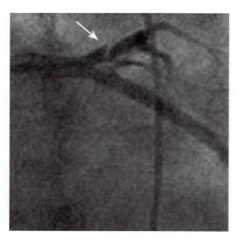

图 97-8   外院 PCI 影像
左冠状动脉前降支内膜剥离

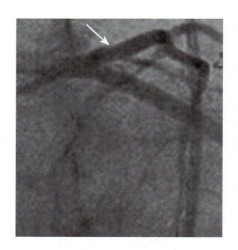

图 97-9   外院 PCI 影像
左冠状动脉前降支内膜剥离

【诊断】

1. 创伤性心肌梗死
   1.1   心脏骤停
   1.2   心肺复苏术后
2. 急性呼吸衰竭
3. 急性肾衰竭
4. 呼吸机相关性肺炎

【预后及随访】

ICU 99 天,外地医院诊断:创伤性心肌梗死,予 PCI,1 个月后回本院复查,各项功能恢复好。

【经验与体会】

创伤救治时多由外科医生主导应急处理,此时外科医生关注的重点往往是气道梗阻、张力性气胸、心脏压塞、灾难性出血等是否发生,较少关注其他;而且心肌梗死在此时不一定已经发生,即使创伤性心肌梗死已发生,又常因外伤症状掩盖、患者意识障碍不能述说等原因未被及时发现。这应引起我们的注意,在创伤救治过程中,须评估心脏的情况,以防心脏疾患的发生及延误抢救治疗。本例就是一个代表,虽经 120 分钟的复苏,成功救治了患者,但过程中很多经验值得我们去总结。

院内 CPR 能力的提升也是本例成功抢救的关键所在,培养急救复苏的专业团队,完善急救网络并强化管理,保持急救复苏通道的畅通,推广标准技术程序是提高复苏成功率的根本途径。

【专家点评】

创伤能引起不同形式的心脏损伤,包括心律失常、瓣膜损伤,甚至心脏破裂等,其中急性心肌梗死是一种罕见但又危重的并发症。创伤性心肌梗死(traumatic myocardial infarcetion,TMI)是指创伤后出现心电图异常和心肌血清酶学肌钙蛋白升高,并符合急性心肌梗死(acute myocardial infarcetion,AMI)动态演变的疾病[1]。目前国内外对创伤性心肌梗死的报道较少[2,3]。

1. 创伤性心肌梗死的早期诊断　　由于创伤性心肌梗死的表现易被创伤的症状所掩盖,且无指南或专家共识可参考,故易漏诊而延误治疗。

TMI 确切的发病机制有:①胸部钝挫伤使血管腔内压力突然升高,或直接作用导致冠状动脉内皮细胞损伤,内膜破裂血栓形成;②外力导致冠状动脉粥样硬化斑块破裂,继发血栓形成;③外伤致冠状动脉痉挛、破裂或周围心肌挫伤出血压迫冠状动脉;④创伤后应激反应诱发心肌缺血。

TMI 缺乏诊断的"金标准",需要结合病史、临床表现、心电图、心肌酶学、超声心动图及影像学结果综合判断。有回顾分析发现,TMI 患者均有不同程度的胸闷、胸痛表现且与外伤不一致,可出现心电图改变,并均可见动态演变过程,心肌酶学指标均升高,符合 AMI 酶学变化规律[4]。值得重视的是心脏钝挫伤,有资料表明,心脏钝挫伤并发 TMI 的风险是其他外伤者的 8 倍,其次是腹部和骨盆创伤,发生风险是其他外伤者的 6 倍[5];也有文献报道,胸部外伤后心脏钝挫伤的发生率为 5%~50%,严重者可导致 TMI[6]。急性心肌梗死和心脏钝挫伤常很难鉴别,两者均可出现胸痛等临床症状,以及心肌酶学指标升高、心电图异常及心超中室壁运动等,急性冠状动脉造影有助于确诊[3]。因此,存在 TMI 高风险因素的患者入院时,应即时行心电图和心肌酶学指标检测,若存在异常且有动态变化,建议选择 CT 或冠状动脉造影以明确诊断,以免误诊。本例患者初诊时就由于症状为外伤所掩盖,未能及时发现,幸好检查时医务人员及时救治。

2. 创伤性心肌梗死的治疗　　对于创伤性心肌梗死的治疗,目前缺乏公认的指南,建议根据患者的外伤情况权衡利弊,选择最合适的个性化治疗方案。对于轻症创伤者,可参照内科 AMI 的治疗原则,目前最有效的方法主要是血管的再灌注治疗,经皮冠脉介入治疗(PCI)仍是 TMI 的首选方案,由于支架植入过程中的肝素化和术后抗凝、抗血小板治疗中存在出血的风险,故 PCI 的时机选择应个性化处理,有资料显示伴有其他脏器出血的 TMI,早期保守治疗,后期延迟 PCI 治疗也是可行的[3]。本例也是采取后期延迟 PCI 治疗,并获得不错的结果。对于严重创伤者,优先按严重创伤救治原则处理,同时积极防治心肌梗死并发症,必要时可在外科手术的同时行冠脉旁路手术。

由于创伤的复杂性、冠脉病变的不确定性以及出血的风险,溶栓治疗的适应证应慎重评估。

总之,TMI 因其隐蔽性和高风险性,应引起创伤外科医师的高度重视,早期判断、及时干预一般预后较好。同时我们应大量开展 TMI 的研究,尽早制定相关的指南和共识,以指导临床,改善预后。

（赵小纲　主任医师　浙江大学医学院附属第二医院

Email:zxghxd@126.com)

【参考文献】

［1］ PRETRE R,CHILCOTT M. Blunt trauma to the heart and great vessels［J］. N Engl J Med,1997,366(9):626-632.

［2］ 王文会,赵华云.创伤性心肌梗死的研究概况［J］.心脏杂志,2010,22(4):635-636,638.

［3］ 袁敏,郭航远,裘宇芳,等.创伤性急性心肌梗死一例［J］.中华急诊医学杂志,2010,19(2):160.

［4］ 孙勇,彭放,杨彪,等.外伤导致急性心肌梗死 7 例临床分析［J］.中华急诊医学杂志,2015,24(4):442-444.

［5］ ISMAILOV RM,NESS RB,WEISS HB,et al. Trauma associated with acute myocardial infaretion in a multi-state hospitalized population ［J］. Int J Cardiol,2005,105(2):141-146.

［6］ HOLANDA MS,DOMINGUEZ MJ,LOPEZ-ESPADAS F,et al. Cardiac contusion following blunt chest trauma［J］. Eur J Emerg Med,2006,13(6):373-376.

第98章
高处坠落致脊柱胸腰段爆裂性骨折合并双踝 PILON 骨折

【导读】

　　脊柱损伤可以引起多种结构损伤,包括骨性结构,椎间盘,韧带等结构,还有最重要的脊髓神经,创伤还可造成骨性不稳定,对于存在神经损伤的病例,应该尽快恢复骨性复位,解除神经压迫。对于严重 PILON 骨折,分阶段手术治疗是目前国际上治疗的主要选择。

【病例简介】

　　患者女,30 岁。

　　患者因从"3 层高处(大约 10m)摔下后腰部疼痛 20 分钟"入院,伤后约 5 分钟被别人发现并呼叫 120,急救人员到场后立即予双下肢夹板固定、包扎后于 9 月 19 日 16:30 送入急诊科。

　　入院查体:T 37.9℃ P 82 次/min,R 20 次/min,BP 104/48mmHg,SpO$_2$ 97%。神志清,稍烦躁,对答清晰,GCS 15 分,瞳孔左 2.0mm、右 2.0mm,对光反射灵敏,头部未见明显伤口。气道无明显畸形,可自行转颈。胸廓无明显压痛,双肺听诊呼吸音对称。腹平软,左季肋区有压痛,脊柱胸腰段可触及成角畸形感,骨盆分离挤压征阴性。双上肢无明显畸形,活动可,双下肢可见多处瘀青,双踝关节处严重畸形,左踝可见开放性骨折。骶尾部见皮肤缺损、见少许搏动性出血,肛门指诊括约肌松弛,指套无血染。

　　抢救措施:①心电监护、建立 2 处静脉通道、给氧;②启动 Trauma Team;③告病重/危;④颈椎保护,应用骨盆带,长骨骨折外固定。辅助处理:骨盆正位片、双股骨、双胫腓骨 X 线片(图 98-1、图 98-2)、床边胸片(图 98-3)、予心电图、凝血四项、肌钙蛋白 T、肝功能、肾功能、术前四项,交叉配血,AED-血气全组(血气分析、电解质、Lac、血糖、Hb);经创伤团队讨论后,行颅脑、颈椎、全腹 CT 检查后以高处坠落伤:多发骨折,收入骨科进一步治疗。

　　17:31,患者送入骨科病房时,立即予心电监护,复查血常规、肝、肾功能,并与手术室、麻醉科、ICU 联系。确定手术方案。并与患者及家属交代病情。

　　19:22,危急值结果:血常规提示 Hb 64g/L,患者一般情况差,懒言,脉搏细速。原因分析:失血性休克? 处理:加快补液,

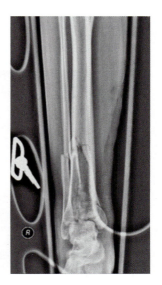

图 98-1　左侧胫骨 X 线片
左侧胫骨远端骨折

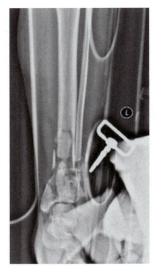

图 98-2　左侧胫骨 X 线片
左侧胫骨远端骨折

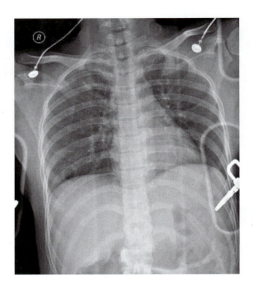

图 98-3　床边胸片
胸腰段骨折

申请输血,请普外科会诊排除腹腔出血,完善术前准备:脊柱磁共振。行手术治疗。详细向患者及家属交待病情,密切观察患者病情变化。

19:38,CT 提示骨盆骨折(图 98-4)。MRI 检查结果提示:L_1 椎体压缩变扁,椎体及附件骨质不连续,部分凸向椎管,相应层面椎管狭窄,脊髓受压;L_2 椎体及附件骨质不连续。邻近腰背部皮下软组织结构较乱,T2WI 信号不均匀增高。椎间盘形态、位置尚可(图 98-5、图 98-6)。

21:48,送入手术室,准备行手术治疗。先平卧位行双踝关节闭合复位外固定术+左腓骨切开复位克氏针内固定术。全麻成功后,患者取仰卧位,左踝切口清创,使用生理盐水、过氧

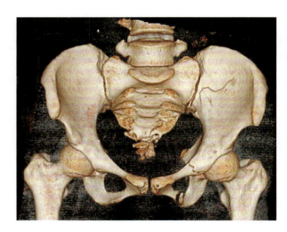

图 98-4　盆腔 CT
骨盆骨折

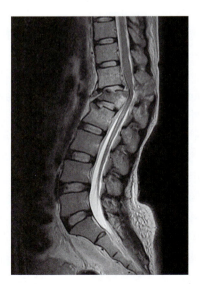

图 98-5　脊柱 MRI
L_1 椎体爆裂骨折合并脊髓压迫

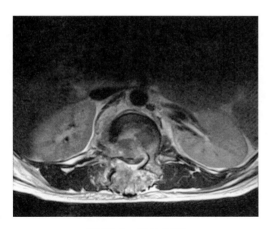

图 98-6　脊柱 MRI
L_1 椎体爆裂骨折合并脊髓压迫

化氢、碘伏冲洗。C 臂透视下定位骨折点,切开皮肤及皮下,分离出骨折面,为短斜型骨折,复位钳辅助复位,使用 2.0 克氏针由腓骨远端逆行插钉通过骨折端固定,留置引流管后,缝合。使用 5mm 的 150 骨针分别在左胫骨中段置入 2 枚固定钉,左跟骨内侧及第一跖骨内侧分别置入一枚骨针,透视见骨折对位对线改善后使用碳素棒连接固定,缝合原针孔。同法固定右侧下肢。

再由脊柱组医生行后路腰 1 爆裂性骨折切开复位+胸 12~腰 2 椎管减压+腰椎椎体 PSO 截骨+胸 11~腰 3 椎弓根螺钉内固定术+腰 1 前路钛笼植骨融合+后外侧植骨融合术。轴线翻身取俯卧位。常规消毒铺巾,取后正中切口自 T_{11}~L_3 棘突水平纵形切口,依次切开皮肤和筋膜,暴露并分离附着在椎板的肌肉,剥离双侧椎板,暴露过程中 L_1 节段胸背筋膜可见挫伤,局部血肿,腰 1 椎板骨折,黄韧带骨折,硬膜囊暴露,可见芝麻大小硬膜囊破裂,蛛网膜未见破裂,未见脑脊液漏。暴露完成后,术中定位 T_{11}~L_3 节段。确定节段水平正确。置入椎弓根螺钉,其中胸 11 直径 6.0mm,长 40mm,胸 12 直径 6.0mm,长 4.5mm,腰 2 和腰 3 双侧分别是置入直径 6.5mm,长 45mm 的椎弓根螺钉。共 8 枚,透视见位置良好。大量生理盐水冲洗,在腰 1 椎板旁双侧切开椎板,行全椎板减压,暴露硬膜,用椎板咬骨钳向椎板外侧扩大减压,并行胸 12 椎板下部及腰 2 椎板上部切除椎管减压。术中腰 1 椎体爆裂骨折,双侧椎弓根骨折,椎体后缘多发骨折碎片,遂手术清除。缘左侧腰 1 椎弓根行后路 PSO 截骨,在腰 1 椎体前路置入钛笼,填充自体骨。骨折切除过程中骨面渗血较多,予止血棉,止血凝胶等仔细止血。术中无脑脊液漏。螺钉周边及横突用峨眉凿去皮质。放置固定棒,拧紧螺帽,放置横连各一个。术野冲水,彻底止血,留置负压引流,切口内放入万古霉素 0.2g,逐层缝合伤口,术毕。术中出血约 2 500ml,术后患者唤醒下肢自主活动存在。送 ICU 监护。手术持续时间:7 小时 43 分钟(图 98-7、图 98-8)。

转入时患者麻醉未醒状态,螺纹气管插管,接呼吸机辅助通气(SIMV 模式,频率 14 次/min,VT 380ml,PS 11cmH$_2$O,PEEP 5cmH$_2$O,FiO$_2$ 60%)。T 36.8℃,心电监护显示 HR 86 次/min,窦性心律,BP 124/65mmHg,SpO$_2$ 99%~100%。查体:双侧瞳孔等圆等大,直径 2mm,对光反射迟钝。双肺呼吸音清,呼吸音对称,未闻明显干湿啰音。HR 86 次/min,律齐。腹软,无明显压痛,肠鸣音未闻及。骨盆不对称。腰椎手术伤口无明显渗出,置入伤口引流管,见血性引流液,双下肢小腿外固定,左踝开放性骨折,右踝闭合性骨折,右小腿局部稍肿胀。左侧小腿留置引流管 1 条,可见血性液流出。

ICU 密切监测生命体征及出入量,完善相关实验室检查:①复查胸片;②呼吸机呼吸支持;③预防性抗感染、止血、激素冲击(甲泼尼龙琥珀酸钠 1 000mg 静脉滴注维持 5 小时),抑酸护胃,镇痛镇静等治疗。待检查结果进一步调整诊疗计划;患者外籍人士,无直系亲属及相关证件,报告上级医生联系医院相关部门报备该患者信息,必要时联系警方。

10 月 5 日,患者转回骨科普通病房,大小便自如,双下肢感觉对称正常,肌力 5 级。

10 月 10 日,双下肢消肿后行双 PILON 骨折切开复位内固定术(图 98-9~图 98-12)。

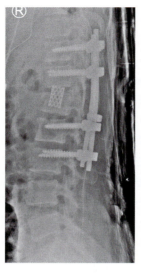

图 98-7   术后腰椎 X 线片

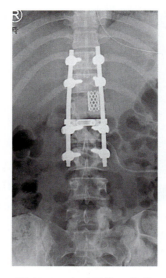

图 98-8   术后腰椎 X 线片

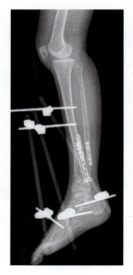

图 98-9   右侧胫腓骨远端骨折术后

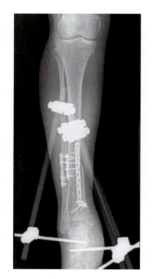

图 98-10   右侧胫腓骨远端骨折术后

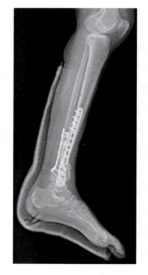

图 98-11   左胫腓骨骨折术后

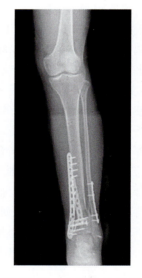

图 98-12   左胫腓骨骨折术后

术后切口愈合良好。下肢肌力恢复到 5 级,大小便正常。11 月 23 日住院 55 天后出院坐国际航班返回本国治疗。

【诊断】

1. 高处坠落致多发伤(ISS 42)

    1.1　钝性腹部损伤

      腰 1~2 椎体骨折合并脊髓损伤(AIS 4)

    1.2　四肢及骨盆骨折

1.2.1　骨盆骨折(Tiles B)(AIS 4)

1.2.2　双侧胫骨远端 PILON 骨折(AIS 3)

1.2.3　右跟骨骨折(AIS 3)

1.3　全身多处皮肤软组织擦挫伤(AIS 1)

2. 损伤合并症

2.1　失血性休克(中度)

2.2　低蛋白血症

$ISS = (4+1)^2 + 4^2 + 1^2 = 42$

【预后及随访】

ICU 4 天,住院 55 天。

术后 6 周患者大小便正常,下肢肌力 5 级,无明显触觉异常,骨盆无明显疼痛,双小腿肿胀消退,无明显疼痛。

【经验与体会】

脊柱胸腰段爆裂骨折,突向椎管,压迫脊髓,及时的手术减压及固定是后面康复最关键的因素[1]。

胫骨远端 PILON 骨折是高能量损伤,分阶段手术,先外固定架固定,保留肢体长度及减少软组织的影响,等肿胀消退后二期手术切开复位骨折及固定,是骨折手术成功及软组织恢复比较好的选择[2-4],同时保留一期手术时的外固定架及进行有限内固定也是很好的选择[5]。

【专家点评】

院内创伤救治流程是否顺畅对严重创伤患者救治的成功与否起着至关重要的决定作用,不断优化救治流程是提升创伤救治水平的重要手段,救治流程的顺畅是创伤救治多学科团队配合默契的体现。本例患者高处坠落导致全身多处骨折,急诊根据患者伤情启动创伤救治团队,经过初次评估、讨论、处置等环节后,团队做出决定收住骨科。急诊创伤团队的评估及时、高效,决定和处置正确,为患者收住专科后的二次评估和手术争取了时间。

腰椎骨折椎管受压伴神经损伤,尽快早期手术减压有利于神经康复。患者经专科评估后生命体征稳定,可实施腰椎管减压固定植骨融合术,为患者的神经康复提供了有力保证,是正确的选择。PILON 骨折为高能量损伤,周围软组织薄弱,损伤重,抗感染能力差,一期手术内固定感染风险高,并且双侧 PILON 骨折手术时间较长,不利于患者全身状况的继续稳定和术后恢复。术中一期外架制动手术有利于踝关节周围软组织的消肿恢复,同时通过外架的制动牵引可以有效维持骨折后的肢体长度,肌肉牵拉可以手法复位部分骨质,为二期手术骨折块的复位减少了难度。

(王天兵　主任医师/博士生导师　北京大学人民医院

Email:wangtianbing@pkuph. edu. cn)

【参考文献】

[1]　WANG F, ZHU Y. Treatment of complete fracture-dislocation of thoracolumbar spine

［J］. J Spinal Disord Tech,2013,26:421-426.

［2］ WOOD KB,LI W,LEBL DS,et al. Management of thoracolumbar spine fractures［J］. Spine J,2014,14:145-164.

［3］ SIRKIN M,SANDERS R,DIPASQUALE T,et al. A staged protocol for soft tissue management in the treatment of complex pilon fractures［J］. J Orthop Trauma,2004,18:S32-S38.

［4］ PATTERSON MJ,COLE JD. Two-staged delayed open reduction and internal fixation of severe pilon fractures［J］. J Orthop Trauma,1999,13:85-91.

［5］ WANG D,XIANG JP,CHEN XH,et al. A meta-analysis for postoperative complications in tibial plafond fracture:open reduction and internal fixation versus limited internal fixation combined with external fixator［J］. J Foot Ankle Surg,2015,54(4):646-651.

第99章

重物压砸致全身多脏器损伤

【导读】

挤压伤(squeeze)指身体的四肢或其他部位受到压迫,造成受累身体部位的肌肉肿胀和/或神经学疾病。相对两物体作用于机体为挤,重物自上下落为压,此两种伤常同时存在,使人体软组织、血管、神经及骨等组织器官发生广泛性损伤。挤压伤常常伤及内脏,造成胃出血、肺及肝脾破裂等。更严重的挤压伤是体积较大和重量较重的物体挤压人体,使人体组织器官发生广泛性损伤,如土方、石块的压埋伤。挤压伤具有病情隐匿、变化快、进展迅速、常伴有多发性创伤等特点,快速、有效地实施有针对性的治疗措施极其重要。该病例患者中年男性,进行手术、对症支持治疗后好转,目前可行康复治疗。

【病例简介】

因"重物压砸致全身多处损伤7小时"于10月13日10:10入院。

患者7小时前因重物压砸致全身多处损伤,感胸部、腹部、盆腔疼痛,左上肢疼痛肿胀伴活动受限。伤后无昏迷,同时出现左下肢无力,无法站立,无头痛、头晕,能回忆伤时情形,伴胸痛、胸闷、腹痛、腹胀,无恶心、呕吐,无大小便失禁,03:30由120急送当地医院,在当地医院急诊行X线检查及B超示骨盆骨折,左侧尺桡骨骨折,脾周积液,予以扩容补液纠正休克,维持生命体征,对症治疗,患者为求进一步诊治10:10由120送入院,由全身多发伤急救中心复苏室转入创伤科,患者神志清醒,精神差,睡眠欠佳,食欲欠佳,大小便正常。

查体:T 38.0℃,P 120次/min,R 18次/min,BP 75/45mmHg,神志清,面色苍白,全身皮肤多处挫伤。两肺呼吸音粗,未闻及干湿性啰音。平车推入病房,脊柱外形正常,未见明显侧弯畸形,横突及棘突压痛阳性、叩痛阳性,脊柱活动度因疼痛明显受限。左上肢肿胀明显,压痛阳性,主动活动及被动活动受限,左手背及手掌感觉麻木,左手腕部尺侧及桡侧动脉搏动可,左手指末梢循环可,左手握伸活动受限。双侧会阴区肿胀明显,压痛阳性,骨盆分离及挤压试验阳性。双下肢因疼痛活动受限,左下肢无明显肿胀,皮肤末梢循环可,足背动脉搏动可触及,左足踝关节平面以下感觉消失,左足背伸及跖屈活动不能,四肢其他部分感觉、循环、活动可,肌力Ⅴ级,肌张力正常,生理反射存在,病理反射未引出。

入院后完善骨盆CT三维重建检查,左侧前臂X线片,胸部CT三维重建(图99-1～图99-3)。

诊治过程:患者于10月13日,10:10入院。入院后考虑患者病情危重,直接由创伤复苏室收入创伤重症监护室,10:20起给予重症监护并对症支持处理,积极给予补液抗休克、止血镇痛镇静等处理,并给予骨盆固定。

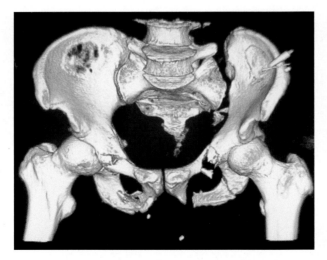

图 99-1   患者入院时骨盆 CT 三维重建检查

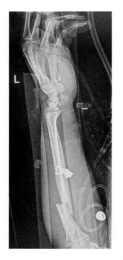

图 99-2   左侧前臂 X 线片
提示：尺骨骨折、桡骨骨折

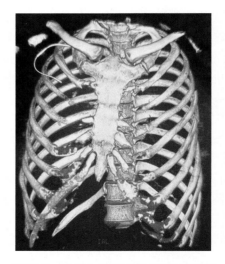

图 99-3   患者入院时胸部 CT 三维重建

　　10 月 13 日 11：10，行动脉造影术，手术简要经过：行腹主动脉、双侧髂内动脉造影：右侧髂内动脉走形可，血流通畅，未见明显异常征象。左侧髂内动脉远端造影剂外溢。超选择左侧髂内动脉给予行栓塞术，术后造影复查左侧髂内动脉主干闭塞，远端异常血管征象消失。余双侧肾动脉及腹腔干动脉血管均未见异常征象。

　　10 月 13 日 11：30，介入手术完毕，术后患者转入创伤重症监护室继续治疗。手术顺利。

　　10 月 15 日 00：22，行胸腔闭式引流。手术经过：用 2% 利多卡因在右侧第 7 肋间腋中线交接处局部浸润麻醉逐层钝性分离肌层及胸膜，进入胸膜腔，用弯钳放入胸腔闭式引管，置入 12cm 左右，随呼吸可见有多量红色液体排出，用粗线固定引流管。

　　11 月 5 日 13：30，行骨盆骨折内固定术。取耻骨上腹部切口，于耻骨联合右侧上约 2.0cm 处做一长约 4.0cm 略弧形横行切口充分显露右侧耻骨支骨折及骨折断端，见右侧耻骨上支斜行骨折，清理骨折断端软组织及血痂。再取右侧髂窝手术入路，术中分离股外侧皮神经,并给予保护,沿髂嵴切开附着的肌肉,并沿髂骨内板行骨膜下剥离,填塞纱布用拉钩拉开并止血。于双侧切口之间行骨膜下剥离,建立深筋膜下隧道。取适宜长度的重建钢板固定耻骨上支。臂透视下见骨折对位、对线良好,钢板、螺钉位置及长度适宜。

11 月 5 日 17:50,手术结束继续在创伤科进行治疗(图 99-4),患者病情平稳,转至康复医学科行康复治疗。

12 月 14 日 10:30,康复科好转出院。

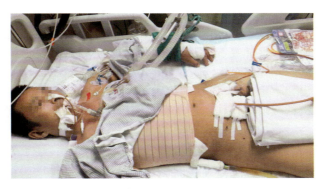

图 99-4　11 月 5 日术后第 1 天图片

【诊断】

1. 多发伤(ISS 50)
　　1.1　钝性胸部伤
　　　　1.1.1　双侧肺挫伤(AIS 4)
　　　　1.1.2　双侧多发肋骨骨折(AIS 4)
　　1.2　腹部及盆腔损伤
　　　　1.2.1　创伤性脾挫伤(AIS 2)
　　　　1.2.2　腰椎骨折(AIS 3)
　　1.3　四肢及骨盆骨折
　　　　1.3.1　骨盆骨折(AIS 4)
　　　　　　1.3.1.1　双侧耻骨骨折
　　　　　　1.3.1.2　骶髂关节脱位
　　　　　　1.3.1.3　左侧髂骨骨折
　　　　1.3.2　闭合性四肢伤
　　　　　　1.3.2.1　左侧尺骨骨折(AIS 2)
　　　　　　1.3.2.2　左侧桡骨骨折(AIS 2)
2. 损伤并发症
　　失血性休克
　　$ISS = 4^2 + 3^2 + (4+1)^2 = 50$

【预后及随访】

ICU 37 天,住院 62 天。

半年后步行来院复查,恢复好。

【经验与体会】

长时间持续的挤压导致组织缺血缺氧,血管内皮细胞破坏渗透性增加,解除压迫后大量体液迅速漏出到组织间隙形成局部水肿,致全身血容量较少,血压降低,是挤压综合征致死的一个重要原因,经过积极的液体复苏治疗,不仅可有效改善患者的低血容量状态,更重要的是可维持肾脏灌注,从而减少急性肾功能损伤以及挤压综合征的出现。

【专家点评】

挤压伤-挤压综合征(crush injury-crush syndrome,CI-CS)是指人体肌肉丰富的部位受到长时间挤压所致的低血容量性休克、高钾血症及急性肾衰竭为代表的系统性病变。2011 年国际搜索与救援咨询团(International Search and Rescue Advisory Group,INSARAG)在挤压综合征的治疗指南中做出如下定义:挤压伤是指四肢、躯干等肌肉丰富的部位遭受重物长时间挤压后造成的以肌肉机械或缺血损伤。严重者在解除挤压后可导致以肌红蛋白尿、高血钾、酸中毒和急性肾衰竭为特点的威胁生命的并发症,即挤压综合征[1]。挤压综合征是可以预防的,但在很多时候却未被认识和重视,进而导致了伤者的残疾,甚至死亡。因此要时刻意识到任何挤压伤都有发展为挤压综合征的潜在风险。挤压综合征的早期治疗是降低死亡率和致残率的关键,但仍以补液、筋膜切开加 VSD、血液滤过等对症处理为主,目前国内外尚无标准化方案,需根据患者具体情况进行个性化处理。本例有效预防了挤压综合征的出现,对早期的治疗措施需进一步详细描述。

骨盆骨折治疗分为非手术和手术治疗。对于不稳定骨盆骨折非手术治疗病死率及致残率较高,目前,多数学者认为对于不稳定性骨盆骨折应行手术治疗[2],Tile C 型骨盆骨折手术固定方式生物力学研究表明,骨盆骨折使用单一的器械固定难以获得满意的固定强度,骨盆环的稳定性有赖于前后环完整性的恢复。对于不稳定型骨盆骨折,前后环同时固定,骨盆稳定性高于单纯后环固定[3]。此例骨盆骨折属于 Tile C2 型骨折,手术方案的选择应注意。

急性创伤性凝血病(acute traumatic coagulopathy,ATC)是指在创伤后由于大量出血及组织损伤后激活凝血、纤溶、抗凝途径,在早期出现的急性凝血功能紊乱。ATC 在严重创伤患者中的发生率较高,往往进展为合并低体温、酸中毒的“致命三联征”。三者相互作用,一旦形成恶性循环则愈合极差。据统计,全球每年因创伤致死的人数占全部死亡人数的 10%,而30%~40% 的创伤死亡病例是因并发 ATC 而死亡[4]。本例患者成功避免了 ATC 的出现,需进一步详细地描述早期诊断与预防的治疗措施。

(赵刚　主任医师/博士生导师　山东大学附属济南中心医院

Email:zhaogang198@163.com)

【参考文献】

[1] The INSARAG Medical Working Group. The medical management of the entrapped patient with crush syndrome[M]. Geneva:United Nations,2011.

[2] 郭志民,丁真奇,郭林新,等. 不稳定骨盆骨折内固定治疗的围手术期处理[J]. 中国骨与关节损伤杂志,2010,25(1):27.

[3] 禹宝庆,周海燕. 不稳定骨盆骨折处理的几个关键问题[J]. 中华创伤杂志,2014,30(1):12-14.

[4] MAEGELE M. Coagulopathy after traumatic brain injury:incidence,pathogenesis,and treatment options[J]. Transfusion,2013,53(S1):28-37.

第100章

胰腺损伤

【导读】

　　胰腺位于腹膜后,由于位置深在不易受伤,在创伤外科中并不多见,约占腹部外伤中的2%。其中以钝挫伤或挤压伤等闭合性损伤较多见,而刀刺伤、火器伤等穿透伤较少见,容易误诊及漏诊。由于胰腺损伤多有邻近脏器的合并伤,因而病死率高,平均约为20%,合并腹膜后十二指肠破裂者病死率高达50%。易发生胰瘘、肠瘘、腹腔感染和大出血等严重并发症。

【病例简介】

　　患者男,29 岁。

　　因"车祸致全身多处疼痛 31 小时"入院。

　　患者于 31 小时前骑三轮车被小轿车撞倒在地,压在三轮车下,无神志不清,感全身多处疼痛,腹部为著,为持续性痛,活动后加重,伴左额部、左小腿少量出血,即送至当地医院门诊,查胸腹部 CT 示左侧多发肋骨骨折,间隔旁型肺气肿,上、下腹部 CT 平扫未见异常,考虑左侧多发肋骨骨折,予清创缝合、补液治疗后收住入院。患者今晨腹部疼痛加剧,伴少量咯血,查淀粉酶 680U/L,上腹部 CT 平扫+增强示"胰腺断裂,外伤性胰腺炎",建议转上级医院手术治疗,遂入院。门诊考虑"腹部闭合性损伤:胰腺颈部断裂腹、盆腔积液(血)",12 月18 日 19:04 收入院进一步手术治疗。

　　查体:神志清,双瞳等大,对光反应灵敏,颈软,左额部可见 10cm 皮肤裂伤,左小腿可见3cm 皮肤裂伤,左肘部可见少量皮肤擦伤,心律齐,左侧胸廓挤压痛阳性,腹部腹肌紧张伴压痛、无反跳痛(全腹),肠鸣音减弱,肝脾肋下未及。

　　辅助检查:12 月 17 日当地医院头颅+胸部+腹部 CT 平扫:头颅 CT 平扫未见明显外伤性征象,左侧多发肋骨骨折,间隔旁型肺气肿,两肺尖部胸膜增厚,上、下腹部 CT 平扫未见异常。12 月 17 日当地医院生化全套:丙氨酸氨基转移酶 81U/L,葡萄糖 6.42mmol/L,乳酸脱氢酶 356U/L;血常规:中性粒细胞 91%,白细胞 14.2×10⁹/L。12 月 18 日当地医院淀粉酶测定:淀粉酶 680U/L;12 月 18 日当地医院上腹部 CT 平扫+增强:①肝挫裂伤,肝内血肿。②胰腺断裂,外伤性胰腺炎。12 月 18 日医院 CT 颈椎+头颅平扫:颈椎曲度变直;余颈椎螺旋 CT 扫描未见明显异常。左侧额部皮下软组织稍肿胀;颅内螺旋 CT 平扫未见明显异常。12 月 18 日医院 CT 胸部+腹部平扫(图 100-1):提示胰腺颈部断裂,伴周围渗出性改变;腹、盆腔积液(血),左侧部分肋骨骨折。

　　予以 12 月 19 日 00:15 开始急诊手术探查术治疗,取正中绕脐切口。手术方案:胰腺空

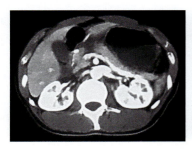
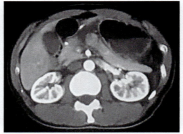
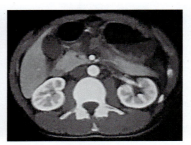

图 100-1　腹部 CT

胰腺颈部断裂

肠 Roux-en-Y 吻合。

　　术中情况:术中损伤组织炎症水肿,伴有皂化斑和污秽的积液,组织变脆,分离容易出血,解剖结构相对不清晰(图 100-2~图 100-5)。

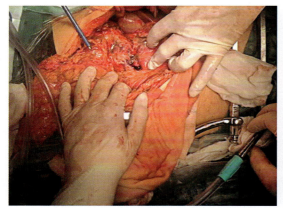
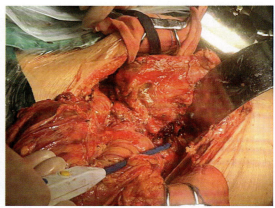

图 100-2　术中所见　　　　　　　　　　　图 100-3　术中所见

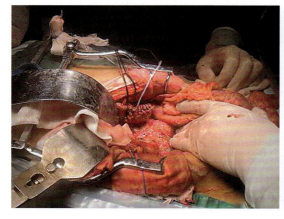
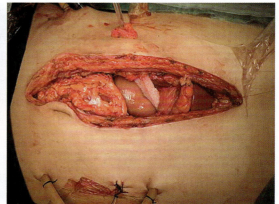

图 100-4　术中所见　　　　　　　　　　　图 100-5　术中所见

　　因为受伤超过 24 小时,腹腔内组织炎症水肿明显,胰腺体尾部切除可以快速结束手术,减少近期并发症,胰胃吻合相对容易手术相对简单,但是考虑到患者年轻,为避免以后出现的内分泌障碍,反复感染等远期并发症,跟患者家属沟通后选择胰肠吻合+roux-en-Y 吻合。腹腔内预防性 VSD 放置,从切口引出(图 100-6、图 100-7)。

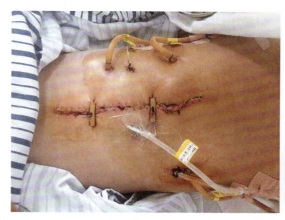

图 100-6　腹部 VSD 放置情况

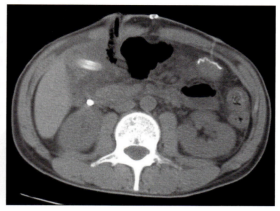

图 100-7　腹部 CT
示腹部 VSD 放置情况

　　12 月 19 日 02:45,手术结束转入 ICU,继续呼吸机机械通气,给予美罗培南抗感染,抑制胃酸分泌、芬太尼镇痛。

　　12 月 19 日 12:06,拔气管插管记录。

　　12 月 21 日 13:58 ALB 32.1g/L,予输注人血白蛋白 10g bid。共输注白蛋白 7 天。

　　12 月 22 日,转入普通病房。

　　12 月 27 日 10:38,拔除左下腹盆腔引流管。

　　12 月 31 日 10:25,进食全流质米汤。

　　1 月 05 日 10:06,拔除右上腹 VSD 管及右下腹小网膜囊管。

　　1 月 07 日 09:24,拔除左上腹胰腺残端管。停用美罗培南,改用哌拉西林他唑巴坦抗感染。进食无渣低脂饮食。

　　1 月 13 日 09:52,拔除右下腹双套管小网膜囊管,进食低脂软食。

　　1 月 22 日 07:56,胰腺外引流管回家出院。

　　随访,拔除胰腺外引流管,无不适。

【诊断】

　　1. 交通事故致多发伤(ISS 21)

　　　　1.1　开放性面部伤
　　　　　　额部皮肤裂伤(AIS 1)

　　　　1.2　钝性胸部伤
　　　　　　1.2.1　两侧胸腔积液伴两下肺节段性不张(AIS 2)
　　　　　　1.2.2　右侧气胸(AIS 2)
　　　　　　1.2.3　左侧部分肋骨骨折(AIS 2)

　　　　1.3　钝性腹部伤
　　　　　　胰腺颈部断裂伴腹、盆腔积血(AIS 4)

断缘是否有胰液渗出。

　　对于损伤超过 24 小时的病例,胰腺断缘会水肿发白甚至糜烂,影响对胰管的寻找。此时可以进行断缘的清创,薄薄切除一层胰腺组织后即可找到胰管。另外可以采用由远至近按摩胰腺的手法轻轻推挤胰腺,往往可以看到胰液自断缘流出。此时一般均能成功找到胰腺断缘的胰管端。

（戴睿武　副主任医师　中国人民解放军成都军区总医院

Email：rwdai@163.com）

【参考文献】

［1］ IACONO C,ZICARI M,CONCI S,et al. Management of pancreatic trauma：A pancreatic surgeon's point of view［J］. Pancreatology：official journal of the International Association of Pancreatology（IAP）,2016,5：302-308.

［2］ 戴睿武.胰腺损伤救治中的几个重要问题［J］.创伤外科杂志,2017,4：241-243.

［3］ 江宗兴,刘彦莉,肖乐,等.“桥接法”在闭合性椎前区胰腺损伤合并胰管断裂中的应用［J］.创伤外科杂志,2017,9：673-676.

第101章

方向盘挤压伤致十二指肠破裂

【导读】

十二指肠因其位置的隐秘性,术前诊断很困难,文献报道十二指肠损伤的漏诊率可高达25%~50%。因其解剖位置的特殊性,十二指肠损伤约80%位于第2段,且合并胰腺损伤,处理比较复杂。十二指肠破裂治疗最好方式早期诊断及早期手术。十二指肠血液供应为终末血供,其位置固定,吻合通常有张力,术后容易发生瘘,并发症及病死率较高。

【病例简介】

患者女,39岁,已婚。

因"车祸致全身多处疼痛14小时"入院。

患者于14小时前开车不慎与机动车相撞,上腹部撞击方向盘,当即感全身多处疼痛,头腹部为著,为持续性锐痛,活动后加重,未向他处放射,伴左颜面部等处少量出血,无神志不清,无恶心呕吐,无胸闷气促,无咳嗽咯血,无大汗淋漓,无视物模糊,无大小便失禁等不适,即送至急诊,查急诊血常规:白细胞计数 21.3×10⁹/L;生化:淀粉酶150U/L;头胸腹CT:左侧额部软组织肿胀,胰头及十二指肠周围脂肪间隙模糊,伴少许渗出;盆腔少量积液,考虑腹部钝性损伤肠破裂可能,予心电监护、禁食、胃肠减压、抗感染、护胃、补液等治疗,并完善全腹部+盆腔平扫及增强CT:右中上腹部脂肪间隙及右肾周间隙模糊、渗出积液;腹腔、盆腔少许积液(渗出积液较前进展增多)。中腹部十二指肠右前下方类圆形异常密度影伴气液平(空腔脏器损伤不除外),考虑腹部钝性损伤肠破裂可能,存在手术指征,建议手术治疗,家属同意手术,完善术前检查后收入院拟进一步手术治疗。

查体:神志清,左侧颜面部可见擦伤,颈软,无压痛,双肺呼吸音粗,未闻及干湿性啰音,心律齐,未闻及杂音,腹肌紧张,脐周压痛,反跳痛,左膝处轻度肿胀,髌骨远端压痛,左膝关节活动受限。

1月8日血常规:超敏C反应蛋白:28.8mg/L,白细胞计数:11.8×10⁹/L,红细胞计数:3.65×10¹²/L,血小板计数:192×10⁹/L,总胆红素:24.5μmol/L,钙:1.87mmol/L,血淀粉酶:150U/L。

1月8日23:58 CT胸腹部平扫:胸部CT平扫未见明显异常征象。胰头及十二指肠周围脂肪间隙模糊,伴少许渗出;盆腔少量积液(图101-1、图101-2)。

1月9日6:16本院CT全腹部+盆腔平扫及增强:右中上腹部脂肪间隙及右肾周间隙模糊、渗出积液;腹腔、盆腔少许积液(渗出积液较前进展增多)。中腹部十二指肠右前下方类圆形异常密度影伴气液平,空腔脏器损伤不除外。

因患者腹痛剧烈,存在腹膜刺激征,剖腹探查指征存在。故于1月9日8:15急诊行剖

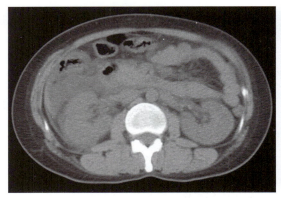

图 101-1   腹部 CT

示：十二指肠右前下方积液伴气液平

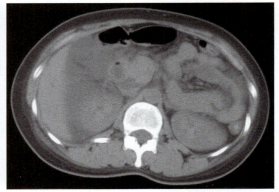

图 101-2   腹部 CT

示：右中上腹部脂肪间隙及右肾周间隙渗出改变

腹探查术，取正中绕脐切口。手术探查见腹腔内积液，颜色偏浑浊，留取积液培养，吸尽积液后，见右侧后腹膜肿胀明显，右肾筋膜肿胀，见浑浊液体，右肾挫伤，切开十二指肠降部外侧腹膜（Kocher 切口），在其后方分离、游离，见十二指肠破裂（降部与水平部交界处），约 2/3 周径，周围可见皂化斑，肠管血供尚可，余结肠及小肠、肝脾胰腺未见明显破裂出血，术中告知患者家属并同意行剖腹探查术+十二指肠破裂修补术+十二指肠旷置术+十二指肠造瘘术+胃空肠吻合术。术后予以美罗培南抗感染治疗。

1 月 17 日 10：53，患者 CRP 下降后出现显著升高，腹腔分泌物培养为屎肠球菌阳性，停用美罗培南，改用予哌拉西林钠他唑巴坦钠 4.5g q8h 联合万古霉素 100U q12h 抗感染，逐步控制感染。

2 月 21 日，突发寒战高热，血培养及分泌物培养：金黄色葡萄球菌，改替考拉宁 400mg q12h 逐步完全控制感染，患者痊愈出院。

【诊断】

1. 交通事故致多发伤（ISS 14）
   1.1   腹部钝性损伤
      1.1.1   十二指肠破裂（降部与水平部交界处）（AIS 3）
      1.1.2   右肾挫伤（AIS 2）
   1.2   肢体损伤
      左侧髋骨骨折（AIS 2）
   1.3   全身多处软组织挫伤（AIS 1）
2. 损伤并发症
   2.1   腹腔感染
   2.2   两下肺不张
   2.3   心包少量积液
$ISS = 3^2 + 2^2 + 1^2 = 14$

【预后及随访】

患者 ICU 住院 8 天，共住院 77 天，痊愈出院。4 月 5 日复查腹部 CT、血常规、CRP 未见异常。

【经验与体会】

本例初诊医生由于缺乏经验,导致本例延误诊治达 12 小时。该患者首次 CT 提示胰头及十二指肠周围脂肪间隙模糊,伴少许渗出,即已提示十二指肠破裂或胰腺挫裂伤,12 小时后增强 CT 提示右中上腹部脂肪间隙及右肾周间隙模糊、渗出积液;腹腔、盆腔少许积液(渗出积液较前进展增多)。中腹部十二指肠右前下方类圆形异常密度影伴气液平,确证十二指肠破裂。对于高度怀疑十二指肠破裂患者,增强 CT 是必须的,才能排除胰腺及肾脏损伤。

十二指肠破裂 6~8 小时后局部组织即发生感染,由于后腹膜组织疏松,感染容易扩散,充分冲洗引流是必须,同时选择合适抗生素是必要的,本例患者术后反复感染,感染指标时好时坏,如坐过山车,十二指肠造影未见漏,十二指肠破裂感染多为混合感染,抗生素宜兼顾阴性菌阳性菌。

【专家点评】

本例患者为典型的十二指肠创伤性破裂病例。入院后二次评估时,处置医师由于对该病的认识不足,手术时间有一定延迟。但手术中方案选择较为合理,最终效果佳。在该病例救治中存在的经验和教训,同道们可借鉴和参考。

十二指肠除球部的前半部分外,其余三部分(降部、水平部、升部)均位于腹膜后。正因为这个解剖特点,十二指肠损伤极易漏诊、误诊,其真正的发生率也因此很难统计。有文献报道,十二指肠损伤的发病率在腹部损伤中约占 4.3%,但对这个概率统计结果的准确性尚有不少怀疑者。

上腹部钝性伤并不是十二指肠损伤的主要原因,仅占 22.3%,其余 77.7% 均为穿透性伤[1]。我国由于汽车、电瓶车等交通工具的普及,钝性外力所致的十二指肠损伤主要例子为方向盘或电瓶车车把挤压冲击上腹部,直接外力导致瞬间的腹内压力升高,由于肠腔内的气压急速变化,导致十二指肠破裂。这种情况下,绝大多数十二指肠损伤合并其他器官损伤,按发病率依次为肝脏、胰腺、小肠、结肠和腹部大血管损伤等。

对于十二指肠损伤的诊断,接诊医师应详细了解致伤过程,在进一步检查的基础上做好初次评估和二次评估。此类患者往往腹膜刺激征不典型或出现较晚,但若查体时发现患者右侧腰背部压痛、触之变硬变韧感,甚至严重病例在按压时有捻发感,应高度警惕十二指肠损伤的可能。对于影像学检查,CT 是确诊的首选手段。可以选择口服造影剂后 CT 检查,如发现造影剂从十二指肠溢出即可确诊;此外还可采用口服造影剂后胃肠道造影检查,以观察十二指肠蠕动的情况及是否有造影剂溢出。

对于确诊十二指肠损伤的病例,必须尽早手术。手术越晚,腹膜后组织肿胀程度越严重,患者死亡率也越高。术中探查时应充分显露十二指肠四段,彻底检视之。具体为沿十二指肠侧腹膜做 Kocher 切口,分离后可将胰头、胰腺钩突向左侧抬起,此时可显露十二指肠球部后壁及第二、三段的前、后壁。继续打开胃结肠韧带,游离下降结肠肝曲,继续从左侧分离 Treize 韧带,此时可将十二指肠所有部分显露完全。该手法尤其适用于合并腹膜后血肿的病例。

绝大多数十二指肠损伤的病例可以在清创后直接缝合修补肠壁,方法与肠道修补一致。对于破口小于十二指肠周径 1/2 的病例,可以采取横向缝合的方式;如破口大于十二指肠周径1/2,则建议采取纵向缝合。缝合完成后,在胃内放置胃管;在Treize韧带下方20cm处空肠造两瘘口放置肠腔内引流管,均引出腹壁外,一根引流管向上放置入十二指肠,末端超过修补的破口上端;另一根引流管向下进入空肠远端,留待未来滴入空肠内营养用(此类患者术后禁食时间较长)。对于破损范围较大不能修补的病例,为避免肠腔狭窄,可以缝闭破口,旷置十二指肠、胃空肠吻合。后腹膜术区放置双腔引流管,术后可进行负压引流及冲洗。

　　总之,对于十二指肠损伤的病例,二次评估时的准确判断十分重要。一旦确诊,尽早手术。建议术中尽量选择破损肠壁缝合修补的方式,留置好肠腔内引流和术区引流。

(戴睿武　副主任医师　中国人民解放军成都军区总医院
Email:rwdai@163.com)

【参考文献】

[1]　张连阳,白祥军,赵晓东.急诊外科学[M].北京:人民军医出版社,2015.

第102章
方向盘挤压致严重腹部损伤，并发胰漏、关腹困难

【导读】

汽车方向盘挤压常引起上腹部相关脏器的损伤，由于背侧脊柱的阻挡，常导致深部的十二指肠、胰腺、乳糜池，甚至血管损伤。缺乏救治经验的处置往往会导致漏诊、漏治，甚至误诊、误治。本例胰漏、乳糜漏患者经多次手术但仍难以关腹，教训深刻。

【病例简介】

患者男，44岁。

因"车祸致腹部疼痛2小时"于12月17日4:40入院。

患者约2小时前发生车祸，致方向盘挤压上腹部，致腹部持续性疼痛，无腰背部放射性疼痛，伴下肢疼痛不适。120急送入院后发现血压量不出，腹腔穿刺有不凝血，急诊予以开通两路静脉并快速补液，急送手术室手术（图102-1）。

入院查体：T 35.0℃，P 120次/min，R 30次/min，BP 65/45mmHg。面色苍白，烦躁不安，四肢皮温减低，脉搏弱。上腹见横行挫伤痕，腹饱满，未见胃肠型及蠕动波，全腹压痛、反跳痛、腹肌紧张，尤以左上腹明显，全腹未触及明显包块，肝、脾肋下未触及，移动性浊音（+），肾区无叩击痛，未闻及肠鸣音。右下腹穿刺抽出不凝固血。指肛检查未扪及异常，指套无染血。左下肢大腿及左足见伤口，少许出血，右小腿胫前见伤痕，活动自如。

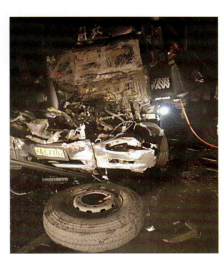

图102-1 车祸现场变形的驾驶室

05:00~7:35在全麻下行肠系膜上静脉修补+肠破裂修补+肠系膜修补术，左下肢清创术，术中见：腹腔内积血约3 000ml，回肠距屈氏韧带20cm处约1.5cm裂口，横结肠有约5cm×4cm浆肌层裂口，横结肠系膜和小肠系膜根部交接处裂伤。肠系膜下静脉离断，肠系膜上静脉见约0.5cm裂口，多根小肠和横结肠血管支离断，上述损伤血管多处活动性出血。肠系膜裂伤处见乳白色淋巴液外漏。肝脾胆胰未见明显异常，左侧肋弓骨折。术中诊断：肠系膜上静脉破裂，小肠破裂，肠系膜裂伤；左侧肋弓骨折；左下肢皮肤裂伤，左足骨折；失血性休克。术中出血约1 000ml，输红细胞悬液2 400ml，血浆1 600ml。

8:00 收住 ICU,转入时患者未醒,重度贫血貌,T 34.3℃,气管插管接呼吸机辅助通气下 SpO₂ 100%,去甲肾上腺素维持下 HR 126 次/min,BP 88/53mmHg,腹腔引流管引流出血性腹水。术后予呼吸支持,输红细胞悬液、血浆,升压维持循环,抗感染,止血对症治疗。10:42 血气 Hb 21g/L。

12:30 查 APTT 148.1 秒,系创伤后大量失血引起。联系血小板及输血浆补充凝血因子。

15:35 患者左侧腹腔引流管内引出大量血性腹水,1 600ml 左右,右侧腹腔引流出 900ml 左右血性腹水。考虑腹部内活动性出血,病情危重,拟再次上手术室行剖腹探查止血术。

16:00~18:30 在全麻下行脾脏切除+腹腔内肠系膜根部处纱布填塞止血+胰腺周双套管引流+VSD 辅助暂时性腹腔关闭术。术中见腹腔内积血约 800ml,肠系膜根部挫裂伤处少许渗血,胰头处见挫伤淤血,局部少许皂化斑,右肾处腹膜后少许血肿。脾门血管挫裂伤,局部少量血块,切开胃结肠韧带,清除血块后见脾门血管挫裂伤伴活动性出血。术中诊断:脾门血管挫裂伤伴出血,胰腺挫伤,右肾挫伤(图 102-2)。

19:00 回到 ICU,HR 101 次/min,BP 170/110mmHg。行保温等治疗(图 102-3)。

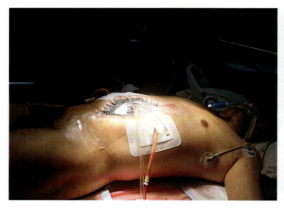

图 102-2　第二次手术+VSD 辅助暂时性腹腔关闭术

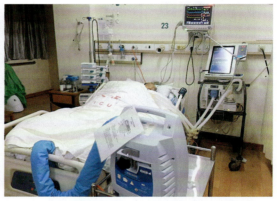

图 102-3　第二次术后转回 ICU 时保温治疗

12 月 18 日 18:00 右侧踝关节床边正侧位提示:右胫腓骨下段骨折,右踝关节脱位,予以手法复位石膏托外固定。查血淀粉酶示:120U/L,腹腔引流液淀粉酶 72 000U/L,考虑胰腺损伤,胰漏。

20:11 局麻下行左小腿清创缝合+跟腱修复术手术。

12 月 19 日 15:50 胸腹部 CT 平扫:两侧胸腔积液,两下肺膨胀不全,右侧第 7 前肋骨皮质扭曲;脾脏切除后,肠系膜模糊,周围液性渗出,升结肠区见肠壁水肿,腹腔内见条状高密度影,两肾结石,腹腔积液。

12 月 20 日血常规:WBC 16.1×10⁹/L,Hb 102g/L,PLT 68×10⁹/L,CRP>200.0mg/L。在全麻下行腹腔内填塞纱布取出+腹部切口一期缝合术,术中顺利。

局麻下行纤维支气管镜检查治疗,术中见右、左支气管壁充血明显,有白色黏稠痰液附着,予生理盐水冲洗、吸除。

12 月 22 日患者 T 38.6℃,超敏 C 反应蛋白>200mg/L,白细胞 19.0×10⁹/L,降钙素原(PCT)4.720ng/ml。换用亚胺培南-西司他丁钠 0.5g q6h 和替考拉宁 0.6g q12h 联合抗感染

治疗。

12 月 26 日血常规白细胞 41.0×10⁹/L。上腹部 CT 平扫中上腹部大片状低密度影，积液？考虑腹腔有脓性积液。于 B 超定位下行两侧腹腔脓肿穿刺、置管引流术，左侧引出黄褐色混浊液体 600ml，右侧引出淡黄色液 270ml（图 102-4）。

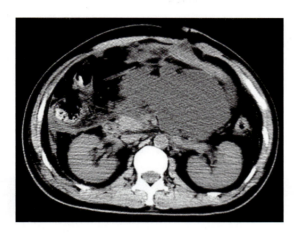

图 102-4　上腹部 CT 平扫
见中上腹部大片积液

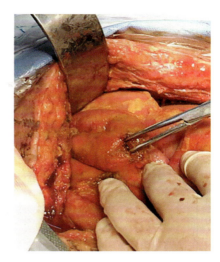

图 102-5　术中空肠

12 月 27 日 Hb 77g/L，输新鲜冰冻血浆 240ml，红细胞悬液 400ml。腹腔引流液淀粉 11 786U/L，保持引流通畅。晚间血氧饱和度 93%，再次行纤维支气管镜吸痰。

12 月 28 日患者肺部 CT 检查右侧胸腔积液，B 超下定位穿刺引流胸水，引出大量淡黄色稍黏稠胸水。血常规：WBC 36.2×10⁹/L，Hb 94g/L，PLT 503×10⁹/L，NEUT% 91.2%，CRP >200.0mg/L。全麻下手术，术中见腹腔内少量淡黄色渗液，胰腺周围大量皂化斑，空肠约 0.5cm 穿孔，遂行腹腔冲洗引流+小肠修补+VSD 辅助腹腔扩容术，胰床留置双套管、腹腔留置引流管。并行经皮扩张气管切开术（图 102-5）。

返回 ICU 后继续亚胺培南-西司他丁钠联合利奈唑胺抗感染治疗，生长抑素减少胰液分泌。双套管接冲洗及持续负压吸引，引出为淡血性冲洗液，含有黑色坏死物质（图 102-6、图 102-7）。

12 月 29 日血红蛋白下降，输红细胞悬液 400ml，血浆 480ml。

12 月 30 日患者下肢 DR 右胫腓骨下段骨折外固定术后位置不佳。骨科会诊后行右下肢牵引。Hb 66g/L，再次予输红细胞悬液 600ml，血浆 300ml。

1 月 3 日查体腹膨隆，敷料、引流管口处血性液体渗出。床边超声提示腹腔多处积液。再次手术，术中见右侧肝下大量坏死组织及血凝块，发现距屈氏韧带 5cm 处见空肠约 0.5cm 穿孔，遂行腹腔冲洗引流+小肠穿孔修补+腹腔 VSD 辅助扩容术"（图 102-8～图 102-10）。

1 月 4 日血常规白细胞 44.2×10⁹/L，继续加强腹腔冲洗及抗感染等对症治疗（图 102-11）。

1 月 6 日腹部 CT 平扫腹水有减少。

1 月 9 日停机械通气改面罩吸氧，患者呼吸尚可，SpO₂ 95%。

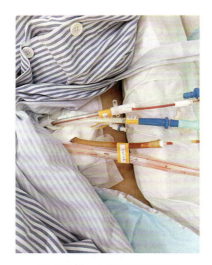

图 102-6　左侧腹部引流管

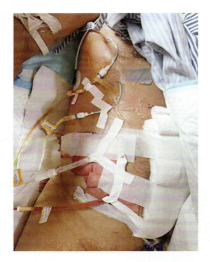

图 102-7　左侧腹部引流管

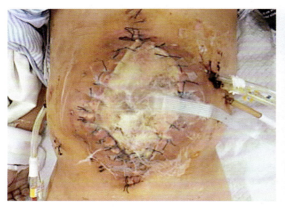

图 102-8　VSD 引流效果不佳

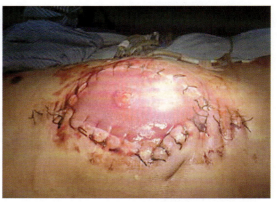

图 102-9　去除 VSD 泡沫材料后

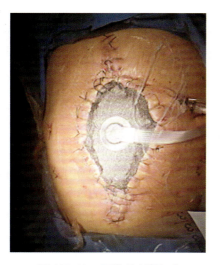

图 102-10　更换的 VSD 后

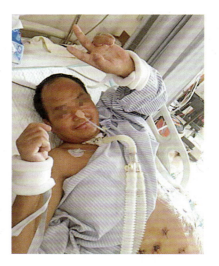

图 102-11　1 月 4 日患者情况

1月10日再次更换腹部切口 VSD"，见 VSD 泡沫下肉芽生长好（图102-12～图102-14）。

但当晚患者烦躁、人机对抗，血压 210/100mmHg，T 38.7℃，HR 153 次/min。查 BNP 1 625.00pg/ml，给予咪达唑仑、吗啡、丙泊酚镇静、镇痛，调整呼吸机模式，甲泼尼龙抗炎，补液扩容等救治，患者呼吸逐渐平稳，T 37.3℃，HR 130 次/min。

1月12日再次烦躁、寒战、人机对抗，T 38.6℃，HR 160 次/min，呼吸 50 次/min，给以镇静、镇痛，激素抗炎，调整呼吸机模式等后逐渐平稳。床旁超声肝肾隐窝见液性暗区厚约 6mm，穿刺抽出 40ml 脓性液体，置管持续引流。

1月13日凌晨排血便 3 次，总量约 900ml，输注悬浮红细胞 800ml、血浆

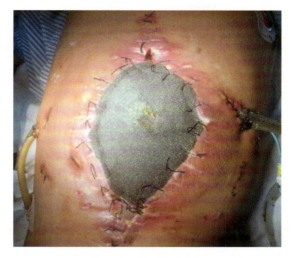

图 102-12　第二次更换腹部切口 VSD

600ml，加用氨甲环酸、生长抑素针，继续胃肠减压。消化内科急会诊意见予生理盐水 1 000ml 冲洗胃管，去甲肾上腺素针 8mg 胃管内保留治疗（图102-15）。

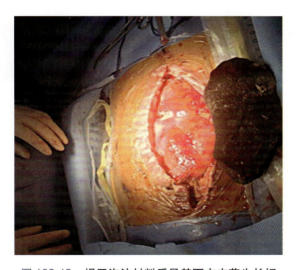

图 102-13　揭开泡沫材料后见其下方肉芽生长好

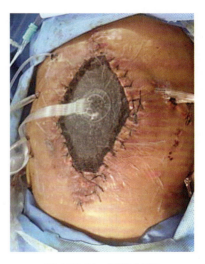

图 102-14　更换 VSD

1月14日血常规提示 Hb 50g/L，予以输注红细胞悬液 800ml，血浆 1 000ml。

1月16日患者精神佳，BP 110/80mmHg，Hb 80g/L。单位因保险报销问题，转院进一步治疗（图102-16～图102-18）。

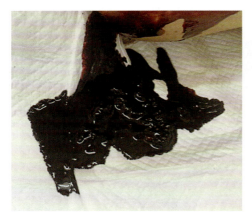

图 102-15 患者排出的暗红色血便

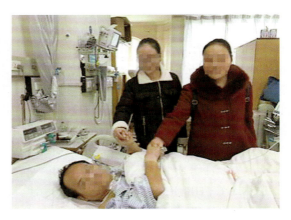

图 102-16 1 月 16 日转院时患者情况

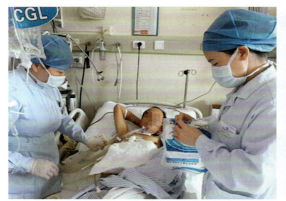

图 102-17 1 月 16 日转院时患者情况

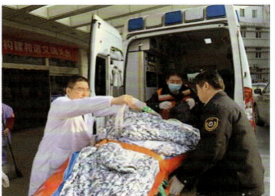

图 102-18 1 月 16 日转院时患者情况

【诊断】

1. 交通事故致多发伤(ISS 30)
  1.1 胸部创伤
    左侧肋骨骨折(AIS 1)
  1.2 腹部创伤
    1.2.1 乳糜池损伤(AIS 3)
    1.2.2 脾破裂(AIS 3)
    1.2.3 胰腺挫伤(AIS 3)
    1.2.4 右肾挫伤(AIS 2)
    1.2.5 肠破裂(AIS 2)
    1.2.6 肠系膜裂伤(AIS 2)
    1.2.7 肠系膜上静脉破裂(AIS 4)
  1.3 四肢损伤
    1.3.1 左侧胫腓骨骨折(AIS 2)
    1.3.2 右踝关节脱位(AIS 2)

  1.3.3 左跟腱断裂(AIS 2)

  1.3.4 左下肢皮肤裂伤(AIS 2)

 2. 损伤并发症

  2.1 失血性休克

  2.2 凝血功能障碍

  2.3 低体温

  2.4 脓毒血症

  2.5 肺部感染

  2.6 胸腔积液

  2.7 上消化道出血

  2.8 肠瘘

  2.9 胰漏

  $ISS = 1^2 + (4+1)^2 + 2^2 = 30$

【预后及随访】

  住院(ICU)29 天,出院时病情稳定。

【经验与体会】

  方向盘挤压伤,常因背侧脊柱阻挡,除常累及肝、脾、小肠外,还常见胰腺、十二指肠、肠系膜血管等损伤。本例肠系膜上静脉损伤,应考虑十二指肠与胰腺损伤可能,术中应给予充分探查,排除胰腺损伤。如发现胰腺挫伤,应做好损伤胰周引流。首次术中明显可见乳白色淋巴流出,乳糜漏诊断已经明确,应及时给以查找损伤的淋巴管与不明的非血管性管道,给以夹子夹闭或者充分引流,以免腹腔感染,必要时控制饮食以减少乳糜漏的量。

  对多发伤患者的救治应有一定的创伤救治理念,尤其是早期的救治,本例首次术后不久又是大出血。可见术中手术探查不够全面,术中处置存在不足。腹部挤压伤,暴力大,剖腹探查应尽可能详尽,本例脾脏的损伤如能早期发现、早期切除,便可减少出血量,甚至免除再次手术。腹腔内乳糜液与胰液引流不通畅是导致腹腔感染、脓毒血症、多脏器功能衰竭的主要原因。设想一下,假如首次止血相对彻底,胰周放置多根引流管引流,并保持通畅,后面的手术可能可以避免,亦可能提前关腹。因为早期处置不够规范,导致腹腔感染与关腹困难,进一步导致短期不得不进行多次的腹部手术,水肿的肠管经多次解剖,可能导致肠管损伤。

  多次腹腔感染,VSD 更换了 5 次,这当然与 VSD 引流管的阻塞也有一定的关系。VSD的引流如果保持通畅,即使胰漏、乳糜漏一直存在也不一定引起腹腔感染,因而 VSD 引流管的管理很重要,如有管道梗阻应及时处理。腹腔内胰腺周围需用双套管引流,亦应保护通畅。一旦胰周引流管梗阻,更换引流管将难以避免,这样大大增加了手术的难度与风险。分离腹腔内水肿与粘连明显的肠管极易引起肠壁损伤与破裂,再次手术中出现的肠漏不排除术中操作所致。腹腔引流管存在梗阻的风险,指南推荐胰周应用 VSD 引流可能值得一试。

【专家点评】

  本例严重腹部创伤历经紧急手术止血、再次手术止血,两次肠瘘,持续胰漏、感染等,转出该院是已趋稳定,说明了紧急手术、严密观察和积极再次感染病灶处理的重要性。

　　关于严重腹部创伤术中探查策略,不能忽视的是切口的规范性,本例应采用典型的大的腹部中线切口,可快速进腹并满足充分暴露的需要。入腹后应迅速吸除积血,寻找并按压4个象限控制出血来源。控制出血和污染后才开始全面探查腹腔,对仍在出血的部位需要首先探查并确保完全止血。推荐的全面探查顺序是肝、脾、胃、右结肠、横结肠、降结肠、乙状结肠、直肠、小肠,从屈氏韧带一直到回肠末端,仔细探查小肠壁和肠系膜;然后打开网膜囊探查胰腺;如果疑有十二指肠损伤,需行 Kocher 切口探查十二指肠;最后探查两侧的膈、后腹膜腔、膀胱和直肠等盆腔结构,如果有后腹膜血肿的位置、大小,应探查有腹膜裂伤的后腹膜腔[1]。本例存在多种复杂性损伤,包括肠系膜上静脉破裂和肠道损伤,且伴随严重失血所致的低体温、凝血功能障碍、酸中毒等致死三联征,应行简明的损害控制性剖腹手术[1]。探查时务必不能满足于发现明显的、吸引眼球且处理很有成就感的出血损伤处,要系统探查,避免遗漏,本例脾脏损伤至二次手术时明确并切除,才达成确定性止血的目的。

　　关于胰漏的预防和治疗,本例首次手术探查两处遗漏,且都导致了一定的后果:胰腺损伤,持续胰漏,几次术中探查也没有明确胰腺损伤处,依据致伤机制、二次 CT 发现的假性胰腺囊肿和持续胰漏,应考虑为脊柱两侧的胰腺头颈交界处或颈体交界处断裂,特别是方向盘挤压致伤者,应注意胰腺损伤。

(张连阳　主任医师　中国人民解放军陆军特色医学中心

Email:hpzhangly@163.com)

【参考文献】

[1] 张连阳.腹部创伤的诊断与治疗[J].中华消化外科杂志,2014,13(12):923-925.

第 8 篇

严重创伤并发症

时间	TBIL (μmol/L)	DBIL (μmol/L)	JJDHS (μmol/L)	ALT (U/L)	AST (U/L)	ALB (g/L)	GGT (U/L)	ALP (U/L)	LDH (U/L)
11-14	263.9	158.0	105.9	31.7	42.4	24.8	96.0	138.0	459.0
11-15	234.8	124.4	110.4	31.9	39.9	31.0	85.0	140.0	411.0
11-15	347.1	209.5	137.6	30.2	36.7	29.2	101.0	151.0	391.0
11-16	475.3	312.5	162.8	42.2	45.8	31.6	158.0	226.0	431.0
11-17	436.4	336.4	93.7	29.1	38.2	25.5	142.0	201.0	378.0

　　1月12日,CT检查提示:骶尾骨粉碎性骨折;骨盆多发骨折;腰4、5左侧横突骨折;胸12、腰1椎体压缩性骨折,腰1为著,硬膜囊受压;双肺挫伤,伴双侧胸腔少量积液(图103-1~图103-6)。

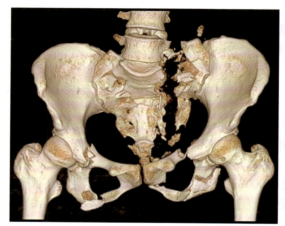

图 103-1　骨盆 CT
骶尾骨粉碎性骨折;骨盆多发骨折

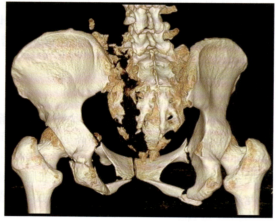

图 103-2　骨盆 CT
骶尾骨粉碎性骨折;骨盆多发骨折

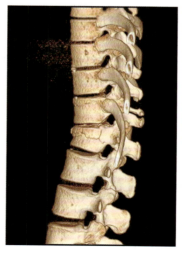

图 103-3　腰椎 CT
胸12、腰1椎体压缩性骨折(侧位)

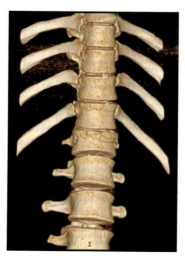

图 103-4　腰椎 CT
胸12、腰1椎体压缩性骨折(正位)

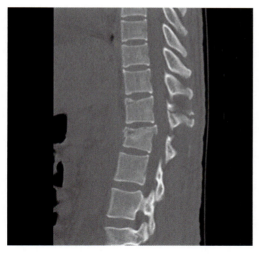

图 103-5　腰椎 X 线片

胸 12、腰 1 椎体压缩性骨折

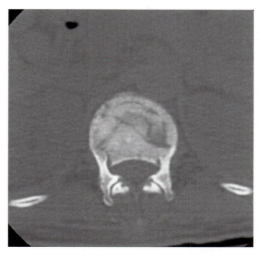

图 103-6　腰椎 X 线片

腰 1 椎体压缩性骨折，硬膜囊受压

11 月 13 日，输红细胞悬液 600ml、新鲜冰冻血浆 200ml。

11 月 14 日，入手术室全身麻醉下行骨盆多处骨折切开复位内固定+腰 1 椎体骨折切开复位内固定及椎板切除减压术。取胸腰椎后正中纵行切口、下腰椎后正中纵行切口、耻骨联合前方入路横行切口。手术时间约 8 小时，术中出血约 1 200ml，输悬浮红细胞 2 000ml、新鲜冰冻血浆 1 000ml。放置腰部引流管 1 根，下腹部盆腔左右各一根引流管。术后输人血白蛋白 20g。血常规：WBC 20.11×10⁹/L、Hb 82.00g/L↓、HCT 24.22%。

11 月 15 日，血常规：WBC 16.25×10⁹/L、NEUT% 85.74%、LYMPH% 5.92%、RBC 2.49×10¹²/L、Hb 75.20g/L、HCT 22.62%。予输红细胞悬液 1 200ml、新鲜冰冻血浆 600ml。给予还原谷胱甘肽每天每次 1.2g、复方甘草酸单胺 4ml，保肝退黄治疗，间断灌肠治疗。拔除双侧胸腔闭式引流管。查 CT 提示：左侧胫腓骨下端粉碎性骨折。复查 X 线片提示腰椎骨折及骨盆骨折复位良好（图 103-7～图 103-10）。

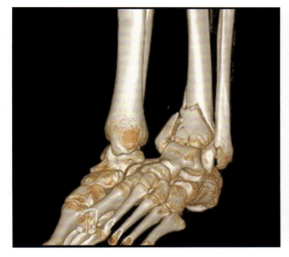

图 103-7　下肢三维重建 CT

左侧胫腓骨下端粉碎性骨折

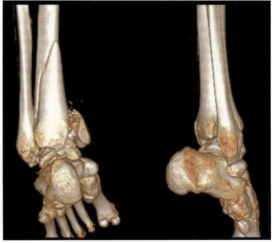

图 103-8　下肢三维重建 CT

左侧胫腓骨下端粉碎性骨折

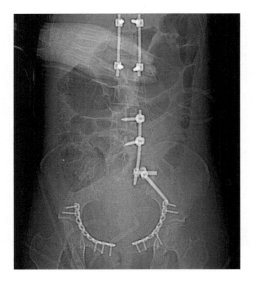
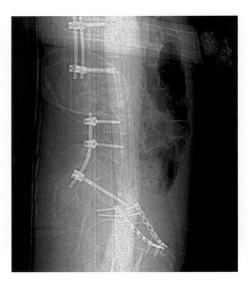

图 103-9　脊柱及骨盆 X 线片
腰椎骨折及骨盆骨折复位良好

图 103-10　脊柱及骨盆 X 线片
腰椎骨折及骨盆骨折复位良好

11 月 16 日,拔除腰部及盆腔引流管。腹部彩超:双肾积水、右侧输尿管上段扩张、腹腔积液。

11 月 17 日,输入血白蛋白 20g。此后化验提示胆红素指标逐渐降低(表 103-2)。

表 103-2　血生化指标变化表

时间	TBIL (μmol/L)	DBIL (μmol/L)	JJDHS (μmol/L)	ALT (U/L)	AST (U/L)	ALB (g/L)	GGT (U/L)	ALP (U/L)	LDH (U/L)
11-18	276.7	164.6	112.1	59.9	39.6	29.1	179.0	326.0	402.0
11-19	241.2	180.1	61.1	81.8	85.8	30.2	262.0	439.0	471.0
11-20	191.3	116.6	74.7	189.2	120.9	30.6	276.0	482.0	482.0
11-21	167.4	96.3	71.1	190.8	106.5	32.5	275.0	535.0	500.0
11-22	134.5	76.5	58.0	181.5	84.8	33.4	238.0	495.0	471.0
11-23	125.1	69.5	55.6	153.9	67.2	33.9	214.0	489.0	479.0
11-24	115.0	63.1	51.9	177.9	78.7	34.1	240.0	523.0	477.0
11-26	92.7	49.9	42.8	128.2	54.7	36.3	214.0	514.0	426.0
11-28	52.0	28.1	24.3	86.2	53.4	33.8	104.0	292.0	299.0
11-29	68.0	38.0	30.1	90.6	42.9	34.0	108.0	332.0	306.0
11-30	60.5	30.4	30.1	66.7	31.2	32.4	112.0	329.0	315.0
12-03	52.5	25.7	26.8	32.8	16.7	32.8	77.0	261.0	267.0

11 月 22 日,肝炎分型:HAV-IgM 阴性(-)、HDV-IgG 阴性(-)、HEV-IgG 阴性(-)、HGV-IgG 阴性(-)、HDV-IgM 阴性(-)、HEV-IgM 阴性(-)、HCV-IgG 阴性(-)。复查肝系列:ALB 36.30g/L↓、TBIL 92.70μmol/L↑、DBIL 49.90μmol/L↑、JJDHS 42.80μmol/L↑、ALT

128.20U/L↑、AST 54.70U/L↑、GGT 214.00U/L↑。

患者黄疸治疗有效,黄疸明显减轻,继续使用保肝药品对症治疗、加强肠内营养等治疗。

11 月 28 日,入手术室行左侧胫腓骨下段粉碎性骨折及内外踝骨折切开复位内固定术。取左胫骨下段前内侧纵行切口及左胫骨下段前内侧纵向弧形切口。术中出血约 400ml,未输血。

术后双小腿感觉障碍平面明显下降,肌力有所恢复,左小腿肌力 2 级,右小腿肌力 1 级。

12 月 3 日,自动出院。

【诊断】

1. 高处坠落致多发伤(ISS 45)
    1.1 头部损伤
       蛛网膜下腔出血(AIS 3)
    1.2 胸部损伤
       1.2.1 肺挫裂伤(AIS 4)
       1.2.2 双侧血气胸(AIS 4)
       1.2.3 左侧多发肋骨骨折(AIS 3)
    1.3 腹部及盆腔损伤
       1.3.1 直肠损伤(AIS 1)
       1.3.2 腰 1 椎体压缩性骨折(AIS 2)
       1.3.3 腰 1 椎体棘突骨折(AIS 2)
       1.3.4 腰 4~5 椎体左侧横突骨折(AIS 2)
    1.4 骨盆及四肢损伤
       1.4.1 骨盆骨折(Tile 分型 C2)(AIS 5)
       1.4.2 骶骨骨折(AIS 5)
       1.4.3 左胫骨下段骨折(AIS 2)
       1.4.4 左足内外踝骨折(AIS 2)
       1.4.5 右桡骨下端骨折(AIS 2)
2. 损伤并发症
    2.1 失血性休克
    2.2 双下肢不全瘫
    2.3 肝功能不全
    ISS = $4^2+2^2+5^2$ = 45

【预后及随访】

EICU 治疗 21 天,共住院 28 天。

70 天后随访,全身状况尚可,大小便仍然无知觉,双侧下肢肌力约 2 级。

【经验与体会】

严重多发伤患者易于并发 MOF,而一旦发生 MOF,患者死亡率将大大增高。治疗时必须兼顾多脏器功能保护,在完成必要的手术治疗同时,积极保护以及促进多脏器功能恢复。

多发伤患者并发肝功能衰竭可以有多种原因。包括创伤直接引起的损伤、输入大量异体血制品、全身炎症反应综合征、严重创伤失血性休克、脓毒症等。此患者考虑为严重创伤后大量输血所致可能性大。

多发伤患者并发 MOF 时常常导致患者难以耐受手术治疗带来的打击。但对于一些严重外伤，非手术不能解决患者的后期功能恢复。此患者伤后 11 天行第二次手术，为避免连续手术带来的创伤打击，将第三次手术时间延迟到伤后 25 天，肝功能接近正常，尽可能降低患者围术期存在的风险。

【专家点评】

高处坠落是最常见的多发伤致伤机制之一，高处坠落伤的伤情严重程度与坠落高度、落地姿势，地面性质等因素有关，坠落高度是损伤的决定性因素，可以造成头颅、颈部、胸部、骨盆、脊柱、四肢等部位严重外伤[1]。

损害控制性复苏是指病情评估、液体复苏、损害控制手术、重症监护、确定性手术的全过程。损害控制性手术以抢救生命为基本目标，根据患者的损伤部位及程度，迅速开展基础的处置措施，缓解致命性损伤对患者生命安全形成的影响。重症监护阶段以促进机体复苏为首要原则，积极改善体温、扩容、缓解凝血功能障碍与酸中毒，以最快的速度促使患者复苏。计划性手术在为整个治疗过程进行全面临床评估、检查与评估后，对患者首次手术遗留问题进行补充，以全面改善患者的损伤状况。失血性休克救治需要争分夺秒，在非控出血阶段，高渗盐水、高渗右旋糖酐、白蛋白与生理盐水复苏效果类似，应遵循最少量晶体液输注（前 6 小时<3L）原则。本例在急诊行剖腹探查术及双侧胸腔闭式引流术后收入重症监护室治疗，大量输血（约有悬浮红细胞 6 000ml，新鲜冰冻血浆 2 000ml，人血白蛋白 160g），应注意大量输血可增加心力衰竭、心源性休克等风险。

创伤中心应建立紧急输血预案，按照 1∶1 使用血浆和红细胞，本例在患者术后入 ICU 开始大量输注血液制品，为成功挽救患者奠定了基础。创伤中心应持续优化创伤后大出血救治的流程、团队、技术和效果。本例患者存在骨盆骨折（Tile 分型 C2）（AIS 5）、骶骨骨折（AIS 5）可在创伤早期用床单包裹限制骨盆容积，并采取手术外固定支架限制骨盆容积，从而稳定骨盆控制出血。

本例存在多脏器功能不全、肝功能损害和失血性休克，尤其是创伤后的肝功能障碍，胆红素持续增高，11 月 14 日入手术室全身麻醉下行骨盆多处骨折切开复位内固定术+腰 1 椎体骨折切开复位内固定及椎板切除减压术。术后第 3 天胆红素开始逐渐下降。如何评估此患者肝功能损害呢？通常肝功能的监测指标：①肝细胞损伤监测，包括血清转氨酶、乳酸脱氢酶和其同工酶；②合成功能监测，包括血清蛋白质、凝血因子、血清胆碱酯酶、血氨；③排泄功能监测，包括血清胆红素、血清胆汁酸；④胆汁代谢监测，血清碱性磷酸酶、γ-谷氨酰转肽酶；⑤肝免疫防御功能监测，血清 γ 球蛋白、免疫球蛋白。给予保肝退黄、优化肠内营养治疗后恢复。

高胆红素血症发生在大多数严重受伤的患者中，胆红素水平快速且逐渐升高意味着预后不良。创伤患者的高胆红素血症与肝内胆汁淤积有关，胆汁淤积可能是长期低血压的结果。高胆红素血症与输血次数、败血症、麻醉类型、腹腔探查术和呼气末正压使用之间无相关性[1-3]。所以，此患者的高胆红素血症不能归因于严重创伤后大量输血所致可能性大，肝细胞损伤的早期发生与急性血流动力学改变在病因学上是更重要的，肝内胆汁淤积和黄疸后来在创伤缺氧、静脉高热量营养支持患者中发展,并且通过溶血和输血加剧。

(王耀丽　副主任医师　中国人民解放军陆军特色医学中心

Email:wangylchen2005@aliyun.com)

【参考文献】

[1] NOVO C,WELSH F,JAUNDICE. Surgery[J]. UK:Oxford,2017,35(12):675-681.

[2] SARFEH IJ,BALINTJA. The clinical significance of hyperbilirubinemia following trauma [J]. J Trauma,1978,18(1):58-62.

[3] CZAJA AJ,RIZZO TA,SMITH WR JR,et al. Acute liver disease after cutaneous thermal injury[J]. J Trauma,1975,15(10):887-894.

第104章

严重多发伤合并多重耐药菌感染

【导读】

在严重多发伤患者的救治过程中,容量补充及营养支持是不可或缺的措施,在适当的时机合理应用,对防止创面感染及促进创伤恢复将起到积极的作用。创面感染后局部处理十分关键,而合理应用抗生素也非常重要。同时多处骨折选择恰当的时间予以积极手术治疗,可以让患者获得最佳救治效果。

【病例简介】

患者男,55岁。

因"高处坠落伤后全身多处疼痛、出血2小时"于6月1日14:45急诊入院。

患者入院前2小时工作中不慎从约7~8m高处直接坠落,当即全身多处疼痛,右侧胸壁出血,右侧上肢多处畸形。立即呼叫120送入院。

入院查体:T 36.0℃,P 120次/min,R 18次/min,BP 60/40mmHg。休克指数为2。神志清楚,烦躁不安,急性痛苦面容,面色苍白。神经系统无阳性征。专科检查:右侧胸壁可见大面积皮肤撕脱,创口内可见肌肉、血管及神经外露,未见明显气体溢出。右侧上肢多处畸形,局部疼痛不敢活动。腰背部压痛阳性,活动受限。创伤指数(TI)为22。

入院后立即进行抢救。入绿色通道处理,持续吸氧、生命体征监测;建立两条外周静脉通道,留取静脉血标本送检,右侧锁骨下静脉穿刺置管,快速补液(羟乙基淀粉及转化糖电解质各500ml)、输血、止血药物(氨甲环酸2.0g静脉滴注,尖吻蝮蛇凝血酶2U入壶)等;予无菌敷料包扎创面,右侧上肢支具外固定,骨盆固定带外固定保护,棉被覆盖全身保温;请心胸外科会诊。

15:10床旁胸片提示:右侧肩胛骨骨折、右侧多发肋骨骨折(图104-1)。

15:12查床旁超声(FAST)提示:肝胆脾肾均未见明显异常。

15:15给予快速输注悬浮红细胞800ml。

15:40血压升至101/66mmHg,心率约100

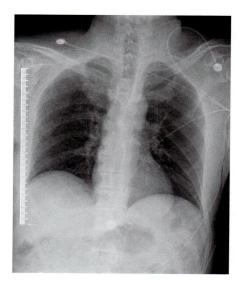

图104-1 床旁胸片
右侧肩胛骨骨折、右侧多发肋骨骨折

次/min。

15：49 护送下行急诊 CT 检查示：头颅及双肺平扫未见明显异常；右侧肩胛骨粉碎性骨折伴同侧胸壁皮下积气；右侧腹膜后、盆腔血肿伴腰 4、5 右侧横突骨折，骨盆多发骨折；右侧尺骨近、远段，桡骨远段骨折伴同侧肘关节脱位；右侧第一掌骨、豌豆骨骨折（图 104-2～图 104-5）。

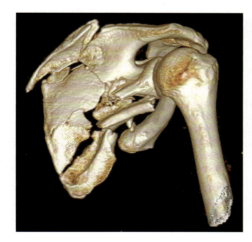

图 104-2　右侧肩部 CT
右侧肩胛骨粉碎性骨折

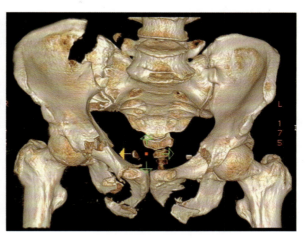

图 104-3　骨盆 CT
骨盆多发骨折

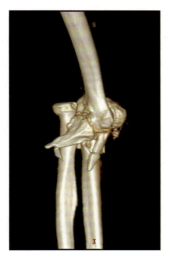

图 104-4　右侧肘部 CT
右侧尺骨近、远段，桡骨远段骨折伴同侧肘关节脱位

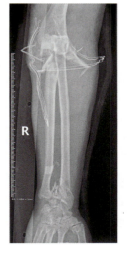

图 104-5　右侧肘部 X 线片
右侧尺骨近、远段，桡骨远段骨折伴同侧肘关节脱位

16：18 转入急诊手术室，局部浸润麻醉下行右侧胸壁清创探查术。术中见：创口位于右侧胸壁腋下，与患者长轴垂直，前至腋前线，后至肩胛骨外缘，长约 15cm，探查见不规则软组织挫裂伤、背阔肌部分断裂及前锯肌挫裂伤，腋窝内未见肿大淋巴结及破损血管，深至前锯肌，未累及肋骨。常规过氧化氢、盐水冲洗干净，结扎肌肉内断裂出血血管，剪除失活组织，查无活动性出血后，修补前锯肌，对缝断裂的背阔肌，腋窝内留置引流管 2 根，间断缝合创

面。术中出血约 300ml,输红细胞悬液 800ml、新鲜冰冻血浆 400ml。

19:05 术毕转入 EICU,联合应用阿莫西林钠氟氯西林钠+莫西沙星抗感染。化验提示:Hb 77g/L,HCT 23.70%,WBC 12.82×10^9/L,PLT 96×10^9/L;FIB 140.10mg/dl,PTA 54%;ALB 21.10g/L,TPr 37.00g/L;CK 5 864.80U/L,CK-MB 121U/L,AST 153u/L,ALT 61.80U/L;Pct 2.66ng/ml。积极抗感染、抗炎、止血、镇痛、补液、营养支持、纠酸、降酶、对症等处理。考虑失血性贫血及低蛋白血症均为重度,予少量多次输血治疗,为二次手术积极准备。

6 月 2 日,输红细胞悬液 800ml、新鲜冰冻血浆 400ml。

6 月 3 日,输红细胞悬液 400ml、人血白蛋白 10g。

6 月 4 日,输红细胞悬液 400ml。

6 月 5 日,输人血白蛋白 10g。

6 月 9 日,化验提示:Hb 95g/L,PLT 28.00%,ALB 29.40g/L,TPr 52.90g/L。输人血白蛋白 20g。

6 月 10 日,经口气管插管+静吸复合全麻下行右肩胛骨切开复位内固定+右髂骨翼骨折切开复位内固定+右耻骨支骨折切开复位内固定术。切口为右肩胛骨后侧 Juclet 入路,右髂嵴入路,右腹股沟及耻骨联合上方联合入路。术中出血约 1 500ml 左右,输红细胞悬液 1 600ml、新鲜冰冻血浆 400ml。手术时间约 4 小时。术后继续联用阿莫西林钠氟氯西林钠+莫西沙星抗感染。

6 月 13 日,化验提示:ALB 25.60g/L。换药时发现胸背部的污染伤口处有红肿,探查见较多脓性液体流出,分泌物送细菌培养,拆除部分缝线开放创口,过氧化氢、碘伏盐水反复多次冲洗创腔,创腔内放置无菌纱布条引流。换用头孢哌酮舒巴坦钠抗感染治疗,输人血白蛋白 20g。

此后坚持每日胸背部伤口积极换药处理,局部感染明显好转,脓性分泌物逐渐减少。

6 月 16 日,在全麻下行右桡骨远端粉碎骨折切开复位克氏针内固定及外固定支架固定+尺骨远端骨折切开复位钛板螺钉内固定术+右侧尺骨鹰嘴骨折复位解剖钢板内固定术。取右桡骨远端掌侧纵行切口,右尺骨远端背侧纵行切口,右肘关节后正中纵行切口。术中出血约 500ml,输悬浮红细胞 800ml、新鲜冰冻血浆 400ml。手术时间约 6 小时。术后联用头孢哌酮舒巴坦钠(舒普深)+克林霉素抗感染治疗。见伤口渗血较多,予输红细胞悬液 800ml。

6 月 17 日,胸背部感染伤口引流物细菌培养报告:鲍曼不动杆菌。加用米诺环素治疗,同时积极增强免疫力、营养支持等治疗。输人血白蛋白 10g。

6 月 19 日,化验提示:ALB 28.50g/L,TPr 57.50g/L。输人血白蛋白 20g。

继续每日予胸背部感染创口积极换药,刮勺清除里层坏死组织,用过氧化氢、碘伏盐水依次反复冲洗,放置引流纱布(浸入阿米卡星、康复新液)。创口分泌物持续减少,创面肉芽组织逐渐转为新鲜。

6 月 24 日,局部麻醉下行胸背部创口部分缝合,留少许创口继续放置纱布条引流。

6 月 28 日,术后复查 CT 提示:右侧肩胛骨等骨折对位良好,并可见多处内固术后改变(图 104-6、图 104-7)。

DR 提示:右侧尺骨鹰嘴部及右侧腕关节骨折对位内固定术后改变(图 104-8、图 104-9)。

坚持隔日予右侧胸背部感染创口换药处理,刮勺清除创口内不新鲜肉芽组织,过氧化氢、碘伏盐水反复冲洗,创口内留置浸有浓氯化钠及糜蛋白酶的纱布引流。创口逐渐缩小,

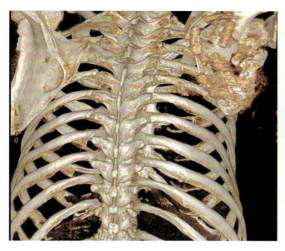

图 104-6　术后复查 CT
右侧肩胛骨骨折对位良好

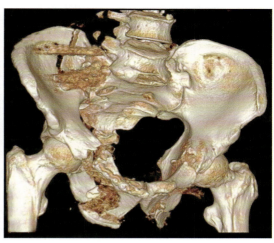

图 104-7　术后复查 CT
骨盆骨折对位良好

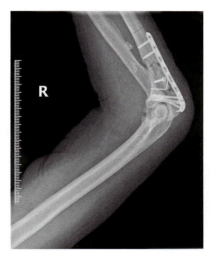

图 104-8　肘部 DR
右侧尺骨鹰嘴部骨折对位内固定术后改变

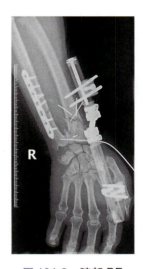

图 104-9　腕部 DR
右侧腕关节骨折对位内固定术后改变

分泌物减少,创面肉芽组织新鲜。

　　7 月 16 日,右侧胸背部创口局部结痂愈合。拔除右前臂处内固定之克氏针,出院回家,6 周后复查 DR,去除右前臂外固定架。

【诊断】

　　1. 高处坠落致多发伤(ISS 36)

　　　　1.1　胸部损伤

　　　　　　1.1.1　右侧肋骨骨折(AIS 2)

　　　　　　1.1.2　右侧胸壁皮下积气(AIS 1)

　　　　1.2　腹部损伤

　　　1.2.1　右侧腹膜后盆腔血肿(AIS 2)

　　　1.2.2　腰4、5右侧横突骨折(AIS 2)

　　1.3　四肢及骨盆损伤

　　　1.3.1　骨盆骨折(AIS 4)

　　　1.3.2　右侧肩胛骨骨折(AIS 3)

　　　1.3.3　右侧尺骨鹰嘴骨折伴肘关节脱位(AIS 3)

　　　1.3.4　右侧尺骨远段骨折(AIS 2)

　　　1.3.5　右侧桡骨近段骨折伴桡骨小头脱位(AIS 3)

　　　1.3.6　右侧桡骨远端粉碎性骨折(AIS 3)

　　　1.3.7　右侧第一掌骨、豌豆骨骨折(AIS 2)

　　1.4　体表损伤

　　　右侧前胸部大面积皮肤软组织剥脱伤(失血量>20%)(AIS 3)

2.　损伤并发症

　　2.1　失血性休克(重度)

　　2.2　低蛋白血症(重度)

　　2.3　凝血功能障碍

　　2.4　代谢性酸中毒

ISS = $2^2 + 4^2 + (3+1)^2 = 36$

【预后及随访】

EICU治疗16天,共住院46天。

术后半年随访,生活可自理,存在轻度跛行,右腕及手部关节活动受限(图104-10)。

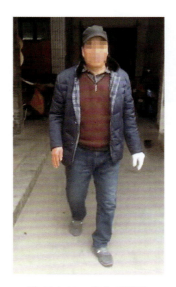

图104-10　半年后随访

【经验与体会】

本患者由于存在严重骨盆骨折,伤后失血量大,休克指数很高。故遵循损害控制性原则,急诊完成开放伤口清创缝合。同时积极输血、补液、抗休克治疗。患者伤后多伴发低蛋白血症,考虑会影响创伤恢复,予以积极营养支持治疗。此患者住院期间共输红细胞悬液6 400ml、新鲜冰冻血浆 1 600ml、人血白蛋白 90g,对患者顺利恢复起了重要作用。

严重创伤患者由于更多侧重于挽救生命,损害控制性手术大多时间仓促,难以细致处理。加之患者创伤后免疫力下降,术后创口感染发生率很高。创面感染后的治疗以局部处理最为关键,需确保创口充分引流,积极换药处理,根据创面恢复情况决定闭合创面的方式方法。而依据细菌培养合理选择抗生素也非常重要[1]。

此患者同时存在 8 处骨折,后期手术顺序需合理安排。该患者伤后第 9 天在全身麻醉下行右肩胛骨以及骨盆多处骨折切开复位内固定术,伤后第 16 天全身麻醉下行右桡骨远端粉碎骨折切开复位克氏针内固定及外固定支架固定+尺骨远端骨折切开复位钛板螺钉内固定术+右侧尺骨鹰嘴骨折复位解剖钢板内固定术。多次手术创伤很大,必须保证充足的血容量以及必要的营养支持,才能耐受如此复杂的手术治疗,并保证患者围术期的安全以及顺利康复。

【专家点评】

本例 6 月 1 日胸壁清创,12 天后发现伤口感染,敞开引流。期间 6 月 10 日行骨盆切开复位内固定,存在较大风险,应动态评估感染,更早发现并处理胸部伤口感染。

本例为高空坠落致严重多发伤,在病程中并发创面多重耐药的鲍曼不动杆菌感染,经过多次清创、应用敏感的抗菌药物,最终得以成功救治。

创伤后的广泛皮下软组织感染、组织坏死面临着坏死性软组织感染(necrotizing soft tissue infections,NSTI)的风险,一旦发生 NSTI 则需要尽快实施包括外科清创、筋膜切开、坏死组织清除等外科清创引流措施,同时使用敏感的抗菌药物,当然脏器功能维护、营养支持治疗等措施亦非常重要[2]。

本例 NSTI 的特点是位于胸背部难以一次彻底清创的区域,因此给予了多次清创,如果能在清创后结合使用负压辅助引流措施(VAC/NPWT),应可以取得更好的治疗效果。

(王革非　副主任医师　中国人民解放军东部战区总医院
Email:wgfwang@gmai.com)

【参考文献】

[1] MPIRIMBANYI C,RICKARD J,FURAHA C,et al. Necrotizing soft tissue infections at a tertiary referral hospital in Rwanda:rpidemiology and tisk factors for mortality[J]. World Journal of Surgery,2018,6:1-7.

[2] LAUERMAN MH,SCALEA TM,EGLSEDER WA,et al. Efficacy of wound coverage techniques in extremity necrotizing soft tissue infections[J]. The American Surgeon,2018,84(11):1790-1795.

第105章

谁是"白肺"元凶

【导读】

本例患者入院评估首先表现为股骨骨折,基层医院医师在搬动患者以及早期处置患者方面过于积极地进行内固定,引起患者"白肺",导致患者出现暴发性脂肪栓塞综合征的严重后果。该病例采用机械通气、激素治疗、血管加压素和CRRT等支持疗法,避免了一场灾难。随着股骨骨折和骨盆骨折手术量的增加,医生必须意识到骨折手术不是无风险过程。

【病例简介】

患者,女性,17岁。

因"摔伤致左上肢、双下肢疼痛8小时,神志不清2小时"于2017年7月25日17:30入院。

患者8小时前骑电动车摔倒撞至大树上,致左侧上肢、双侧下肢疼痛畸形,自行来院,否认昏迷史,否认胸部腹部疼痛和四肢麻木病史,先在当地医院检查治疗,拍片提示双侧股骨骨折,左侧肱骨骨折,当地医院予以血常规检查,提示基本正常。评估提示气道通畅,呼吸稍快,两肺呼吸音清,无明确外出血部位,上下肢均予以夹板临时固定。急诊评估期间患者血压下降,最低时血压85/56mmHg,开通静脉通路,考虑创伤性休克,予以大量输液,共计3 000ml晶体和胶体,未输血。拟行急诊股骨骨折切复内固定手术,患者伤后6小时进入手术室,气管插管后,纯氧吸入情况下,监护提示氧饱和度70%~80%,血压下降至65~82/43~62mmHg,吸出白色泡沫样痰液;两肺可闻及大量啰音。立即停止手术,呼叫当地120转入上级医院,神志不清2小时。

入院查体:T 37.8℃,HR 145次/min,BP 114/62mmHg(去甲肾上腺素维持),SpO$_2$ 90%,神志不清,GCS 6分,两侧瞳孔直径2mm,对光反射消失,皮肤青紫,颈部无畸形,颈静脉无怒张,胸部无创口,右侧呼吸音粗,左侧呼吸音低,可闻及哮鸣音和湿啰音。腹部腹肌软,移动性浊音阴性,左侧上肢、双侧下肢畸形肿胀明显,夹板固定,两侧足背动脉搏动欠佳(图105-1、图105-2)。

17:30入抢救室,立即予以清理气管内痰液,颈托保护颈椎,呼吸机辅助呼吸,心电监护,开通静脉通路,完善实验室检查,保温(加盖被褥,取暖器),滴注38℃林格液500ml,丙泊酚微泵静脉注射镇静。

17:42床旁B超少量胸腔积液,心包腔、腹盆腔未见积液,心电图示窦性心律。血气分析:pH 7.11,PCO$_2$ 57mmHg,SaO$_2$ 66mmHg,BE −13mmol/L,Lac 4.8mmol/Lg。心肌损伤标志

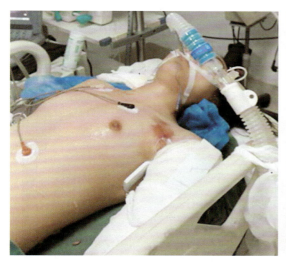

图 105-1　入院时情况

气管插管,呼吸机辅助呼吸,左上肢夹板固定

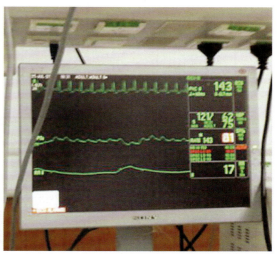

图 105-2　入院时生命体征

物:肌红蛋白:1 225μg/L,肌钙蛋白:0.78μg/L,肌酸激酶:1 181U/L,CK-MB:61U/L。

18:09 初次评估结束后患者 GCS 6 分;P 145 次/min;呼吸机辅助 R 20 次/min;BP 82/54mmHg(去甲肾上腺素维持);SpO₂ 80%。

18:20 影像学检查后返回抢救室,胸部 CT:两肺弥漫性斑片影,结合临床考虑脂肪栓塞;颅脑 CT:弥漫性脑肿胀(图 105-3~图 105-5)。

19:20 收住 ICU。入住后第 1、2 天,ICU 予以呼吸机辅助呼吸,纯氧进行呼吸维持,去甲肾上腺素维持血压,纠正酸中毒,以 CRRT 治疗维护肾功能,为 CVVH 模式,血流速度 150ml/h,置换速度 1 500ml/h,超滤液 90ml/h,甲泼尼龙 500mg/d 进行冲击治疗,新

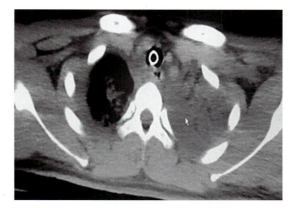

图 105-3　胸部 CT

两肺弥漫性斑片影,脂肪栓塞

鲜血浆,血小板,红细胞悬液,冷沉淀等纠正凝血功能,温盐水、加温毯等纠正低体温。

7 月 27 日,患者呼吸机条件下调,吸入氧浓度改为 50%,氧合情况改善,血气分析显示氧分压正常;血压趋于稳定,低剂量去甲维持,心率恢复至正常水平。

7 月 30 日,尿量逐渐增加,肾功能改善,停用 CRRT。甲泼尼龙减量。

7 月 31 日,经输注新鲜血浆、血小板、红细胞悬液、冷沉淀等治疗,凝血功能改善。

8 月 2 日,气管切开。

8 月 11 日,脱呼吸机,改为面罩给氧,出院时拔出气管套管。

8 月 12 日,在全麻下行左侧肱骨切开复位+内固定术+双侧股骨切开复位+内固定术(图 105-6~图 105-8)。

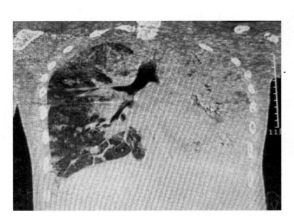

图 105-4　胸部 CT

两肺弥漫性斑片影,左侧白肺,"暴风雪"样改变

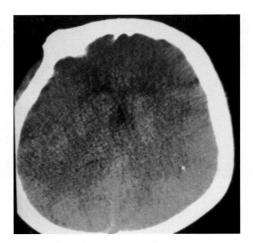

图 105-5　颅脑 CT

弥漫性脑肿胀

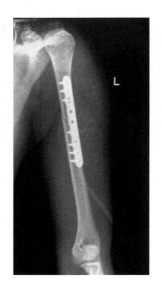

图 105-6　左侧肱骨术后

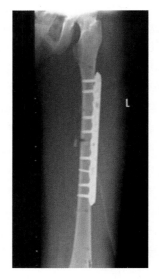

图 105-7　左侧股骨骨折术后

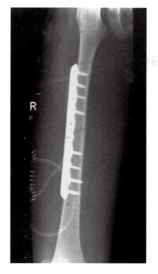

图 105-8　右侧股骨骨折术后

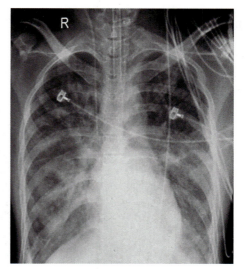

图 105-9　出院前胸部 X 线片复查
"白肺"基本吸收

8 月 21 日,患者出院,出院前胸部 X 线片提示提示右肺少量斑片影(图 105-9)。

【诊断】

1. 多发伤(ISS 50)

  1.1　头部损伤

    1.1.1　脑肿胀(AIS 3)

    1.1.2　头皮挫裂伤(AIS 1)

  1.2　钝性胸部伤

    1.2.1　肺挫伤(AIS 4)

    1.2.2　左侧肋骨骨折(AIS 2)

  1.3　闭合性四肢伤

    1.3.1　双侧股骨中段骨折(AIS 3)

    1.3.2　肩胛骨骨折(AIS 2)

    1.3.3　左侧肱骨骨折(AIS 2)

2. 损伤并发症

  2.1　失血性休克

  2.2　脂肪栓塞综合征

  2.3　急性肺水肿

  2.4　急性呼吸衰竭

  2.5　急性心力衰竭

  2.6　缺血缺氧性脑病

  2.7　创伤性凝血病

  2.8　代谢性酸中毒

$$ISS = 3^2 + 4^2 + (4+1)^2 = 50$$

【预后及随访】

ICU 时间 16 天、创伤住院时间 10 天。出院时患者神志清楚,GCS 15 分,拔除气管插管导管,发音正常,呼吸正常,左侧上肢肌力恢复Ⅳ级,下肢肌力恢复至Ⅲ级,关节活动正常,患者随访 6 个月后,回老家(图 105-10)。

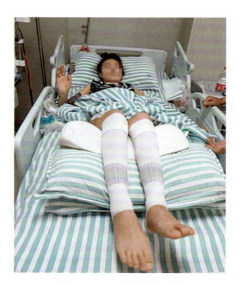

图 105-10　出院前照片

【经验与体会】

脂肪栓塞综合征(fat embolism syndrome,FES)是多发长骨骨折后引起猝死的一种常见的原因,主要是长骨骨折引起大面积脂肪组织受到破坏引起脂肪栓塞破坏引起,死亡的机制主要是脂肪栓子进入肺内引起的肺栓塞所导致的,除较为常见的肺脂肪栓塞外,还有脑脂肪栓塞。该综合征大多于伤后 24~48 小时(潜伏期),出现呼吸困难、意识障碍,如果不经过有效治疗,发生症状的脂肪栓塞死亡率 10%~15%,因此也是创伤外科最重要的急症之一[1]。

FES 目前没有统一的诊断标准,临床上应用最广的主要标准是皮肤的瘀斑、呼吸系统症状及无脑外伤导致的意识障碍。次要标准是心跳加速、发热、血沉增快、血小板减少、尿中发现脂肪滴、视网膜脂肪瘀斑,上述 1 项主要标准加 4 项次要标准以上者就符合临床脂肪栓塞的诊断[2]。典型的 FES 比较好诊断,但一旦发生肺栓塞或脑栓塞等,病情危急,抢救起来十分凶险,所以早期的诊断与预防十分重要。从患者的诊疗过程看,属于比较典型的脂肪栓塞综合征临床表现与上述的几个标准基本符合。另外,脂肪栓塞综合征的肺部影像学表现为暴风雪样的典型表型,类似白肺,本例患者表现非常明显。

一般认为对于长骨骨折患者,需要从以下几个方面进行预防和手术:骨折后患肢早期制动:在搬运及移动骨折患者时,骨折部应采取临时的夹板固定,减少骨折端的异常活动,是防止 FES 发生的必要措施。此外,由于多发伤的患者通常容易出现呼吸衰竭(肺水肿和肺炎)和多系统脏器衰竭,早期制动可以减少并发症的发生[3]。骨折后 1 周内,需要卧床休息,抬高患肢,要减少不必要的搬动,以免移动骨折端,加重损伤,诱发 FES 的发生。因此,鉴于

FES 的严重后果,对 FES 的预防尤为重要,积极纠正创伤后患者失血性或创伤性休克的同时,应及早对骨折施行坚固的内固定。目前认为应用外固定架或钢板内固定较髓内钉内固定发生 FES 的机会少。对采取髓内钉内固定手术方式的患者,手术时期应安排在创伤 48 小时之后,以避开 FES 的潜伏期,扩髓时敲打动作应力度均匀、手法轻柔,避免术中对骨折处反复牵拉,粗暴的复位手法,尽量避免人为操作导致的 FES 的发生。FES 是多发性骨折创伤引起的最严重的并发症之一,进展快,常常危及生命,早期诊断和有效的预防措施对降低创伤后的死亡率具有重要意义。但就目前研究现状来说尚无一种机制可以完全解释脂肪栓塞的发生,也没有有效药物可以直接消除脂肪栓子,因此临床上均以对症治疗为主,其更有效地预防措施有待于进一步的研究与发现。

脂肪栓塞综合征的治疗方面没有特殊的治疗手段,需要综合治疗[4]。主要是呼吸机辅助治疗,改善患者呼吸功能,对于存在休克患者需要采用输血,血浆及各类血液制品的合理使用,尤其是血小板的使用。激素治疗也是治疗的一个重要方面,一般认为,需要短期足量使用。本例患者经积极治疗,预后满意,其整个治疗过程,教训和经验都值得临床借鉴。

【专家点评】

从损害控制性复苏的角度,本例患者初期复苏的液体成分、量是可以改进的。是否有更有力的证据说明该患者不是急性肺水肿、心功能衰竭? 首先,本例以双侧股骨中段骨折为主的患者,伤后入当地急诊血压下降,予以 3 000ml 晶体和 1 000ml 胶体输入,双下肢、左上肢夹板固定。患者为什么会血压低是医生要考虑的,经管医生考虑失血性休克是正确的,血压低主要是失血引起。那么,我们第一时间应该输血。其次,患者伤后 6 小时进入手术室,纯氧吸入情况下,监护提示氧饱和度 70%~80%,血压下降至 65~82/43~62mmHg,吸出白色泡沫样痰液,两肺可闻及大量啰音。立即停止手术,转上级医院,影像学检查提示:两肺弥漫性斑片影;颅脑 CT:弥漫性脑肿胀。是否有进一步的证据说明该患者是脂肪栓塞综合征? 脂肪栓塞最常见在具有丰富微血管的区域,包括肺和大脑,所以肺功能不全、神经功能障碍和瘀点皮疹三个中的两个必须存在才能构成诊断脂肪栓塞诊断。本例患者转入上级 ICU,呼吸机条件第 2 天下调,吸入氧浓度改为 50%,氧合情况改善,反向证明脂肪栓塞综合征的证据欠充分。

脂肪栓塞综合征发病率最高的是创伤患者,特别是那些创伤性长骨和骨盆骨折、心肺复苏或脂质输注。其病理生理学的机械和生物化学理论:机械理论:在长骨骨折后脂肪组织或骨髓中的脂肪细胞被破坏并沉积在肺毛细血管床中后,大的脂肪液滴被释放到静脉系统中。肺微循环中脂肪滴的滞留产生机械阻塞,引起局部缺血、炎症和炎症介质的释放,导致急性呼吸窘迫综合征的症状。较小的脂肪滴可以通过肺血管系统并进入体循环,影响其他器官;生化理论:将脂肪栓塞综合征归因于脂肪酸,脂肪栓塞由肺细胞分泌的脂肪酶水解,产生能够直接损伤肺泡和内皮细胞的游离脂肪酸,直接产生内皮损伤[5]。

脂肪栓塞综合征的诊断尚没有通用标准,临床发现是诊断脂肪栓塞综合征的关键。Gurd 和 Wlison 提出,脂肪栓塞综合征的诊断需要至少 1 个主要标准,包括腋窝/结膜下瘀点皮疹、脑部受累(抑郁症)、低氧血症($PaO_2 < 60mmHg$,$FiO_2 \leqslant 0.4$)、肺水肿,以及至少 2 个次要标准,包括心动过速(>110 次/min)、发热(>38.5℃)、痰中有脂肪球、尿液中有脂肪、贫血、红细胞沉降率升高、视网膜改变、脂肪巨球蛋白血症或血小板减少症。在创伤后 1~2 天内出现三联征:①以呼吸急促为特征的呼吸窘迫、呼吸困难,有时伴有发绀。肺部征兆约占

75%脂肪栓塞患者,少数人发展呼吸功能不全,需要机械通气。②与头部损伤无关的脑部表现。这些发生在86%患者,可以表现出广泛的临床症状,如嗜睡、抽搐和昏迷。③黏膜和皮肤出现皮疹,胸部和颈部前部的皮肤;应被认为是对脂肪栓塞综合征的强烈暗示。

脂肪栓塞综合征的胸片最初是正常的,在 1~3 天内逐渐发展为双侧间质混浊,持续长达 3 周。有 3 种 CT 表现:①胸部 CT 正常或接近正常;②胸部 CT 显示双侧毛玻璃样结节(GGO)、依赖性实变、小叶混浊、室间隔增厚和支气管壁增厚有关;③可能显示与 ARDS 一致的结果。

脂肪栓塞综合征通常是自限性的,大多数通过支持治疗将完全康复。患者复苏和长骨的早期骨折固定是有效地防止或最小化脂肪栓塞综合征严重性的方法。预后中最重要的因素是早期复苏,主要针对由脂肪栓塞产生的急性呼吸窘迫综合征,并同时支持其他受脂肪栓塞影响的器官。随着创伤骨折手术的数量增加,医生应该在股骨骨折和骨盆骨折后对脂肪栓塞有高度警惕,特别是当存在典型的临床表现和胸部 CT 提示间质浑浊时。

(王耀丽　副主任医师　中国人民解放军陆军特色医学中心
Email:wangylchen2005@aliyun.com)

【参考文献】

[1] AKOH CC,SCHICK C,OTERO J,et al. Fat embolism dyndrome after femur fracture fixation:a case report[J]. Iowa Orthop J,2014,34(2):55-62.

[2] 张月涵.脂肪栓塞综合征的研究进展[J].北京联合大学学报:自然科学版,2018,32(2):40-44.

[3] 蔡贤华,陈庄洪,徐永年,等.多发伤并脂肪栓塞综合征中长骨干骨折的手术方法与时机[J].中华创伤杂志,2004,20(10):627-628.

[4] 施忠民,陈宇杰,张长青,等.股骨干骨折合并颅脑外伤患者骨折固定的手术时机选择[J].上海交通大学学报(医学版),2007,27(3):339-341.

[5] FUKUMOTO LE,FUKUMOTO KD. Fat embolism syndrome[J]. Nurs Clin North Am,2018,53(3):335-347.

第106章

车祸多发伤合并脓毒症

【导读】

脓毒症是指由感染因素引起的全身炎症反应综合征,严重时可导致器官功能障碍和/或循环障碍,是严重创伤、烧伤、休克、感染和外科大手术等常见的并发症。尽管多种新型抗生素及其他治疗方法广泛应用于临床,但创伤感染所导致的脓毒症及其他并发症仍是治疗的难点。在美国,严重创伤感染引起的脓毒症及感染性休克和多脏器衰竭是导致死亡的第十大疾病。

【病例简介】

患者男,27岁,已婚。

因"车祸伤致右髋部、腹部肿痛伴高热2天"于3月1日09:20入院。

患者2天前骑电瓶车时撞至路边石墩,右髋部直接受力,伤后神志清楚,即感腹壁及髋部疼痛剧烈伴大量出血,由工友送至当地医院,查CT提示右侧髋骨毁损伤、骨盆多发骨折,因失血过多,给予输注悬浮红细胞400ml后紧急行"髋部清创缝合术"。术后为进一步治疗,转至上级市级医院,1天前患者右腹部及髋部出现大面积皮肤坏死伴恶臭,高热40℃,神志淡漠,考虑感染性休克合并脓毒症形成,遂转至我院治疗。

入院查体:T 39.5℃,P 120次/min,R 20次/min,BP 75/40mmHg(未用血管活性药物)。患者烦躁不安,急性病容,神志恍惚,右侧腹壁及髋部、臀部后外侧可见缝合创口,缝线未拆除,伴局部大面积皮肤坏死,恶臭剧烈,创缘可见褐色脓液持续渗出,右髋部肿胀明显,皮温略高,可见中度凹陷性水肿,髋部及右下肢屈伸活动完全受限。右侧腹部及髋部皮肤大面积缺失、局部肌肉颜色发黑,伴恶臭味、较多血性液渗出(图106-1、图106-2)。

急查血气分析提示:pH 7.41,K$^+$ 3.0mmol/L,Glu 6.3mmol/L,BE −3.3mmol/L,Hb 91g/L,Lac 1.1mmol/L。

给予吸氧、心电监护,紧急开放外周静脉通路,快速输注乳酸钠林格注射液1 000ml,羟乙基淀粉氯化钠注射液500ml(晶/胶比例为2~3:1),当血压回升到90/60mmHg左右时,限制液体输入量。同时氯化钾注射液1.5g+5%葡萄糖注射液500ml补钾治疗。

09:50收入ICU。给予气管插管、呼吸机辅助呼吸;继续限制性补液治疗,经验性给予广谱抗生素头孢他啶4g q8h+替考拉宁400mg qd抗感染治疗。

行骨盆CT三维重建(图106-3)提示:右侧骨盆多发粉碎性骨折。

10:10组织急诊医学部骨科、普外科等相关专业会诊,考虑到腹壁缺损,感染涉及腹部及盆腔区域,脓毒症形成,决定生命体征稳定后,早期行普外和创伤骨科专业的联合扩创手术。

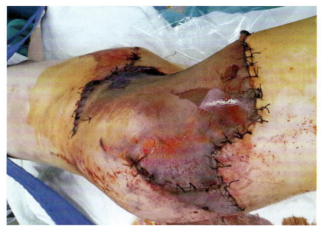

图 106-1　入院时情况

右侧腹部及髋部皮肤大面积缺失、局部肌肉颜色发黑,较多血性液渗出

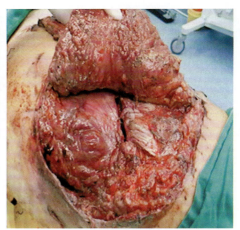

图 106-2　入院时情况

右侧腹部及髋部皮肤大面积缺失、局部肌肉颜色发黑,较多血性液渗出

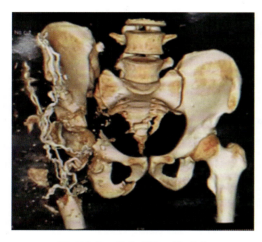

图 106-3　骨盆 CT 三维重建

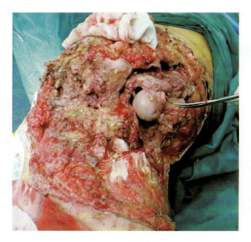

图 106-4　术中所见

14:30 普外组及骨科组联合行右髋部及腹部扩创术。术中探查见:右髋部及臀部创面内大量脓性液渗出,肌肉及筋膜组织大量坏死,髂前上棘至右股骨近端骨质完全外露并骨质发黑坏死,股骨头颈部缺如,髋关节腔内大量坏死脓性物质残留(图 106-4、图 106-5)。术中失血约 400ml,Hb 最低至 73g/L,手术时间约 3 小时。取血脓性分泌物送细菌培养。

17:40 手术结束转入 ICU。继续呼吸机通气:FiO$_2$ 100%;PEEP 12cmH$_2$O;PEEP 16cmH$_2$O,给予头孢他啶 4g q8h+替考拉宁 400mg qd 抗感染,输注碳酸氢钠纠酸、抑制胃酸分泌、芬太尼镇痛。复查血气分析提示:Hb 65g/L。输悬浮红细胞 800ml,血浆 400ml。

3 月 2 日再次输红细胞悬液 800ml,血浆 400ml,冷沉淀 4U。

3 月 3 日体温持续 39.5℃,改用亚胺培南-西司他丁钠 1 000mg、q8h 治疗。

3 月 4 日患者神志清,拔除气管插管,改用无创呼吸机辅助治疗。

3 月 6 日在全麻下行右髋部及腹部创面修复术(图 106-6)。

3 月 12 日再次在全麻下行右髋部及腹部创面修复术。术中取血脓性分泌物送细菌

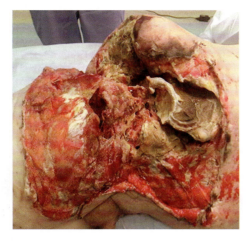
图 106-5　术中所见

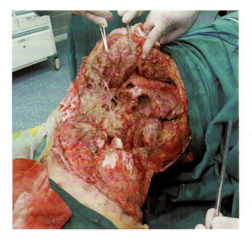
图 106-6　行右髋部及腹部创面修复术

培养。

3 月 13 日停止无创呼吸机使用。

3 月 14 日细菌培养结果提示：大肠埃希菌感染，加用替加环素治疗。

3 月 17 日转回普通病房。

3 月 18 日再次在全麻下行右髋部及腹部创面修复术。

3 月 21 日体温降至正常，改为哌拉西林他唑巴坦抗感染。

3 月 25 日再次在全麻下行右髋部及腹部创面修复术，术中取血脓性分泌物送细菌培养，结果未见细菌生长。

4 月 4 日开始出现右下肢肿胀、疼痛，4 月 5 日肿胀明显，疼痛加重。行彩超检查提示：右侧股浅静脉、腘静脉、胫前静脉、胫后静脉、腓静脉、肌间静脉血栓形成。

4 月 5 日经会诊后转至介入科。

4 月 6 日行下腔静脉造影并滤器置入+右下肢深静脉造影+置管溶栓术。

4 月 8 日再次在全麻下行右髋部及腹部慢性溃疡修复术，摘除游离死骨、髂骨、髋臼及股骨近端骨质，缩小创面（图 106-7）。术后转回创伤科。

5 月 10 日在全麻下行右髋部慢性溃疡修复术。

5 月 18 日在全麻下行右髋部自体皮移植术，植皮区成活良好，后期残留窦道给予持续换药，直至创面完全愈合（图 106-8）。

6 月 25 日出院（图 106-9、图 106-10）。

【诊断】

1. 交通事故致多发伤（ISS 29）
　　1.1　四肢骨盆损伤
　　　　骨盆及右股骨近端多发粉碎骨折伴骨缺失（AIS 5）
　　1.2　体表损伤
　　　　右腹壁毁损伤（AIS 2）
2. 损伤并发症
　　2.1　失血性休克

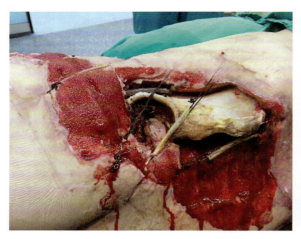

图 106-7　摘除游离死骨、髂骨、髋臼及股骨近端骨质,缩小创面

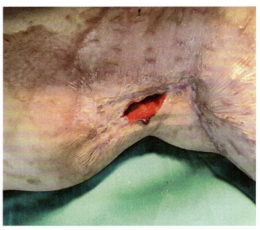

图 106-8　行右髋部自体皮移植术后

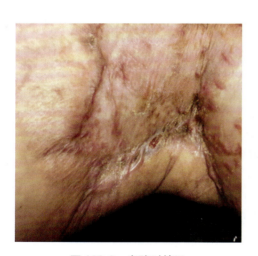

图 106-9　出院时情况

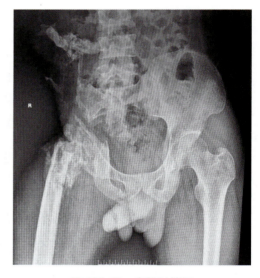

图 106-10　出院时情况

2.2　脓毒症

$ISS = 2^2 + 5^2 = 29$

【预后及随访】

ICU 住院时间为 17 天,总住院时间 117 天,创面愈合良好出院。现患者病情稳定,右下肢短缩约 15cm,右髋关节屈伸活动完全障碍,膝关节及踝关节保留少许伸肌功能,皮肤感觉恢复良好。临床结局尚满意,但仍存在后期功能重建的棘手问题,如何改善后期生活质量,将是后续治疗难点。

【经验与体会】

脓毒血症由于血管扩张、组织间隙水肿、毛细血管通透性增加,致有效循环血量减少、前负荷下降、心室舒张压下降、每搏输出量下降、心输出量下降、组织灌注不足。

开放性液体复苏：对于失血性休克患者，努力尽早、尽快地充分进行液体复苏，恢复有效血容量，使血压恢复至正常水平，以保证脏器和组织的灌流，阻止休克的进一步发展。

限制性液体复苏：对于失血性休克患者，手术控制出血前输入较少量液体，使血压维持在较低水平，维持重要生命器官的血液灌注和氧供。

早期开放性液体复苏可降低病死率，但过度液体复苏损伤脑心肺肾功能，加重腹腔间隔氏综合征，增加死亡率。新的证据表明，过于积极的液体复苏导致严重的组织水肿，损伤器官功能，导致充血性心力衰竭，从而导致"致命三联征"[1]。盲目通过大量输液提升血压，并不能有效改善组织灌注压，反而扰乱机体对失血的代偿机制，增加出血量，引起血液过度稀释，导致机体各组织器官的氧供减少。限制性液体复苏可以最大限度地减少大量输液的不利影响，避免过分扰乱机体的各种代偿机制及内环境，有效地改善休克期组织脏器的灌注及氧供，并且维持血压在适当水平可减少出血量，有助于预防再次出血，减轻酸中毒，减少并发症，从而改善预后，提高生存率。

临床上，限制性输液量、输液速度、临界血压及其控制时间不能千篇一律，应根据损伤程度、部位、休克程度、基础状况及血红蛋白和血细胞比容变化综合判断血容量的丢失程度，因人而异，因需而行。

脓毒血症是针对感染失调的宿主反应引起的危及生命的器官功能障碍，大部分患者死于感染性休克和器官功能衰竭。在维持有效灌注量的基础上，尽快抗感染治疗。常规使用抗生素之前，进行微生物培养。在识别脓毒症或者脓毒性休克后 1 小时内尽快启动静脉抗生素使用，经验性使用一种或者几种广谱抗生素进行治疗，以期覆盖所有可能的病原体（包括细菌以及潜在的真菌或者病毒）[2]。一旦可以确认微生物，同时药敏结果已经明确和/或主要的临床症状体征改善，需要将经验性抗生素治疗转化为窄谱抗生素治疗，针对性用药。

本患者病情危重，主要在于当地医院未能准确把握一期缝合和二期缝合的区别。一期缝合是指对一类伤口或经过清创术的二类伤口进行直接缝合，以达到一期愈合的目的。在受伤后 6~8 小时内彻底清创者，宜做一期缝合。二期缝合，一般是创伤后超过允许时间，创面无法完全缝合或者创口感染坏死等原因造成的；等到创口完全新鲜，肉芽组织饱满再做缝合以使创口痊愈[3]。本患者虽然于 8 小时内行首次清创治疗，但伤口大，组织缺损多，创缘分离较远，污染严重，只能在控制感染、坏死组织基本清除后，再生才能开始。

严重创伤的救治需要多学科有效地沟通与协作，医院根据自身发展特点，将多学科诊疗模式（MDT）引入创伤救治体系中，成立一支多学科诊疗团队，为患者提供更合理、更规范、更精准的救治，提高了患者的生存率，降低致残率。该患者在多学科诊疗团队的精心治疗下，终于将其从死神手中救回。回顾整个救治过程，笔者发现多学科诊疗模式（MDT）在创伤救治中扮演着重要角色。

损害控制性手术（DCO）是一种复杂外科问题分期手术理念，把救命放在核心地位，既不同于常规手术，也不同于一般传统手术[4]。DCO 最早由 Stone 等提出，其目的是：救命、保全伤肢；控制污染；避免生理潜能进行性耗竭；为计划确定性手术赢得时机。一般分为三个阶段：救命手术、ICU 复苏、后期计划性再手术。入院后首先采取"救命手术"，术后转入 ICU，待患者血流动力学基本稳定、体温正常、凝血功能基本正常后再行后期确定性手术，大大提高患者救治率和生存率。DCO 理念的临床应用是严重创伤疾病救治的灵魂。

创伤后机体免疫系统动态平衡被打破，可导致创伤患者发生免疫功能紊乱、脓毒症、多器官功能障碍综合征(MODS),甚至死亡。长期以来,人们对创伤后免疫功能紊乱的确切机制和认识不够全面。一方面,创伤可诱导机体发生过度炎症反应,加重靶器官的损害;另一方面,机体免疫系统功能却进一步被抑制。严重创伤患者多具有病情危重、伤情易变化、死亡率高等特点,容易造成全身各系统功能严重损害,表现出酸中毒、凝血功能障碍、低体温,即所谓的"致命三联征"[5]。三者相互作用,相互影响,形成恶性循环,如不采取有效的干预措施,则会进一步加剧病情恶化,患者死亡率将大幅升高。

【专家点评】

　　本案为一例严重的交通事故导致的复杂创伤合并脓毒症病例,其治疗手段需全身及局部外科处理同时协作完成,早期清创是控制感染、降低创伤后脓毒症发生的首要步骤,后期引流是控制创伤后脓毒症的感染源的重要手段。如何救治创伤后脓毒症仍是临床工作中的重大挑战,应高度重视外科医师在救治工作中的重要性,而不能一味地强调抗生素、营养支持治疗。然而因为创伤的多样性及复杂性,无法展开随机临床研究,难以得出高质量的循证医学证据,其综合治疗手段及效果评价仍待进一步研究。

　　这例车祸导致的严重创伤合并脓毒症患者,成功救治的关键是脓毒症的控制包括液体复苏、抗菌药物、感染源控制等在内的一系列综合治疗。目前脓毒症治疗可分为初期的复苏(rescue)、其后的优化(optimization)、稳定(stabilization)与降阶(de-escalation)四个阶段,在初期液体成功复苏后,即应针对脓毒症的感染源进行评估并采取合适的治疗对策,包括应用经验性抗菌药物和外科措施控制感染源。本例患者入院即实施了成功的液体复苏,50分钟后明确感染源为右腹壁及骨盆毁损伤并发的组织坏死感染,5小时后即进行了坏死组织清除,成功控制了感染源,上述综合治疗措施及时有效的实施是本例严重创伤合并脓毒症成功救治的关键。

(王革非　副主任医师　中国人民解放军东部战区总医院
Email:wgfwang@gmai.com)

【参考文献】

[1] CANNON JW. Hemorrhagic Shock[J]. N Engl J Med,2018,378(4):370-379.

[2] 周勇,陈大庆,李萌芳,等.脓毒血症患者血清白细胞介素-27 和 C-反应蛋白及降钙素原水平与病情严重程度的关系研究[J].中华医院感染学杂志,2017,27(24):5546-5548,5553.

[3] PADEN L,GRIFFITHS J,CULLUM N. A cross-sectional survey of patients with open surgical wounds in Slovenia[J]. Health Soc Care Community,2018.

[4] KALINTERAKIS G,KOUTRAS A,SYLLAIOS A,et al. The evolution and impact of the "damage control orthopedics" paradigm in combat surgery:a review[J]. Eur J Orthop Surg Traumatol,2018.29(3):501-508.

[5] VAN LOON LM,VAN DER HOEVEN JG,LEMSON J. Hemodynamic response to beta-blockers in severe sepsis and septic shock:a review of current literature[J]. J Crit Care,2018,50:138-143.

第 107 章

老来横祸，无力挣扎

【导读】

随着社会老龄化的加剧,老年人发生多发伤的比例日益增多。由于其特殊的病理生理特点,老年伤者的临床表现更为复杂,并具有隐匿性、不典型、滞后性等特点,给临床诊断、治疗造成困扰。本病例中,患者在胸部、四肢外伤后出现急性肾功能损害、呼吸衰竭、肺内感染等一系列并发症,经过积极治疗后均明显好转,但却因呼吸肌、四肢肌肉无力迟迟无法脱机拔管。经过反复排查后考虑为危重症多发性神经病/危重症肌病,给予针对性治疗及康复锻炼,3 个月后患者好转出院。

【病例简介】

患者女,79 岁。

以"外伤后胸部疼痛 5 小时"为主诉入院。9 月 18 日 08:00 患者在行走时被轿车撞伤,伤后精神不振,呼之有反应,示意胸部疼痛,无呼吸困难,无咳嗽咯血,无心慌大汗。入院后查 CT 提示肺挫伤、骨盆骨折,未系统治疗,当日转至上级医院,转运途中出现恶心呕吐,无呕血。既往有高血压、糖尿病、陈旧脑梗病史。入院查体:R 31 次/min,T 37.4℃,P 107 次/min,SpO_2 82%,BP 110/59mmHg,神志清楚,萎靡,颜面青紫,有擦伤,2 枚下切牙脱落,双侧瞳孔等大同圆,直径约 2.0mm,光反射灵敏,心律齐,双肺呼吸音粗,双肺可闻及湿啰音,右肺明显,腹软,脐周轻压痛,肠鸣音弱,脊柱无畸形及压痛,骨盆挤压试验阳性,双手背青紫,右膝关节青紫肿胀,活动受限,右小腿、右足感觉消失,右足下垂,踝关节不能背屈、外翻。

辅助检查:9 月 18 日 CT:脑内多发腔隙性梗死、软化灶。脑白质脱髓鞘,脑萎缩。左侧第 2~11、右侧第 1~10 肋见多发骨质断裂,L_1 左侧横突见骨质不连续。双肺见多发条片状高密度,心包及双侧胸腔见液体密度(图 107-1)。双侧耻骨上下支、左侧髋臼、右侧髂骨及骶骨多发骨折。骶骨高密度;X 线:右侧髌骨骨折。

血气分析:pH 7.38、PO_2 55mmHg、PCO_2 37mmHg、Lac 3.8mmol/L、BE(ecf)−3.2mmol/L。

血液分析:WBC $15.6×10^9$/L、GR 94.0%、Hb 100g/L、PLT $138×10^9$/L。

血生化:CK 465U/L、CK-MB 37U/L、LDH 586U/L、Cr 62.93μmol/L、BUN 10.15mmol/L。

【初步诊断】

1. 多发伤(ISS 38)
    1.1 闭合性胸部损伤
        1.1.1 双肺挫伤(AIS 4)

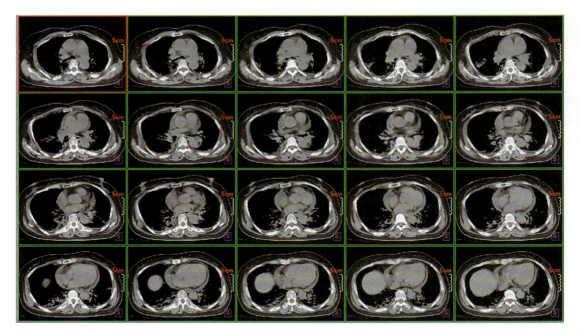

图 107-1　入院 CT

　　1.1.2　多发肋骨骨折(左侧 2～11、右侧第 1～10)(AIS 5)

　　1.1.3　双侧胸腔积液(AIS 4)

　1.2　腹部损伤

　　L_1 左侧横突骨折(AIS 2)

　1.3　四肢及骨盆损伤

　　1.3.1　骨盆环骨折(AIS 3)

　　1.3.2　右髌骨骨折(AIS 2)

2. 损伤并发症

　2.1　Ⅰ型呼吸衰竭

　2.2　心包积液

　2.3　肝功能不全

ISS = $5^2+2^2+3^2$ = 38

【诊治过程】

　　入院后评估患者多发肋骨骨折致胸廓稳定性差,同时合并肺挫伤,短期内有进行性加重的可能,故立即给予气管插管、呼吸机辅助通气以及抗感染、抗炎、祛痰、保护胃黏膜、镇痛、补液治疗,骨科会诊建议骨盆骨折保守治疗,右侧髌骨骨折择期手术。在伤后早期患者出现急性肾损伤(图 107-2),立即行血液净化治疗,近 20 日后患者肾功能、尿量恢复正常。

　　随着治疗的进展,患者气道峰压降至正常水平、双肺顺应性逐渐好转,但却无法脱机、拔管。观察发现患者呼吸肌肉力量差,导致自主咳嗽咳痰无力,同时患肢以外的肢体亦无主动运动。通过完善头颅 CT、肌电图及化验检查,多次请多学科会诊逐步排除神经系统疾病、感染性疾病、代谢性疾病、自身免疫性疾病。患者在多发伤、器官功能损害后出现呼吸肌、四肢肌力下

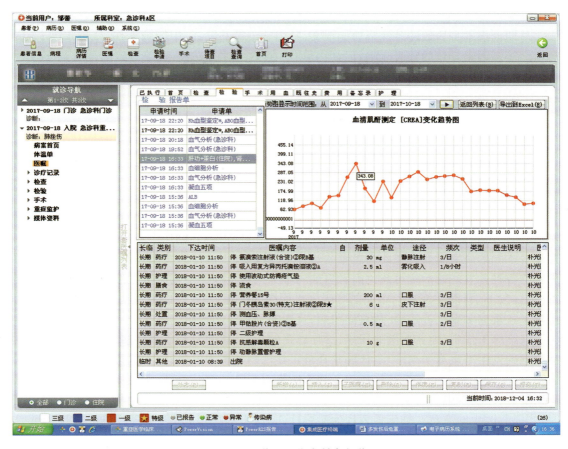

图 107-2 伤后早期急性肾损伤

降,且基本排除其他导致肌无力的病因,考虑该患者并发危重症多发性神经病/危重症肌病可能性大。因此,临床加强了对患者的康复训练和心理辅导,给予电针理疗对神经肌肉进行电刺激,同时控制血糖、维持内环境稳定,给予适量营养支持,调整镇痛镇静和机械通气策略。经过近 2 个月的治疗,患者症状有所改善,顺利脱机、拔管,并可以借助辅助器下地活动。

【评估与临床对策】

根据患者的受伤机制、损伤部位及特点,可判断虽然早期患者无呼吸困难,但是随着双肺挫伤渗出增多及肋骨骨折疼痛限制,必将出现呼吸困难、肺内感染等并发症。因此早期治疗重点为维持生命体征、开放气道、呼吸机辅助通气、适度扩容补液、器官保护等,同时动态监测患者生命体征等变化,定期复查影像学检查等,以便及时发现有无延迟性脏器损伤出血(颅内、腹腔脏器等)以及双肺挫伤后改变等。

患者经过早期治疗后,仍出现急性肾功能损害,分析原因考虑与以下多因素有关:①外伤失血后低灌注;②横纹肌溶解释放肌红蛋白堵塞肾小管;③慢性基础疾病(糖尿病、高血压)合并肾功能损害等,予行血液净化治疗后肾功能好转、尿量逐渐增加。

随着治疗的进展,患者的主观配合能动性增加,患者却出现呼吸肌肉、四肢肌肉力量的减退,无法脱机拔管。在完善相关检查以及多学科会诊排除神经系统疾病、感染性疾病、代谢性疾病、自身免疫性疾病后,考虑为危重症多发性神经病/危重症肌病,给予针对性治疗及康复锻炼。

早期创伤本身导致的急性肾功能损害、肺内感染等并发症；中期肺挫伤、气道水肿、低蛋白血症等多因素导致的呼吸衰竭；后期因创伤、感染、免疫功能下降等导致的危重症多发性神经病/危重症肌病。

【预后及随访】

患者住院 118 天后转至外院行康复治疗，在支具、矫正器等辅助设备下肢体功能恢复良好，转出 EICU 时 APACHEⅡ 11 分。

【经验与体会】

这是一例老年多发伤患者在伤后所表现出来的多种并发症及治疗的案例。通过该病例，我们认识到老年患者因其特殊的病理生理特点（基础疾病、创伤应激反应等）表现出与年轻患者不同的病情演变。在此类患者的治疗中，我们发现治疗原发疾病固然艰难，但外伤后患者的各种并发症的治疗可能比前者更加困难。在这个病例中临床医生经历了早期生命支持（液体复苏、肾灌注恢复），中期的呼吸困难原因的排查，当我们以为成功的时候，患者却又出现了危重症多发性神经病/危重症肌病，且影响到其转归预后。

在临床工作中，随着病例的积累、诊疗思路的拓展，我们发现危重症多发性神经病/危重症肌病的发生率逐渐增高[1-3]。该病常在危重症治疗过程中发生，由于危重病患者多伴有意识障碍，原发疾病的严重性往往掩盖了临床医生对症状的及时识别，常在原发病被控制或意识恢复后，才发现患者有明显的四肢无力，或因呼吸肌瘫痪，在患者长时期不能脱离呼吸机时，才引起医生的注意。临床多表现为对称性四肢（下肢明显）肌力下降，以近端肌（肩部髋部）最显著，呼吸肌肌力下降少数，面部和眼肌肌力改变较少见，患者的感觉功能可保留。其发病机制尚不清楚，可能与以下因素有关：轴突变性（脓毒症内皮活化、微血管渗漏、微血管环境改变、线粒体损伤）、快通道失活（导致肌纤维失兴奋）、骨骼肌萎缩（炎症反应、氧化应激）等。在危重症患者中，脓毒血症、全身炎症反应综合征、多器官衰竭是重要的危险因子，而其他因素如女性、疾病的严重性、器官功能障碍期限、肾衰竭、肾移植手术、高渗性、静脉营养、低蛋白血症、入住 ICU 时间、升压药、儿茶酚胺支持、中枢神经系统衰竭、高血糖等也作为独立危险因子。危重症多发性神经病/危重症肌病对 ICU 患者预后有重要影响，造成机械通气延长，脱机时间增加 2~7 倍，增加 ICU 住院时间和死亡率，轻病例恢复在几周之内，重病例恢复在几个月之间。因此，针对有高危因素的患者我们应尽早地给予干预，一旦发病亦不能想当然的按照脑血管病、神经炎等进行治疗，以免过度医疗。3 个月的病程完整地展现了危重症患者的诊疗、救治、护理的过程，而且也体现了多学科合作的临床优势。

【专家点评】

在胸部创伤中，肋骨骨折最为常见，占胸部创伤的 50%~80%。呼吸和循环功能紊乱是胸部创伤后两个最严重的后果，必须利用当时的条件进行抢救：①迅速复苏；②有效地清除呼吸道阻塞，保持气道通畅；③止痛；④纠正反常呼吸，处置受伤的不稳定的胸壁，使肺完全膨胀；⑤防止休克，恢复有效的心排量和血容量。本例正是采用了维持生命体征、开放气道、呼吸机辅助通气内固定、适度扩容补液、器官保护、血液净化等策略和技术，才成功救治，为救治此类患者提供了借鉴例子。

根据患者的受伤机制、损伤部位及特点,可判断虽然早期患者无呼吸困难,但是随着双肺挫伤渗出增多,以及肋骨骨折疼痛限制,必将出现呼吸困难、肺内感染等并发症。因此早期治疗重点为维持生命体征、开放气道、呼吸机辅助通气内固定、适度扩容补液、器官保护等,同时动态监测患者生命体征等变化,定期复查影像学检查等,以便及时发现有无延迟性脏器损伤出血(颅内、腹腔脏器等)以及双肺挫伤后改变等。多根肋骨骨折时胸壁不稳定,一般通过胸带压迫包扎固定、胸壁外固定、机械通气和呼气末正压通气内固定、手术恢复胸壁的稳定性等手段能解决问题,注意镇痛、呼吸道分泌物吸引、减少呼吸机相关性肺损伤、减少呼吸机相关性肺炎。

呼吸和循环功能紊乱是胸部创伤后两个最严重的后果,胸部创伤的处置中,一定要关注心脏的损害,注意有无心脏钝性伤、心包积液,对心脏功能的维护,防止出现灌注不足,导致急性肾损伤,从而引发多脏器功能不全的路线。

当低氧血症、急性肾损伤并存的时候,就涉及是保肺、保肾的选择,关键是液体给多给少的问题。急性肾损伤的处置,早期保证肾充分灌注,减少人工胶体输注,防止腹腔高压对输尿管压迫导致肾后性肾损害。按照急性肾损害的分级进行替代治疗,关注对血液滤过时机的把控等。本例患者经过早期治疗后,仍出现急性肾功能损害,分析原因考虑与以下多因素有关:①外伤失血后低灌注;②横纹肌溶解释放肌红蛋白堵塞肾小管;③慢性基础疾病(糖尿病、高血压)合并肾功能损害等,予行血液净化治疗后肾功能好转、尿量逐渐增加。但患者20 天后肾功能才恢复,一般是经历 2~4 周恢复,也有早期 3~5 天肾功能就恢复。

危重患者中发病率为25%~100%,本例患者随着治疗的进展,患者的主观配合能动性增加,却出现呼吸肌肉、四肢肌肉力量的减退,无法脱机拔管。在完善相关检查以及多学科会诊排除神经系统疾病、感染性疾病、代谢性疾病、自身免疫性疾病后,考虑为危重症多发性神经病/危重症肌病,给予针对性治疗及康复锻炼。患者住院 118 天后转至外院行康复治疗,在支具、矫正器等辅助设备下肢体功能恢复良好。多发肋骨骨折、肺挫伤的患者住院时间一般不会超过 4 个月,ICU 获得性虚弱导致住院时间延长[4]。

诊断 ICU 获得性虚弱的"黄金标准"是肌电图和神经传导,预防 ICU 获得性虚弱的潜在干预措施是胰岛素治疗和早期康复。主要措施包括:①当患者入院后,评估营养状态,及早开发肠道功能,优化肠内营养;②早期救治的过程中,减少镇痛镇静药物对 ICU 获得性虚弱的影响;③要将肌肉力量的评估作为危重患者日常评估的一部分,早发现 ICU 获得性虚弱;④尽快开始早期康复,不应该把创伤后的不动视为不可避免。让患者在 ICU 中保持活动是非常重要的,避免患者成为灾难性虚弱状况发生的受害者。

(王耀丽　副主任医师　中国人民解放军陆军特色医学中心
Email:wangylchen2005@aliyun.com)

【参考文献】

[1] FAN E,CHEEK F,CHLAN L,et al. An official American Thoracic Society Clinical Practice guideline:the diagnosis of intensive care uint-acquired weakness in adults[J]. Am J Respir Crit Care Med,2014,190(12):1437-1446.

[2] STEVENS RD,MARSHALL SA,CORNBLATH DR,et al. A framework for diagnosing and classifying intensive care unit-acquired weakness[J]. Crit Care Med,2009,37(10 Suppl): S299-S308.

[3]　HERMANS G, VAN MECHELEN H, CLERCKX B, et al. Acute outcomes and 1-year mortality of intensive care unit-acquired weakness. Acohort study and propensity-matched analysis [J]. Am J Respir Crit Care Med, 2014, 190(4) :410-420.

[4]　ZOROWITZ RD. ICU-acquired weakness:a rehabilitation perspective of diagnosis, treatment, and functional management[J]. Chest, 2016, 150(4) :966-971.

第108章

寻水知源

【导读】

无论是战时或平时都有可能发生创伤和伤害，尤其是工伤和意外损伤。这种开放性和闭合性损伤随着工业的高度发展和城市建设的突飞猛进，其损伤的发生率也越来越高。而对于创伤患者急性肾损伤（AKI）的发生率为 0.32%，但对于严重创伤患者，则 AKI 发生率会升至 18.1%~26%。本文介绍的是一例因交通事故后失血性休克及肾挫伤、肾血管闭塞引起的急性肾损伤病例。

【病例简介】

患者男，32 岁，因"外伤后呼吸困难伴意识不清 2 天"于 11 月 1 日入院。

患者 10 月 30 日因交通事故后出现胸闷气短，呼吸困难就诊于当地医院，检查过程中出现意识障碍，血压下降，经行腹部超声发现腹腔内大量积血。当地医院给予紧急行剖腹探查术，术中探查见肠系膜血管根部破裂出血，给予缝扎止血后收入当地 ICU 病房治疗。患者术后持续休克伴无尿，11 月 1 日转入院。来院时患者需大量血管活性药物维持血压。既往否认慢性病病史。

入院查体：T 37.2℃，P 122 次/min，BP 96/43mmHg，SpO$_2$ 94%。浅昏迷状态，双瞳孔等大同圆，对光反射灵敏，颜面部无明显水肿，经口气管插管，呼吸机辅助呼吸中。HR 122 次/min，律齐。双肺呼吸音粗，可闻及少量湿罗音。腹软，腹壁可见长约 20cm 切口，表面未见明显渗出。左侧腹部可见两根腹腔引流管，其内见少量血性液体引出。听诊肠鸣音未闻及。四肢查体不配合，双侧病理征阴性。

辅助检查：头、胸及腹部 CT（10-31 21:50）示：双侧胸腔积液伴双肺膨胀不全；L$_2$、L$_3$ 右侧横突骨折；少量腹水；左肾及周围改变；实验室检查：WBC 26.9×10^9/L；NEUT% 89.7%；Hb 156g/L；D-二聚体 9.37mg/L；FIB 4.54g/L；血清尿素测定 10.80mmol/L；血清肌酐测定 333.91μmol/L；CRP 118.6mg/L；胱抑素 C 3.32mg/L；钾 7.01mmol/L；淀粉酶测定 242.00U/L；血清脂肪酶 310.0U/L；血清丙氨酸氨基转移酶 199.52U/L；血清天门冬氨酸氨基转移酶 387.06U/L；血清白蛋白测定 28.1g/L；降钙素原 46.07ng/ml；血清肌红蛋白 3 838.0ng/ml；动脉血气分析提示：代谢性酸中毒合并高钾血症。

当地医院 10 月 31 日胸腹部 CT（图 108-1~图 108-4）：左肾水肿，局部可见少量渗出。右肾形态未见明显异常。

11 月 1 日患者入院时呈持续休克状态，血流动力学不稳定。给予快速补液治疗（共输入晶体液 1 200ml），同时血管活性药物泵入维持血压，复苏 1 小时后，复查血气分析，代谢性酸中毒进行性加重（图 108-5、图 108-6）。

673

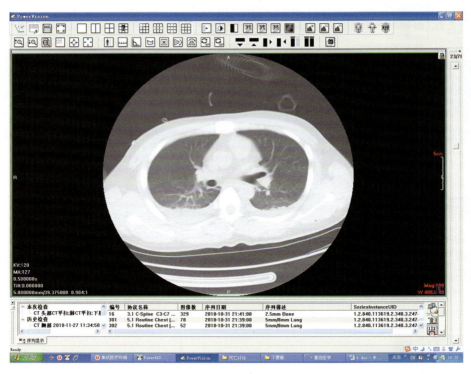

图 108-1 10 月 31 日胸腹部 CT

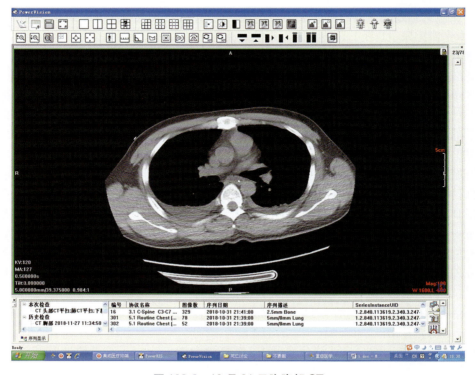

图 108-2 10 月 31 日胸腹部 CT

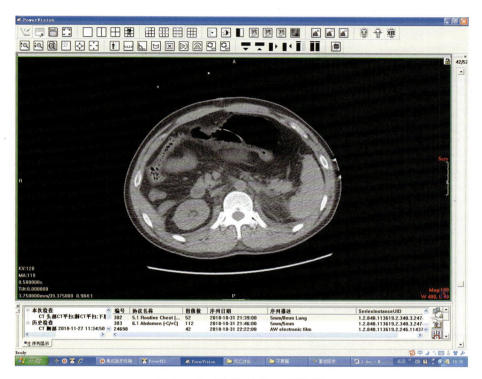

图 108-3　10 月 31 日胸腹部 CT

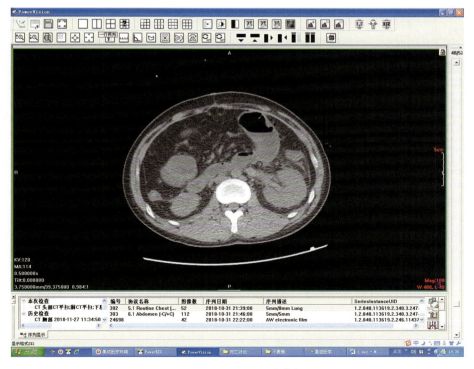

图 108-4　10 月 31 日胸腹部 CT

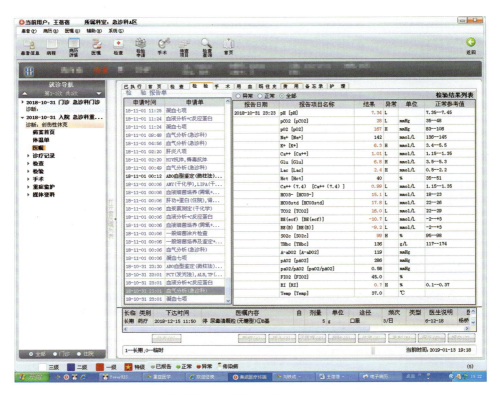

图 108-5　复苏 1 小时血气分析

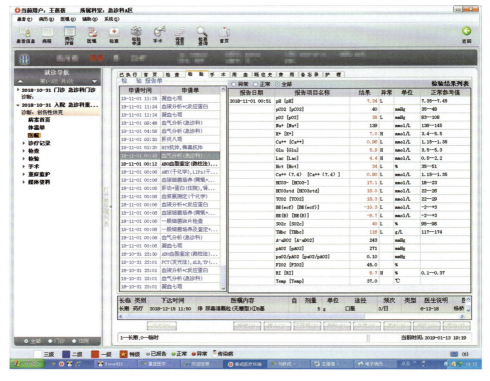

图 108-6　复苏 1 小时血气分析

给予 5% 碳酸氢钠 250ml 静滴,同时葡萄糖酸钙 20ml 缓慢静推,经由家属同意后,行床旁 CRRT 治疗。同时继续给予补液扩容治疗(晶体 750ml,人血白蛋白 20g,新鲜冰冻血浆 400ml)。

复苏 5 小时后,患者血流动力学逐渐稳定,复查血气分析提示代谢性酸中毒得到纠正 (图 108-7)。

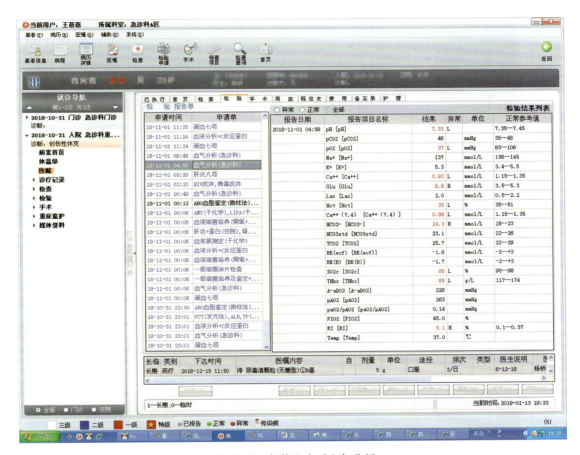

图 108-7　复苏 5 小时血气分析

11 月 2 日,患者生命体征逐渐平稳,尿量逐渐增多,24 小时尿量约 860ml。患者出现低氧血症,经呼吸机支持后,氧合改善不明显,复查胸腹部 CT(图 108-8~图 108-11)示双侧胸腔积液,双肺下叶萎陷。血气分析提示 $PaO_2/FiO_2=163mmHg$。考虑创伤后合并中度 ARDS,此时给予对症调节呼吸机辅助参数,同时改间断 CRRT 为持续 CRRT 治疗,在维持足够灌注的同时,适当增加超滤。

11 月 6 日,患者经积极补液扩容后曾出现一过性尿量增加,后再次减少,约 200ml/d,经询问患者无明显腰腹部疼痛,给予复查腹部超声及腹部 CT 均提示左肾挫伤,肿胀。右肾形态未见明显异常。但患者氧合指数明显升高至正常范围,且经脱机练习患者耐受良好。

11 月 09 日复查胸腹部 CT(图 108-12~图 108-15):双侧胸腔积液明显减少,左肾仍明显水肿,但肾周渗出减少。此时右肾形态仍无明显异常。血肌酐于 11 月 10 日开始逐渐升高(图 108-16)尿素氮无明显升高(图 108-17),尿渗透压明显升高(图 108-18),因此需进一步检查以明确是否存在肾性肾功能不全。

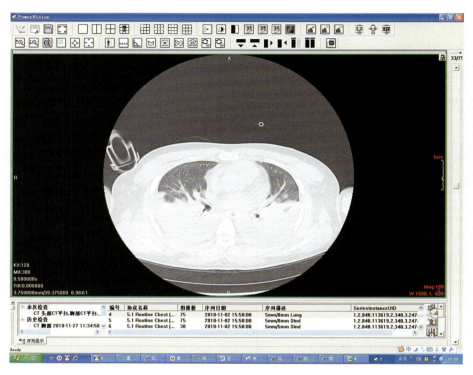

图 108-8　胸腹部 CT

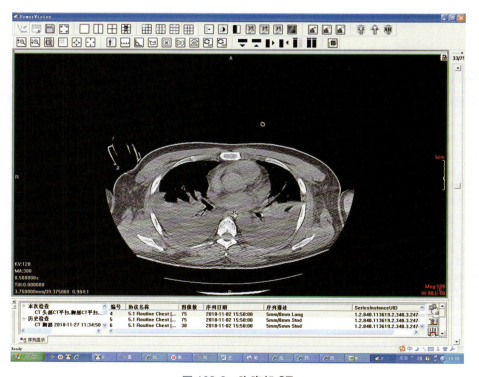

图 108-9　胸腹部 CT

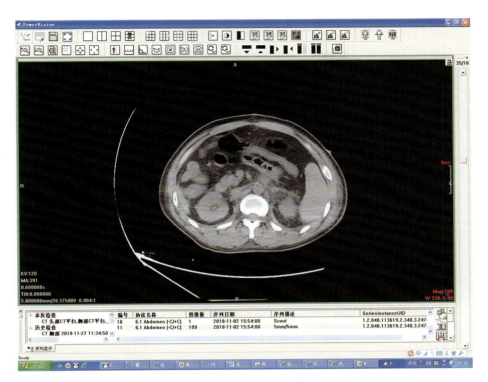

图 108-10　胸腹部 CT

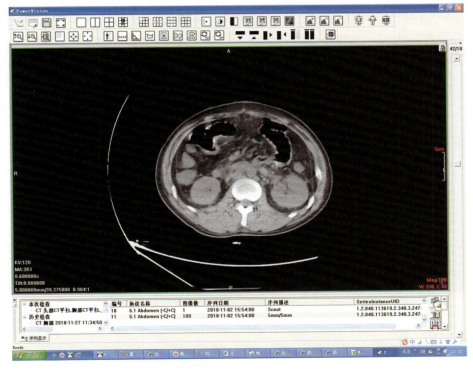

图 108-11　胸腹部 CT

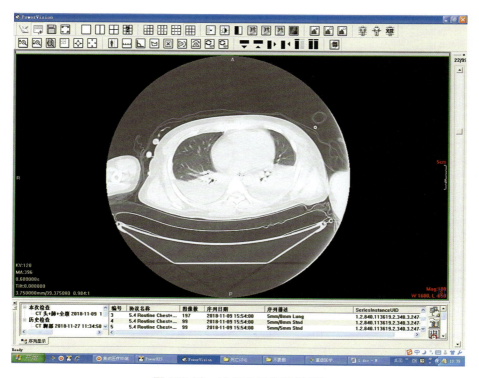

图 108-12　11 月 9 日胸腹部 CT

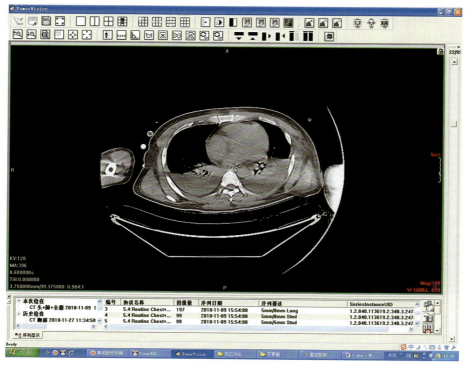

图 108-13　11 月 9 日胸腹部 CT

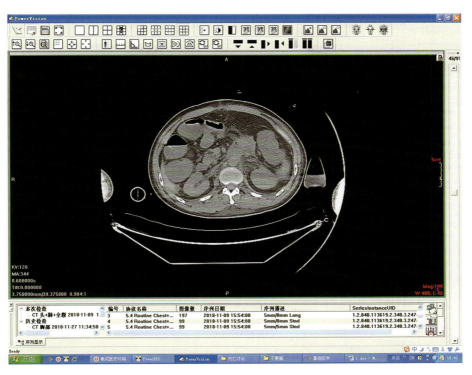

图 108-14　11 月 9 日胸腹部 CT

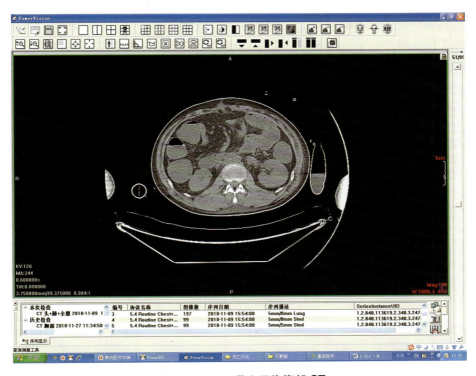

图 108-15　11 月 9 日胸腹部 CT

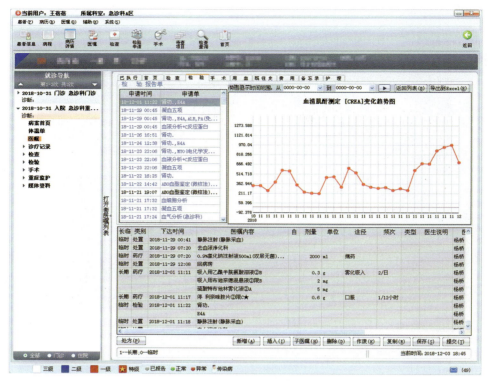

图 108-16　11 月 10 日血肌酐升高

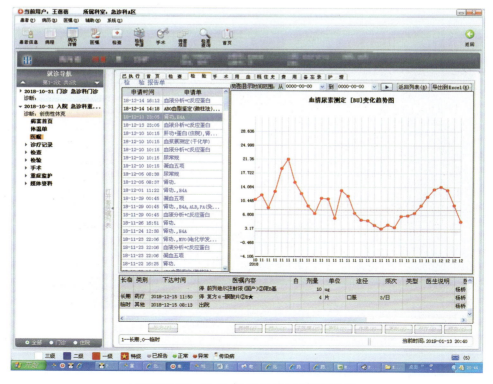

图 108-17　11 月 10 日尿素氮无明显升高

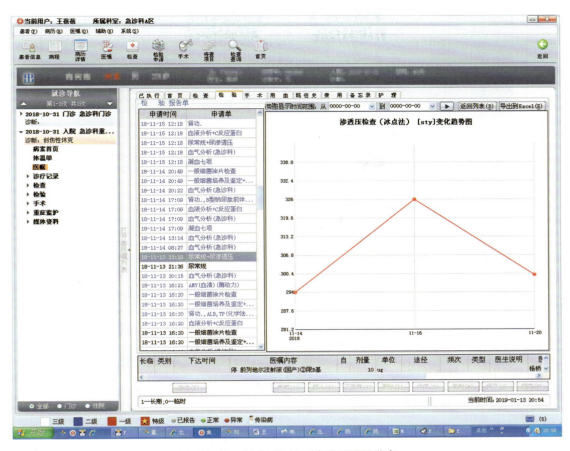

图 108-18　11 月 10 日尿渗透压明显升高

11 月 13 日拔除经口气管插管。

11 月 19 日，腹主动脉 CTA 提示：右肾动脉起始段狭窄，右肾无血流通过（图 108-19、图 108-20）。

综合分析患者短期内经历创伤、手术，腹腔解剖结构改变，如此时行介入手术风险极高，且患者左肾虽挫伤伴功能受损，但血运未受影响，肾功能有逐步恢复的可能，因此不建议介入手术治疗。

11 月 22 日转普通病房，继续间断血液透析治疗。患者尿量逐渐恢复。

12 月 15 日患者一般状态好，神清语明，自诉无明显不适，尿量已恢复至正常，血肌酐值稳步下降，继续口服保肾药物，出院。

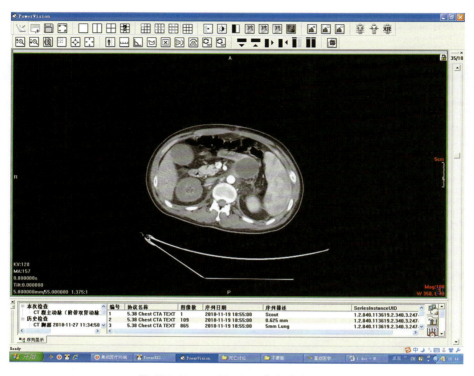

图 108-19　11 月 19 日腹主动脉 CTA

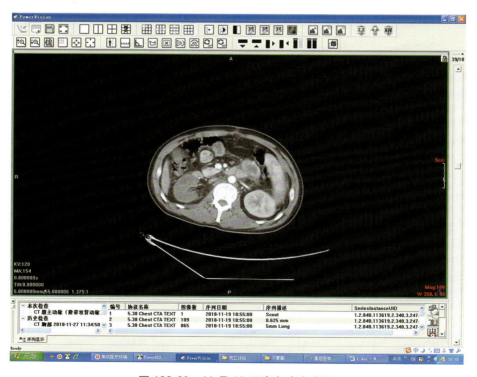

图 108-20　11 月 19 日腹主动脉 CTA

【诊断】

1. 多发伤(ISS 38)
    1.1　轻型闭合性颅脑损伤(AIS 2)
    1.2　钝性胸部损伤
        1.2.1　双肺挫伤(AIS 3)
        1.2.2　双侧胸腔积液
    1.3　钝性腹部损伤
        1.3.1　肠系膜破裂出血(AIS 4)
        1.3.2　左肾挫伤(AIS 2)
        1.3.3　右肾动脉狭窄
        1.3.4　胰腺损伤(AIS 2)
        1.3.5　腰椎横突骨折(AIS 2)
2. 损伤并发症
    2.1　创伤失血性休克
    2.2　代谢性酸中毒
    2.3　高乳酸血症
    2.4　高钾血症
    2.5　心肌损伤
    2.6　横纹肌溶解
    2.7　尿路感染
    2.8　右肾萎缩
    2.9　多脏器功能障碍综合征
        2.9.1　肝功能异常
        2.9.2　肾功能不全
        2.9.3　凝血机制异常
    2.10　胰腺假性囊肿

$$ISS = 2^2 + 3^2 + (4+1)^2 = 38$$

患者创伤后初期失血性休克致生命体征不稳,意识障碍,虽经积极手术止血及抗休克治疗,但休克状态纠正不理想,随即出现急性肾功能损伤症状,持续无尿合并代谢性酸中毒及高钾血症。考虑急性肾损伤原因为容量不足所致肾脏灌注不足及左肾挫伤联合导致。给予积极补液扩容及血管活性药等抗休克治疗来联合间断 CRRT 治疗。患者尿量明显增多,治疗有效。

患者短暂尿量增多后,再次出现少尿,血肌酐上升明显。患者于监护室内监测生命体征平稳,实验室检查无血液浓缩,血乳酸指标正常,因此不考虑因容量不足再次出现肾功能不全。此时给予完善双肾 CT 及肾脏彩超排除梗阻原因所致的肾后性肾功能不全。患者不能除外肾实质病变引起肾功能异常。给予完善肾动脉显像检查提示:左肾血流灌注正常范围内,左肾功能重度受损。右肾区未见明显放射性分布,右肾无功能。结合患者病史,存在明确左肾挫伤,因此分析:①左肾功能重度受损与肾挫伤相关,左肾动脉未损伤,因此血流灌注正常。②患者于外院剖腹探查并未提示右肾动脉异常,亦未见明确右肾挫伤,因此需进一步

Curr Opin Crit Care,2017,23(6):447-456.

［2］SØVIK S,ISACHSEN MS,NORDHUUS KM,et al. Acute kidney injury in trauma patients admitted to the ICU:a systematic review and meta-analysis［J］. Intensive Care Med,2019, 45(4):407-419.

［3］HOSTE EA,DE CORTE W. Implementing the kidney disease:improving global outcomes/acute kidney injury guidelines in ICU patients［J］. Curr Opin Crit Care,2013,19(6):544- 553.

［4］BEAUBIEN-SOULIGNY W,DENAULT A,ROBILLARD P,et al. The role of point-of-care ultrasound monitoring in cardiac surgical patients with acute kidney injury［J］. J Cardiothorac Vasc Anesth,2018,in press.

［5］BEYER C,ZAKALUZNY S,HUMPHRIES M,et al. Multidisciplinary management of blunt renal artery injury with endovascular therapy in the setting of polytrauma:a case report and review of the literature［J］. Ann Vasc Surg,2017,38:318(e11-e16).

［6］LOFFROY R,CHEVALLIER O,GEHIN S,et al. Endovascular management of arterial injuries after blunt or iatrogenic renal trauma［J］. Quant Imaging Med Surg,2017,7(4):434-442.

第109章
延迟处理的腹膜后巨大血肿继发腹腔间隙综合征

【导读】

腹腔高压（IAH）/腹腔间隙综合征（ACS）发生的创伤相关高危因素包括常规腹部手术、腹部创伤、腹腔积血、损伤控制性剖腹手术等，对这类患者实施持续动态腹内压监测有助于及时发现这一严重并发症。一旦发生ACS，手术干预应迅速及时实施。

【病例简介】

患者男，48岁，已婚。

因"高处坠落致胸腹部疼痛2天，剖腹探查术后1天"于7月26日07:20入院。

入院前2天，患者不慎从约6m高处坠落，伤后自觉胸部及腹部剧烈疼痛，伴呼吸困难，无头痛，无意识障碍，无反常呼吸，无恶心、呕吐，伤后约40分钟被送入当地医院。入院后行胸部及腹部CT，考虑双侧血气胸，脾脏挫裂伤，急诊行双侧胸腔闭式引流术，脾脏修补术，腹腔留置多根引流管。因术后腹部膨隆逐渐加重，张力逐渐升高，无尿，经会诊后转入创伤外科。

入院查体：T 36.3℃，P 110次/min，R 20次/min（呼吸机辅助），BP 130/80mmHg[去甲肾上腺素0.5μg/（kg·min）]，头颅五官无畸形，昏睡状态，双侧瞳孔等大等圆，直径约2.5mm，气管居中，胸廓对称，未见反常呼吸，胸骨压痛，双侧胸壁可扪及骨擦感，胸廓挤压征阳性，双侧胸腔闭式引流术后，引流管可见大量血性液体引出，水柱波动明显，双下肺呼吸音减弱，心脏律齐，未闻及杂音，腹部明显膨隆，张力高，腹部切口敷料干燥，左侧腹腔引流管两根，左下腹可见留置深静脉导管一根，均可见暗红色血性液体引出。腹部压痛查体不配合，肠鸣音未闻及。脊柱查体不配合，骨盆未扪及骨擦感，双下肢未见皮肤擦挫伤，未扪及骨擦感，未见畸形，双侧足背动脉搏动可扪及。留置导尿，尿管颜色淡黄。

急诊完善头胸腹部CT检查：颅内未见血肿及出血灶；双侧胸腔积液，伴双肺下叶膨胀不全；双侧微量气胸；胸12椎体骨折、骨性椎管变窄；左胸多根肋骨骨折。腹腔、腹膜后巨大血肿，腹、盆腔积液、积血（图109-1、图109-2）；脾脏修补术后改变；左肾实质强化程度较右肾减低，考虑缺血性改变。入院时测膀胱压35cmH_2O（25.74mmHg）。

10:30在全麻下行剖腹探查术。术中见：腹部膨隆明显，张力较高，腹壁可见左侧旁正中切口约20cm，左侧腹腔引流管两根，左下腹可见腹腔留置深静脉导管一根，均可见新鲜暗红色血性液体引出；拆除原腹部切口缝线，并向下腹部延长约8cm，腹壁切口右侧缘腹直肌肌肉明显缺血改变，无血供，呈暗灰白色，电刀刺激无反应；打开腹腔后见，腹腔左侧巨大腹膜后血肿，部分血肿壁已紧贴左侧腹壁，小肠全部挤向右侧腹腔，右侧腹腔内游离积血约

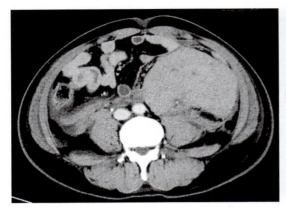

图 109-1   腹部 CT

腹膜后可见巨大血肿,左侧肾脏受压缺血

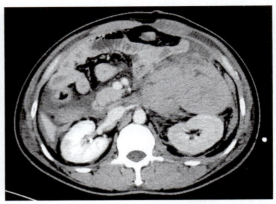

图 109-2   胸腹部 CT

血肿深达盆腔

800ml;左侧后腹膜血肿上缘可见破口,破口可见暗红色鲜血渗出,经破口打开后腹膜,清除血凝块约 1 600g,血凝块清除干净后,可见左侧肾上腺动脉破裂伴活动性喷射状出血,左肾血管及左侧肠系膜下静脉挫伤严重,左侧肾上腺挫伤,血肿清除后腹膜后间隙渗血明显;探查脾脏可见原缝合修补处仍渗血明显,胰尾约 2.5cm 长度胰腺挫裂伤,可见裂口活动性渗血;小肠系膜根部广泛挫伤,探查见距离屈氏韧带约 125cm 处小肠肠段肠壁轻度挫伤,浆肌层可见约 1.5cm 撕裂;左侧腰大肌淤血、肿胀,腰大肌血肿;十二指肠无明显破裂、断裂;探查胰腺无明显损伤及周围无明显淤血、血肿;整个后腹膜撕裂创面多处持续渗血;术中另探查右肾、双侧膈肌、肝、胃、结直肠、膀胱等均未见损伤。

所行手术:剖腹探查、左侧腹膜后血肿清除、左侧肾上腺动脉结扎、脾切除、胰尾切除、小肠浆肌层修补、腹壁坏死肌肉切除术。

术中累计出血共约 3 000ml(含 1.6kg 血凝块及约 1 000ml 积血),术中输悬浮红细胞 700ml、冷沉淀 10U,新鲜冰冻血浆 500ml,手术耗时约 2 小时 30 分。术中图片见图 109-3~图 109-5。

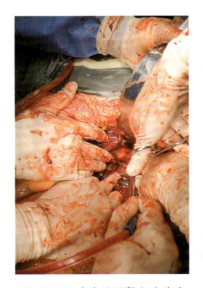

图 109-3   术中处理肾上腺动脉

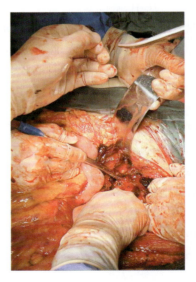

图 109-4   术中处理肾上腺动脉

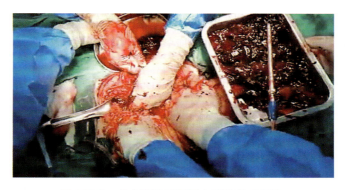

图 109-5　术中清除腹膜后血凝块约 1 600g

术后心率波动于 90~105 次/min,BP 120/75mmHg[去甲肾上腺素 0.2μg/(kg·min)],术后转 ICU 继续生命支持治疗。

7 月 27 日,继续机械通气,血压在去甲肾上腺素持续泵入[0.2μg/(kg·min)] MAP 维持 75mmHg 左右,膀胱压降至正常范围,腹腔引流液明显减少,引流液颜色变淡,乳酸偏高,氧合指数 100,出现重度 ARDS 表现,于右侧股动脉置管行 PiCCO 有创血流动力学监测。胸腔引流液 200ml,腹腔引流量 570ml,尿量 3 450ml。

7 月 28 日,可自主睁眼,持续呼吸机辅助通气(VCV 模式 FiO$_2$ 40% PEEP 6cmH$_2$O),胸腔引流液 550ml,腹腔引流量 175ml,尿量 3 450ml。

7 月 29 日,镇静镇痛状态(PSV 模式 FiO$_2$ 40% PEEP 6cmH$_2$O),SpO$_2$ 96%~100%,胸腔引流液 300ml,腹腔引流量 85ml,尿量 4 375ml。胸腹腔引流较前减少,乳酸恢复正常,氧合指数波动在 200 左右。双下肺呼吸音低,予以纤支镜检查,吸出中等量脓性痰,并行氨溴索及生理盐水灌洗。

7 月 31 日,胸腹腔引流液明显减少,予以拔除双侧胸引管及结肠旁引流管。

8 月 1 日,间断脱机训练,腹部切口出现感染,予以换药处理,开始进行肠内营养,并再次行纤支镜吸痰,脾窝及肾周引流管少量淡血性液体引出。

8 月 6 日,神志清,可遵嘱简单活动,间断脱机训练。

8 月 8 日,拔除气管插管,转回普通病房,腹部切口继续清创换药处理。

8 月 13 日,腹部切口清创缝合术。

8 月 23 日,因左侧大量胸腔积液行穿刺置管引流。

9 月 8 日,因反复左下肺不张,考虑为胸腔粘连所致,故行胸腔镜探查术,术中吸出暗红色血性液体约 1 500ml,并同时松解胸腔粘连。术后恢复良好。

9 月 29 日,出院。

【诊断】

1. 多发伤(ISS 25)
　　1.1　胸部损伤
　　　　1.1.1　左下肺不张
　　　　1.1.2　双侧血气胸(AIS 3)
　　　　1.1.3　多发胸椎压缩性骨折(1、2、7、12);(AIS 3)

脏及输尿管损伤,其次是结肠损伤,应根据伤情,选择性探查,是否探查取决于血肿张力大小、是否稳定、是否有波动及血尿量而定。发现结肠损伤必须一期修复或分期手术。盆腔区,多数由骨盆骨折所致,一般不要贸然探查,但如果伴直肠、后尿道、膀胱、输尿管和髂血管损伤,则应积极探查处理[4,5]。

　　本例早期腹部 CT 未发现腹膜后血肿,术中未关注血肿,转入后再次 CT 明确腹膜后血肿诊断,分型应属肋腹区,扩展型或搏动型,结合 ACS 的临床表现,果断手术,探查血肿,证实左肾上腺动脉破裂活动性出血,同时处理脾脏和胰腺损伤,救治成功。回顾救治过程,最理想的诊治,应该是初诊时腹部增强 CT 或 CTA 检查,明确左侧肾上腺动脉破裂出血,早期 DSA 介入超选栓塞出血动脉,并结合腹腔镜或开腹探查处理腹内脏器损伤,可能患者损伤更小、并发症更少、痊愈更快。因此,对于胸腹部创伤,如果有必要进行 CT 检查,建议常规增强扫描。对于腹膜后血肿引起 ACS,能否一期关腹应视情况而定,肠壁充血水肿不重,IAP 不高,可一期关腹。切忌 IAP 仍高的情况下强行关腹而导致再发性 ACS。因此应该掌握 VSD 辅助的 TAC 技术,并早期确定性关腹。

　　本例存在严重胸部损伤、腹内脏器损伤、腹膜后血肿、腹壁肌肉缺血坏死和重度失血性休克,腹腔内、腹部切口、肺部和血液相关感染等感染风险极高。应在全身抗感染的同时,监测外周血白细胞、C 反应蛋白和降钙素原等感染指标变化,并通过查体及辅助检查等及早明确定位感染灶,及时处理。本例术后出现肺部感染,严重 ARDS,腹部切口感染。经换药清创腹部切口愈合;经纤支镜吸痰灌洗、胸腔探查凝固性血胸清除等措施,控制肺部感染,预后满意。对于腹部手术存在高感染风险时,术中大量甚至超量冲洗(>9 000ml),多根通畅引流,腹壁预防性应用 VSD 都有利减少术后感染的发生。至于本例腹部肌肉缺损后是否造成腹疝,还要长时间随访观察。此外,严重胸部创伤后,反复肺不张,应尽量早期明确是否需要胸腔镜探查,有助于控制肺部并发症,缩短 ICU 及整体住院时间。

　　总之,创伤性腹膜后血肿不是一个独立的疾病,多为血管损伤、腰椎、骨盆骨折及严重腹内脏器损伤的常见并发症,快速准确诊断,合理采取各种治疗措施,及时正确处理腹膜后血肿及严重并发症,术后努力控制腹腔感染,防治多脏器功能障碍,能有效降低其死亡率。

（孙士锦　张连阳　主任医师　中国人民解放军陆军特色医学中心

Email:hpzhangly@163.com）

【参考文献】

[1] BALOGH ZJ,VAN WESSEM K,YOSHINO O,et al. Postinjury abdominal compartment syndrome:are we winning the battle[J]? World J Surg,2009,33(6):1134-1141.

[2] MALBRAIN ML,CHEATHAM ML,KIRKPATRICK A,et al. Results from the international conference of experts on intra-abdominal hypertension and abdominal compartment syndrome (I):definitions[J]. Intensive Care Med,2006,32(11):1722-1732.

[3] 中华医学会创伤学分会创伤急救与多发伤学组.创伤后腹腔高压症,腹腔间隙综合征诊治规范[J].中华创伤杂志,2012,28(11):96l-964.

[4] 杨彦楠,姚小英,皮白雉,等.不同类型创伤性腹膜后血肿的介入治疗[J].浙江临床医学,2014,16(2):239-241.

[5] 张明柱.骨盆骨折并发腹膜后血肿的诊治策略[J].中医临床研究,2013,5(23):99-100.

第 110 章

农用拖拉机碾压致闭合性腹部损伤

【导读】

对于可能存在腹腔内脏器损伤的患者,首先应遵循高级创伤生命支持(advanced trauma life support,ATLS)的标准路径,在"黄金时间"内给予确定性治疗以避免严重并发症和死亡,尤其是严重肝脏创伤出血凶猛,治疗困难,死亡率高。能否早期诊断,迅速有效地控制出血是治疗的关键。本例采用捆绑式肝破裂修补术成功救治患者。

【病例简介】

患者男,65 岁,已婚。

因入院 2 小时前在户外行走时被农用拖拉机撞倒,腹部及右下肢遭碾压,于 8 月 3 日 08:57 入院。

患者当时出现右上腹部剧烈疼痛,120 急诊送入院,途中症状逐渐加重并出现意识模糊,右下肢无知觉,呼吸急促,四肢湿冷。入院后面色苍白,右下肢包扎大棉垫可见大量鲜血流出(图 110-1)。急诊 CT 检查(图 110-2)示寰枢关节欠对称;$C_6 \sim C_7$ 颈椎棘突骨折;肝右叶混杂密度,考虑肝挫伤,腹盆腔内大量积血,胆囊颈部片状高密度影,考虑胆汁淤积;遂拟"闭合性腹部损伤、肝破裂、右下肢开放性骨折"收入院行急诊手术。患者伤后无头晕、头痛、胸闷、呼吸困难,无恶心、呕吐,大小便未解。

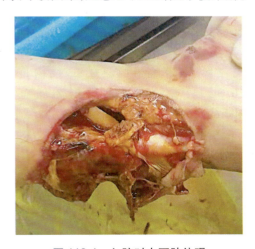

图 110-1　入院时右下肢外观

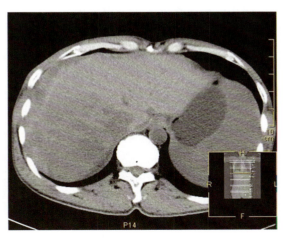

图 110-2　急诊 CT
提示肝破裂

　　入院查体：T 37.2℃，P 162 次/min，R 27 次/min，BP 65/32mmHg，神志模糊，面色苍白，精神萎靡，呼吸急促，双侧瞳孔等大等圆（左侧瞳孔 3mm，右侧瞳孔 3mm），对光反射灵敏，右侧前胸廓压痛（+），腰椎压痛（-），腹肌紧张，全腹可及压痛、反跳痛，骨盆分离试验（-），右下肢开放性损伤，创面约 8cm。在抢救室给予右下肢伤口大棉垫包扎止血，颈托固定、吸氧、心电监护、右侧颈内静脉开通输液。

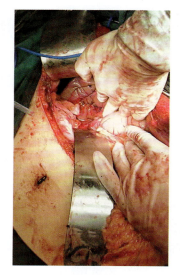

图 110-3　肝脏捆绑式缝合修补后

　　09:20 患者进入手术室，迅速备血去白细胞红细胞悬液 1 600ml，输注新鲜冰冻血浆 800ml，动脉穿刺监测动脉压等术前准备。

　　09:32 在全麻下行肝破裂修补+胆囊切除+小肠破裂修补+右小腿开放性骨折清创+外固定+创面 VSD 吸引术。探查发现：打开腹腔后，约 3 000ml 鲜血混杂血凝块迅速涌出。仔细辨认解剖后迅速打开肝十二指肠韧带绕肝门阻断带，阻断入肝血流。同时，用吸引器将腹腔内积血吸尽。迅速剪开肝圆韧带和镰状韧带，在直视下探查左右半肝的脏面和膈面（在探查过程中，一定要避免过分用力牵拉肝，以免加深撕裂肝上的伤口，造成更大量的出血）。发现肝脏右后叶多发不规则重度裂伤，呈碎裂状态，总长约 20cm，深约 2~4cm，肝右叶脏面胆囊床有长约 8cm，深 3cm 的裂伤，肝脏破裂处活动性出血明显，胆囊挫伤淤血，自胆囊床撕裂，切除胆囊后用肝针沿第一肝门上缘平行入针，横跨致肝右后叶裂伤外侧 2cm 处，针尖从右后叶出针，对合裂口，用可控制出血的力度打结，类似上述捆绑式修补法再缝合三针。小肠距回盲部 25cm 处有一长 3cm 的裂伤伴肠内容物外溢（图 110-3）。另探查下肢可见：右小腿中下段前内侧见一 15cm×10cm 大小的挫裂创面，伴皮肤缺损，肌肉外露，创面大量渗血。请骨科上台会诊：右侧胫骨中下 1/3 处骨折，血管、肌腱及神经未见明显损伤，患者术中输血去白细胞悬浮红细胞 2 000ml，输注新鲜冰冻血浆 800ml，手术时间 3 小时 25 分。

　　12:57，手术结束，患者转入 ICU 监护，呼吸机辅助呼吸（模式 SIMV+PSV），继续输注去白细胞悬浮红细胞 800ml、新鲜冰冻血浆 400ml，同时给予美罗培南抗感染、补液，保护重要脏器，纠正电解质紊乱维持酸碱平衡。

　　15:34，凝血功能报告：凝血酶原时间 18.8 秒↑，国际标准化比值 1.65↑，凝血酶原活动度 37.6%↓，活化部分凝血活酶时间 51.2 秒↑，纤维蛋白原 0.8g/L，白蛋白 16.8g/L↓。给予输注新鲜冰冻血浆 400ml 及白蛋白 40g。

　　8 月 4 日 7:10，呼吸机模式调为 SPONT 模式。

　　8 月 5 日 8:30，停呼吸机，拔除气管插管，转回普通病房。

　　8 月 8 日，患者体温正常，白细胞、PCT 及 IL-6 正常，抗生素调整为头孢他啶。

　　8 月 10 日，更换 VSD（图 110-4）。

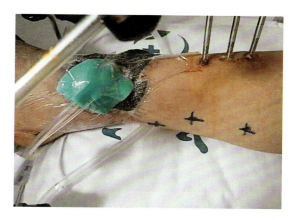

图 110-4　更换 VSD

8 月 18 日,患者全麻下行右小腿骨折内固定术。

8 月 22 日,出院。

【诊断】

1. 多发伤(ISS 38)
   1.1 头颈部损伤
       颈椎棘突骨折($C_6 \sim C_7$)(AIS 2)
   1.2 钝性腹部损伤
       1.2.1 肝破裂(AIS 4)
       1.2.2 胆囊撕脱(AIS 3)
       1.2.3 小肠破裂(AIS 3)
   1.3 开放性肢体损伤:右小腿开放性骨折(AIS 3)
2. 损伤并发症
   创伤性失血性休克
   $ISS = 2^2 + (4+1)^2 + 3^2 = 38$

【预后及随访】

ICU 3 天,住院 20 天。患者出院后可下床活动,生活可自理。

【经验与体会】

闭合性腹部损伤中肝脏破裂的早期诊断:①有明确创伤史。尤其是右上腹、右季肋或右腰背部直接损伤者。②肝区有明显叩击痛。③有低血容量休克表现,并有不同程度的腹膜刺激征。④诊断性腹腔穿刺抽出不凝血。⑤腹穿未抽出不凝血,应严密观察病情变化,条件允许的情况下行 B 超、CT 检查,证实有损伤者。⑥可触及或 X 线证实右 6~12 肋骨骨折者,应高度怀疑。

本例因患者已出现失血性休克,无腹腔镜探查及治疗的机会,但是目前腹腔镜的广角和多角度,可根据体位的调整直接观察到几乎所有腹腔内脏器表面,明确腹腔内出血量、肝脾等脏器损伤严重度,明确腹膜、膈肌、胃肠道损伤等,对于腹部损伤的诊断与治疗已日益成熟[1]。

严重创伤腹部创伤等在救治过程中常出现腹腔高压症(IAH),甚至发生腹腔间隙综合征(ACS),出现多脏器功能障碍,腹腔内压力(IAP)是临床诊断和治疗疾病重要方式[2],也可使用膀胱压代替,可准确预测 IAH 患者病情变化,及早防治 ACS 的发生,降低危重患者病死率,对于发生了的 IAH/ACS,应该持续监测 IAP 的变化同时注意优化全身灌注和维持器官功能,对于难治性 IAH 应迅速进行外科减压,避免进一步的恶化。

【专家点评】

肝脏损伤是能达到医院的腹部创伤中处理难度最大的,有较高并发症发生率和病死率。此例肝伤较重,出血超过 3 000ml。成功的经验主要为早期诊断、及时手术、手术方法准确、术式选择合理、术中术后输血及时和足量。开腹探查发现严重肝损伤大出血,未过多翻动而使用 Pringle 法阻断入肝血流控制出血;离断韧带充分显露肝脏再处理;都是正确规范的操作。另外,对此例胆囊撕脱伴肝门处深裂伤,损伤范围和程度又不具备右半肝切除指征时,未用简单修补而采用"捆绑式"缝合并达到可靠止血,也是恰当的选择。但应提醒:肝门处缝线拉拢打结必须严格掌握力度,既达到止血又不可误扎 Glisson 系统。实在止血欠满意也不可只顾拉紧打结,宁可加肝动脉结扎。因脏面作肝周填塞效果也确切。另应指出,此例是在肝门,否则IV级以上钝性严重肝伤,肝切除应是重要的选择,至少是清创性即非规则性切除。遗留损伤缺血肝组织,除了止血难以彻底,并明显增加术后肝组织坏死后再出血、胆漏和膈下脓肿等严重并发症[3,4]。另外,病例介绍写出肝破裂 AIS 4,但未明确分级,应注明 AAST-OIS IV级(IV grade)。顺便提一下,未做的事情不宜过多讨论,况且严重肝损伤大出血不是腹腔镜适应证。

(高劲谋　主任医师　重庆大学附属中心医院
Email:gaojinmou2002@sina.com)

【参考文献】

[1] 张连阳.腹部创伤腔镜诊疗技术体系概论[J].创伤外科杂志,2014,16(4):293-296.

[2] 刘冬,张宏光,张连阳.腹腔高压症/腹腔间隙综合征研究进展[J].灾害医学与救援(电子版),2015,4(3):191-195.

[3] GAO JM,DU DY,ZHAO XJ,et al. Liver trauma:experience in 348 cases[J]. World J Surg,2003,27:703-708.

[4] 高劲谋.肝脏损伤救治中几个重要问题[J].创伤外科杂志,2016,18(9):513-515.

第 9 篇

创伤救治新技术

第 111 章

完全性腹腔镜下脾切除

【导读】

　　腹腔镜下术野放大使操作清晰明了,能最大限度避免损伤脾脏周围脏器,处理脾脏周围韧带较开放手术易行,加上脾脏切除仅需处理进出脾门的动静脉血管以及胃短血管即可顺利完成,使腹腔镜下脾切除术较开放脾切除手术有明显优势。

【病例简介】

　　患者男,54 岁。

　　因"车祸致胸腹部及左下肢疼痛 2 小时"于 5 月 2 日 18:30 入院。

　　患者 2 小时前因被小汽车撞伤致胸腹部及左下肢疼痛,为持续性疼痛,活动时加剧,大小便未解,由 120 急送入院。

　　入院查体:T 37.0℃,P 90 次/min,R 22 次/min,BP 132/80mmHg,神志清,全身皮肤多处挫伤。两肺呼吸音粗,未闻及干湿性啰音。心律齐,未闻及杂音。左胸部轻压痛,全腹压痛,左上腹部压痛明显,轻度反跳痛。左小腿后方皮肤软组织撕脱,伤口长约20cm 伴皮肤脱套,腓肠肌外侧肿胀、挫伤,跟腱连续性完整。双上肢、右下肢无异常,左下肢肌力检查不合作。

　　18:36 给予左下肢包扎、止血、吸氧、心电监护、开放右上肢静脉及右锁骨下深静脉通路。急查血常规:Hb 104g/L。

　　19:02 查 CT 示:双侧肺挫伤,双侧胸腔积液,左下肺部分肺组织膨胀不全;左侧多发肋骨骨折(图 111-1);腹盆腔多发积液(血),考虑脾破裂(图111-2~图 111-4)。

　　腹腔穿刺穿出不凝血液。告知患者家属患者病情危重,需要立即行手术治疗或者介入治疗,患者家属要求手术治疗。

　　19:25 患者在全麻下行腹腔镜探查,探查腹腔,腹腔内见大量血液,部分成块,脾脏上极挫伤出血,遂行完全性腹腔镜脾切除术(图 111-5~图 111-9)。术中骨科会诊,骨科建议左小腿先行清创术,待病情稳定后进一步治疗。术中失血约 1 000ml,

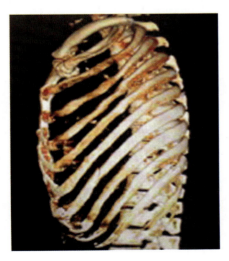

图 111-1　胸部 CT 三维重建
左侧肋骨多发骨折

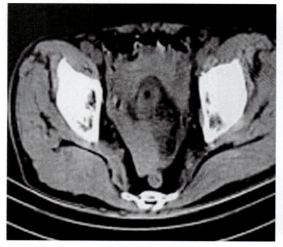

图 111-2 盆腔 CT
盆腔积血

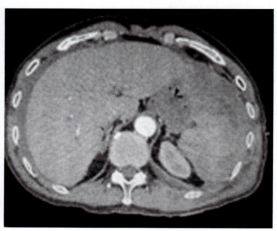

图 111-3 腹腔 CT
腹腔积血,脾破裂

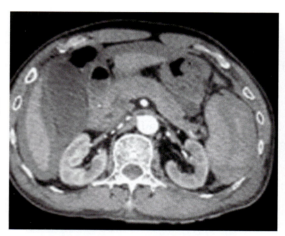

图 111-4 腹腔 CT
腹腔积血,脾破裂

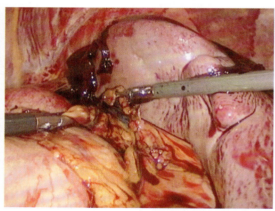

图 111-5 腹腔镜下切断胃短血管

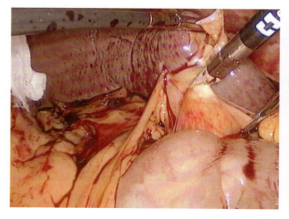

图 111-6 切除脾结肠韧带

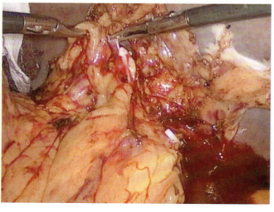

图 111-7 离断脾蒂

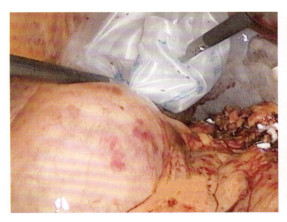

图 111-8　脾脏装袋

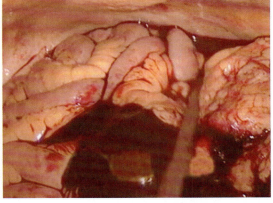

图 111-9　吸引器吸净腹腔积血

血红蛋白最低至 68g/L,术中自体血液回输 400ml,输红细胞悬液 1 200ml,新鲜冰冻血浆 600ml,手术时间 2.5 小时。

术后生命体征平稳,麻醉清醒拔除气管插管返回病房。

5 月 3 日,患者精神软,禁饮禁食,胃肠减压管引流约 50ml 胃液,腹腔引流管引流通畅,引出 60ml 淡血性液体。

5 月 4 日,患者精神有所恢复,胃肠减压管及腹腔引流管引流通畅,引流量减少,腹腔引流管引出 30ml 淡血性液体,肛门有排气,拔除胃管。复查血常规:Hb 104g/L。

5 月 6 日,患者精神尚可,腹腔引流管引流通畅,腹腔引流管引出 15ml 淡血性液体,肛门有排气排便,拔除腹腔引流管。复查 CT:左侧胸腔积液较前吸收减少,左下肺肺组织膨胀不全较前好转;左侧多发肋骨骨折;脾切除术后改变,腹盆腔多发积液(血)较前吸收减少。

5 月 7 日,复查血常规:Hb 104g/L,血小板:$640×10^9$/L,考虑脾切除改变,口服阿司匹林 100mg,每日一次。

5 月 13 日,患者行左小腿清创探查术与下肢游离植皮术。

5 月 22 日,患者一般情况尚可,复查血常规:Hb 106g/L,血小板:$481×10^9$/L,患者出院,嘱患者每日 1 次口服阿司匹林 100mg,每周复查血常规。

【诊断】

1. 交通事故致多发伤(ISS 22)
 1.1　胸部损伤
  1.1.1　双侧肺挫伤(AIS 3)
  1.1.2　双侧胸腔积液
  1.1.3　左侧多处肋骨骨折(AIS 3)
 1.2　腹部损伤
  1.2.1　创伤性脾破裂(AIS 3)
  1.2.2　腹腔积血
  1.2.3　盆腔积血
 1.3　左下肢损伤
  1.3.1　左小腿脱套伤(AIS 2)

1.4　全身多处软组织损伤(AIS 2)

$$ISS = 3^2 + 3^2 + 2^2 = 22$$

【预后与随访】

住院 20 天,患者康复出院。

【经验与体会】

完全性腹腔镜脾切除切口小、美观,能将切口感染及切口疝发生率降到最低;腔镜下术野放大使操作清晰明了,能最大限度避免损伤胰腺尾部、胃和结肠脾曲,可抵达脾周狭小空间,放大局部视野,处理脾结肠韧带、脾胃韧带、脾膈韧带和脾肾韧带更是较开腹手术简单易行,加上脾脏切除仅需处理进出脾门的动静脉血管即可顺利完成,使其操作较开腹手术有明显优势;手术后疼痛轻,利于早期活动,加速术后胃肠功能恢复,从而可以更早开始胃肠饮食,减少肠粘连、肠梗阻的发生率。无开腹手术后巨大切口导致的疼痛影响,利于深呼吸及咳嗽排痰,最大限度减少肺不张及肺部感染的发生率,使得该手术尤其适用于高龄体弱患者;住院时间短。但腹腔镜手术技术要求高,学习曲线相对较长,术者应具有丰富的开腹脾切除经验;术前难以评估手术时间,特殊情况需中转开腹手术;腹腔镜手术在特殊情况下手术危险增加;腹腔镜手术指征和禁忌证比开腹手术要求严格。

术中出现血管撕破出血,一定要镇定,根据不同情况作出不同的处理。①如判断微小血管出血,经多次处理无效可以暂时以小纱布压迫后处理其他部位。②如判断较粗血管出血,应立即以组织钳夹住出血点或以纱布压迫控制出血后,助手以吸引气器吸尽积血,看清出血点后施以钛夹或 Homlock 止血夹,精细分离周围组织后做血管的进一步结扎止血。③如遇脾静脉管径较粗,出血汹涌,不可强行镜下止血,应果断中转开腹,以免贻误最佳抢救时机。

在坚持"抢救生命第一,保留脾脏第二"的原则,尽量保留脾脏,对于切除脾脏患者,注意预防静脉栓塞和肺栓塞。

【专家点评】

脾脏是腹部最易受损伤的实质性脏器,在闭合性腹部损伤中占 20%~40%,在开放性腹部损伤中约占 10%[1]。外伤性脾破裂可分为中央型破裂、被膜破裂和真性破裂三种类型。对于脾损伤严重程度分级,国内主要采用 4 分级,即中华医学会 2 000 年天津第 6 届全国脾脏外科学术研讨会"脾脏损伤分级标准"[2]:Ⅰ级:脾被膜下破裂或被膜及实质轻度损伤,脾裂伤长度≤5.0cm,深度≤1.0cm;Ⅱ级:脾裂伤总长度>5.0cm,深度>1.0cm,但未累及脾门,或脾段血管受损;Ⅲ级:脾破裂伤及脾门部或脾脏部分离断,或脾叶血管受损;Ⅳ级:脾广泛破裂,或脾蒂、脾动静脉主干受损。Ⅰ级患者在严密观察患者病情变化情况下可以采取保守治疗,Ⅱ~Ⅳ级患者均应考虑积极手术治疗,以挽救患者生命。本例采用完全性腹腔镜脾切除,成功救治脾破裂患者,具有损伤小、康复快、住院时间短、并发症少等优点,充分体现了损伤控制性手术原则,为此类患者提供了很好的借鉴。

腹腔镜脾切除要充分做好术前准备,完善术前常规检查,评估手术风险,积极补液扩容,维持患者生命体征平稳。在腹腔镜手术过程中如出现困难需遵从"保命第一,保脾第二"的原则,果断中转开腹,以免延误病情,导致患者死亡。腹腔镜治疗外伤性脾破裂的禁忌证包括[3]:①经扩容输血后血流动力学仍不稳定者;②腹膜炎体征严重,腹部脏器联合伤需要行联合脏器切除者;③合并其他重要脏器严重损伤者,如颅脑、心胸、骨盆脊柱骨折损伤者;④有严重基础疾病者,如心、肺、肝、肾功能障碍;不能耐受腹腔镜手术。腹腔镜脾切除成功实施取决于以下几个条件:①具备快速诊断及病情评估水平;②掌握开腹脾切除手术适应证;③熟悉脾脏局部解剖;④娴熟的腹腔镜手术技术及丰富经验;⑤具备处理复杂闭合性腹部损伤手术的能力。

（杨越涛　副主任医师　温州医科大学附属第二医院

Email:yangyuetao1234@163.com）

【参考文献】

［1］　吴在德,吴肇汉.外科学[M].6 版.北京:人民卫生出版社,2004:425.

［2］　中华医学会外科学分会脾功能与脾外科学组.脾损伤脾保留手术操作建议指南[J].中国实用外科杂志,2007,27(6):421.

［3］　张剑林,陈卫东,吴雪生,等.20 例创伤性脾破裂手术治疗体会[J].肝胆外科杂志,2018,26(3):188-191.

第 112 章

ECMO 在多发伤休克合并 ARDS 中的应用

【导读】

ECMO 适用于各种原因引起心搏呼吸骤停、急性严重心功能衰竭、急性严重呼吸功能衰竭、各种严重威胁呼吸循环功能的疾患等。本病例为伴有 ARDS 的创伤病例，及时、合理的使用 ECMO，成功地挽救了患者生命。

【病例简介】

患者男，39 岁。

因挤压伤后意识障碍 1 天，加重半天于 4 月 24 日入院。

1 天前被煤矿车挤压胸腹部，当时患者意识清楚，胸腹疼痛，急送至当地医院，行 CT 检查提示"肺挫裂伤、肋骨骨折、骨盆骨折"。后患者出现嗜睡，BP 100/60mmHg，当地医院给予补液及升压药物。半天前出现昏迷，行气管插管术，查腹部彩超示腹腔积液，当地医院考虑可能为腹腔脏器出血，转入上级医院。

入院查体：T 35.6℃，P 114 次/min，R 26 次/min（经口气管插管接呼吸机辅助呼吸，SpO_2 94%），BP 107/87mmHg。昏迷状态，GCS 评分：E1VTM1，被动体位，查体不配合。全身皮肤黏膜无黄染，面部皮肤乌青，甲床苍白。双侧瞳孔等大等圆，直径 1.5mm，对光反射迟钝。右侧胸壁有皮下捻发感，叩诊清音，双肺呼吸音粗、无干、湿啰音。心律齐，各瓣膜听诊区未闻及杂音。腹肌紧张、未触及包块，听诊肠鸣音弱，1 次/min。腹壁反射不配合，肌张力正常，肌力检查不配合，双侧巴氏征未引出。

入院复查 CT（图 112-1 ~ 图 112-3），提示：右颞顶部皮下软组织肿胀并积血，双肺炎症；双侧胸腔积液并双肺膨胀不全，右肾周积血，右侧胸壁皮下积液，胸腔积液、血。颈 7、胸 1~8 椎体棘突、右侧第 8 后肋、胸 9、10 椎体、骶骨、双侧髂骨、双侧坐骨、双侧耻骨骨折。

急至医院抢救室，紧急评估患者生命

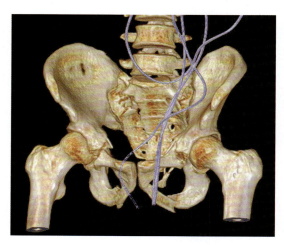

图 112-1　骨盆 CT
骨盆双侧耻骨骨折双侧骶骨骨折

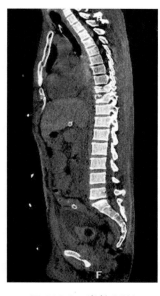

图 112-2　脊柱 MRI
胸椎骨折,胸骨骨折

体征。

急查血气示:pH 7. 21,PaCO$_2$ 51mmHg,PaO$_2$ 34mmHg,Hb 56. 0g/L,BE 4. 2mmol/L。

急查血常规:WBC 8. 80. 00×10^9/L,RBC 1. 68×10^{12}/L,Hb 53. 0g/L,PLT 24×10^9/L,GRA 92. 2%,CRP 85. 80mg/L。

给予吸氧、心电监护。紧急开放外周静脉通路,快速输注乳酸钠林格注射液 1 000ml,羟乙基淀粉氯化钠注射液 500ml(晶/胶比例为 2~3:1)。

紧急转至 ICU。抗休克及止血治疗:①进行深静脉置管和有创动脉压力监测(ART);②扩容补液:平衡盐:胶体=2:1;③输血:浓缩红细胞:血浆:冷沉淀=2 400ml:1 600ml:20U;④止血:尖吻蝮蛇凝血酶、Vit K$_1$、氨甲环酸;⑤血管活性药物:去甲肾上腺素 0. 5~1. 0μg/(kg·min)。呼吸机辅助呼吸:FiO$_2$:100%;PEEP 12cmH$_2$O;PC above PEEP 16cmH$_2$O。哌拉西林他唑巴坦加左氧氟沙星抗感染治疗。复温、纠正水电解质酸碱失衡。

组织急诊医学部骨创伤组、急腹症组等相关专业会诊。

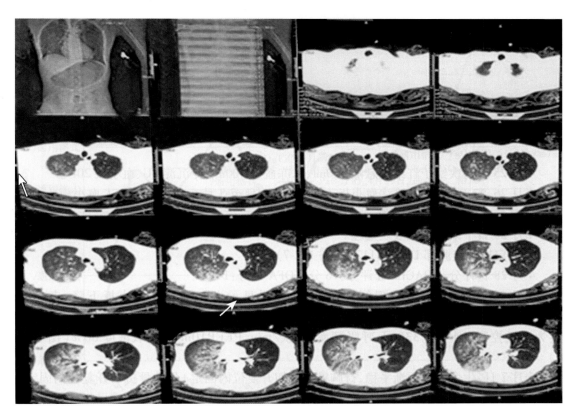

图 112-3　肺部 CT
肺挫伤

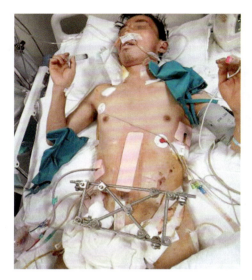

图 112-9　胸椎骨折切开复位内固定+骨盆骨折切开复位内固定+外固定架固定+骨盆纱垫填塞术后

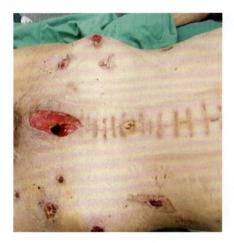

图 112-10　骨盆切口处伤口愈合欠佳，后经过多次扩创后愈合

5 月 15 日痰液量较之前明显增多，体温升高，波动在 38.5~39.0℃，停用哌拉西林他唑巴坦及左氧氟沙星，改为替加环素；并加强纤支镜吸痰。

5 月 22 日转入普通病房。

后因伤口愈合欠佳，多次行骨盆骨折切口清创手术治疗(图 112-10)。

6 月 13 日患者意识清醒，拔除胸腔闭式引流。

7 月 7 日出院。

【诊断】

1. 挤压致多发伤(ISS 38)
　　1.1　钝性胸部损伤
　　　　1.1.1　双肺挫裂伤(AIS 3)
　　　　1.1.2　多发肋骨骨折皮下气肿(AIS 3)
　　　　1.1.3　胸椎 T_9 椎体压缩骨折(AIS 2)
　　1.2　钝性腹部损伤
　　　　腹膜后血肿(AIS 2)
　　1.3　多发骨盆骨折
　　　　1.3.1　骨盆环骨折(AIS 5)
　　　　1.3.2　双侧耻骨骨折(AIS 2)
　　　　1.3.3　双侧骶骨骨折(AIS 2)
　　　　1.3.4　多处软组织损伤(AIS 3)
2. 损伤并发症
　　2.1　失血性休克
　　2.2　多脏器功能不全(心脏、肝脏、肺)

$$ISS = 3^2 + 2^2 + 5^2 = 38$$

【预后及随访】

ICU 住院时间为 26 天,总住院时间 74 天,患者病情稳定,精神可,饮食睡眠可。临床随访结局满意,术后复查结果与预想无差异,无诊疗并发症发生。半年后复查肺功能,未见明显异常。

【经验与体会】

急性呼吸窘迫综合征(acuterespira-torydistresssyndrome,ARDS)是急性呼吸衰竭的一个类型,由于各种原因(除外左心衰竭)引起肺脏内血管与组织间液体交换功能紊乱,致肺含水量增加,肺顺应性减低,肺泡萎陷,通气/血流比例失调,以严重低氧血症和呼吸极度困难窘迫为典型症状。创伤、感染、休克是发生 ARDS 的三大诱因,占 70%~85%,多种致病因子或直接作用于肺,或作用于远离肺的组织,造成肺组织的急性损伤,而引起相同的临床表现。直接作用于肺的致病因子,如胸部创伤、误吸、吸入有毒气体、各种病原微生物引起的严重肺部感染和放射性肺损伤等;间接的因素有败血症、休克、肺外创伤、药物中毒、输血、出血坏死型胰腺炎、体外循环等。ECMO 的出现使许多危重症的抢救成功率明显上升,如 ARDS。它适用于各种原因引起心搏呼吸骤停、急性严重心功能衰竭、急性严重呼吸功能衰竭、各种严重威胁呼吸循环功能的疾患等。

血流动力学不稳定的腹部脏器闭合伤和开放性骨盆骨折,早期救治的重点在控制出血、补充血容量,纠正休克。首先要重视内出血与外出血的情况,腹部闭合伤一定要注意腹壁坏死缺损的问题,要及时给予清除。腹部空腔脏器破裂可能导致乳糜腹等危及生命,应急诊手术,应加强感染防治,并注意观察伤后、腹腔内有无感染,及时处置,避免脓毒症的恶化。

严重创伤的救治需要多学科有效地沟通与协作,医院根据自身发展特点,将多学科诊疗模式(MDT)引入创伤救治体系中,成立一支多学科诊疗团队,为患者提供更合理、更规范、更精准的救治,提高了患者的生存率,降低致残率。回顾整个救治过程,笔者发现多学科诊疗模式(multiple disciplinary team,MDT)在创伤救治中的扮演着重要角色[1]。

损害控制性手术(DCO)是一种复杂外科问题分期手术理念,把救命放在核心地位,既不同于常规手术,也不同于一般传统手术。DCO 最早由 Stone 等提出。其目的是:救命、保全伤肢;控制污染;避免生理潜能进行性耗竭;为计划确定性手术赢得时机,一般分为三个阶段:救命手术、ICU 复苏、后期计划性再手术。入院后首先采取"救命手术",术后转入 ICU,待患者血流动力学基本稳定、体温正常、凝血功能基本正常后再行后期确定性手术,大大提高患者救治率和生存率。DCO 理念的临床应用是严重创伤疾病救治的灵魂。

【专家点评】

道路交通事故和生产事故是当前我国导致创伤的首要原因,加强预防是最有效的途径。挤压伤是一种特殊类型的致伤机制,损伤范围可以非常广泛,导致多部位多类型的损伤,伤情复杂、病情危重,救治要求高。现场和院前急救的要点和所有创伤急救的原则相同,应尽快转送至区域具有最高创伤救治水平的医院。本例伤员先送至当地市级医院,初步处理后病情继续加重而转送到更高一级的医院,符合救治流程。当然在理想条件下,如果当地区域的范围及人口数目比较大,可考虑依托三级综合性医院建立一级创伤中心,或者可以将伤员更早地转送到省级创伤救治中心。

此类伤员的院内急诊救治遵循严重创伤早期评估和处理的基本原则[1,2]。最好是在伤员到达医院之前已经将具体信息传到急诊部,医院启动多学科的创伤救治团队,提前准备好人员、设备和物资。伤员到达后进行快速评估与处理,在快速体检基础上结合超声、床旁 X 线片,明确患者的主要损伤并初步稳定。然后了解病史和进行全面体检,确定后续进一步行 CT 检查或手术。本例伤员伤后到当地医院时神志清楚、有过血压降低,急诊处理的关键内容是使用超声快速评估有无胸腔、腹腔和心包腔的大量积液,同时获得床旁骨盆和胸部的 X 线片,可以初步判断出患者的主要问题是骨盆骨折,胸腹腔无明显的出血征象,如果血流动力学基本稳定,应考虑积极进行主要是胸部、腹部(包括骨盆)的增强 CT 检查,明确腹腔和骨盆骨折的出血情况,为后续选择手术或者放射介入止血提供直接的依据[2]。如果当时血流动力学不稳定,而胸腹腔超声未发现明显积液,可判断骨盆骨折出血是低血压的主要原因,根据具体条件可采取骨盆带包扎、骨盆外固定支架、腹膜外填塞止血、主动脉球囊临时阻断、紧急放射介入治疗等止血措施[3]。

本例伤员伤后至转院的阶段,病情发展的最主要特征是意识障碍、严重低氧血症、循环不稳定、严重低血红蛋白,进一步溯源的核心问题就是存在继续出血和多种因素导致的呼吸功能损害。因此处理的要点包括:①积极筛查出血的部位和原因,重点是胸腹腔有无活动性出血需要手术处理、骨盆骨折有无合并动脉性出血需要介入止血,应及时进行超声再次评估、胸腹部增强 CT 检查,从而决定进一步的关键止血措施。需要充分认识的是,CT 在严重创伤早期评估中的意义非常大,近年来学界普遍强调全身 CT、增强 CT 的价值,而 CT 平扫对出血部位的筛查作用有限[3]。②同时给予积极的损伤控制性复苏,维持有效的血容量、血红蛋白大于 70~90g/L、尽快恢复凝血功能,及时纠正低体温和酸中毒。对于大出血复苏的理想液体应以血制品为主,包括红细胞、血浆、凝血酶原复合物、血小板、冷沉淀、纤维蛋白原,急救阶段可采用固定比例的输注方案,有条件时采用床旁凝血功能实时监测(例如血栓弹力图)下使用。人工合成的胶体液如羟乙基淀粉因对凝血功能影响很大,不主张在大出血患者中使用。氨甲环酸应在伤后 3 小时内尽早使用,延迟使用反而导致预后恶化。③及时给予呼吸支持,优化呼吸机参数,尽快纠正低氧血症,避免全身脏器进一步的缺氧性损害。同时要积极处理和避免导致低氧血症的原因,包括气胸、血胸、气道阻塞、过度复苏、腹内压升高等。临床上尤其需要重视的是过度液体复苏问题,因为对出血情况和容量负荷缺乏有效的动态监测,容易发生液体过度复苏而导致肺水肿,氧合功能急剧恶化,进而影响循环功能形成恶性循环。

本例伤员转院后,考虑有腹内脏器损伤可能,及时进行剖腹探查是合理的选择,如果能结合腹部增强 CT 可以让手术决策更加完善:①如有活动性出血可考虑手术或放射介入处理;②如不考虑活动性出血,可以保守观察;③如怀疑腹内空腔脏器损伤,则尽快手术探查。

ECMO(体外膜肺氧合)是呼吸和循环功能支持的有力武器,可以为一些特危重患者的病因处理和恢复赢得时机[4]。本例患者术前即出现严重的低氧血症,术后第一天氧合功能继续恶化,存在 V-V ECMO 治疗的指征,最后在治疗 5 天后成功撤机。提示一级创伤中心应该具备最高水平的脏器功能支持条件,能为严重创伤的成功救治提供坚实的基础。在我国目前医疗条件下,ECMO 费用高昂,还无法作为常规治疗手段,同时治疗中需要抗凝而不利于创伤大出血的处理,因而宜严格把握适应证、努力减少副作用。重视导致严重低氧血症原因的筛查和及时处理,同时优化常规呼吸支持的策略,或许可以免除部分的 ECMO 使用。结合本例患者的病情发展变化过程,尤其是第一次手术前的 CT 提示主要问题是右肺挫伤,后续动态的床旁胸片提示肺损伤快速恢复,考虑该患者的严重低氧血症是肺挫伤、大量出血和输血后的急性肺损伤、容量负荷过大以及右侧胸腔积液等多个因素共同所致。

(张茂　主任医师　浙江大学医学院附属第二医院

E-mail:zmhz@hotmail. com)

【参考文献】

[1] SPAHN DR,BOUILLON B,CERNY V,et al. The European guideline on management of major bleeding and coagulopathy following trauma:fifth edition[J]. Crit Care,2019,23(1):98.

[2] 中华医学会急诊医学分会,姜保国、张连阳、白祥军,等. 血流动力学不稳定骨盆骨折急诊处理专家共识[J]. 中华急诊医学杂志,2015,24(12):1314-1318.

[3] HUBER-WAGNER S,KANZ KG,HANSCHEN M,et al. Whole-body computed tomography in severely injured patients[J]. Curr Opin Crit Care,2018,24(1):55-61.

[4] DELLA TORRE V,ROBBA C,PELOSI P,et al. Extra corporeal membrane oxygenation in the critical trauma patient[J]. Curr Opin Anaesthesiol,2019,32(2):234-241.

第 113 章
暂时性腹腔关闭技术在迟发性肠破裂中的应用

【导读】

腹腔内高压和腹腔间隔综合征已经被证明是导致死亡的促进因素,在执行损害控制手术后留置腹腔开放,计划再次手术进行确定性处理已经被证明可以降低死亡率。对于腹腔内高压和腹腔间隔综合征的患者,有时需要进行一次或者多次的临时腹腔关闭,这在临床上经常是个不小的挑战。

【病例简介】

患者男,31 岁。

因"驾车撞向护栏致全身多处疼痛 2 小时"于 11 月 10 日 04:16 入院。

患者 2 小时前开小轿车时意外撞击护栏,颈腹部被安全带卡压,气囊爆开,致头枕部流血、颈腰部多处疼痛,当时有短暂意识障碍,醒后感左下腹部、右踝疼痛,无恶心、呕吐,无胸闷、气促,伤后能回忆受伤当时情况,呼 120 救护车送入急诊科。

入院查体:T 36.3℃,P 93 次/min,R 30 次/min,BP 105/70mmHg,SpO$_2$ 100%,神清,GCS 评分 E4V5M6,头枕部可见裂口,长约 3cm,深达皮下,少量渗血。左眼角、面部可见挫擦伤,渗血,压痛,颈软,左颈部压痛,HR 93 次/min,律齐,腹部平软,无压痛及反跳痛,双侧下腹部、腰部可见皮肤挫伤,安全带损伤痕迹(图 113-1),局部有压痛,腰椎活动受限,右足跟青紫肿胀,可触及骨擦感,四肢屈伸活动及感觉良好。辅助检查:平扫 CT 及 X 线片检查提示:"寰枢关节半脱位可能性大,C$_5$/C$_6$ 椎间盘轻度突出,L$_3$ 椎体压缩骨折,L$_3$ 右横突骨折,L$_3$~L$_5$ 椎体前方腹膜后及左侧腹壁脂肪层渗出;盆腔积液,右跟骨粉碎性骨折"。予颈托外固定,留置胃管、尿管及补液等治疗后收入创伤骨科。

11 月 10 日 06:00,收入骨科病房,生命体征平稳,右足石膏托外固定。15:00 患者感轻度腹胀,行全腹增强 CT 检查提示:小肠分布欠自然,系膜多发漩涡状改变、肠壁水肿、渗出,腹盆腔积液;

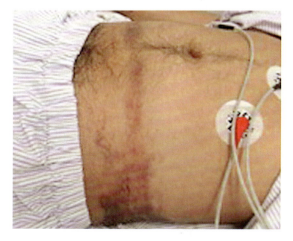

图 113-1 安全带损伤痕迹

直肠膀胱间积液密度偏高,少量渗血可能;胃腔扩张、贲门开放、食管下端扩张(图 113-2)。CT 检查结束后返回骨科病房继续观察治疗。

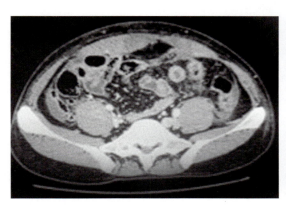

图 113-2　全腹增强 CT
肠壁水肿、渗出

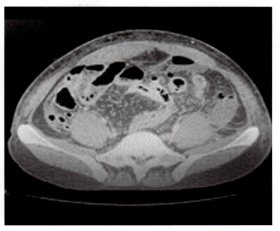

图 113-3　全腹增强 CT
肠壁损伤

　　11 月 11 日下午患者感觉腹胀腹痛明显,HR 138 次/min,胃肠外科急会诊:查体腹胀严重,腹肌紧张,压痛反跳痛阳性,给予胃肠减压。急诊复查全腹增强 CT 检查提示:腹腔大量游离气体影,考虑中腹部小肠穿孔,继发腹膜炎、小肠梗阻;腹腔及盆腔积液(图 113-3)。绿色通道送手术室进行剖腹探查,腹部正中切口,术中发现小肠破裂合并局部肠段严重挫伤、乙状结肠系膜破裂合并浆肌层环周断裂、腹直肌断裂,行剖腹探查+部分小肠切除+乙状结肠浆肌层断裂修补+阑尾切除+术中灌洗+术中肠镜+腹腔清洗引流+腹直肌修补+临时腹腔关闭术(图 113-4~图 113-7)。

　　11 月 12 日 01:00,手术结束转入 ICU 进行术后监护,予哌拉西林他唑巴坦抗感染治疗。

　　11 月 14 日,按预期计划,送手术室行腹腔清洗引流术+临时腹腔关闭术。经原手术切口进入,术中肠管肿胀无法确定性关腹,再次行临时腹腔关闭。返回 ICU 后继续弹力袜抗血栓治疗。

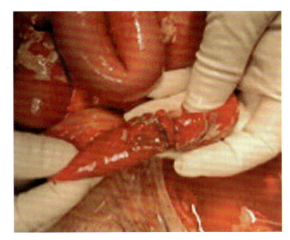

图 113-4　小肠破裂

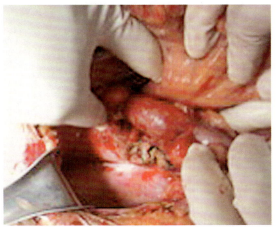

图 113-5　乙状结肠系膜及乙状结肠浆肌层环周断裂

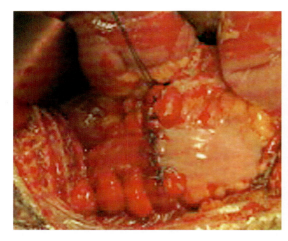

图 113-6   乙状结肠修补

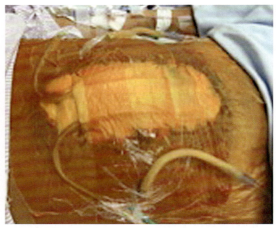

图 113-7   临时腹腔关闭

11月16日,按预期计划,送手术室进行第三次手术,经原手术切口进入,行腹腔清洗引流+不完全腹腔关闭术,术中肠管仍然肿胀明显,无法完全关腹,行不完全腹腔关闭术。继续肠外营养,对症支持治疗。

11月17日,根据腹腔积液细菌培养结果,加用美罗培南抗感染治疗;继续补充白蛋白。

11月18日,查 Hb 68g/L,输红细胞悬液 800ml,新鲜冰冻血浆 200ml。

11月19日,按预期计划,送手术室拟行确定性腹腔关闭(第四次手术),经原手术切口进入,但术中探查发现原回肠吻合口瘘,吻合口处见大小约 0.5cm 瘘口,可见肠内容物渗漏,而且肠管肿胀仍然严重,遂行腹腔清洗引流术+回肠单腔造口+不完全腹腔关闭术+气管切开术。术中再次留取腹腔积液进行细菌培养,计划 2 天后再次手术,尝试关闭腹腔(图 113-8、图 113-9)。

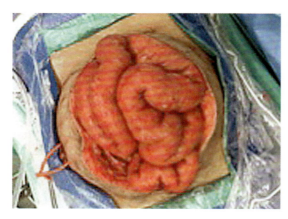

图 113-8   肠管肿胀严重

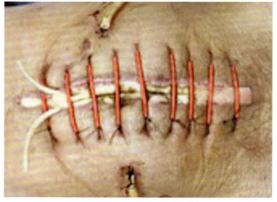

图 113-9   不完全腹腔关闭

11月21日,第五次手术,经原手术切口进入,腹腔探查未见明确异常,肠管肿胀明显缓解,遂行腹腔清洗引流+腹腔关闭术。术后 ICU 继续监测治疗,予镇静止痛、营养支持、抗炎、切口换药、造瘘口护理等治疗(图 113-10)。

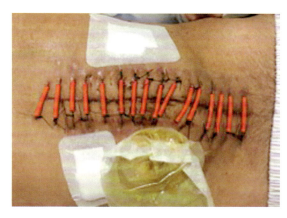

图 113-10 完全腹腔关闭和回肠造口

11 月 23 日,转出 ICU,转入胃肠外科,进行后续康复治疗。

12 月 7 日,跟骨 CT 平扫+三维重建提示:跟距关节面骨折移位明显,骨痂生长,行切开复位+内固定骨折复位困难;考虑伤口愈合不良风险高,与患者及家属沟通后,暂不手术治疗,1 年后行距下关节融合。

12 月 15 日,开始封堵气管切开套管,12 月 18 日拔除气管切开套管。

1 月 8 日,康复出院。

【诊断】

1. 交通事故致多发伤(ISS 27)
  1.1 头颈部损伤
    1.1.1 寰枢椎半脱位(AIS 3)
    1.1.2 头皮挫裂伤(AIS 1)
  1.2 钝性腹部损伤
    1.2.1 小肠破裂(AIS 3)
    1.2.2 乙状结肠系膜破裂及浆肌层环周断裂(AIS 3)
    1.2.3 小肠及小肠系膜挫伤(AIS 3)
    1.2.4 腹直肌断裂(AIS 3)
    1.2.5 L_3 椎体压缩性骨折(AIS 3)
    1.2.6 L_3 右侧横突骨折(AIS 2)
  1.3 肢体损伤
    1.3.1 右侧跟骨粉碎骨折(AIS 3)
    1.3.2 全身多处软组织挫伤(AIS 2)
2. 损伤并发症
  2.1 急性弥漫性腹膜炎
  2.2 腹腔间隙综合征
  $ISS = 3^2 + 3^2 + 3^2 = 27$

【预后及随访】

ICU 12 天,住院 59 天。门诊定期复诊,肢体感觉正常,出院时借助拐杖行走。

【经验与体会】

　　该例患者为安全带损伤引起的迟发性肠破裂，入院时腹部可见明确的安全带损伤痕迹，虽然 CT 最初没有提示明确的内脏损伤，但持高度怀疑的态度是必须的。入院后大约 10 个小时复查腹部 CT，可见肠壁水肿、渗出，盆腹腔积液，这个时候更加应该高度怀疑空腔脏器损伤的存在。患者在这个时间段生命体征稳定，如果可以考虑到腹腔镜探查，或许后续的病情进展可以获得避免或者减轻的机会。张连阳教授在中华医学信息导报上发表的"中国创伤救治进入新时代"中阐述了创伤救治可持续发展的解决方案：创伤+外科重症+急腹症＝创伤中心，推荐创伤患者集中收治和组建普通外科医生领导的实体化多学科创伤团队。笔者对于这种模式创伤中心的建设充满信心与期待，坚信这种模式将是未来国家创伤中心建设的核心和主流模式。

　　临时腹腔关闭是腹部损害控制手术的一项重要手段。张连阳教授在其国家科技支撑计划"腹部外科中的负压封闭引流现状及展望"中做了详细阐述，Luis G 等人也对不同临时腹腔关闭技术进行了比较。两位教授都表达了腹腔高压可能加剧血流动力学异常和导致病情恶化；使用临时腹腔关闭技术，在进行腹腔损害控制的同时避免腹腔高压的发生，在控制腹腔出血和污染后，进入 ICU 进行复苏稳定，然后计划性二次手术，有计划和有步骤地进行筋膜对合的确定性腹腔关闭，是两位教授推荐的重要方法。

　　不完全腹腔关闭这种描述不一定恰当，是为了表达该名患者多次临时腹腔关闭后，在筋膜对合的确定性腹腔关闭之前的一种不完全腹腔关闭状态。患者在接受第四次手术时，进行了回肠造瘘；虽然当时肠管肿胀非常明显，但是造瘘口为肠道减压提供了机会。在肠道减压后，术者使用减张缝合线对切口两侧腹壁进行间断全层缝合，不完全拉拢两侧腹壁组织，使两侧腹壁组织尽可能靠近，为后续确定性筋膜对合完全性腹腔关闭创造条件；肠管表面仍然按照临时关腹技术放置塑料薄膜，切口中间间隙仍然留置负压 VSD 敷料，返回 ICU 后仍然连接持续负压吸引装置。术者认为，对于需要多次进行临时腹腔关闭的严重创伤患者，有计划、有步骤地为确定性筋膜对合完全性腹腔关闭创造条件是需要掌握的一种重要技术。

【专家点评】

　　车祸伤患者中常见肠穿孔或肠系膜损伤，其中 25% 伴有安全带勒痕，本例患者就属此类。结合腰腹部查体，本应高度怀疑腹部闭合性损伤，但本例患者第一次腹部 CT 未见明显肠管及脏器损伤，影响了医者的判断与救治。大家应该知晓腹部 CT 检查中小肠损伤存在 15%~20% 的假阴性率，因而文献建议血流动力学稳定的腹部钝性伤患者应行从头至大腿中段的 CT 检查，最好是增强扫描[1]。增强扫描有助于判断血管活性出血，并可根据肠外积气、肠壁增厚、肠系膜划线征、口服造影剂外溢、脂肪条纹征，以及无实质性脏器损伤时的腹腔内游离液体等提高空腔脏器损伤诊断水平[2]。

　　本例中，患者出现腹膜刺激征阳性体征后，急诊查腹部增强 CT 提示存在腹腔大量游离气体，即决定急诊行剖腹探查，符合腹部钝性伤的诊断与治疗流程。但回顾性思考：患者入院时血压、氧合等生命体征平稳，初次 CT 检查提示盆腔积液时是否可考虑先行腹腔镜检查。腹腔镜检查一方面可以减少阴性剖腹率，另一方面即使存在肠腔穿孔，也可以腹腔镜下行修补、止血、吻合等操作，即使当地医院不具备腹腔镜下手术缝合能力，但可及时中转开腹修补肠壁，可能一次性关闭腹腔，后续多次的临时性腹腔关闭就可避免。当然应正视腹腔镜的局限性,腹腔镜手术并非适用所有情况,若肠管胀气明显致腹腔镜操作空间受限或肠道损伤范围大等都不宜继续腹腔镜治疗。

患者剖腹探查术后,因肠管肿胀,关腹困难,遂做了临时腹腔关闭,这对外科医师来说是个比较有魄力的决定。临时腹腔关闭技术常因患者术后存在内环境紊乱、体温散热幅度大、易感染等因素,需要 ICU 精细化的管理,护理人员的配合以及医者迎击反复手术的心理承受能力。合理使用这一技术能提高严重腹部损伤患者的救治成功率,有效减少手术并发症的发生。该例患者经过 4 次临时腹腔关闭术,最终在术后第 10 天(第 5 次手术)才顺利完成腹腔关闭,对整个救治团队都是巨大的挑战,值得赞赏。但本例中未提及相关腹内压的监测,故在此建议:采用临时腹腔关闭的患者,需要加强腹腔内压监测,当腹腔内压力<15mmHg 且持续 48 小时,才可考虑确定性关腹[3]。

对于跟骨骨折的处理本例手术时机把握欠佳。伤后第 1 天行临时石膏托固定,此后的处理一直未提及,伤后 27 天三维 CT 复查后发现骨折移位明显,骨痂形成,骨折手术复位困难,只能被迫于 1 年后行距下关节融合,患者后续的生活质量势必受到影响。有研究表明,早期确定性固定手术(10 天之内)患者的治疗效果在肢体功能恢复方面明显优于晚期手术[4]。所以对于多发伤患者生命体征平稳,一般情况好转后,建议于伤后 7~10 天行确定性骨折内固定术。

纵观救治经过,患者成功获救与决策者及时行剖腹探查以及后续多次腹腔冲洗引流、临时腹腔关闭技术分不开,但留有遗憾。若能对跟骨骨折的处理及时到位,那治疗将更加完美,患者更加受益。

(陈昕昳　主任医师　浙江省天台县人民医院
Email:tycxy079@163.com)

【参考文献】

[1] 张连阳.腹部创伤的诊断与治疗[J].中华消化外科杂志,2014,13(12):923-925.

[2] 中华医学会创伤学分会创伤急救与多发伤专委会.腹部创伤腔镜诊疗规范专家共识[J].中华创伤杂志,2016,32(6):493-496.

[3] 张连阳.应重视腹腔开放手术[J].中华临床医学杂志,2012,6(21):6649-6651.

[4] 马川,朱建军,付至江,等.多发创伤中骨折固定时机的选择[J].中国骨与关节损伤杂志,2016,31(11):1227-1228.

第114章
介入栓塞、腹腔开放等在严重多发伤的应用

【导读】

多发伤是急诊创伤常见类型,多见于车祸、高坠、殴打等情况,为高能力损伤,病死率高,特别是骨盆骨折又合并腹腔实质脏器破裂引起失血性休克病例,病死率更高。致死的主要原因是难以控制的大出血,因而止血是早期救治的关键。本例采用 DSA 栓塞多处出血动脉,达到了止血目的,并采用腹腔开放技术,缓解腹腔高压/腹腔间隙综合征,最后成功救治患者。创伤救治需要多种关键技术的配合应用,可供具备 DSA 栓塞止血能力和腹腔开放技术的医院借鉴。

【病例简介】

患者女,16 岁,未婚。

因从 13 楼高坠致全身多处外伤疼痛 50 分钟于 12 月 26 日 19:50 入院。

患者 50 分钟前从 13 楼坠地(着陆地为草丛)致全身多处外伤疼痛,当时无神志不清,无恶心呕吐,无抽搐,无呼吸费力,未经过特殊处理由 120 急救车送入院,期间未解小便,整体状况无明显变化。

入院查体:T 36.4℃,P 125 次/min,R 28 次/min,BP 90/77mmHg,鼻导管 5L/min 吸氧下 SpO_2 82%,烦躁不安查体不配合,头颅无畸形,面色及结膜苍白,两侧瞳孔等大等圆,直径 3mm,对光反射灵敏;颈软,两侧胸廓挤压征(+),左肺呼吸音减弱,右肺呼吸音增粗,未闻及干湿性啰音。心律齐,未闻及杂音,全腹平软,右上腹可见腹壁挫伤擦痕,右侧上腹部压痛有明显痛苦表情,无反跳痛。上肢可见自主活动,肌力检查不合作,右髋稍肿胀,骨盆未见开放性伤口,多处似有触痛。

急诊处理:

19:50,快速建立两路上肢外周静脉通路,常规抽血化验血常规、CRP、出凝血时间、肝肾功能、血电解质、心肌酶谱、血气分析、交叉配血,备红细胞悬液 800ml,血浆 600ml。

20:00,输林格液 1 000ml、羟乙基淀粉 500ml,改面罩 10L/min 流量给氧,骨盆兜外固定。床旁 FAST 评估,提示腹腔积液(12mm)、肝肾隐窝积液(7mm)、肝周积液(5mm)、脾肾隐窝积液(5mm)。静推 10mg 地西泮后送检 CT。

20:20,送检查,20:30 急诊 CT 检查结果显示左侧第 1、右侧 10~12 肋骨骨折;左侧气胸(左肺压缩约 60%),右侧少量液气胸,两肺挫裂伤;L_4、L_5 右侧横突骨折、骶骨右翼、右侧髂骨、右侧髋臼、双侧耻骨上下支、左侧坐骨多发骨折,周围软组织血肿;右肾挫裂伤,右肾周包

720

膜下积血,右侧肾上腺血肿,腹盆腔积液(积血);颅脑和颈椎 CT 平扫未见明显异常(图 114-1~图 114-3)。

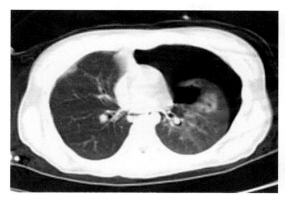

图 114-1　胸部 CT

示左侧气胸

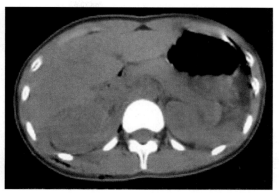

图 114-2　腹部 CT

示右肾和肝挫伤出血

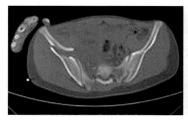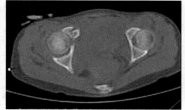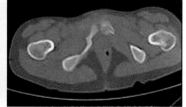

图 114-3　骨盆 CT

示右侧髂骨及骶骨右翼骨折、右侧髋臼骨折、两侧耻骨上下支骨折

20:35,建立右侧颈内深静脉通路,输悬浮红细胞 1U,留置导尿见血性尿,行左侧胸腔闭式引流术(第 6~7 肋间腋前线,24#橡胶引流管),引流出少许血性液体及较多气体。

20:50,镇静下气管插管,20:55 自主呼吸停止,输新鲜冰冻血浆 310ml,5% 碳酸氢钠 100ml,去甲肾上腺素针以 33μg/min 微泵输入维持血压。

20:50,DSA 会诊后拟行肝肾、双侧髂内动脉造影栓塞术,于 21:05 送 DSA 室。

22:25,结束手术。

DSA 栓塞:造影显示右肾动脉可见造影剂外溢、动静脉瘘,右侧髂内动脉造影剂明显外溢,左、右肝动脉可见多发点状造影剂外溢。用栓塞微粒球 300~500μm 1 瓶超选择性加固栓塞左、右肝动脉;用微弹簧圈 3mm×14cm 2 枚、4mm×14cm 1 枚加固栓塞右肾动脉。用微弹簧圈 3mm×14cm 1 枚、4mm×14cm 3 枚栓塞,明胶海绵加固栓塞左右髂内动脉(图 114-4~图 114-8)。

23:40 手术结束转入 ICU,患者出现低体温、凝血

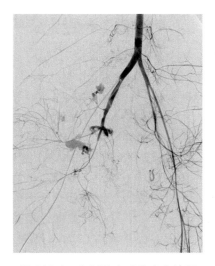

图 114-4　右侧髂内动脉出血情况

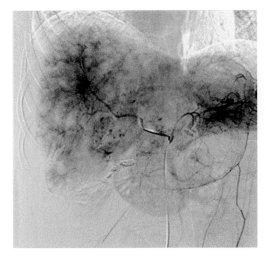

图 114-5　肝脏出血情况

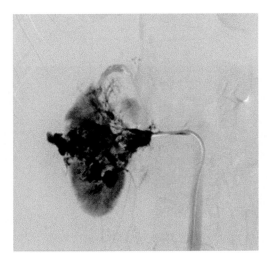

图 114-6　右肾出血情况

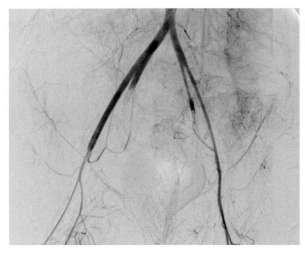

图 114-7　栓塞后骨盆已无明显出血

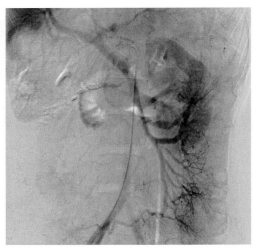

图 114-8　栓塞后腹部已无明显出血

功能障碍、酸中毒等致命三联征。予以温控毯保温,呼吸机机械通气,哌拉西林他唑巴坦抗感染,静脉微泵输注去甲肾上腺素 33μg/min 维持血压、5% 碳酸氢钠 250ml 纠正酸中毒、抑制胃酸分泌、乌司他丁抗炎。伤后约 10 小时内共输入悬浮红细胞 5 000ml、血浆 3 530ml、人纤维蛋白原 6g、凝血酶原复合物 1 600U、血小板 20U,冷沉淀 8U,白蛋白 25g 等补充血容量及改善凝血功能。

12 月 27 日 5:15,患者经上述处理后,病情仍未见好转,在去甲肾上腺素维持下 BP 80/40mmHg,T 32.6℃,R 130 次/min,腹胀明显,腹部膨隆,腹肌紧张,尿量无,测膀胱内压力达 36mmHg,考虑腹腔间隙综合征(图 114-9、图 114-10)。

12 月 27 日 11:30,急诊行腹腔开放减压、腹腔 VSD 负压引流术

腹正中切开,长约 20cm,探查见腹腔内张力极高,淡血性液约 500ml,各段肠管苍白,呈缺血性改变,肝脏Ⅵ段长约 1.5cm、2cm 两处裂口,伴少量渗血,肝脏血肿包膜完整,肾脏血肿包膜完整,后腹膜可见巨大血肿,盆腔可见巨大血肿,未见其他脏器明显损伤。右下腹盆

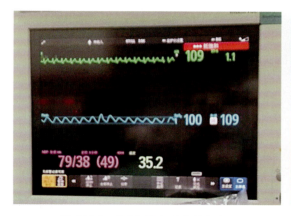

图 114-9　DSA 栓塞后病情仍危重

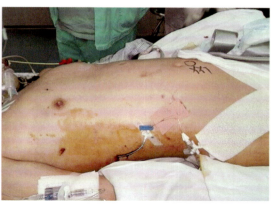

图 114-10　DSA 栓塞后腹腔压力极高

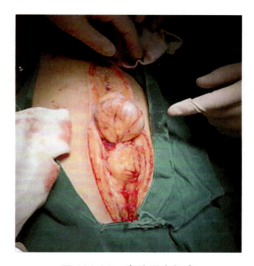

图 114-11　腹腔压力极高

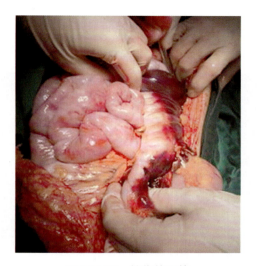

图 114-12　挫伤的肠管

腔置引流管一根,取 VSD 模块四块联合腹壁关腹并接负压吸引(图 114-11~图 114-14)。

12 月 27 日 16:05,因急性肾衰竭开始行床旁 CRRT 治疗。

1 月 4 日,病情稳定,腹腔压力正常后行剖腹探查,见胆囊呈墨绿色,坏疽样改变,肠管有轻度粘连,行胆囊切除、腹腔粘连松解、腹腔关闭术(图 114-15~图 114-18)。

1 月 6 日,拔除经口气管插管。

1 月 10 日~15 日,共行 4 次血浆置换,肝功能好转,血小板恢复正常。

1 月 26 日,再次气管插管。

2 月 7 日停 CRRT 治疗。

2 月 11 日,行气管切开。

3 月 1 日,因左大腿皮肤溃疡,张力性水疱行左大腿游离皮片移植术。

3 月 9 日,脱机。

4 月 10 日,因右臀部软组织感染、骶尾部压疮行脓肿切除、慢性溃疡修复、带蒂复合组织瓣成形术。

5 月 29 日,因骶尾部压疮,为保持压疮干燥不受粪便污染,行结肠造瘘术。

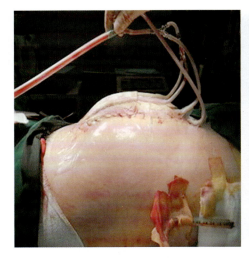

图 114-13　VSD 替代腹壁扩容腹腔

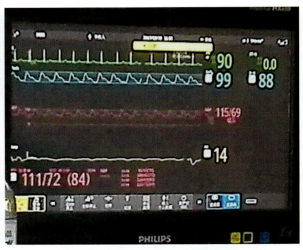

图 114-14　腹腔减压后生命体征好转

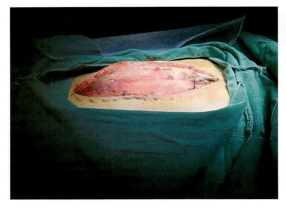

图 114-15　拆除 VSD 前腹腔压力正常

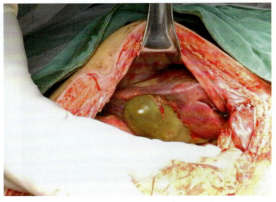

图 114-16　栓塞后胆囊坏疽

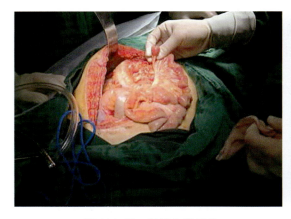

图 114-17　肠管血供正常

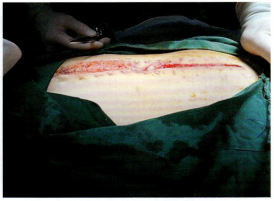

图 114-18　拆除 VSD 后关腹,张力不高

6月6日,因骶尾部压疮,行骶尾部压疮扩创、双侧局部皮瓣转移术。

7月2日,因骶尾部皮瓣转移术后再次行扩创VSD术。

8月16日,转康复科康复治疗。

9月23日,出院。

【诊断】

1. 高坠致多发伤(ISS 50)
   - 1.1 胸部损伤
     - 1.1.1 两肺挫裂伤(AIS 4)
     - 1.1.2 左侧气胸(左肺压缩约60%)(AIS 4)
     - 1.1.3 右侧液气胸(AIS 4)
     - 1.1.4 左侧第1、右侧10~12肋骨骨折(AIS 3)
   - 1.2 腹部损伤
     - 1.2.1 肝挫裂伤(AIS 3)
     - 1.2.2 右肾破裂(AIS 3)
     - 1.2.3 右肾周包膜下积血(AIS 2)
     - 1.2.4 右侧肾上腺血肿(AIS 2)
     - 1.2.5 后腹膜血肿
     - 1.2.6 腹腔积液
     - 1.2.7 盆腔积液
     - 1.2.8 尾骨后上脱位
     - 1.2.9 L_4、L_5 右侧横突骨折
     - 1.2.10 L_3 椎体骨折可疑
   - 1.3 骨盆骨折(AIS 5)
     - 1.3.1 右侧髂骨骨折
     - 1.3.2 骶骨右翼骨折
     - 1.3.3 双侧耻骨上下支骨折
     - 1.3.4 右侧髋臼骨折
     - 1.3.5 左侧坐骨多发骨折
     - 1.3.6 骨盆周围软组织血肿
2. 损伤并发症
   - 2.1 创伤性失血性休克
   - 2.2 低体温
   - 2.3 凝血功能障碍
   - 2.4 肝功能不全
   - 2.5 急性肾衰竭
   - 2.6 腹腔间隙综合征
   - 2.7 脊髓挫伤(ASIA-A类,感觉平面 C_5)
     - 2.7.1 创伤性截瘫
     - 2.7.2 神经源性膀胱

　　2.7.3　神经源性肠

2.8　肺部感染

2.9　呼吸衰竭

2.10　脓毒血症

2.11　尿路感染

2.12　臀部软组织感染

2.13　骶尾部压力性损伤

2.14　左大腿皮肤溃疡

2.15　消化道出血

2.16　胆囊坏疽

2.17　念珠菌败血症

2.18　左眼球内积血

2.19　脑血管瘤

2.20　结肠造瘘状态

$$ISS = 4^2 + 3^2 + 5^2 = 50$$

【预后及随访】

　　ICU 209 天,住院 271 天。

　　目前居家康复,高位截瘫。

【经验与体会】

　　16 岁少女 13 楼直接坠落草坪,约 50 分钟送入急诊,血压最低 40/16mmHg,复苏同时 CT 检查(全程复苏而不是局限急诊室复苏)。多发伤,失血性休克,创伤性凝血病,酸中毒,pH 6.7,Lac 16.7mmol/L。急诊介入行肝动脉超选择栓塞、右肾动脉栓塞、双侧髂内动脉栓塞,转送监护室,复苏后 6 小时,IAP 36mmHg,血压在去甲肾上腺素维持下 80/40mmHg,T 32.6℃,R 130 次/min,全身湿冷花斑,呈濒死状态,Hb 70g/L。急诊行腹腔开放减压,术后用药反应良好,循环稳定,乳酸下降,立即行 CRRT,5 天共超滤出 10 000ml 液体。伤后第 8 天,各项指标良好,神志恢复,给予确定性关腹。几点经验:①伤情评估很重要,及时 CT 检查而不是因为病情危重一直在急诊室复苏,复苏应贯穿全程。②救治决策很重要,介入止血而不是手术探查,手术探查患者必死。③腹腔间隙综合征,内科保守治疗是不够的。严重创伤止血后的患者,很多会死于腹腔高压,监护室医生对该疾病认识有限,在处理上手段不多,会感觉越来越困难。急诊创伤医师应该给予连续关注,及时介入,果断处置。④血流动力学不稳定骨盆骨折救治策略在于控制出血,首先要重视内出血与外出血的情况,对于骨盆骨折髂内动脉损伤导致的严重出血,在有条件的情况下,我们的经验,推荐首选 DSA 下栓塞,止血迅速可靠。

【专家点评】

　　本例为高能量致伤因素导致的严重多发伤,伤情重,病情复杂,治疗难度大。之所以能够救治成功,在于介入下血管栓塞、损害控制性技术以及腹腔扩容术等关键技术的合理应用。

　　血流动力学不稳定型骨盆骨折是指骨盆骨折伴有低血压（收缩压≤90mmHg），需要大量输血（800～1 200ml 以上的浓缩红细胞）或显著的碱缺乏（≤-6mmol/L）或两者同时存在[1]。虽然血流动力学不稳定型骨盆骨折在骨盆骨折中所占比例不足 10%，但其病死率高达 32%。同时由于该类损伤多为高能量因素致伤，往往伴随其他脏器的损伤。2015 年 12 月，《中华急诊医学杂志》发表了"血流动力学不稳定骨盆骨折急诊处理专家共识"，对该类损伤的救治起到了指导性作用。

　　就血流动力学不稳定型骨盆骨折来说，早期的救治核心就在于如何控制出血。骨盆固定、腹膜外填塞、血管造影及栓塞、主动脉球囊阻断是现今常用的止血方法。对于骨盆环不稳定的骨盆骨折，应尽快维持骨折的稳定性，稳定骨盆可以减少骨折端移位和缩小盆腔容量，有利于减少出血，降低患者后续搬动及翻身带来的风险。腹膜外填塞不仅对静脉丛及骨折断端的止血效果确切，而且对中小动脉损伤出血也有好的止血效果。在稳定骨盆和积极复苏后仍有血流动力学不稳定或进行性出血的征象，应考虑行骨盆血管造影和栓塞。针对出血动脉的栓塞，应遵循超选择性、跨越出血动脉和抵近出血动脉栓塞的原则。如果患者经过常规手段积极复苏后血流动力学仍然极不稳定，且已经发生过或濒临心搏骤停，可考虑采用经皮穿刺腹主动脉球囊阻断作为临时的紧急方法，能最大限度控制动脉性出血，为进一步血管栓塞或手术止血、积极复苏创造机会，可以提高患者的生存概率[2]。本例患者及时采用骨盆固定、介入下血管栓塞的方法，初步控制出血，为后续抢救打下了基础。

　　严重多发伤贯彻损害控制的理念已得到共识。损害控制的理念包括损害控制性复苏、损害控制性手术以及损害控制性影像。在活动性出血未控制之前，建议将收缩压控制在 80～90mmHg 的所谓"允许性低血压"，直至确定性止血后进行充分的复苏。如果患者存在导致致死三联征的高危情况，如血流动力学极不稳定、多体腔的活动性出血、躯干高能量损伤等，术中就应果断采取损害控制性手术的策略。而损害控制性影像则涵盖检查及治疗两方面，力图减少不必要的搬动以及贯彻微创治疗、精准治疗的理念。

　　本例在救治过程中出现腹腔高压症（intra-abdominal hypertension，IAH）及腹腔间隙综合征（abdominal compartment syndrome，ACS）。IAH 是指持续的或反复的病理性腹腔内压升高>12mmHg；ACS 为腹腔内压持续>20mmHg 伴随进行性器官功能障碍或衰竭。IAH/ACS 的治疗主要分为非手术治疗及手术治疗两大类。非手术治疗包括增加腹壁顺应性、排空胃肠道的内容、解除腹腔内积液、积血等占位损害以及优化液体复苏的方法等。如非手术治疗无效则必须尽快行腹腔扩容术，即腹部手术完成腹腔内手术操作后，腹壁各层不采用常规的分层缝合关闭方法，而是用皮肤或人工材料实施暂时性腹腔关闭的一种有计划的外科手术。需要注意的是，腹腔开放的时间越长，潜在并发症发生机会越大，可能的并发症包括出血、感染、复发性 ACS、再灌注综合征、肠瘘、筋膜回缩和计划性腹疝等[3]。术后应监测腹腔内压，争取在 7～10 天内降低腹腔内压实施确定性腹壁重建。本例患者恰当的把握住手术时机，在术后第 8 日成功行筋膜关闭。

　　合并内脏损伤的血流动力学不稳定型骨盆骨折至今仍然是创伤救治的重大挑战。及时有效的止血、采用损害控制性的策略、积极治疗并发症是成功救治的关键。

（张其庸　主任医师　贵州医科大学附属医院
Email:zqymd@126.com）

【参考文献】

［1］ DAVIS JW，MOORE FA，MCINTYRE RC，et al. Western trauma association critical decisions in trauma：management of pelvic fracture with hemodynamic instability[J]. J Trauma,2008,65(5):1012-1015.

[2] 中华医学会急诊医学分会.血流动力学不稳定骨盆骨折急诊处理专家共识[J].中华急诊医学杂志,2015,24(12):1314-1318.

[3] 中华医学会创伤学分会创伤急救与多发伤学组.创伤后腹腔高压症/腹腔间隙综合征诊治规范[J].中华创伤杂志,2012,28(11):961-964.

【导读】

颅底骨折引起的大出血,经过保守治疗或者纱条填塞压迫,大多能够自行停止,至于继续出血的伤者可 DSA 栓塞止血。本例一颅底骨折鼻孔伴两侧外耳道出血不止,经鼻腔填塞无效,DSA 造影见上颌动脉、蝶腭动脉出血,造影剂外溢。手术给以超选栓塞动脉,止血成功。此例另合并腹主动脉夹层,经本中心后期血管内覆膜支架隔绝术,最终救治成功,伤者步行出院。

【病例简介】

患者男,63 岁。

因"神志不清伴口、鼻、两侧外耳道出血不止 2 小时"于 2 月 10 日 23:51 入院。

患者 2 小时前饮酒后骑电瓶车时摔伤,被人发现时神志不清,唤之无应答,伴口、鼻、两侧外耳道出血不止、躁动、呼吸急促,入急诊时立即行气管插管,保持气道通畅,建立静脉通路、补液、备血及对症等处理。患者口、鼻、两侧外耳道出血量大,出血不止,请五官科医师会诊,行两侧鼻腔纱布填塞后,仍出血不止。行急诊头颅、胸部及腹部 CT(图 115-1~图 115-4):颅

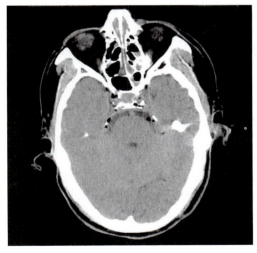

图 115-1 头颅 CT
颅内广泛积气、颅底骨折、两侧颞骨骨折、两侧颞部视见颅板下弧形高密度影

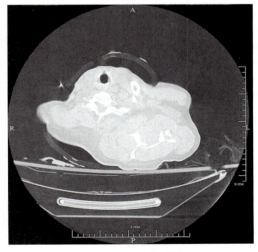

图 115-2 胸部 CT
左肩胛骨骨折

内广泛积气,颅底骨折,两侧颞骨骨折,两侧颞部似见颅板下弧形高密度影;左侧部分肋骨骨折,左肺挫伤,左侧少量气胸待排,左侧锁骨骨折,腹部主动脉夹层可能。血常规(图 115-5):
Hb 65g/L。其后收住 ICU。

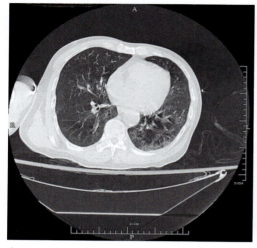

图 115-3　胸部 CT

左侧部分肋骨骨折、左肺挫伤、左侧少量气胸待排

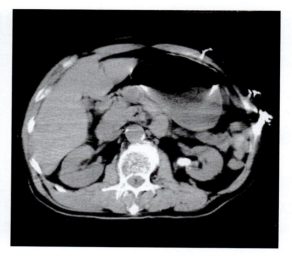

图 115-4　腹部 CT

腹部主动脉夹层可能

检验项目	结果	单位	参考值	检验项目	结果	单位	参考值
超敏C-反应蛋白	0.8	mg/L	0.0~10.0	红细胞	2.08 ↓	10^{12}/L	4.30~5.80
白细胞	7.4	10^9/L	3.5~9.5	血红蛋白	64 ↓	g/L	130~175
中性粒细胞数	5.8	10^9/L	1.8~6.3	红细胞压积	20.4 ↓	%	40.0~50.0
中性粒细胞	78.9 ↑	%	40.0~75.0	平均红细胞体积	98.1	fL	82.0~100.0
淋巴细胞数	1.4	10^9/L	1.1~3.2	平均血红蛋白含量	30.8	pg	27.0~34.0
淋巴细胞	18.4 ↓	%	20.0~50.0	平均血红蛋白浓度	314 ↓	g/L	316~354
单核细胞数	0.2	10^9/L	0.1~0.6	红细胞分布宽度	16.6 ↑	%	11.0~14.5
单核细胞	2.2 ↓	%	3.0~10.0	血小板	131	10^9/L	125~350
嗜酸性粒细胞数	0.04	10^9/L	0.02~0.52	平均血小板体积	9.2	fL	6.5~13.0
嗜酸性粒细胞	0.5	%	0.4~8.0	血小板压积	0.12	%	0.11~0.28
嗜碱性粒细胞数	0.0	10^9/L	0.0~0.06	血小板分布宽度	8.70 ↓	%	10.00~17.00
嗜碱性粒细胞	0.0	%	0.0~1.0				

图 115-5　血常规

入院查体:T 34.5℃,P 104 次/min,R 24 次/min,BP 78/59mmHg。浅昏迷,口、鼻、两侧外耳道出血不止,右侧瞳孔直径约 3.0mm,左侧瞳孔直径约 3.5mm,两侧对光反射迟钝,鼻腔已纱条填塞,经口气管插管、机械通气纯氧支持下 SpO_2 在 85%上下。两肺呼吸音粗,可闻及明显干湿性啰音,P 104 次/min,律齐,腹肌软,腹部张力不高,未闻及肠鸣音,四肢未见明显畸形,被动活动可,两侧巴氏征阴性。

2 月 11 日 00:30 行深静脉穿刺,纤维支气管检查。

00:36 查 APTT 80.1 秒,属于危急值,考虑与颅底骨折大出血有关,准备输新鲜冰冻血浆及冷沉淀补充凝血因子及纤维蛋白原(图 115-6)。

检验项目	结果	单位	参考值	检验项目	结果	单位	参考值
DD二聚体	29.45 ↑	mg/L	0.00~0.55	活化部分凝血活酶时间对照	28.0	S	
凝血酶原时间	17.0 ↑	S	10.0~14.0	部分凝血活酶比值	2.90 ↑		0.80~1.20
凝血酶原时间对照	12.0	S		凝血酶时间	23.4 ↑	S	14.0~21.0
凝血酶原国际比值	1.43 ↑		0.83~1.15	凝血酶时间对照	16.0	S	
纤维蛋白原	66 ↓	mg/dl	200~400	凝血酶时间比值	1.30 ↑		0.80~1.20
活化部分凝血活酶时间	80.1 ↑	S	23.5~36.0				

图 115-6　复查凝血功能

00:43 开始输血(输红细胞悬液 1 000ml、新鲜冰冻血浆 1 240ml、冷沉淀 8U),大剂量多巴胺针升压下患者血压仍偏低,改为大剂量去甲肾上腺素针升压后,血压逐渐上升至 110~120/60~70mmHg。

09:49 查血常规:Hb 65g/L,凝血功能:APTT 45.3 秒,FIB 120mg/dl,TT 12.5 秒,存在继续输红细胞悬液及新鲜冰冻血浆指征,再次输红细胞悬液 800ml、新鲜冰冻血浆 480ml(图 115-7)。

检验项目	结果	单位	参考值	检验项目	结果	单位	参考值
中性粒(手工)	93 ↑	%	40~75	嗜碱性粒细胞数	0.0	10⁹/L	0.0~0.06
淋巴细胞(手工)	3 ↓	%	20~50	嗜碱性粒细胞	0.1	%	0.0~1.0
单核细胞(手工)	4	%	3~10	红细胞	2.17 ↓	10¹²/L	4.30~5.80
嗜酸细胞(手工)	0 ↓	%	1~8	血红蛋白	65 ↓	g/L	130~175
白细胞	6.7	10⁹/L	3.5~9.5	红细胞压积	20.1 ↓	%	40.0~50.0
中性粒细胞数	6.3	10⁹/L	1.8~6.3	平均红细胞体积	92.6	fL	82.0~100.0
中性粒细胞	93.6 ↑	%	40.0~75.0	平均血红蛋白含量	30.0	pg	27.0~34.0
淋巴细胞数	0.2 ↓	10⁹/L	1.1~3.2	平均血红蛋白浓度	323	g/L	316~354
淋巴细胞	3.0 ↓	%	20.0~50.0	红细胞分布宽度	16.2 ↑	%	11.0~14.5
单核细胞数	0.2	10⁹/L	0.1~0.6	血小板	73 ↓	10⁹/L	125~350
单核细胞	3.3	%	3.0~10.0	平均血小板体积	10.1	fL	6.5~13.0
嗜酸性粒细胞数	0.00 ↓	10⁹/L	0.02~0.52	血小板压积	0.07 ↓	%	0.11~0.28
嗜酸性粒细胞	0.0 ↓	%	0.4~8.0	血小板分布宽度	10.30	%	10.00~17.00

图 115-7　复查血常规

17:46 查 HCT 19.6%,Hb 69g/L,有输血指征,输红细胞悬液 400ml、新鲜冰冻血浆 360ml。

21:00,因患者颅底骨折出血不能控制,决定行脑动脉造影+双侧颈外动脉栓塞术。

21:20~22:50,行脑动脉造影+双侧颈外动脉栓塞术。术中(图 115-8、图 115-9):常规消毒铺巾,2%利多卡因局部浸润麻醉下经右侧股动脉穿刺,插入 6F 导管鞘及 6F VTE 导管。插入左侧颈总动脉,造影见左颈外动脉分支有造影剂明显外溢,予微导管超选至左颈外动脉分支,明胶海绵颗粒栓塞责任血管,再次造影未见明显造影剂外溢。然后插入右侧颈总动脉,造影见右颈外动脉分支有造影剂少许外溢,予微导管超选至右颈外动脉分支,明胶海绵颗粒栓塞责任血管,再次造影未见明显造影剂外溢。术中输红细胞悬液 400ml。术后患者神志清,T 37.0℃,P 100 次/min,机械通气中,BP 140/65mmHg。转创伤 ICU 进一步监护治疗。

2 月 12 日 01:55 查 HCT 19.2%,Hb 65g/L,予以输红细胞悬液 800ml,新鲜冰冻血浆 350ml。

08:56,患者面色转红润,精神好转,复查 Hb 84g/L,PT 11.8 秒。

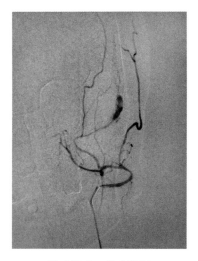

图 115-8 术中情况

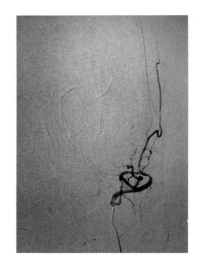

图 115-9 术中情况

14:07,患者病情稳定,术后未出现明显手术并发症。输血浆提高胶体渗透压,纠正电解质紊乱,预防感染及补液对症等治疗,监测生命体征情况,动态复查血常规和凝血功能。

15:42,纤维支气管镜吸痰治疗。

2月13日14:22查 PLT $41×10^9$/L,有输血小板指征,输血小板10单位。

23:20,CTA 提示主动脉夹层,经血管外科会诊,诊断:腹主动脉夹层,考虑多发性创伤危险期,建议先控制好血压、心率,2周后根据病情恢复程度,决定是否行腹主动脉腔内修复术;告知有夹层破裂出血、肢体脏器缺血坏死等风险;密切观察生命体征变化。

23:28复查血常规:PLT $99×10^9$/L,输血后血小板改善,颅底骨折出血好转,治疗有效。

23:30患者偶有呼吸急促,两肺可闻及哮鸣音,予甲泼尼龙 40mg 静滴抗炎、平喘,余继续同前,对症支持治疗。

2月14日14:18因鼻腔填塞时间较长,经五官科会诊,认为鼻腔填塞大于72小时,抽部分鼻腔纱条,遵嘱予以相应处理。

2月14日16:41查 Hb 72g/L,有输血指征,输红细胞悬液 400ml。

18:14告知患者家属腹主动脉夹层诊断明确,有手术指征,待家属商量后决定进一步治疗方案。

2月15日14:12,家属商定后要求手术。

15:00~16:00,行主动脉覆膜支架腔内隔绝术+左股动脉修补术(图115-10、图115-11)。术后患者神志清,T 37.3℃,P 105 次/min,机械通气中,BP 135/95mmHg,转入创伤 ICU 继续予以监护,补液及对症治疗(图115-12)。

2月16日16:30鼻腔填塞物全部清除。继续予以监护、对症支持。

2月17日18:58患者肺部感染重,痰液多,减少镇静药物应用,加强呼吸道护理,继续抗感染、化痰、护胃、营养支持治疗,密切观察病情变化。复查头部

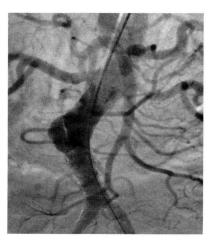

图 115-10 腹主动脉夹层

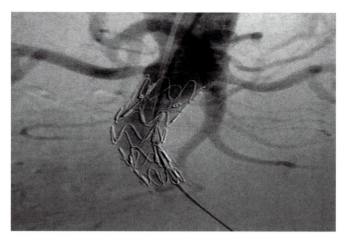

图 115-11　腹主动脉覆膜支架置入术后

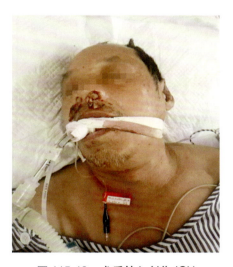

图 115-12　术后转入创伤 ICU

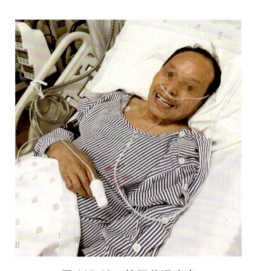

图 115-13　转回普通病房

及胸部 CT 提示:肺气肿,两肺炎症性病变,两侧胸腔积液伴两下肺膨胀不全;左侧多肋骨折,左锁骨、左肩胛骨骨折;食管腔内管状高密度影;蛛网膜下腔出血;左侧颞部硬膜下血肿;两侧颞骨骨折,蝶骨斜坡骨折,右侧颞枕叶脑挫裂伤;左侧顶部头皮血肿。附见:鼻窦鼻腔高密度影。

2 月 18 日 15:45 患者体温升高,考虑肺部感染相关,给予留取标本送检,余同前治疗。

2 月 19 日 17:32 患者 GCS 评分 4+T+6,昨检验提示血象增高,且体温上升,考虑肺部感染控制不佳,加用左氧氟沙星针加强抗感染,余治疗同前。患者 B 超提示左侧小腿肌间静脉血栓形成,告知家属后,予低分子肝素 5 000U 皮下注射 q12h 抗凝。

2 月 20 日 16:02 床边 B 超提示左侧大量胸腔积液,予胸腔闭式引流。

2 月 21 日 20:19 复查 Hb 90g/L。

2 月 21 日 20:21 患者神志清,指令动作能部分配合,复查胸片较前明显好转,予拔除气管插管,吸氧下 SpO$_2$ 98%。

2月22日10:58患者病情好转,生命体征平稳,胸腔闭式引流管未引出积液,给予拔除,转回普通病房继续治疗(图115-13)。

【诊断】

1. 交通事故致多发伤(ISS 29)
   1.1　开放性颅脑伤
   1.1.1　创伤性蛛网膜下腔出血(AIS 3)
   1.1.2　左侧颞部硬膜下血肿(AIS 4)
   1.1.3　脑挫伤(AIS 3)
   1.1.4　颅骨骨折(AIS 3)
   1.1.5　开放性颅底骨折(AIS 3)
   1.1.6　头皮血肿
   1.2　闭合性面部伤
   1.2.1　两侧颞骨骨折(AIS 2)
   1.2.2　蝶骨斜坡骨折(AIS 2)
   1.3　钝性胸部伤
   1.3.1　肺挫伤(AIS 3)
   1.3.2　左侧多发肋骨骨折(AIS 3)
   1.4　闭合性肢体伤
   1.4.1　左侧锁骨骨折(AIS 2)
   1.4.2　左肩胛骨骨折(AIS 2)
2. 损伤并发症
   2.1　失血性休克
   2.2　吸入性肺炎
3. 腹主动脉夹层

$ISS = 4^2 + 3^2 + 2^2 = 29$

【预后及随访】

EICU 时间为 12 天。

【经验与体会】

颅脑损伤、神志不清,伴颅底骨折大出血易引起误吸、窒息。本例来院即行气管插管,作了气道保护,但仍存在误吸。早期应用支气管镜吸取气管内血凝块,改善了呼吸功能。颅脑损伤伴神志不清,颅底可见的出血表现为鼻孔与外耳道出血,常因为血液被吞咽至胃肠而降低了出血量的估计,因而颅底出血的伤者应常规作胃肠减压,了解真实出血量,本例都已经排血便3次了,可见出血量之多。

颅底骨折,致伤能量往往较大,不能排除颈椎损伤可能,早期应做好颈椎保护,尽早颈托制动。

颅底骨折伴出血,量少时可不必处理,量多时常用气囊导尿管或凡士林纱条填塞止血。

止血效果不确切时,应尽早应用 DSA 栓塞止血,当然 DSA 不能针对静脉性出血。本例伤者鼻腔填塞止血后效果不明显,因创伤 ICU 没有床位,收入 ICU 病房,值班医生没有 DSA 下颅底骨折出血血管栓塞止血的理念,一直只作输红细胞悬液与输血浆处理,20 小时输入输红细胞悬液 2 600ml,血红蛋白只有 64g/L。创伤外科主任会诊考虑动脉性出血建议 DSA 止血,医生们才知晓还可以行 DSA 栓塞出血。故急诊行 DSA 栓塞止血,术中见责任动脉出血不止,给以栓塞止血后,外出血马上停止。对于本院现有的业务能力或者创伤外科相关的先进理念,应该在相关科室宣传普及,对创伤患者应做到实体化的创伤中心收治,起码应做到"不放弃不抛弃",经管医生以自己仅有的一点创伤救治经验作判断,极易导致误判误治或者延时诊治,此病例当天的全体医护人员均不看好预后,出血不止连会诊都没叫,因而直到第 2 天才给予栓塞止血。

出血的责任血管大多来自颈外动脉,也可能来自颈内动脉。行 DSA 栓塞止血时,颈外动脉造影未见造影剂外溢时应考虑颈内动脉造影,排除颈内出血可能。明确出血点后超选即可止血,颈外动脉引起出血时亦可在舌动脉水平以上栓塞,防止栓塞剂反流进入颈内。

腹部主动脉夹层可由外伤引起,本例腹主动脉夹层考虑,因担心患者烦躁引起的高血压破裂,由创伤中心给以腹主动脉支架血管内隔绝术,手术成功。

【专家点评】

外伤性颅底骨折常引起耳、鼻、口腔大量出血,外科通常采用海绵窦填塞、颈外动脉结扎、鼻腔填塞碘仿纱条等方法进行止血,但临床中发现上述方法因难以确定出血点,止血效果往往非常差,部分患者迅速出现失血性休克,甚至死亡。动脉栓塞术作为一种简单、微创、高效的急诊止血方法在各种出血性疾病中已被广泛应用[1]。

本例患者车祸外伤后出现颅底骨折引起的大出血,急诊请相关专科会诊后运用传统的填塞方法后止血效果差,在宝贵的时间内选择了 DSA 栓塞止血,取得了良好的治疗效果。颅底骨折大出血多为骨折线损伤穿过颅底缝、裂、孔的动脉、静脉或静脉窦引起。颈外动脉的上颌动脉及其分支、蝶腭动脉、筛动脉等紧贴颅底走行,颅底骨折时易于损伤,引起外伤性动脉性鼻出血。颈外动脉损伤占颅底骨折耳鼻口大出血的大多数[2]。此类患者大量口鼻腔出血易造成呼吸道阻塞、误吸甚至窒息。虽然本例患者急诊予气管插管保护气道。但对于对保守治疗无效者的患者,应及时采用颈外动脉造影及栓塞术,以控制难治性耳鼻、口腔大出血。

急诊处置重型颅脑损伤伴颅底骨折大出血患者时,首先注意保持呼吸道通畅,特别是昏迷患者,口鼻大量出血易引起窒息或吸入性肺炎,应及时采取气管切开或气管插管,其次积极输血、抗休克治疗,介入性颈外动脉栓塞术是急诊救治颅底骨折大出血的有效治疗手段[3]。本例患者早期大量出血致失血性休克,给予了针对性抗休克及补充相关血液制品,同时及时地选择了 DSA 下动脉栓塞止血,临床上取得了良好的预后,对于以后此类患者的救治积累了宝贵的经验。

（郁毅刚　主任医师　厦门大学附属东南医院

Email:102180994@qq.com）

【参考文献】

[1]　李绍东,李俊杰.超选择性动脉栓塞治疗严重鼻出血[J].中国介入影像与治疗学,

2009,6(1):67-69.

　　[2]　邹钦,阳小生,邹云龙,等.颅底骨折致鼻腔大出血的救治对策(附32例报告)[J].中国临床神经外科杂志,2012,17(3):174-175.

　　[3]　沈国鑫,吴根华,唐杰,等.外伤性颌内动脉鼻出血的导管栓塞治疗[J].中华创伤杂志,2005,21(3):220-221.

48检